Gerstner

Forensische Gynäkologie

Georg J. Gerstner

Forensische Gynäkologie

Gynäkologische Gutachten im Verfahren

DE GRUYTER

Univ.-Prof. Dr. med. Georg J. Gerstner
Facharzt für Frauenheilkunde und Geburtshilfe
Allg. beeid. gerichtl. zertifiz. Sachverständiger
Stadiongasse 5/6
A-1010 Wien
prof.gerstner@inode.at

Das Buch enthält 26 Abbildungen und 14 Tabellen.

ISBN 978-3-11-024563-9
e-ISBN 978-3-11-024564-6

Library of Congress Cataloging-in-Publication data

Gerstner, Georg J.
Forensische Gynäkologie : gynäkologische Gutachten im Verfahren / by Georg J. Gerstner.
p. cm.
Includes bibliographical references and index.
ISBN 978-3-11-024563-9 (alk. paper)
1. Forensic obstetrics–Case studies. 2. Forensic gynecology–Case studies. I. Title.
RA1064.G46 2011
614'.1–dc22
2010053321

Bibliografische Information der Deutschen Nationalbibliothek

Die Deutsche Nationalbibliothek verzeichnet diese Publikation in der Deutschen National-bibliografie; detaillierte bibliografische Daten sind im Internet über http://dnb.d-nb.de abrufbar.

Printed in Germany
www.degruyter.com

Gesamtherstellung: Beltz Bad Langensalza GmbH, Bad Langensalza

Geleitwort

Die Medizin – und insbesondere die Frauenheilkunde – hat während der letzten Jahre einen nachhaltigen Paradigmenwechsel erlebt. Zu den bedeutendsten Veränderungen zählt wohl einerseits der Wandel der paternalistischen zur partnerschaftlichen Beziehung zwischen Patientin und Arzt. Andererseits wurde die sogenannte eminence-based medicine, die ärztliche Erfahrung und handwerkliches Können in den Vordergrund stellt, abgelöst durch die evidence-based medicine (EBM), bei der wissenschaftliche Erkenntnisse das medizinische Vorgehen bestimmen. Diese beiden Veränderungen sind voneinander nicht zu trennen; bedeuten sie doch, mit der „informierten" Patientin – basierend auf den Erkenntnissen der EBM – einen Dialog über das in ihrem Fall vorzunehmende ärztliche Procedere (und insbesondere auch über alternative Möglichkeiten) zu führen.

Die nachhaltige Änderung in der Kultur der Patientin / Arzt-Beziehung hat naturgemäß eine Reihe von durchaus positiven Aspekten: So trägt die in den Entscheidungsprozess eingebundene Patientin eine gewisse Mitverantwortung bzgl. des medizinischen Vorgehens, das ja insbesondere auch ihren Wertvorstellungen zu entsprechen hat, und dieser Entscheidungsprozess basiert – von zu begründenden Ausnahmen abgesehen – auf wissenschaftlich fundierten Daten. Das bedeutet aber auch, dass der Patientin / Arzt-Dialog um vieles aufwendiger geworden ist und von uns Ärzten (mit Recht) erwartet wird, den aktuellen Stand des medizinischen Wissens zu kennen. Es ist wohl nahe liegend, dass sich daraus entscheidende forensische Implikationen ergeben. So ist insbesondere die Aufklärung der Patientin vor einer diagnostischen oder therapeutischen Handlung von besonderer forensischer Bedeutung. In diesem Kontext ist es nicht immer leicht, der Patientin das für sie am besten geeignete medizinische Vorgehen näher zu bringen, hat sie sich doch u. a. mit Hilfe der elektronischen Medien bereits bestens informiert und bringt ihr „Wissen" in die Diskussion mit ein.

In diesem Zusammenhang ist hervorzuheben, dass es sich bei gynäkologisch-operativen Eingriffen zumeist um elektive Operationen handelt. Diese erfordern eine besonders umfangreiche Aufklärung, wobei nicht nur den Wünschen der Patientin Bedeutung zukommt, sondern in den meisten Fällen auch eine Vielzahl von therapeutischen Alternativen zu diskutieren ist.

Medizinisch lege artis zu handeln, ist allerdings heute möglicherweise einfacher, als es noch vor einigen Jahren war. Der Arzt muss sich „nur" an die aktuellen Empfehlungen / Leitlinien / Richtlinien halten. Diesem „Regelwerk" kommt ja nicht zuletzt bei der Erstellung eines Gerichtsgutachtens besondere Bedeutung zu, naturgemäß hat auch der Gutachter auf dem aktuellen Stand des medizinischen Wissens (EBM) zu sein.

Der Autor des vorliegenden Buches hat diesen Paradigmenwechsel in der Medizin nicht nur miterlebt, sondern er hat ihn auch aktiv mitgestaltet:

Prof. Gerstner erhielt seine Facharztausbildung an der I. Universitätsfrauenklinik in Wien, wobei einer seiner Arbeitsschwerpunkte die Infektionen in Geburtshilfe und Gynäkologie waren. Dieser auch forensisch bedeutsame Schwerpunkt war Inhalt seiner

Habilitation im Jahre 1985. Im Anschluss an seine Tätigkeit an der I. Universitätsfrauenklinik war Prof. Gerstner von 1983–2000 Primarius der geburtshilflich-gynäkologischen Abteilung am Allgemeinen öffentlichen Krankenhaus Stockerau, wobei ihm stets die Zufriedenheit der Patientinnen und Mitarbeiter ein besonderes Anliegen war. Er betreibt seit knapp 30 Jahren eine Ordination und ist seit dieser Zeit auch Belegarzt in verschiedenen Wiener Privatkrankenanstalten.

Bereits im Jahre 1988 wurde Prof. Gerstner zum allgemein beeideten und gerichtlich zertifizierten Sachverständigen für das Fachgebiet Frauenheilkunde und Geburtshilfe bestellt. 1994 erfolgte seine Ernennung zum Sachverständigen am Arbeits- und Sozialgericht in Wien. Seit 1999 ist er Vorstandsmitglied der Arbeitsgemeinschaft Medizin und Recht der Österreichischen Gesellschaft für Gynäkologie und Geburtshilfe (OEGGG). Es gibt wohl nur wenige Frauenärzte in Österreich, die auf eine so große Erfahrung im Rahmen ihrer Gutachtertätigkeit in unserem Fach verweisen können.

Abschließend sei noch festgehalten, dass die Gynäkologie zu den sogenannten „schneidenden" Fächern gehört, unserem Fach also in Bezug auf Haftungsprozesse eine besondere Stellung zukommt. Im Unterschied zu anderen operativen Fächern, z. B. der Unfallchirurgie und der allgemeinen Chirurgie, handelt es sich allerdings bei den gynäkologisch-operativen Eingriffen, wie schon angeführt, zumeist um elektive Eingriffe, womit eine hohe Erwartungshaltung der Patientin einhergeht; sie ist nicht gewillt, etwaige Komplikationen einfach hinzunehmen. In diesem Kontext ist es weiterhin wichtig, dass die meisten Fälle nicht primär vor Gericht abgehandelt werden, sondern es oftmals zu einer außergerichtlichen Einigung kommt. Dieser Umstand bedingt aber auch, dass nur selten Informationen über den jeweiligen Fall veröffentlicht werden, aus denen ein Benefit für die tägliche Arbeit abgeleitet werden kann.

Umso wertvoller ist das vorliegende Buch, das gleichsam einen Bogen von Diagnosefehlern über strittige Indikationen zur Operation, fehlerhafte Aufklärung bis hin zu fehlerhaften Operationen spannt, wobei zusätzlich so wichtige Themen wie Missbrauch, Arbeitsrecht und die Bedeutung von Verkehrsunfällen für gynäkologische Beschwerdebilder behandelt werden.

Wien, im November 2011

Prof. Dr. Sepp Leodolter
Leiter der Abteilung für Gynäkologie
an der Medizinischen Universität Wien

Vorwort

Rechtliche Probleme spielen seit vielen Jahren eine immer größer werdende Rolle in der Medizin. Das Fach Gynäkologie und Geburtshilfe steht, neben anderen chirurgischen Fächern, an der Spitze dieser Entwicklung. Die Gründe hierfür sind mannigfaltig. Behauptet wird, dass die Patienten mündiger geworden seien, d. h. durch Medien und Internet besser informiert und aufgeklärt. Das stimmt zwar einerseits, andererseits liegt aber z. B. die Inanspruchnahme von wirksamen Screeninguntersuchungen für Gebärmutterhalskrebs und Brustkrebs – Parameter des Gesundheitsbewusstseins – insgesamt noch immer weit unter 50 %.

Ein wesentlicher Punkt ist sicher, dass die Menschen heute offensichtlich nicht mehr bereit sind, Geschehnisse als schicksalhaft hinzunehmen bzw. Erlittenes einfach zu akzeptieren. An allem und jedem muss jemand oder etwas „schuld" sein, nicht zuletzt auch wegen einer allfälligen Haftung und damit verbundener Schadenersatzansprüche.

Viele Menschen besitzen relativ preiswerte Rechtschutzversicherungen, die im Ernstfall auch bei einer noch so kleinen Komplikation gezwungen sind, zumindest ein Sachverständigengutachten (SV-GA) erstellen zu lassen.

Eine zunehmende Zahl von Rechtsanwälten hat das Medizinrecht als einträgliche Ausweitung ihrer Tätigkeit erkannt. Bei Vorliegen einer Deckung durch eine Rechtschutzversicherung werden schnell Klagen mit oft deutlich überzogenen Klagesummen eingebracht, die in keinerlei Relation zum Schaden stehen. Und schon läuft ein neues, teures Verfahren.

In der Regel holt die Haftpflichtversicherung des betroffenen Arztes, häufig nach Einschaltung einer Schlichtungsstelle oder Schiedskommission, ein SV-GA ein. In diesem werden primär alle Fragen des Schadensausmaßes, der Kausalität und vor allem, ob ein Behandlungsfehler vorliegt, vorab in Form eines Fragenkataloges beantwortet. Hauptbestandteil dessen ist wiederum der sog. Schmerzkatalog, also eine Auflistung von Schmerzperioden als leichte, mittlere und schwere Schmerzen. Auf Basis dieses Schmerzkataloges kann dann entweder ein außergerichtlicher Vergleich in Form einer sog. Prozesskostenablöse geschlossen werden oder es kommt zu einem Gerichtsverfahren vor einem Zivil-, manchmal sogar vor einem Strafgericht.

In der Gynäkologie gibt es relativ viele derartiger Verfahren, wobei nur wenige durch die Instanzen an die Höchstgerichte gelangen und damit einem breiten Publikum bekannt werden. Höchstrichterliche Urteile sind meist längere Zeit in aller Munde und werden in Vorträgen und medizinrechtlichen Artikeln ausgiebig abgehandelt. Die meisten Fälle werden jedoch außergerichtlich oder auf der Ebene der Bezirks- und Landesgerichte entschieden und niemals bekannt, abgesehen von oft tendenziösen Berichten im Lokalteil von Zeitungen. Ihr Informationsgehalt geht daher bedauerlicherweise völlig verloren, selbst wenn er medizinisch oder rechtlich von größtem Interesse ist.

Bücher über forensische Gynäkologie liegen meines Wissens seit etwa 20 Jahren weder im deutschen noch im angloamerikanischen Sprachraum vor. Ziel des vorliegenden Buches ist es daher, hier anzusetzen und die Entscheidungen einer Gutachtensammlung aus 20-jähriger Sachverständigentätigkeit zu dokumentieren bzw. weiterzugeben.

Erstmals werden Verfahren anhand von gynäkologischen Gutachten umfassend mit der Fragestellung des jeweiligen Auftraggebers, der entsprechenden sachverständigen Beurteilung sowie dem Verfahrensausgang dargestellt. Damit soll dem Leser ein authentischer, gesamthafter Einblick in den Ablauf von Verfahren bei gynäkologischen Medizinschäden gegeben werden und ihm die Denkweise der Juristen, der Sachverständigen und schließlich auch der Richter näher bringen.

Adressaten dieses Buches sind alle an derartigen Verfahren Beteiligten: neben den Sachverständigen wohl allen voran die Entscheidungsträger aus dem Bereich der Abteilungsvorstände, Klinikchefs, Primar-, Ober- und Fachärzte für Frauenheilkunde und Geburtshilfe sowohl aus dem Krankenanstaltenbereich als auch aus dem niedergelassen Bereich. Darüber hinaus richtet sich das Buch naturgemäß auch an alle Entscheidungsträger unter den Juristen, die mit derartigen Fällen konfrontiert werden bzw. letztlich die Entscheidungen treffen: jene von den Gerichten (Staatsanwälte, Richter) über die diversen Schieds- und Schlichtungsstellen bis hin zu den Haftpflichtversicherungen der Ärzte. Nicht zuletzt soll es aber auch betroffenen Patientinnen Einblicke in die diffizile Materie geben.

Mit dem Buch soll ein Nachschlagewerk zur Verfügung gestellt werden, in dem sich jeder Interessierte leicht über den Ausgang häufig vorkommender Fallkonstellationen informieren kann. Damit könnten auch die bekannte, in vielen Verfahren immer wieder aufbrechende Kluft in der Denkweise zwischen Medizinern und Juristen verkleinert und vielleicht sogar unnötige Verfahren vermieden werden.

Naturgemäß kann in diesem Buch keinerlei Anspruch auf Vollständigkeit erhoben werden, da es sich um eine persönliche Gutachtensammlung handelt. Hierzu müsste ein zentrales Meldesystem geschaffen werden, in das alle Institutionen, die sich mit Medizinschäden befassen, wie Gerichte, Schlichtungs- und Schiedsstellen, Versicherungen etc., ihre Fälle einbringen. Dieses scheint in naher Zukunft unrealistisch.

Ebenso kann selbstverständlich keinerlei Anspruch auf Allgemeingültigkeit erhoben werden, da es vermutlich in Einzelfällen auch andere gutachterliche Meinungen geben wird.

Die sogenannte evidenzbasierte Medizin gibt heute allerdings nicht zuletzt für Sachverständige immer bessere Rahmenbedingungen als noch vor 20 Jahren vor. Evidenzbasiert heißt, dass jede Fragestellung durch Studien belegt ist und somit den letzten Stand der Wissenschaft zum gegebenen Zeitpunkt darstellt. Um ein evidenzbasiertes, wissenschaftliches Gutachten zu erstellen, muss der Gutachter daher die gesamte wissenschaftliche Literatur zur betreffenden Fragestellung, also sämtliche vorhandenen Studien zum Zeitpunkt des Ereignisses, kennen und studiert haben. Dies erfordert neben der nötigen wissenschaftlichen Qualifikation des Gutachters vor allem einen gewaltigen Sach- und Zeitaufwand. Dieser wird bedauerlicherweise zumindest hierzulande gesetzlich noch immer nicht entsprechend entlohnt.

Für viele medizinische Probleme wurden in den letzten Jahren Leitlinien von den diversen Fachgesellschaften, z. B. der DGGG und der ÖGGG, erstellt, die für die Gutachtertätigkeit äußerst hilfreich, aber rechtlich nicht bindend sind.

Es steht zu hoffen, dass das Buch als Informationsquelle für die Angesprochenen seinen Zweck erfüllt.

Wien, im November 2011 Prof. Dr. Georg J. Gerstner

Inhalt

Abkürzungen

ABGB	Allgemeines Bürgerliches Gesetzbuch
AGG	Allgemeinen Gleichbehandlungsgesetz
AMG	Arzneimittelgesetz
AngG	Angestelltengesetz
Arb	Allgemeine Rechtsschutzbedingungen
Art.	Artikel
Az	Aktenzeichen
BetmG	Betäubungsmittelgesetz (CH)
BGB	Bürgerliches Gesetzbuch
BGH	Bundesgerichtshof
BGHZ	Entscheidungen des Bundesgerichtshofes in Zivilsachen
BtMG	Betäubungsmittelgesetz (D)
DGGG	Deutsche Gesellschaft für Gynäkologie und Geburtshilfe
dStGB	deutsches Strafgesetzbuch
dStPO	deutsche Strafprozessordnung
EKHG	Eisenbahn- und Kraftfahrzeughaftpflichtgesetz
FSH	Follikelstimulierendes Hormon
GnRH	Gonadotropin-Releasing-Hormon
Grav	Gravidität
GrZs	Großer Zivilsenat beim Bundesgerichtshof
HCG	humanes Choriongonadotropin
HMG	Heilmittelgesetz
HWG	Heilmittelwerbegesetz
IUD	intrauterine device (Intrauterinpessar)
IUP	Intrauterinpessar
KschG	Kündigungsschutzgesetz
LH	Luteinisierendes Hormon
LNR	letzte normale Regel
m. w. N.	mit weiteren Nachweisen
MschG	Mutterschutzgesetz (Österreichisch)
MuSchG	Mutterschutzgesetz (Deutschland)
NJW	Neue juristische Wochenschrift (Zeitschrift)
ÖGGG	Österreichische Gesellschaft für Gynäkologie und Geburtshilfe
OGH	Oberster Gerichtshof
OR	Obligationsrecht
öStGB	österreichisches Strafgesetzbuch
öStPO	österreichische Strafprozessordnung
ÖVE-EN	Österreichischer Verband für Elektrotechnik – Elektrotechnische Normung
PCO	polyzystisches Ovar-Syndrom
PID	Pelvic Inflammatory Disease

RdW	Recht der Wirtschaft (Zeitschrift)
RS	Rechtssache
RS	Rechtssatznummer
SIRS	Systemisches inflammatorisches Response-Syndrom
sStGB	Schweizer Strafgesetzbuch
SSW	Schwangerschaftswoche
StGB	Strafgesetzbuch
SV	Sachverständiger
SV-GA	Sachverständigengutachten
TPG	Transplantationsgesetz
UFK	Universitäts-Frauenklinik
UrlG	Urlaubsgesetz
Z.n.	Zustand nach
ZPO	Zivilprozessordnung

1 Wie benutze ich dieses Buch?

Jedes Fallbeispiel dieses Buches geht auf ein authentisches gynäkologisches Verfahren zurück und basiert auf den entsprechenden Gutachten. Sprache und Ausdrucksweise sind daher weitgehend allgemeinverständlich gehalten; medizinische Fachausdrücke sind in einem wissenschaftlichen Buch jedoch unverzichtbar und unvermeidbar. Diese können z. B. im „Klinischen Wörterbuch" desselben Verlages nachgelesen werden.

Der interessierte Leser erhält durch den Verfahrensausgang tiefe Einblicke in die medicolegale Denkweise und in den Ablauf solcher Prozesse. Wichtig ist es, beim Lesen das Vorfallsdatum des Ereignisses zu beachten, da in Gutachten prinzipiell die zitierte Literatur dem jeweiligen Stand der Wissenschaft zum Zeitpunkt des Ereignisses entsprechen muss und nicht etwa dem meist viel späteren Zeitpunkt, an dem ein Prozess geführt wird. Die jeweilige Literatur wurde für das Buch jedoch auf den neuesten Stand gebracht.

Ziel des Buches ist es, „forensisches Denken" zu vermitteln und zu fördern. Es kann als Nachschlagewerk zur Vorab-Information für bestimmte typische forensische Fragestellungen dienen oder aber als Überblick für Verantwortungsträger, sowohl unter den Ärzten als auch unter den Juristen. Da jedoch kein Fall einem anderen völlig gleicht, kann das Buch für andere, entsprechend gelagerte Fälle immer nur Anhaltspunkte liefern. Auch gibt es die „absolute Wahrheit" bekanntermaßen nicht, da sogar verschiedene Senate des Obersten Gerichtshofes (OGH) in analogen Fällen different entschieden haben. Durch die Vermittlung forensisch-gynäkologischer Basisinformation soll ein Beitrag zum besseren Verständnis von Juristen und Medizinern geleistet werden.

2 Überblick über das Medizinrecht in den deutschsprachigen Ländern

RA Dr. Monika Ploier

Medizinrechtsexpertin der Kanzlei
CMS Reich-Rohrwig Hainz Rechtsanwälte GmbH (Wien),
Obfrau des Forschungsinstituts für Recht in der Medizin (FIRM)

2.1 Zurechnungsfähigkeit

Österreich **§ 11 öStGB** – Zurechnungsfähigkeit

Wer zur Zeit der Tat wegen einer Geisteskrankheit, wegen Schwachsinns, wegen einer tiefgreifenden Bewußtseinsstörung oder wegen einer anderen schweren, einem dieser Zustände gleichwertigen seelischen Störung unfähig ist, das Unrecht seiner Tat einzusehen oder nach dieser Einsicht zu handeln, handelt nicht schuldhaft.

Deutschland **§ 20 dStGB** – Schuldunfähigkeit wegen seelischer Störungen

Ohne Schuld handelt, wer bei Begehung der Tat wegen einer krankhaften seelischen Störung, wegen einer tiefgreifenden Bewusstseinsstörung oder wegen Schwachsinns oder einer schweren anderen seelischen Abartigkeit unfähig ist, das Unrecht der Tat einzusehen oder nach dieser Einsicht zu handeln

Schweiz **Art. 19 sStGB** – Schuldunfähigkeit und verminderte Schuldfähigkeit

(1) War der Täter zur Zeit der Tat nicht fähig, das Unrecht seiner Tat einzusehen oder gemäß dieser Einsicht zu handeln, so ist er nicht strafbar.

(2) War der Täter zur Zeit der Tat nur teilweise fähig, das Unrecht seiner Tat einzusehen oder gemäß dieser Einsicht zu handeln, so mildert das Gericht die Strafe.

(3) Es können indessen Maßnahmen nach den Artikeln 59–61, 63, 64, 67 und 67b getroffen werden.

(4) Konnte der Täter die Schuldunfähigkeit oder die Verminderung der Schuldfähigkeit vermeiden und dabei die in diesem Zustand begangene Tat voraussehen, so sind die Absätze 1–3 nicht anwendbar.

2.2 Fahrlässige Körperverletzung

Österreich **§ 88 öStGB** – Fahrlässige Körperverletzung

(1) Wer fahrlässig einen anderen am Körper verletzt oder an der Gesundheit schädigt, ist mit Freiheitsstrafe bis zu drei Monaten oder mit Geldstrafe bis zu 180 Tagessätzen zu bestrafen.

Deutschland **§ 229 dStGB** – Fahrlässige Körperverletzung

Wer durch Fahrlässigkeit die Körperverletzung einer anderen Person verursacht, wird mit Freiheitsstrafe bis zu drei Jahren oder mit Geldstrafe bestraft.

Schweiz

Art. 125 sStGB – Fahrlässige Körperverletzung
Wer fahrlässig einen Menschen am Körper oder an der Gesundheit schädigt, wird, auf Antrag, mit Freiheitsstrafe bis zu drei Jahren oder Geldstrafe bestraft.

2.3 Fahrlässige Tötung

Österreich

§ 80 öStGB – Fahrlässige Tötung
Wer fahrlässig den Tod eines anderen herbeiführt, ist mit Freiheitsstrafe bis zu einem Jahr zu bestrafen.

§ 81 öStGB – Fahrlässige Tötung unter besonders gefährlichen Verhältnissen

(1) Wer fahrlässig den Tod eines anderen herbeiführt
   1. unter besonders gefährlichen Verhältnissen,
   2. nachdem er sich vor der Tat, wenn auch nur fahrlässig, durch Genuss von Alkohol oder den Gebrauch eines anderen berauschenden Mittels in einen die Zurechnungsfähigkeit nicht ausschließenden Rauschzustand versetzt hat, obwohl er vorhergesehen hat oder hätte vorhersehen können, dass ihm eine Tätigkeit bevorstehe, deren Vornahme in diesem Zustand eine Gefahr für das Leben, die Gesundheit oder die körperliche Sicherheit eines anderen herbeizuführen oder zu vergrößern geeignet sei, oder
   3. dadurch, dass er, wenn auch nur fahrlässig, ein gefährliches Tier entgegen einer Rechtsvorschrift oder einem behördlichen Auftrag hält, verwahrt oder führt, ist mit Freiheitsstrafe bis zu drei Jahren zu bestrafen.

(2) Der Täter ist nach Abs. 1 Z 3 auch zu bestrafen, wenn er sich mit einer Rechtsvorschrift oder einem behördlichen Auftrag nicht bekannt gemacht hat, obwohl er seinem Beruf, seiner Beschäftigung oder sonst den Umständen nach dazu verpflichtet gewesen wäre, oder wenn ihm der Irrtum über die Rechtsvorschrift oder den behördlichen Auftrag sonst vorzuwerfen ist.

Deutschland

§ 222 dStGB – Fahrlässige Tötung
Wer durch Fahrlässigkeit den Tod eines Menschen verursacht, wird mit Freiheitsstrafe bis zu fünf Jahren oder mit Geldstrafe bestraft.

Schweiz

Art. 117 sStGB – Fahrlässige Tötung
Wer fahrlässig den Tod eines Menschen verursacht, wird mit Freiheitsstrafe bis zu drei Jahren oder Geldstrafe bestraft

2.4 Eigenmächtige Heilbehandlung

Österreich

§ 110 Abs. 1 öStGB – Eigenmächtige Heilbehandlung
Wer einen anderen ohne dessen Einwilligung, wenn auch nach den Regeln der medizinischen Wissenschaft, behandelt, ist mit Freiheitsstrafe bis zu sechs Monaten oder mit Geldstrafe bis zu 360 Tagessätzen zu bestrafen.

Deutschland –

Schweiz –

2.5 Vergewaltigung

Österreich **§ 201 Abs. 1 öStGB** – Vergewaltigung

Wer eine Person mit Gewalt, durch Entziehung der persönlichen Freiheit oder durch Drohung mit gegenwärtiger Gefahr für Leib oder Leben (§ 89) zur Vornahme oder Duldung des Beischlafes oder einer dem Beischlaf gleichzusetzenden geschlechtlichen Handlung nötigt, ist mit Freiheitsstrafe von sechs Monaten bis zu zehn Jahren zu bestrafen.

Deutschland **§ 177 dStGB** – Sexuelle Nötigung, Vergewaltigung

Wer eine andere Person

1. mit Gewalt,
2. durch Drohung mit gegenwärtiger Gefahr für Leib oder Leben oder
3. unter Ausnutzung einer Lage, in der das Opfer der Einwirkung des Täters schutzlos ausgeliefert ist,

nötigt, sexuelle Handlungen des Täters oder eines Dritten an sich zu dulden oder an dem Täter oder einem Dritten vorzunehmen, wird mit Freiheitsstrafe nicht unter einem Jahr bestraft.

Schweiz **Art. 190 sStGB** – Vergewaltigung

Wer eine Person weiblichen Geschlechts zur Duldung des Beischlafs nötigt, namentlich indem er sie bedroht, Gewalt anwendet, sie unter psychischen Druck setzt oder zum Widerstand unfähig macht, wird mit Freiheitsstrafe von einem Jahr bis zu zehn Jahren bestraft. Handelt der Täter grausam, verwendet er namentlich eine gefährliche Waffe oder einen anderen gefährlichen Gegenstand, so ist die Strafe Freiheitsstrafe nicht unter drei Jahren.

2.6 Schwerer sexueller Missbrauch von Unmündigen

Österreich **§ 206 öStGB** – Schwerer sexueller Mißbrauch von Unmündigen

(1) Wer mit einer unmündigen Person den Beischlaf oder eine dem Beischlaf gleichzusetzende geschlechtliche Handlung unternimmt, ist mit Freiheitsstrafe von einem bis zu zehn Jahren zu bestrafen.

(2) Ebenso ist zu bestrafen, wer eine unmündige Person zur Vornahme oder Duldung des Beischlafes oder einer dem Beischlaf gleichzusetzenden geschlechtlichen Handlung mit einer anderen Person oder, um sich oder einen Dritten geschlechtlich zu erregen oder zu befriedigen, dazu verleitet, eine dem Beischlaf gleichzusetzende geschlechtliche Handlung an sich selbst vorzunehmen.

(3) Hat die Tat eine schwere Körperverletzung (§ 84 Abs. 1) oder eine Schwangerschaft der unmündigen Person zur Folge, so ist der Täter mit Freiheitsstrafe von fünf bis zu fünfzehn Jahren, hat sie aber den Tod der unmündigen Person zur Folge, mit Freiheitsstrafe von zehn bis zu zwanzig Jahren oder mit lebenslanger Freiheitsstrafe zu bestrafen.

(4) Übersteigt das Alter des Täters das Alter der unmündigen Person nicht um mehr als drei Jahre, besteht die geschlechtliche Handlung nicht in der Penetration mit einem Gegenstand und hat die Tat weder eine schwere Körperverletzung (§ 84 Abs. 1) noch den Tod der unmündigen Person zur Folge, so ist der Täter nach Abs. 1 und 2 nicht zu bestrafen, es sei denn, die unmündige Person hätte das 13. Lebensjahr noch nicht vollendet.

Deutschland **§ 176 dStGB** – Schwerer sexueller Missbrauch von Kindern

(1) Der sexuelle Missbrauch von Kindern wird in den Fällen des § 176 Abs. 1 und 2 mit Freiheitsstrafe nicht unter einem Jahr bestraft, wenn der Täter innerhalb der letzten fünf Jahre wegen einer solchen Straftat rechtskräftig verurteilt worden ist.

(2) Der sexuelle Missbrauch von Kindern wird in den Fällen des § 176 Abs. 1 und 2 mit Freiheitsstrafe nicht unter zwei Jahren bestraft, wenn

1. eine Person über achtzehn Jahren mit dem Kind den Beischlaf vollzieht oder ähnliche sexuelle Handlungen an ihm vornimmt oder an sich von ihm vornehmen lässt, die mit einem Eindringen in den Körper verbunden sind,
2. die Tat von mehreren gemeinschaftlich begangen wird oder
3. der Täter das Kind durch die Tat in die Gefahr einer schweren Gesundheitsschädigung oder einer erheblichen Schädigung der körperlichen oder seelischen Entwicklung bringt.

(3) Mit Freiheitsstrafe nicht unter zwei Jahren wird bestraft, wer in den Fällen des § 176 Abs. 1 bis 3, 4 Nr. 1 oder Nr. 2 oder des § 176 Abs. 6 als Täter oder anderer Beteiligter in der Absicht handelt, die Tat zum Gegenstand einer pornographischen Schrift (§ 11 Abs. 3) zu machen, die nach § 184b Abs. 1 bis 3 verbreitet werden soll.

(4) In minder schweren Fällen des Absatzes 1 ist auf Freiheitsstrafe von drei Monaten bis zu fünf Jahren, in minder schweren Fällen des Absatzes 2 auf Freiheitsstrafe von einem Jahr bis zu zehn Jahren zu erkennen.

(5) Mit Freiheitsstrafe nicht unter fünf Jahren wird bestraft, wer das Kind in den Fällen des § 176 Abs. 1 bis 3 bei der Tat körperlich schwer misshandelt oder durch die Tat in die Gefahr des Todes bringt.

(6) In die in Absatz 1 bezeichnete Frist wird die Zeit nicht eingerechnet, in welcher der Täter auf behördliche Anordnung in einer Anstalt verwahrt worden ist. Eine Tat, die im Ausland abgeurteilt worden ist, steht in den Fällen des Absatzes 1 einer im Inland abgeurteilten Tat gleich, wenn sie nach deutschem Strafrecht eine solche nach § 176 Abs. 1 oder 2 wäre.

Schweiz –

2.7 Sexueller Missbrauch von Unmündigen

Österreich **§ 207 öStGB** – Sexueller Mißbrauch von Unmündigen

(1) Wer außer dem Fall des § 206 eine geschlechtliche Handlung an einer unmündigen Person vornimmt oder von einer unmündigen Person an sich vornehmen läßt, ist mit Freiheitsstrafe von sechs Monaten bis zu fünf Jahren zu bestrafen.

(2) Ebenso ist zu bestrafen, wer eine unmündige Person zu einer geschlechtlichen Handlung (Abs. 1) mit einer anderen Person oder, um sich oder einen Dritten geschlechtlich zu erregen oder zu befriedigen, dazu verleitet, eine geschlechtliche Handlung an sich selbst vorzunehmen.

(3) Hat die Tat eine schwere Körperverletzung (§ 84 Abs. 1) zur Folge, so ist der Täter mit Freiheitsstrafe von einem bis zu zehn Jahren, hat sie aber den Tod der unmündigen Person zur Folge, mit Freiheitsstrafe von fünf bis zu fünfzehn Jahren zu bestrafen.

(4) Übersteigt das Alter des Täters das Alter der unmündigen Person nicht um mehr als vier Jahre und ist keine der Folgen des Abs. 3 eingetreten, so ist der

Täter nach Abs. 1 und 2 nicht zu bestrafen, es sei denn, die unmündige Person hätte das zwölfte Lebensjahr noch nicht vollendet.

Deutschland **§ 176 dStGB** – Sexueller Missbrauch von Kindern

(1) Wer sexuelle Handlungen an einer Person unter vierzehn Jahren (Kind) vornimmt oder an sich von dem Kind vornehmen lässt, wird mit Freiheitsstrafe von sechs Monaten bis zu zehn Jahren bestraft.

(2) Ebenso wird bestraft, wer ein Kind dazu bestimmt, dass es sexuelle Handlungen an einem Dritten vornimmt oder von einem Dritten an sich vornehmen lässt.

(3) In besonders schweren Fällen ist auf Freiheitsstrafe nicht unter einem Jahr zu erkennen.

(4) Mit Freiheitsstrafe von drei Monaten bis zu fünf Jahren wird bestraft, wer

1. sexuelle Handlungen vor einem Kind vornimmt,
2. ein Kind dazu bestimmt, dass es sexuelle Handlungen vornimmt, soweit die Tat nicht nach Absatz 1 oder Absatz 2 mit Strafe bedroht ist,
3. auf ein Kind durch Schriften (§ 11 Abs. 3) einwirkt, um es zu sexuellen Handlungen zu bringen, die es an oder vor dem Täter oder einem Dritten vornehmen oder von dem Täter oder einem Dritten an sich vornehmen lassen soll, oder
4. auf ein Kind durch Vorzeigen pornographischer Abbildungen oder Darstellungen, durch Abspielen von Tonträgern pornographischen Inhalts oder durch entsprechende Reden einwirkt.

(5) Mit Freiheitsstrafe von drei Monaten bis zu fünf Jahren wird bestraft, wer ein Kind für eine Tat nach den Absätzen 1 bis 4 anbietet oder nachzuweisen verspricht oder wer sich mit einem anderen zu einer solchen Tat verabredet.

(6) Der Versuch ist strafbar; dies gilt nicht für Taten nach Absatz 4 Nr. 3 und 4 und Absatz 5.

Schweiz **Art. 187 sStGB** – Sexuelle Handlungen mit Kindern

1. Wer mit einem Kind unter 16 Jahren eine sexuelle Handlung vornimmt, es zu einer solchen Handlung verleitet oder es in eine sexuelle Handlung einbezieht, wird mit Freiheitsstrafe bis zu fünf Jahren oder Geldstrafe bestraft.
2. Die Handlung ist nicht strafbar, wenn der Altersunterschied zwischen den Beteiligten nicht mehr als drei Jahre beträgt.
3. Hat der Täter zur Zeit der Tat das 20. Altersjahr noch nicht zurückgelegt und liegen besondere Umstände vor oder ist die verletzte Person mit ihm die Ehe oder eine eingetragene Partnerschaft eingegangen, so kann die zuständige Behörde von der Strafverfolgung, der Überweisung an das Gericht oder der Bestrafung absehen.
4. Handelte der Täter in der irrigen Vorstellung, das Kind sei mindestens 16 Jahre alt, hätte er jedoch bei pflichtgemäßer Vorsicht den Irrtum vermeiden können, so ist die Strafe Freiheitsstrafe bis zu drei Jahren oder Geldstrafe.

2.8 Verletzung von Berufsgeheimnissen

Österreich **§ 121 öStGB** – Verletzung von Berufsgeheimnissen

(1) Wer ein Geheimnis offenbart oder verwertet, das den Gesundheitszustand einer Person betrifft und das ihm bei berufsmäßiger Ausübung eines gesetzlich geregelten Gesundheitsberufes oder bei berufsmäßiger Beschäftigung mit Auf-

gaben der Verwaltung einer Krankenanstalt oder mit Aufgaben der Kranken-, der Unfall-, der Lebens- oder der Sozialversicherung ausschließlich kraft seines Berufes anvertraut worden oder zugänglich geworden ist und dessen Offenbarung oder Verwertung geeignet ist, ein berechtigtes Interesse der Person zu verletzen, die seine Tätigkeit in Anspruch genommen hat oder für die sie in Anspruch genommen worden ist, ist mit Freiheitsstrafe bis zu sechs Monaten oder mit Geldstrafe bis zu 360 Tagessätzen zu bestrafen. (...)

Deutschland

§ 203 dStGB Verletzung von Privatgeheimnissen
Wer unbefugt ein fremdes Geheimnis, namentlich ein zum persönlichen Lebensbereich gehörendes Geheimnis oder ein Betriebs- oder Geschäftsgeheimnis, offenbart, das ihm als Arzt, Zahnarzt, Tierarzt, Apotheker oder Angehörigen eines anderen Heilberufs, der für die Berufsausübung oder die Führung der Berufsbezeichnung eine staatlich geregelte Ausbildung erfordert (...)

Schweiz

Art. 321 sStGB – Verletzung des Berufsgeheimnisses
Geistliche, Rechtsanwälte, Verteidiger, Notare, nach Obligationenrecht zur Verschwiegenheit verpflichtete Revisoren, Ärzte, Zahnärzte, Apotheker, Hebammen sowie ihre Hilfspersonen, die ein Geheimnis offenbaren, das ihnen infolge ihres Berufes anvertraut worden ist, oder das sie in dessen Ausübung wahrgenommen haben, werden, auf Antrag, mit Freiheitsstrafe bis zu drei Jahren oder Geldstrafe bestraft. (...)
Art. 321 bis 264 sStGB – Berufsgeheimnis in der medizinischen Forschung
Wer ein Berufsgeheimnis unbefugterweise offenbart, dass er durch seine Tätigkeit für die Forschung im Bereich der Medizin oder des Gesundheitswesens erfahren hat, wird nach Artikel 321 bestraft (...)

2.9 Schwangerschaftsabbruch

Österreich

§ 96 öStGB – Schwangerschaftsabbruch
(1) Wer mit Einwilligung der Schwangeren deren Schwangerschaft abbricht, ist mit Freiheitsstrafe bis zu einem Jahr, begeht er die Tat gewerbsmäßig, mit Freiheitsstrafe bis zu drei Jahren zu bestrafen.
(2) Ist der unmittelbare Täter kein Arzt, so ist er mit Freiheitsstrafe bis zu drei Jahren, begeht er die Tat gewerbsmäßig oder hat sie den Tod der Schwangeren zur Folge, mit Freiheitsstrafe von sechs Monaten bis zu fünf Jahren zu bestrafen.
(3) Eine Frau, die den Abbruch ihrer Schwangerschaft selbst vornimmt oder durch einen anderen zulässt, ist mit Freiheitsstrafe bis zu einem Jahr zu bestrafen.

Deutschland

§ 218c dStGB – Ärztliche Pflichtverletzung bei einem Schwangerschaftsabbruch
(1) Wer eine Schwangerschaft abbricht,
1. ohne der Frau Gelegenheit gegeben zu haben, ihm die Gründe für ihr Verlangen nach Abbruch der Schwangerschaft darzulegen,
2. ohne die Schwangere über die Bedeutung des Eingriffs, insbesondere über Ablauf, Folgen, Risiken, mögliche physische und psychische Auswirkungen ärztlich beraten zu haben,
3. ohne sich zuvor in den Fällen des § 218 a Abs. 1 und 3 auf Grund ärztlicher Untersuchung von der Dauer der Schwangerschaft überzeugt zu haben oder

4. obwohl er die Frau in einem Fall des § 218a Abs. 1 nach § 219 beraten hat, wird mit Freiheitsstrafe bis zu einem Jahr oder mit Geldstrafe bestraft, wenn die Tat nicht in § 218 mit Strafe bedroht ist. (...)

Schweiz **Art. 118 sStGB** – Strafbarer Schwangerschaftsabbruch
Wer eine Schwangerschaft mit Einwilligung der schwangeren Frau abbricht oder eine schwangere Frau zum Abbruch der Schwangerschaft anstiftet oder ihr dabei hilft, ohne dass die Voraussetzungen nach Artikel 119 erfüllt sind, wird mit Freiheitsstrafe bis zu fünf Jahren oder Geldstrafe bestraft.
Wer eine Schwangerschaft ohne Einwilligung der schwangeren Frau abbricht, wird mit Freiheitsstrafe von einem Jahr bis zu zehn Jahren bestraft.

2.10 Tötung auf Verlangen, Mitwirkung am Selbstmord

Österreich **§ 77 öStGB** – Tötung auf Verlangen
Wer einen anderen auf dessen ernstliches und eindringliches Verlangen tötet, ist mit Freiheitsstrafe von sechs Monaten bis zu fünf Jahren zu bestrafen.
§ 78 öStGB – Mitwirkung am Selbstmord
Wer einen anderen dazu verleitet, sich selbst zu töten, oder ihm dazu Hilfe leistet, ist mit Freiheitsstrafe von sechs Monaten bis zu fünf Jahren zu bestrafen.

Deutschland **§ 216 dStGB** – Tötung auf Verlangen
Ist jemand durch das ausdrückliche und ernstliche Verlangen des Getöteten zur Tötung bestimmt worden, so ist auf Freiheitsstrafe von sechs Monaten bis zu fünf Jahren zu erkennen.

Schweiz **Art. 114 StGB** – Tötung auf Verlangen
Wer aus achtenswerten Beweggründen, namentlich aus Mitleid, einen Menschen auf dessen ernsthaftes und eindringliches Verlangen tötet, wird mit Freiheitsstrafe bis zu drei Jahren oder Geldstrafe bestraft.
Art. 115 sStGB – Verleitung und Beihilfe zum Selbstmord
Wer aus selbstsüchtigen Beweggründen jemanden zum Selbstmorde verleitet oder ihm dazu Hilfe leistet, wird, wenn der Selbstmord ausgeführt oder versucht wurde, mit Freiheitsstrafe bis zu fünf Jahren oder Geldstrafe bestraft

2.11 Unterlassung der Hilfeleistung

Österreich § 95 **öStGB** – Unterlassung der Hilfeleistung

(1) Wer es bei einem Unglücksfall oder einer Gemeingefahr (§ 176) unterlässt, die zur Rettung eines Menschen aus der Gefahr des Todes oder einer beträchtlichen Körperverletzung oder Gesundheitsschädigung offensichtlich erforderliche Hilfe zu leisten, ist mit Freiheitsstrafe bis zu sechs Monaten oder mit Geldstrafe bis zu 360 Tagessätzen, wenn die Unterlassung der Hilfeleistung jedoch den Tod eines Menschen zur Folge hat, mit Freiheitsstrafe bis zu einem Jahr oder mit Geldstrafe bis zu 360 Tagessätzen zu bestrafen, es sei denn, dass die Hilfeleistung dem Täter nicht zuzumuten ist.

(2) Die Hilfeleistung ist insbesondere dann nicht zuzumuten, wenn sie nur unter Gefahr für Leib oder Leben oder unter Verletzung anderer ins Gewicht fallender Interessen möglich wäre.

Deutschland

§ 323c dStGB – Unterlassene Hilfeleistung
Wer bei Unglücksfällen oder gemeiner Gefahr oder Not nicht Hilfe leistet, obwohl dies erforderlich und ihm den Umständen nach zuzumuten, insbesondere ohne erhebliche eigene Gefahr und ohne Verletzung anderer wichtiger Pflichten möglich ist, wird mit Freiheitsstrafe bis zu einem Jahr oder mit Geldstrafe bestraft.

Schweiz

Art. 128 StGB – Unterlassung der Nothilfe
Wer einem Menschen, den er verletzt hat, oder einem Menschen, der in unmittelbarer Lebensgefahr schwebt, nicht hilft, obwohl es ihm den Umständen nach zugemutet werden könnte, wer andere davon abhält, Nothilfe zu leisten, oder sie dabei behindert, wird mit Freiheitsstrafe bis zu drei Jahren oder Geldstrafe bestraft.

2.12 Fälschung von Gesundheitszeugnissen

Österreich –

Deutschland

§ 277 dStGB – Fälschung von Gesundheitszeugnissen
Wer unter der ihm nicht zustehenden Bezeichnung als Arzt oder als eine andere approbierte Medizinalperson oder unberechtigt unter dem Namen solcher Personen ein Zeugnis über seinen oder eines anderen Gesundheitszustand ausstellt oder ein derartiges echtes Zeugnis verfälscht und davon zur Täuschung von Behörden oder Versicherungsgesellschaften Gebrauch macht, wird mit Freiheitsstrafe bis zu einem Jahr oder mit Geldstrafe bestraft.

§ 278 dStGB – Ausstellen unrichtiger Gesundheitszeugnisse
Ärzte und andere approbierte Medizinalpersonen, welche ein unrichtiges Zeugnis über den Gesundheitszustand eines Menschen zum Gebrauch bei einer Behörde oder Versicherungsgesellschaft wider besseres Wissen ausstellen, werden mit Freiheitsstrafe bis zu zwei Jahren oder mit Geldstrafe bestraft.

§ 279 dStGB – Gebrauch unrichtiger Gesundheitszeugnisse
Wer, um eine Behörde oder eine Versicherungsgesellschaft über seinen oder eines anderen Gesundheitszustand zu täuschen, von einem Zeugnis der in den §§ 277 und 278 bezeichneten Art Gebrauch macht, wird mit Freiheitsstrafe bis zu einem Jahr oder mit Geldstrafe bestraft.

Schweiz –

2.13 Bestechlichkeit, Vorteilsannahme

Österreich

§ 304 **öStGB** – Bestechlichkeit
Ein Amtsträger oder Schiedsrichter, der für die pflichtwidrige Vornahme oder Unterlassung eines Amtsgeschäfts einen Vorteil für sich oder einen Dritten fordert, annimmt oder sich versprechen lässt, ist mit Freiheitsstrafe bis zu drei Jahren zu bestrafen. Ebenso ist zu bestrafen, wer als von einem Gericht oder einer anderen Behörde für ein bestimmtes Verfahren bestellter Sachverständiger für die Erstattung eines unrichtigen Befundes oder Gutachtens einen Vorteil für sich oder einen Dritten fordert, annimmt oder sich versprechen lässt.

§ 305 öStGB – Vorteilsannahme
Ein Amtsträger nach § 74 Abs. 1 Z 4a lit. b bis d oder Schiedsrichter, der für die pflichtgemäße Vornahme oder Unterlassung eines Amtsgeschäfts entgegen einem dienst- oder organisationsrechtlichen Verbot einen Vorteil für sich oder einen

Dritten annimmt oder sich versprechen lässt, ist mit Freiheitsstrafe bis zu zwei Jahren zu bestrafen. Ebenso ist ein solcher Amtsträger oder Schiedsrichter zu bestrafen, der für die pflichtgemäße Vornahme oder Unterlassung eines Amtsgeschäfts für sich oder einen Dritten einen Vorteil fordert, es sei denn, dies wäre nach einer dienst- oder organisationsrechtlichen Vorschrift oder einer dienstrechtlichen Genehmigung ausdrücklich erlaubt.

§ 168c öStGB – Geschenkannahme durch Bedienstete oder Beauftragte

(1) Ein Bediensteter oder Beauftragter eines Unternehmens, der im geschäftlichen Verkehr für die pflichtwidrige Vornahme oder Unterlassung einer Rechtshandlung von einem anderen für sich oder einen Dritten einen Vorteil fordert, annimmt oder sich versprechen lässt, ist mit Freiheitsstrafe bis zu zwei Jahren zu bestrafen.

(2) Übersteigt der Wert des Vorteils 3.000 Euro, so ist der Täter mit Freiheitsstrafe bis zu drei Jahren zu bestrafen.

§ 168d öStGB – Bestechung von Bediensteten oder Beauftragten

Wer einem Bediensteten oder Beauftragten eines Unternehmens im geschäftlichen Verkehr für die pflichtwidrige Vornahme oder Unterlassung einer Rechtshandlung für ihn oder einen Dritten einen nicht bloß geringfügigen Vorteil anbietet, verspricht oder gewährt, ist mit Freiheitsstrafe bis zu zwei Jahren zu bestrafen.

Deutschland

§ 331 dStGB – Vorteilsannahme

Ein Amtsträger oder ein für den öffentlichen Dienst besonders Verpflichteter, der für die Dienstausübung einen Vorteil für sich oder einen Dritten fordert, sich versprechen lässt oder annimmt, wird mit Freiheitsstrafe bis zu drei Jahren oder mit Geldstrafe bestraft.

§ 332 dStGB – Bestechlichkeit

Ein Amtsträger oder ein für den öffentlichen Dienst besonders Verpflichteter, der einen Vorteil für sich oder einen Dritten als Gegenleistung dafür fordert, sich versprechen lässt oder annimmt, dass er eine Diensthandlung vorgenommen hat oder künftig vornehme und dadurch seine Dienstpflichten verletzt hat oder verletzen würde, wird mit Freiheitsstrafe von sechs Monaten bis zu fünf Jahren bestraft. In minder schweren Fällen ist die Strafe Freiheitsstrafe bis zu drei Jahren oder Geldstrafe. Der Versuch ist strafbar. (...)

Falls der Täter den Vorteil als Gegenleistung für eine künftige Handlung fordert, sich versprechen lässt oder annimmt, so sind die Absätze 1 und 2 schon dann anzuwenden, wenn er sich dem anderen gegenüber bereit gezeigt hat,

1. bei der Handlung seine Pflichten zu verletzen oder,
2. soweit die Handlung in seinem Ermessen steht, sich bei Ausübung des Ermessens durch den Vorteil beeinflussen zu lassen.

§ 299 dStGB – Bestechlichkeit und Bestechung im geschäftlichen Verkehr

Wer als Angestellter oder Beauftragter eines geschäftlichen Betriebes im geschäftlichen Verkehr einen Vorteil für sich oder einen Dritten als Gegenleistung dafür fordert, sich versprechen lässt oder annimmt, dass er einen anderen bei dem Bezug von Waren oder gewerblichen Leistungen im Wettbewerb in unlauterer Weise bevorzuge, wird mit Freiheitsstrafe bis zu drei Jahren oder mit Geldstrafe bestraft. Ebenso wird bestraft, wer im geschäftlichen Verkehr zu Zwecken des Wettbewerbs einem Angestellten oder Beauftragten eines geschäftlichen Betriebes einen Vorteil für diesen oder einen Dritten als Gegenleistung dafür anbietet, verspricht oder gewährt, dass er ihn oder einen anderen bei dem Bezug von Waren oder gewerblichen Leistungen in unlauterer Weise bevorzuge.

Die Absätze 1 und 2 gelten auch für Handlungen im ausländischen Wettbewerb.

Schweiz

Art. 322 sStGB – Bestechen
Wer als Mitglied einer richterlichen oder anderen Behörde, als Beamter, als amtlich bestellter Sachverständiger, Übersetzer oder Dolmetscher oder als Schiedsrichter im Zusammenhang mit seiner amtlichen Tätigkeit für eine pflichtwidrige oder eine im Ermessen stehende Handlung oder Unterlassung für sich oder einen Dritten einen nicht gebührenden Vorteil fordert, sich versprechen lässt oder annimmt, wird mit Freiheitsstrafe bis zu fünf Jahren oder Geldstrafe bestraft

Art. 322 sStGB – Vorteilsannahme
Wer als Mitglied einer richterlichen oder anderen Behörde, als Beamter, als amtlich bestellter Sachverständiger, Übersetzer oder Dolmetscher oder als Schiedsrichter im Hinblick auf die Amtsführung einen nicht gebührenden Vorteil fordert, sich versprechen lässt oder annimmt, wird mit Freiheitsstrafe bis zu drei Jahren oder Geldstrafe bestraft.

2.14 Transplantation

Österreich

§ 62 c Krankenanstalten- und Kuranstaltengesetz
Wer dem § 62a (Entnahme von Organen oder Organteilen Verstorbener zum Zweck der Transplantation) zuwiderhandelt, begeht, sofern die Tat nicht den Tatbestand einer in die Zuständigkeit der Gerichte fallenden strafbaren Handlung erfüllt, eine Verwaltungsübertretung und ist mit Geldstrafe bis zu 36.340 Euro zu bestrafen.

Deutschland

§ 18 TPG (Transplantationsgesetz: Gesetz über die Spende, Entnahme und Übertragung von Organen und Geweben) – Organ- und Gewebehandel –
Wer entgegen § 17 Abs. 1 Satz 1 mit einem Organ oder Gewebe Handel treibt oder entgegen § 17 Abs. 2 ein Organ oder Gewebe entnimmt, überträgt oder sich übertragen lässt, wird mit Freiheitsstrafe bis zu fünf Jahren oder mit Geldstrafe bestraft.

Schweiz

Art. 69 Transplantationsgesetz
Sofern keine schwerere strafbare Handlung nach dem Strafgesetzbuch vorliegt, wird mit Gefängnis oder mit Busse bis zu 200.000 Franken bestraft, wer vorsätzlich:

a. für die Spende von menschlichen Organen, Geweben oder Zellen einen finanziellen Gewinn oder einen anderen Vorteil gewährt oder entgegennimmt (Art. 6 Abs. 1);
b. mit menschlichen Organen, Geweben oder Zellen in der Schweiz oder von der Schweiz aus im Ausland handelt oder menschliche Organe, Gewebe oder Zellen, die gegen Entgelt oder durch Gewährung von Vorteilen erworben worden sind, entnimmt oder transplantiert (Art. 7 Abs. 1) (…)

2.15 Betäubungsmittel

Österreich –

Deutschland

§ 29 BtMG (Betäubungsmittelgesetz: Gesetz über den Verkehr mit Betäubungsmitteln)
Mit Freiheitsstrafe bis zu fünf Jahren oder mit Geldstrafe wird bestraft, wer (…) entgegen § 13 Abs. 1 Betäubungsmittel

a) verschreibt,
b) verabreicht oder zum unmittelbaren Verbrauch überlässt
und wer einer Rechtsverordnung nach § 11 Abs. 2 Satz 2 Nr. 1 oder § 13 Abs. 3 Satz 2 Nr. 1, 2a oder 5 zuwiderhandelt, soweit sie für einen bestimmten Tatbestand auf diese Strafvorschrift verweist.

Schweiz

Art. 20 BetmG (Bundesgesetz über die Betäubungsmittel und die psychotropen Stoffe)

Wer als Arzt, Zahnarzt, Tierarzt oder Apotheker Betäubungsmittel anders als nach Artikel 11 oder 13 verwendet oder abgibt und wer als Arzt oder Tierarzt Betäubungsmittel anders als nach Artikel 11 verordnet. wird, wenn er die Tat vorsätzlich begeht, mit Freiheitsstrafe bis zu drei Jahren oder Geldstrafe bestraft. In schweren Fällen ist die Strafe Freiheitsstrafe nicht unter einem Jahr, womit eine Geldstrafe verbunden werden kann. Handelt der Täter fahrlässig, so ist die Strafe Busse.

2.16 Heilmittel

Österreich

§-83 AMG (Arzneimittelgesetz) – Verwaltungsstrafbestimmungen

(1) Wer

1. Arzneispezialitäten entgegen § 15 oder einer Verordnung gemäß § 15 Abs. 7 in Verkehr bringt,
2. Arzneispezialitäten entgegen den §§ 16 bis 16b oder einer Verordnung gemäß § 16 Abs. 6, § 16a Abs. 4 oder § 26 Abs. 8 in Verkehr bringt,
3. Arzneispezialitäten entgegen § 17 oder § 17a oder einer Verordnung gemäß § 17 Abs. 9 in Verkehr bringt, (...)
8. in einem Betrieb im Sinne des § 62 Abs. 1 Personen im Sinne des § 71 Abs. 1 beschäftigt, die nicht gemäß § 71 Abs. 3 belehrt wurden, (...),
10. die Tätigkeit einer sachkundigen Person ohne die erforderliche Qualifikation im Sinne einer Verordnung gemäß § 69a Abs. 2 oder § 70 Abs. 2 ausübt,
11. als sachkundige Person den ihr auf Grund einer Verordnung gemäß § 62 Abs. 1 obliegenden Verpflichtungen zuwiderhandelt,
12. die Tätigkeit eines Pharmareferenten ohne die Voraussetzungen des § 72 oder vorsätzlich entgegen den §§ 73 oder 74 ausübt, (...)

macht sich, wenn die Tat nicht den Tatbestand einer in die Zuständigkeit der Gerichte fallenden strafbaren Handlung bildet, einer Verwaltungsübertretung schuldig und ist mit Geldstrafe bis zu 7 500 Euro, im Wiederholungsfalle bis zu 14.000 Euro zu bestrafen.

§ 84 AMG (Arzneimittelgesetz)

Wer

1. Arzneimittel in Verkehr bringt, die im Sinne des § 3 schädliche Wirkungen haben,
2. Arzneimittel herstellt oder in Verkehr bringt, die den Qualitätsanforderungen des § 4 Abs. 1 und 2 nicht entsprechen, deren Haltbarkeit nicht mehr gegeben ist, deren Verfalldatum überschritten ist oder deren Handelspackungen einen nachteiligen Einfluss auf die Qualität des Arzneimittels haben können,
3. einer Verordnung gemäß § 5 Abs. 1 zuwiderhandelt,
4. den Verboten des § 6 zuwiderhandelt,

5. Arzneimittel, die gemäß §§ 7 oder 7a der Zulassung unterliegen, ohne Zulassung oder nicht entsprechend der Zulassung im Inland abgibt oder für die Abgabe im Inland bereithält oder die gemäß § 18 Abs. 3 oder Abs. 4 oder § 24a Abs. 2 vorgeschriebenen Auflagen nicht erfüllt, (...)
7. homöopathische Arzneispezialitäten im Sinne des § 11 Abs. 1 im Inland abgibt oder für die Abgabe bereithält, ohne dass sie gemäß § 27 registriert wurden,
7a. apothekeneigene Arzneispezialitäten im Sinne des § 11a im Inland abgibt oder für die Abgabe bereithält, ohne dass sie gemäß § 27 registriert wurden,
8. traditionelle pflanzliche Arzneispezialitäten im Sinne des § 12 im Inland abgibt oder für die Abgabe bereithält, ohne dass sie gemäß § 27 registriert wurden, (...)
15. homöopathische Arzneispezialitäten im Sinne des § 11 Abs. 1 im Inland abgibt oder für die Abgabe im Inland bereithält, an denen Änderungen durchgeführt wurden, die nicht gemäß § 24 Abs. 11 gemeldet wurden,
16. Arzneispezialitäten im Sinne des § 26 Abs. 1 oder 2 in Verkehr bringt, deren Charge nicht freigegeben ist, (...)
19. Werbung betreibt, die nicht den §§ 50 bis 55b entspricht,
20. entgegen § 55a oder einer auf seiner Grundlage erlassenen Verordnung eine Prämie, finanzielle oder materielle Vorteile fordert, sich versprechen lässt oder annimmt,
20a. entgegen § 55b Naturalrabatte fordert, sich versprechen lässt oder annimmt, (...)
28. mit den Aufgaben einer sachkundigen Person oder mit der Leitung des Kontrolllabors oder der Herstellung eine Person betraut, die die wissenschaftliche Berufsvorbildung oder praktische Ausbildung im Sinne einer Verordnung gemäß § 69a Abs. 2 oder gemäß § 70 Abs. 2 nicht nachweisen kann, (...)

macht sich, wenn die Tat nicht den Tatbestand einer in die Zuständigkeit der Gerichte fallenden strafbaren Handlung bildet, einer Verwaltungsübertretung schuldig und ist mit Geldstrafe bis zu 25.000 Euro, im Wiederholungsfalle bis zu 50.000 Euro zu bestrafen.

(2) Der Versuch ist strafbar.

(3) Im Straferkenntnis nach Abs. 1 Z 1, 2, 3, 5, 6, 7, 7a, 8, 9, 16, 17 und 32 kann auf den Verfall der den Gegenstand der strafbaren Handlung bildenden Arzneimittel erkannt werden. Auf den Verfall kann auch selbständig erkannt werden, wenn keine bestimmte Person verfolgt oder bestraft werden kann.

Deutschland

§ 95 AMG (Arzneimittelgesetz) – Strafvorschriften

(1) Mit Freiheitsstrafe bis zu drei Jahren oder mit Geldstrafe wird bestraft, wer

1. entgegen § 5 Absatz 1 ein Arzneimittel in den Verkehr bringt oder bei anderen anwendet,
2. einer Rechtsverordnung nach § 6, die das Inverkehrbringen von Arzneimitteln untersagt, zuwiderhandelt, soweit sie für einen bestimmten Tatbestand auf diese Strafvorschrift verweist, (...)
3a. entgegen § 8 Abs. 1 Nr. 1 oder 1a, auch in Verbindung mit § 73 Abs. 4 oder § 73a, Arzneimittel
oder Wirkstoffe herstellt oder in den Verkehr bringt,
4. entgegen § 43 Abs. 1 Satz 2, Abs. 2 oder 3 Satz 1 mit Arzneimitteln, die nur auf Verschreibung an Verbraucher abgegeben werden dürfen, Handel treibt oder diese Arzneimittel abgibt,

5. Arzneimittel, die nur auf Verschreibung an Verbraucher abgegeben werden dürfen, entgegen § 47 Abs. 1 an andere als dort bezeichnete Personen oder Stellen oder entgegen § 47 Abs. 1a abgibt oder entgegen § 47 Abs. 2 Satz 1 bezieht, (...)

(2) Der Versuch ist strafbar. (...)

§ 96 AMG (Arzneimittelgesetz) – Strafvorschriften

Mit Freiheitsstrafe bis zu einem Jahr oder mit Geldstrafe wird bestraft, wer

1. entgegen § 4b Absatz 3 Satz 1 ein Arzneimittel abgibt,
2. einer Rechtsverordnung nach § 6, die die Verwendung bestimmter Stoffe, Zubereitungen aus Stoffen oder Gegenständen bei der Herstellung von Arzneimitteln vorschreibt, beschränkt oder verbietet, zuwiderhandelt, soweit sie für einen bestimmten Tatbestand auf diese Strafvorschrift verweist,
3. entgegen § 8 Abs. 1 Nr. 2, auch in Verbindung mit § 73a, Arzneimittel oder Wirkstoffe herstellt oder in den Verkehr bringt,
4. ohne Erlaubnis nach § 13 Absatz 1 Satz 1 oder § 72 Absatz 1 Satz 1 ein Arzneimittel, einen Wirkstoff oder einen dort genannten Stoff herstellt oder einführt, (...)

§ 14 HWG (Gesetz über die Werbung auf dem Gebiete des Heilwesens)

Wer dem Verbot der irreführenden Werbung (§ 3) zuwiderhandelt, wird mit Freiheitsstrafe bis zu einem Jahr oder mit Geldstrafe bestraft.

Schweiz

Art. 86. HMG (Heilmittelgesetz)

Sofern keine schwerere strafbare Handlung nach dem Strafgesetzbuch oder dem Betäubungsmittelgesetz vom 3. Oktober 1951 vorliegt, wird mit Gefängnis oder mit Busse bis zu 200.000 Franken bestraft, wer die Gesundheit von Menschen gefährdet, indem er oder sie vorsätzlich:

a. Sorgfaltspflichten im Umgang mit Heilmitteln verletzt (...),
c. Heilmittel abgibt, ohne dazu berechtigt zu sein;
d. beim Umgang mit Blut und Blutprodukten die Vorschriften über die Spendetauglichkeit, die Testpflicht oder die Aufzeichnungs- oder Aufbewahrungspflicht verletzt; (...)
g. am Menschen einen klinischen Versuch durchführt oder durchführen lässt, der den Anforderungen dieses Gesetzes nicht entspricht.

Art. 87 HMG

Mit Haft oder mit Busse bis zu 50.000 Franken wird bestraft, wer vorsätzlich: (...);

b. gegen die Bestimmungen über die Werbung für Arzneimittel verstößt.

2.17 Erkundigungen

Österreich

§ 152 (1) öStPO

Erkundigungen dienen der Aufklärung einer Straftat und der Vorbereitung einer Beweisaufnahme; die Bestimmungen über die Vernehmung des Beschuldigten und von Zeugen dürfen durch Erkundigungen bei sonstiger Nichtigkeit nicht umgangen werden.

Deutschland

§ 161a dStPO

(1) Zeugen und Sachverständige sind verpflichtet, auf Ladung vor der Staatsanwaltschaft zu erscheinen und zur Sache auszusagen oder ihr Gutachten zu erstatten. Soweit nichts anderes bestimmt ist, gelten die Vorschriften des sechsten und siebenten Abschnitts des ersten Buches über Zeugen und Sach-

verständige entsprechend. Die eidliche Vernehmung bleibt dem Richter vorbehalten.

Schweiz

Aufgrund der bisherigen kantonalen Kompetenz gelten in der Schweiz zurzeit noch 29 Strafprozessordnungen. Eine einheitliche Regelung bezüglich Erkundigungen i. S. öStPO besteht nicht

2.18 Vernehmungen

Österreich

§ 153 (2) öStPO

Eine Person, die vernommen werden soll, ist in der Regel schriftlich vorzuladen. Die Ladung muss den Gegenstand des Verfahrens und der Vernehmung sowie den Ort, den Tag und die Stunde ihres Beginns enthalten. Der Beschuldigte und das Opfer sind darin über ihre wesentlichen Rechte im Verfahren (§§ 50 und 70) zu informieren, soweit dies nicht bereits zuvor geschehen ist. Jedermann ist verpflichtet, eine solche Ladung zu befolgen und kann im Fall seines ungerechtfertigten Ausbleibens vorgeführt werden, wenn dies in der Ladung ausdrücklich angedroht wurde.

Deutschland

§ 163a dStPO

(1) Der Beschuldigte ist spätestens vor dem Abschluss der Ermittlungen zu vernehmen, es sei denn, dass das Verfahren zur Einstellung führt. In einfachen Sachen genügt es, dass ihm Gelegenheit gegeben wird, sich schriftlich zu äußern.
(2) Beantragt der Beschuldigte zu seiner Entlastung die Aufnahme von Beweisen, so sind sie zu erheben, wenn sie von Bedeutung sind.
(3) Der Beschuldigte ist verpflichtet, auf Ladung vor der Staatsanwaltschaft zu erscheinen. Die §§ 133 bis 136a und 168c Abs. 1 und 5 gelten entsprechend. Über die Rechtmäßigkeit der Vorführung entscheidet auf Antrag des Beschuldigten das nach § 162 zuständige Gericht. Die §§ 297 bis 300, 302, 306 bis 309, 311a und 473a gelten entsprechend. Die Entscheidung des Gerichts ist unanfechtbar.
(4) Bei der ersten Vernehmung des Beschuldigten durch Beamte des Polizeidienstes ist dem Beschuldigten zu eröffnen, welche Tat ihm zur Last gelegt wird. Im Übrigen sind bei der Vernehmung des Beschuldigten durch Beamte des Polizeidienstes § 136 Abs. 1 Satz 2 bis 4, Abs. 2, 3 und § 136a anzuwenden.

Schweiz

Aufgrund der bisherigen kantonalen Kompetenz gelten in der Schweiz zurzeit noch 29 Strafprozessordnungen. Eine einheitliche Regelung bezüglich Vernehmungen i. S. öStPO besteht nicht

2.19 Vollstreckung von Geld- und Freiheitsstrafen

Österreich

§ 90 (1) öStPO

(1) Alle Geldstrafen fließen dem Bund zu.

§ 90 (3) öStPO

(3) Auf den Vollzug von Ersatzfreiheitsstrafen nach Abs. 2 und der in diesem Gesetz angedrohten Freiheitsstrafen und der Beugehaft sind die Bestimmungen

des Strafvollzugsgesetzes über den Vollzug von Freiheitsstrafen, deren Strafzeit drei Monate nicht übersteigt, sinngemäß anzuwenden.

Weiterführende Bestimmungen finden sich im Strafvollzugsgesetz.

Deutschland **§ 449 dStPO**

Strafurteile sind nicht vollstreckbar, bevor sie rechtskräftig geworden sind.

§ 451 dStPO

(1) Die Strafvollstreckung erfolgt durch die Staatsanwaltschaft als Vollstreckungsbehörde auf Grund einer von dem Urkundsbeamten der Geschäftsstelle zu erteilenden, mit der Bescheinigung der Vollstreckbarkeit versehenen, beglaubigten Abschrift der Urteilsformel.

Weiterführende Bestimmungen zur Vollstreckung von Haftstrafen finden sich in §§ 449–463d dStPO.

§ 459 dStPO

Für die Vollstreckung der Geldstrafe gelten die Vorschriften der Justizbeitreibungsordnung, soweit dieses Gesetz nichts anderes bestimmt.

§ 459c dStPO

(1) Die Geldstrafe oder der Teilbetrag der Geldstrafe wird vor Ablauf von zwei Wochen nach Eintritt der Fälligkeit nur beigetrieben, wenn auf Grund bestimmter Tatsachen erkennbar ist, daß sich der Verurteilte der Zahlung entziehen will.

(2) Die Vollstreckung kann unterbleiben, wenn zu erwarten ist, daß sie in absehbarer Zeit zu keinem Erfolg führen wird.

Weiterführende Bestimmungen zur Vollstreckung von Geldstrafen finden sich in der Justizbeitreibungsordnung

Schweiz **Art 35 sStGB** – Vollzug von Geldstrafen

1. Die Vollzugsbehörde bestimmt dem Verurteilten eine Zahlungsfrist von einem bis zu zwölf Monaten. Sie kann Ratenzahlung anordnen und auf Gesuch die Fristen verlängern.
2. Besteht der begründete Verdacht, dass der Verurteilte sich der Vollstreckung der Geldstrafe entziehen wird, so kann die Vollzugsbehörde die sofortige Bezahlung oder eine Sicherheitsleistung verlangen.
3. Bezahlt der Verurteilte die Geldstrafe nicht fristgemäß, so ordnet die Vollzugsbehörde die Betreibung an, wenn davon ein Ergebnis zu erwarten ist.

Art. 439 sStPO – Vollzug von Strafen und Maßnahmen)

1. Bund und Kantone bestimmen die für den Vollzug von Strafen und Maßnahmen zuständigen Behörden sowie das entsprechende Verfahren; besondere Regelungen in diesem Gesetz und im StGB85 bleiben vorbehalten.
2. Die Vollzugsbehörde erlässt einen Vollzugsbefehl.
3. Rechtskräftige Freiheitsstrafen und freiheitsentziehende Maßnahmen sind sofort zu vollziehen:
   a. bei Fluchtgefahr;
   b. bei erheblicher Gefährdung der Öffentlichkeit; oder
   c. wenn die Erfüllung des Maßnahmenzwecks anders nicht gewährleistet werden kann.
4. Zur Durchsetzung des Vollzugsbefehls kann die Vollzugsbehörde die verurteilte Person verhaften oder ausschreiben lassen oder ihre Auslieferung verlangen.

Weiterführende Bestimmungen finden sich in Art 74–92 sStGB (Vollzug von Freiheitsstrafen und freiheitsentziehenden Maßnahmen).

2.20 Zurücknahme der Klage

Österreich

§ 227 (1) öStPO
Tritt die Staatsanwaltschaft vor Beginn der Hauptverhandlung von der Anklage zurück, so ist nach § 72 Abs. 3 vorzugehen, im Übrigen jedoch das Verfahren durch Beschluss des Vorsitzenden einzustellen.

Deutschland

§ 153 (2) dStPO
(2) Ist die Klage bereits erhoben, so kann das Gericht in jeder Lage des Verfahrens unter den Voraussetzungen des Absatzes 1 mit Zustimmung der Staatsanwaltschaft und des Angeschuldigten das Verfahren einstellen. Der Zustimmung des Angeschuldigten bedarf es nicht, wenn die Hauptverhandlung aus den in § 205 angeführten Gründen nicht durchgeführt werden kann oder in den Fällen des § 231 Abs. 2 und der §§ 232 und 233 in seiner Abwesenheit durchgeführt wird. Die Entscheidung ergeht durch Beschluss. Der Beschluss ist nicht anfechtbar.

Schweiz

Aufgrund der bisherigen kantonalen Kompetenz gelten in der Schweiz zurzeit noch 29 Strafprozessordnungen. Eine einheitliche Regelung bezüglich Klagezurücknahme i. S. öStPO besteht nicht

2.21 Kündigungsschutz

Österreich

§ 10 (1) MschG
Dienstnehmerinnen kann während der Schwangerschaft und bis zum Ablauf von vier Monaten nach der Entbindung rechtswirksam nicht gekündigt werden, es sei denn, dass dem Dienstgeber die Schwangerschaft beziehungsweise Entbindung nicht bekannt ist.

Deutschland

§ 9 – MuSchG (Mutterschutzgesetz: Gesetz zum Schutz der erwerbstätigen Mutter)
Kündigungsverbot
(1) Die Kündigung gegenüber einer Frau während der Schwangerschaft und bis zum Ablauf von vier Monaten nach der Entbindung ist unzulässig, wenn dem Arbeitgeber zur Zeit der Kündigung die Schwangerschaft oder Entbindung bekannt war oder innerhalb zweier Wochen nach Zugang der Kündigung mitgeteilt wird; das Überschreiten dieser Frist ist unschädlich, wenn es auf einem von der Frau nicht zu vertretenden Grund beruht und die Mitteilung unverzüglich nachgeholt wird. Die Vorschrift des Satzes 1 gilt für Frauen, die den in Heimarbeit Beschäftigten gleichgestellt sind, nur, wenn sich die Gleichstellung auch auf den Neunten Abschnitt – Kündigung – des Heimarbeitsgesetzes vom 14. März 1951 (BGBl. I S. 191) erstreckt.

Schweiz

Art. 336c OR (Obligationsrecht)
Nach Ablauf der Probezeit darf der Arbeitgeber das Arbeitsverhältnis nicht kündigen: (...)
c. während der Schwangerschaft und in den 16 Wochen nach der Niederkunft einer Arbeitnehmerin; (...)

2.22 Abfertigung

Österreich **§ 23 (1) AngG**

Hat das Dienstverhältnis ununterbrochen drei Jahre gedauert, so gebührt dem Angestellten bei Auflösung des Dienstverhältnisses eine Abfertigung. Diese beträgt das Zweifache des dem Angestellten für den letzten Monat des Dienstverhältnisses gebührenden Entgeltes und erhöht sich nach fünf Dienstjahren auf das Dreifache, nach zehn Dienstjahren auf das Vierfache, nach fünfzehn Dienstjahren auf das Sechsfache, nach zwanzig Dienstjahren auf das Neunfache und nach fünfundzwanzig Dienstjahren auf das Zwölffache des monatlichen Entgeltes. Alle Zeiten, die der Angestellte in unmittelbar vorausgegangenen Dienstverhältnissen als Arbeiter oder Lehrling zum selben Dienstgeber zurückgelegt hat, sind für die Abfertigung zu berücksichtigen; Zeiten eines Lehrverhältnisses jedoch nur dann, wenn das Dienstverhältnis einschließlich der Lehrzeit mindestens sieben Jahre ununterbrochen gedauert hat. Zeiten eines Lehrverhältnisses allein begründen keinen Abfertigungsanspruch.

Deutschland **§ 1a KschG** – Abfindungsanspruch bei betriebsbedingter Kündigung

(1) Kündigt der Arbeitgeber wegen dringender betrieblicher Erfordernisse nach § 1 Abs. 2 Satz 1 und erhebt der Arbeitnehmer bis zum Ablauf der Frist des § 4 Satz 1 keine Klage auf Feststellung, dass das Arbeitsverhältnis durch die Kündigung nicht aufgelöst ist, hat der Arbeitnehmer mit dem Ablauf der Kündigungsfrist Anspruch auf eine Abfindung. Der Anspruch setzt den Hinweis des Arbeitgebers in der Kündigungserklärung voraus, dass die Kündigung auf dringende betriebliche Erfordernisse gestützt ist und der Arbeitnehmer bei Verstreichenlassen der Klagefrist die Abfindung beanspruchen kann.

(2) Die Höhe der Abfindung beträgt 0,5 Monatsverdienste für jedes Jahr des Bestehens des Arbeitsverhältnisses. § 10 Abs. 3 gilt entsprechend. Bei der Ermittlung der Dauer des Arbeitsverhältnisses ist ein Zeitraum von mehr als sechs Monaten auf ein volles Jahr aufzurunden.

Schweiz **Art. 339*b* OR** – Endigt das Arbeitsverhältnis eines mindestens 50 Jahre alten Arbeitnehmers nach 20 oder mehr Dienstjahren, so hat ihm der Arbeitgeber eine Abgangsentschädigung auszurichten.

2.23 Wichtiger Grund zum vorzeitigen Austritt des Angestellten

Österreich **§ 26 AngG**

Als ein wichtiger Grund, der den Angestellten zum vorzeitigen Austritte berechtigt, ist insbesondere anzusehen:

1. wenn der Angestellte zur Fortsetzung seiner Dienstleistung unfähig wird oder diese ohne Schaden für seine Gesundheit oder Sittlichkeit nicht fortsetzen kann;
2. wenn der Dienstgeber das dem Angestellten zukommende Entgelt ungebührlich schmälert oder vorenthält, ihn bei Naturalabzügen durch Gewährung ungesunder oder unzureichender Kost oder ungesunder Wohnung benachteiligt oder andere wesentliche Vertragsbestimmungen verletzt;
3. wenn der Dienstgeber den ihm zum Schutze des Lebens, der Gesundheit oder der Sittlichkeit des Angestellten gesetzlich obliegenden Verpflichtungen nachzukommen verweigert;

4. wenn der Dienstgeber sich Tätlichkeiten, Verletzungen der Sittlichkeit oder erhebliche Ehrverletzungen gegen den Angestellten oder dessen Angehörige zuschulden kommen lässt oder es verweigert, den Angestellten gegen solche Handlungen eines Mitbediensteten oder eines Angehörigen des Dienstgebers zu schützen.

Deutschland

§ 626 BGB – Fristlose Kündigung aus wichtigem Grund

(1) Das Dienstverhältnis kann von jedem Vertragsteil aus wichtigem Grund ohne Einhaltung einer Kündigungsfrist gekündigt werden, wenn Tatsachen vorliegen, auf Grund derer dem Kündigenden unter Berücksichtigung aller Umstände des Einzelfalles und unter Abwägung der Interessen beider Vertragsteile die Fortsetzung des Dienstverhältnisses bis zum Ablauf der Kündigungsfrist oder bis zu der vereinbarten Beendigung des Dienstverhältnisses nicht zugemutet werden kann.

(2) Die Kündigung kann nur innerhalb von zwei Wochen erfolgen. Die Frist beginnt mit dem Zeitpunkt, in dem der Kündigungsberechtigte von den für die Kündigung maßgebenden Tatsachen Kenntnis erlangt. Der Kündigende muss dem anderen Teil auf Verlangen den Kündigungsgrund unverzüglich schriftlich mitteilen.

Schweiz

Art. 337 OR

1. Aus wichtigen Gründen kann der Arbeitgeber wie der Arbeitnehmer jederzeit das Arbeitsverhältnis fristlos auflösen; er muss die fristlose Vertragsauflösung schriftlich begründen, wenn die andere Partei dies verlangt.
2. Als wichtiger Grund gilt namentlich jeder Umstand, bei dessen Vorhandensein dem Kündigenden nach Treu und Glauben die Fortsetzung des Arbeitsverhältnisses nicht mehr zugemutet werden darf.

3 Schmerzengeld im deutschsprachigen Raum

3.1 Allgemeine Übersicht

Das Schmerzengeld (nach österreichischer Terminologie auch Schmerzengeld, in der Schweiz Genugtuung) ist ein Anspruch auf Schadensersatz als Ausgleich für immaterielle Schäden, d. h. Schäden nicht vermögensrechtlicher Art, nach deutschem Recht zusätzlich mit einer Sühnefunktion. Neben Körperschäden sollen alle Unannehmlichkeiten, seelischen Belastungen und sonstigen Unwohlgefühle wiedergutgemacht werden, die mit einer erlittenen Verletzung am Körper einhergehen.

3.1.1 Deutschland

Im deutschen Recht wurde der Schadensersatzanspruch wegen immaterieller Schäden im Rahmen der tief greifenden und grundlegenden Reform des „Zweiten Gesetzes zur Änderung schadensersatzrechtlicher Vorschriften" in der veränderten Form des neu gefassten § 253 Abs. 2 in das 2. Buch (Recht der Schuldverhältnisse) des BGB „versetzt" und damit der zuvor Generationen von Juristen vertraute Schmerzengeldparagraph 847 BGB aufgehoben.

3.1.2 Anspruchsvoraussetzungen

Ein Anspruch auf Schmerzengeld ist danach grundsätzlich gegeben bei Verletzung des Körpers, der Gesundheit, der Freiheit oder der sexuellen Selbstbestimmung im Sinne von § 823 BGB sowie in den weiteren gesetzlich ausdrücklich bestimmten Fällen (vor allem § 253 BGB, daneben beispielsweise vertane Urlaubszeit, § 651 f. BGB, oder wegen eines Verstoßes gegen das Benachteiligungsverbot nach dem Allgemeinen Gleichbehandlungsgesetz, § 15 und § 21 AGG).

3.1.3 Gefährdungshaftung

Eine der besonderen Leistungen der Rechtsreform ist die Möglichkeit, auch dann Schmerzengeld beanspruchen zu können, wenn den Verursacher der Verletzung kein Verschulden trifft, sondern dieser lediglich aus der Gefährdungshaftung heraus (z. B. gemäß §§ 7 ff. Straßenverkehrsgesetz und §§ 33 ff. Luftverkehrsgesetz) zur Leistung des Schadensersatzes verpflichtet ist (vgl. Slizyk, Beck'sche Schmerzengeldtabelle, 5. Auflage, Seite 7 ff. m. w. N.).

3.1.4 Sinn des Schmerzengeldes

Das Schmerzengeld hat Ausgleichs- und Genugtuungsfunktion (BGHZ GrZs 18, 149). Wird keine außergerichtliche Einigung über die Höhe des Schmerzengeldes erzielt, bestimmt das Gericht gem. § 287 ZPO nach Ermessen je nach Art und Dauer der Verletzungen unter Berücksichtigung aller für die Höhe maßgeblichen Umstände. Der Antrag sollte jedoch einen Streitwert angeben. Bleibt das Urteil mehr als 20% unter diesem Vorschlag, so begründet dies eine Beschwerde für ein späteres Berufungsverfahren.

3.1.5 Höhe des Schmerzengeldes

Als ungefähre, jedoch nicht verbindliche Richtschnur für die Schmerzengeldhöhe werden regelmäßig vorhandene Gerichtsentscheidungen mit ähnlichen Sachverhalten und Verletzungsbildern herangezogen. Derartige Urteile findet man in sogenannten Schmerzengeldtabellen. Die derzeit bekanntesten Sammlungen sind die Schmerzengeldtabelle von Hacks / Ring / Böhm (Deutscher Anwaltverlag) und die Beck'sche Schmerzengeldtabelle von Slizyk, (Verlag C.H.Beck). Die Vergleichbarkeit einzelner Sachverhalte ist jedoch schwierig, denn jeder Einzelfall weist eine Vielzahl individueller Besonderheiten auf. Zudem hat sich der Bundesgerichtshof mehrfach dagegen ausgesprochen, die Mithaftung des Verletzten mathematisch in die Schmerzengeldfindung einzubeziehen; man kann somit nicht das Schmerzengeld von beispielsweise € 1.000,– halbieren, weil der Verletzte zu 50% den Unfall, der zu seiner Verletzung führte, selbst mitverursacht hatte. Ältere Schmerzengeldbeträge werden in einigen Fällen noch mit einem Faktor entsprechend dem Verbraucherpreisindex multipliziert und gerundet, um ihn an das heutige Preisniveau anzupassen. All diese Aspekte sind zu beachten und führen dazu, dass die Findung des „richtigen" Schmerzengeldes – zumindest in komplexen Fällen – auch für erfahrene Juristen nicht einfach ist.

Das bislang höchste Schmerzengeld in Deutschland wurde vom Landgericht Kiel im Jahr 2003 festgesetzt[1]: Ein 3-jähriges Kind erhielt € 500.000,– sowie eine monatliche Rente von € 500,– zugesprochen, nachdem es durch einen Verkehrsunfall eine Querschnittslähmung vom 1. Halswirbel abwärts erlitten und dadurch auch das Sprachvermögen verloren hatte[2].

Die Entwicklung der Rechtsprechung zur Schmerzengeldhöhe bei schweren Personenschäden führt dazu, dass innerhalb der Versicherungsbranche empfohlen wird, eher einen Vergleich als ein Urteil anzustreben[3].

3.1.6 Vererblichkeit

Der Anspruch auf Schmerzengeld ist vererblich (BGH NJW 1995, 783).

3.1.7 Anrechnung von Schmerzengeld auf das Arbeitslosengeld II

Vermögen aus einer Schmerzengeldzahlung müssen sich Arbeitslose nicht auf das Arbeitslosengeld II anrechnen lassen. Diese Verwertung wäre eine „besondere Härte"

[1] Urteil vom 11. Juli 2003, Az. 6 O 13/03 (VersR 2006, 279).
[2] Trend zu hohem Schmerzengeld verfestigt sich. www.Haufe.de (Stand: 15. 8. 2006).
[3] Jörg-Christian Deisler. Aktuelle Entwicklungen beim Ersatz des immateriellen Schadens – Quo Vadis Schmerzengeld. Versicherungswirtschaft 2006; 12: 989–90.

und ist daher ausgeschlossen[4] (Urteil des Bundessozialgerichts vom 15. April 2008; Az: 14/7b AS 6/07 R).

3.1.8 Schockschaden

Ein Schmerzengeld für den Verlust naher Angehöriger (wenn etwa Eltern ihr Kind verlieren) kannte das deutsche Recht bisher nicht. Eine Ausnahme ist der sogenannte „Schockschaden", der vorliegt, wenn Angehörige bedingt durch die erlittene seelische Erschütterung selbst krank werden. Dabei muss der Verlust der nahestehenden Person die körperliche oder seelische Verfassung nachweislich und spürbar beeinträchtigen. Angehörige eines Getöteten können einen Schmerzengeldanspruch aus eigenem Recht (iure propio) also nur herleiten, wenn ihr Leid Schmerzen, lang anhaltenden Kummer oder Sorgen, Wesensänderungen oder eine deutliche Schmälerung der Lebensfreude nach sich zieht und diese Folgen dem Schädigungsereignis kausal zurechenbar sind[5]. Die deutschen Gerichte urteilen noch sehr zurückhaltend über ein solches Schmerzengeld bei Schockschäden, während die Entschädigung für den Verlust von nahen Angehörigen in anderen Rechtsordnungen (neben den USA etwa auch Schweden oder Italien) seit Langem üblich und gängige Praxis ist. Zudem sind Schmerzengeldbeträge in Deutschland nicht sonderlich hoch. Deswegen wird von Deutschland aus zunehmend versucht, in den USA zu klagen, wenn es dorthin irgendeinen Bezug gibt, etwa wenn die Versicherung des Schädigers auch einen Sitz in den USA hat.

3.1.9 Medienrechtliches Schmerzengeld

Neben dem Anspruch aus § 253 II BGB besteht außerdem noch der medienrechtliche Schmerzengeld- oder Entschädigungsanspruch. Der BGH leitet diesen Anspruch aus § 823 I BGB i. V. m. Art. 1 I, 2 I GG her.

Voraussetzung ist eine schwerwiegende Verletzung des Allgemeinen Persönlichkeitsrechts (beispielsweise eine Verletzung der Intimsphäre), die nicht anderweitig ausgeglichen werden kann, der Anspruch ist also nur subsidiär anwendbar. In den letzten Jahren wurden den Betroffenen, oftmals sind dies Prominente, zunehmend höhere Summen an Schmerzengeld gewährt.

Diese Tendenz wurde als „Rechtsprechung für Schöne und Reiche" kritisiert, gerade im Vergleich zu Schmerzengeldern, die „einfachen Bürgern" in anderen Zusammenhängen gewährt werden, z. B. bei einer Körperverletzung. Andererseits würde die beabsichtigte Präventionsfunktion gegenüber Presseorganen kaum eintreten, wenn die Summen so gering wären, dass die Rechtsverletzung gewissermaßen einkalkuliert würde. Angesichts der möglichen Gewinne, die gerade die Boulevardpresse aus der Veröffentlichung intimer Details aus dem Leben Prominenter zu ziehen weiß, wäre das Persönlichkeitsrecht dieser Personen ansonsten weitgehend schutzlos.

Zuletzt geht die Tendenz in der Rechtsprechung jedoch durchaus dahin, auch Privatpersonen im Rahmen von Schmerzengeldprozessen bei Verletzung der Intimsphäre

---

4 B 14/7b AS 6/07R.

5 BGH, 11. Mai 1971, VI ZR 78/70, BGHZ 56/163.

respektable Summen zuzusprechen. So hat etwa das Landgericht Kiel in einer vielbeachteten Entscheidung einer Frau, deren Nacktfotos im Netz veröffentlicht worden waren, Schmerzengeld in Höhe von € 25.000,– zugesprochen[6].

3.1.10 Schweiz

Die Genugtuung ist in den Artikeln 47 und 49 des Obligationenrechts geregelt. Gemäß Art. 47 OR kann der Richter bei der Tötung eines Menschen oder Körperverletzung den Betroffenen unter Umständen Genugtuung in Form einer Geldsumme zusprechen. Anspruch auf eine Geldsumme oder „eine andere Art der Genugtuung" hat unter Umständen auch, wer widerrechtlich in seiner Persönlichkeit verletzt wird (Art. 49 OR).

3.1.11 Österreich

Im österreichischen Recht ist das Schmerzengeld in § 1325 ABGB geregelt. Es gebührt vor allem für körperliche Schmerzen, aber auch für psychische Beeinträchtigungen von Krankheitswert, die auf das Verhalten des Schädigers zurückzuführen sind, oder für eine nachhaltige Einbuße an Lebensfreude und Lebensqualität. Es ist weder Strafe noch Buße (keine punitive damages).

Das Schmerzengeld muss den Umständen „angemessen" sein. In der Praxis der Rechtsprechung haben sich als Bemessungskriterium bestimmte Beträge für einen Tag schwerer, mittelstarker und leichter Schmerzen herausgebildet.

In jüngster Zeit gewährt die Rechtsprechung[7] auch den Angehörigen von Personen, die bei einer Katastrophe ums Leben gekommen sind (z. B. beim Seilbahnunglück in Kaprun), Schmerzengeld für den mit dem Verlust des geliebten Menschen verbundenen Gram und die Trauer, wenn der Schädiger vorsätzlich oder grob fahrlässig gehandelt hat. Ebenso wird seit einigen Jahren judiziert, dass der Schmerzengeldanspruch, den jemand vor seinem Tod erworben hat, vererbt werden kann, auch wenn er noch nicht geltend gemacht worden ist.

Literatur

Göthel SR. Zu den Funktionen des Schmerzengeldes im 19. Jahrhundert, zugleich ein Beitrag gegen eine Straffunktion des Schmerzengeldes. Archiv für die zivilistische Praxis (AcP) 2005; 205: 36–66.

Hacks S, Ring A, Böhm P (ADAC). Schmerzengeld-Beträge 2008, 26. Auflage. Bonn: Deutscher Anwaltverlag, 2007.

Jaeger L, Luckey J. Schmerzengeld (Tabelle, Systematische Erläuterungen, Muster, Urteilstexte auf CD). 4. Auflage. Münster: ZAP Verlag / LexisNexis 2007.

Slizyk A. Beck'sche Schmerzengeldtabelle. München: C.H.Beck Verlag, 2006.

Walter U. Geschichte des Anspruchs auf Schmerzengeld bis zum Inkrafttreten des Bürgerlichen Gesetzbuches. Paderborn u. a.: Schöningh, 2004.

---

6 LG Kiel, Urteil vom 27. April 2006.

7 OGH, Rechtssatznummer RS0115189.

3.2 Schmerzengeld in Österreich

3.2.1 Allgemeines

Nachdem sich die in diesem Buch angegebenen Schmerzengeld-Tagsätze auf Österreich beziehen, soll im Folgenden auf das österreichische Schmerzengeld näher eingegangen werden.

Die körperliche Integrität einer Person ist zentrales Schutzgut des österreichischen Privatrechts. Rechtsgrundlage eines Schmerzengeldanspruches – gleichgültig, ob der Schaden aus deliktischer Verursachung (z. B. Straßenverkehrsunfall, Raufhandel) oder aus Vertragsverletzung (z. B. Behandlungsfehler bei Operationen, Sturz eines Patienten infolge unzureichender Streuung des Aufgangs zur Arztpraxis) – ist dabei die bereits seit dem 1. Jänner 1812 unverändert in Geltung stehende Bestimmung des § 1325 Allgemeines Bürgerliches Gesetzbuch (AGBG): Danach steht einem an seinem Körper Verletzten – neben dem Ersatz der Heilungskosten sowie eines allfälligen Verdienstentganges – auch „ein den erhobenen Umständen angemessenes Schmerzengeld zu". Welche Umstände bei der Bemessung zu berücksichtigen sind und wonach sich die Angemessenheit richtet, führt das Gesetz selbst jedoch nicht an. Diesbezügliche Grundsätze zu entwickeln, blieb daher stets vorrangig der Rechtsprechung und hier wiederum in erster Linie dem Obersten Gerichtshof (OGH) als zentrale und letzte Instanz überlassen, mit der Aufgabe, im Allgemeininteresse die Einheitlichkeit der Rechtsprechung sicherzustellen. Im Streitfall (also mangels außergerichtlicher Einigung der Beteiligten) ist die Lösung dieser – zur Vermeidung einer völligen Unregelmäßigkeit der Rechtsprechung stets an einem objektiven Maßstab orientierten – Fragen somit maßgeblich der Würdigung des Richters übertragen und niemals Aufgabe eines hinzugezogenen medizinischen Sachverständigen. Der Sachverständige hat sich daher Stellungnahmen zu Bemessungsfragen grundsätzlich strikt zu enthalten. Der Richter allein hat das Schmerzengeld nach freier Überzeugung (§ 273 Zivilprozessordnung [ZPO]) unter Berücksichtigung aller Umstände des Einzelfalles für alles Ungemach, dass der Verletzte bereits erduldet hat und voraussichtlich noch zu erdulden haben wird, grundsätzlich global – also mit einem Kapitalbetrag – festzusetzen (Ausnahme ist die Schmerzengeldrente).

3.2.2 Verschuldensgrad (Haftung ohne Verschulden)

Im Bereich der Verschuldenshaftung gebührt Schmerzengeld bei jedem Verschuldensgrad ab leichter Fahrlässigkeit, im Bereich der Gefährdungshaftung nach dem Eisenbahn- und Kraftfahrzeughaftpflichtgesetz (EKHG) – aus Unfällen beim Betrieb eines Kraftfahrzeuges, einer Eisenbahn, einer Seilbahn oder eines Schleppliftes – sogar ohne jegliches Verschulden. Damit wird die Ausgleichsfunktion des Schmerzengeldes folgerichtig betont, denn der Grad körperlicher wie seelischer Schmerzen und damit die Höhe jenes Betrages, der vornehmlich zum Ausgleich dieser Schmerzen dienen soll, kann ja durch den Verschuldensgrad des Schädigers (grundsätzlich) nicht beeinflusst werden. Höherer Verschuldensgrad des Schädigers führt daher grundsätzlich nicht zu einer höheren Bemessung des Schmerzengeldes.

3.2.3 Ausgleichsfunktion

Das Schmerzengeld ist nach seiner Zweckbestimmung jene materielle Entschädigung, auf die ein Verletzter zum Ausgleich der durch die Beschädigung insgesamt entstandenen körperlichen und seelischen Schmerzen, der entgangenen Lebensfreude und aller mit den Unfallverletzungen und deren Folgen verbundenen Unbilden Anspruch hat. Als Maßstab für die Höhe derselben ist hierbei jener Geldbedarf anzusehen, der gerechtfertigt erscheint, um den Verletzten in die Lage zu versetzen, sich als Ausgleich für diese Leiden und statt der ihm entzogenen Lebensfreude auf andere Weise gewisse Annehmlichkeiten und Erleichterungen zu verschaffen – also mit anderen Worten, sich etwas leisten zu können, das ihn erfreut und womit er vielleicht den erlittenen Schmerz (zumindest zeitweise) vergessen kann. Dem Verletzten soll damit das Gefühl der Verletzung genommen, das Gleichgewicht seiner Persönlichkeit wiederhergestellt und eine positive Veränderung seiner Gefühle bewirkt werden.

Die Entschädigung ist daher umso höher zu bemessen, je bedeutender die Körperbeschädigung, je länger die Heilung oder Gesundheitsstörung, je intensiver die mit der Verletzung verbundenen Schmerzen und je empfindlicher die üblen Folgen für das Leben und die Gesundheit des Geschädigten (einschließlich seiner seelischen Schmerzen und Belastungen) sind.

Die Funktion des Schmerzengeldes besteht also darin, eine Globalentschädigung für alle durch die Unfallfolgen eingetretenen und nach dem gewöhnlichen Lauf der Dinge zu erwartenden physischen und psychischen Beeinträchtigungen zu gewähren. Bei der Bemessung dieses Ausgleichsbetrages sind daher Art, Dauer und Intensität der körperlichen und seelischen Schmerzempfindungen nach ihrem Gesamtbild, die Schwere der Verletzungen, der Heilungsverlauf und die Dauer der Beeinträchtigungen des Gesundheitszustandes maßgebend, wobei auf das Bewusstsein eines Dauerschadens und die Gefahr einer Verschlechterung des verletzungsbedingten Zustandes Bedacht zu nehmen ist.

3.2.4 Verletzung

Anspruch auf Schmerzengeld nach § 1325 ABGB besteht nur, wenn der Anspruchsberechtigte „an seinem Körper verletzt wurde". Darunter ist jede Störung der körperlichen wie geistigen Unversehrtheit zu verstehen, mag sie auch nach allgemeinem Sprachgebrauch – aber auch im Sinne der Terminologie jüngerer Haftpflichtgesetze, speziell des EKHG – als „Schädigung an der Gesundheit" oder schlicht „Krankheit" bezeichnet werden. Die Verletzung muss auch nicht äußerlich sichtbar sein, es muss überhaupt keine äußere Körperverletzung vorliegen. Auch innere Verletzungen, körperliche oder geistige Erkrankungen sind damit als Körperverletzungen zu qualifizieren. Insoweit haben die unterschiedlichen Formulierungen in diversen Haftpflichtgesetzen keinen verschiedenen Inhalt und für einen Betroffenen keine unterschiedlichen Auswirkungen.

Ein Schmerzengeld gebührt aber auch dann, wenn – etwa durch Schläge oder Ohrfeigen – zwar keine sichtbaren Spuren, aber immerhin Schmerzen verursacht wurden. Auch das Abschneiden der Haare gegen den Willen des Betroffenen – obwohl für sich allein nicht einmal mit körperlichen Schmerzen verbunden – ist als Körperverletzung im Sinn des § 1325 ABGB anerkannt, zumal hierdurch regelmäßig gewisse seelische Unbilden (Schmerzen) verbunden sind.

3.2.5 Schmerzperioden / Schmerzengeld-Tagessätze

Jeder Schmerz, nicht nur der seelische, sondern auch der körperliche, ist objektiv niemals exakt feststellbar, da es sich stets um eine subjektive Erscheinung handelt; demgemäß entzieht sich der Schmerz als solcher als psychophysisches Phänomen einer ausschließlich naturwissenschaftlichen Betrachtungsweise. Dennoch finden sich in den Gutachten der medizinischen Sachverständigen wie auch in den Urteilen der Gerichte regelmäßig Feststellungen von Schmerzen nach Tagen, gegliedert nach den Schweregraden stark (mitunter sogar sehr stark oder qualvoll), mittelstark und leicht. Die Definition dieser Schmerzgrade geht auf Holczabek (1976), den ehemaligen Ordinarius und Vorstand des Instituts für gerichtliche Medizin der Universität Wien, zurück:

Ein **starker Schmerzzustand** liegt dann vor, wenn Schmerz und Krankheitsgefühl den Verletzten so beherrschen, dass er trotz Behandlung oder gerade wegen dieser nicht in der Lage ist, sich selbst von diesem Zustand zu abstrahieren, in dem er sich – verständlicher ausgedrückt – nicht ablenken, an nichts erfreuen kann, in dem er nur im wahrsten Sinn des Wortes ein Leidender, ein Schwerkranker ist.

Ein **mittelstarker Schmerzzustand** liegt dann vor, wenn sich dieser mit der Fähigkeit, sich von ihm zu abstrahieren, die Waage hält, wenn der Kranke also schon zu gewissen Interessensverwirklichungen bereit und fähig ist.

Beim **leichten Schmerzzustand** schließlich kann der Patient über seinen Leidenszustand dominieren, er kann sich zerstreuen und ablenken, er kann sogar vielleicht einer der Situation entsprechenden, vernünftigen Arbeit nachgehen, er ist aber keineswegs frei von Schmerzen und Unlustgefühlen.

Diese Schmerzperioden sind ein inzwischen unentbehrliches und auch anerkanntes Hilfsmittel bei der Bemessung der Anspruchshöhe geworden, wobei derzeit im österreichweiten Schnitt aller in Rechtsmittelsachen tätigen Gerichtshöfe leichte Schmerzen mit durchschnittlich € 100,–, mittlere mit € 200,–, schwere mit € 300,–, sowie qualvolle mit bis zu € 700,– taxiert werden. Die Sätze sämtlicher Landes- und Oberlandesgerichtssprengel in Österreich werden regelmäßig erhoben und veröffentlicht.

Zur Vermeidung von Missverständnissen ist jedoch darauf hinzuweisen, dass diese Werte und Tabellen nur eine Berechnung (Orientierungshilfe) und keine Berechnungsmethode (Rechenformel) darstellen. Die Schmerzperioden, die ein Beschädigter zu erleiden hat, sind also keineswegs alleinentscheidend. Eine ausschließliche Bemessung nach diesen Schmerzperioden würde nämlich dem Wesen des Schmerzengeldes als Globalentschädigung widersprechen und ließe auch alle sonstigen Bemessungskriterien – Schweregrad, Heilungsverlauf, seelische Komponente, Dauerfolgen – außer Acht.

3.2.6 Schmerzengeld ohne Schmerzempfindung?

Vordergründig erscheint es unabdingbare Voraussetzung für einen Schmerzengeldanspruch, dass der Verletzte auch Schmerzen empfunden hat. Dies ist jedoch nur mit Einschränkungen richtig. So ist es nicht erforderlich, dass der Verletzte während der gesamten Zeitspanne, in der die verletzungsbedingten Unbilden auftreten, diese auch im vollen Umfang erdulden musste; vielmehr ist es ausreichend und anspruchsbegründend, wenn er überhaupt irgendwelchen Schmerzempfindungen ausgesetzt war. Schmerzmindernde Umstände, wie Bewusstlosigkeit, Verabreichung schmerzstillender Mittel (Tabletten, Infusionen, sog. Schmerzpflaster) oder Schlafperioden, haben daher außer Betracht zu bleiben. Der Verletzte muss daher seine Schmerzen nicht mit klarem Bewusstsein erlebt und rational verarbeitet haben.

3.2.7 Seelische Schmerzen

Die Verletzung des Gefühlslebens hat anders als äußerlich sichtbare Verletzungen des Körpers (Knochenbruch, Verbrennung, Rissquetschwunde) nicht notwendigerweise ein „äußerliches Erscheinungsbild". Sie ist daher wesentlich schwieriger zu objektivieren als körperliche Unbilden. Bei der Bemessung des Ersatzes dieses ideellen Schadens sind neben der Dauer und Intensität des erlittenen Ungemachs die psychophysische Situation des Betroffenen, die Beschaffenheit seiner Gefühlswelt, seine Empfindsamkeit und die Schwankungsbreite seiner Psyche zu berücksichtigen. Dabei ist unter Umständen auch zu beachten, dass ein besonders schwerer Unrechtsgehalt der schädigenden Handlung (etwa bei einer besonders grausam verübten, vorsätzlichen Straftat) den seelischen Schaden noch vertiefen kann. Hier zeigt sich der wesentliche Unterschied zwischen Körperverletzung im engeren Sinn oder anderen Beeinträchtigungen der Gefühle: Bei Ersterer gibt es immerhin einen objektiven Anhaltspunkt für die Bemessung des Ersatzes, nämlich die Art der Verletzung, bei Letzteren fehlen derartige Anhaltspunkte oftmals völlig. Um dennoch eine gewisse Objektivierung zu gewährleisten, stellt die Judikatur auf einen „vernünftigen Menschen mit einem normal-typischen Gefühlsleben" ab. Besondere Schmerzempfindlichkeit („Wehleidigkeit") darf daher ebenso wenig Berücksichtigung finden wie eine besonders ausgeprägte Schmerzindifferenz. In Analogie zur Klassifikation der körperlichen Schmerzen nach Holczabek hat Laubichler (2002) eine für die Praxis ebenfalls sehr wertvolle und nützliche Qualifizierung der seelischen Schmerzen nach den gleichen Schweregraden stark, mittelgradig und leicht versucht, die von den medizinischen Sachverständigen in ihren Gutachten vermehrt zugrunde gelegt wird.

Solche seelischen Schmerzen können daher nach herrschender Ansicht sogar ohne konkrete Behauptungen und Beweiserhebungen berücksichtigt werden, wenn solche bereits aus der alltäglichen Lebenserfahrung hergeleitet werden können und dann für den Richter offenkundig notorisch (§ 269 ZPO) sind:

- so z. B. die allgemein bekannte Tatsache, dass der Verlust von Gliedmaßen oder entstellende Verunstaltungen (grundsätzlich gleichermaßen bei Frauen wie Männern) die Lebensfreude beeinträchtigen,
- dass das Gefühl, ein Krüppel geworden zu sein, zur seelischen Isolierung und Verlust des Selbstbewusstseins führt,
- dass verletzungsbedingte Dauerfolgen, die einem Verletzten die Ausübung vor dem Unfall betriebener Sportarten verbieten, den Verlust des Arbeitsplatzes bedingen, oder
- die zur Verlängerung der Schul- bzw. Studienzeit führen, die Lebensfreude unter Umständen auf Lebenszeit erheblich zu beeinträchtigen pflegen.

Weitere Beispiele für sich aus einer körperlichen Schädigung entwickelnde, die Lebensfreude des Betroffenen mehr oder weniger stark beeinträchtigende seelische Schmerzen sind:

- Hilflosigkeit
- Hilflosigkeit und Angewiesenheit auf Fremdhilfe bis ans Lebensende
- ausgestandene Todesangst
- Ungewissheit des Heilungsverlaufes sowie Komplikations- und Verschlechterungsgefahr
- Verlust eines Sinnesorgans
- Verzicht auf Freizeitfreuden (wie Baden, Wandern, Tanzen, Ski- und Radfahren)
- der Ausschluss vom Lenken eines Fahrzeuges
- verletzungsbedingte Enttäuschungen bei der Partnerwahl (in die Brüche gegangene Verlobung, gescheiterte Ehe, verschobene Hochzeitsfeier)
- Beeinträchtigung im Geschlechtsleben (bis zur Zeugungs- und Gebärunfähigkeit, Fehlgeburt bei Wunschkind).

Nicht anerkannt werden hingegen große Aufregungen oder Verärgerungen über einen Schaden, sofern es sich nicht um seelische Beschwerden mit körperlichen Symptomen, die als Krankheitswert mit damit verbundener Behandlungsbedürftigkeit anzusehen sind, handeln, wie z. B.

- ein psychischer Schock
- eine traumatische Neurose
- Depressionen, Angstzustände, schreckhafte Träume etc.

Dazu zählen auch die speziell bei Kleinkindern oftmals auftretenden psychischen Beeinträchtigungen im Zuge einer mit einer stationären Behandlung verbundenen und erfahrungsgemäß besonders stark und schmerzlich empfundenen Trennung von der Mutter (etwa angstneurotische Symptome und Störungen der seelischen Entwicklung). Sofern hier regelmäßig in neurologischer Hinsicht fassbare seelische Irritationen mit Krankheitswert und damit auch Behandlungsbedürftigkeit ausgelöst worden sind, können nach neuester, auch von der medizinischen Wissenschaft mitgeprägter Rechtsprechung unter Umständen sogar Einwirkungen wie Belästigungen durch Musiklärm, nächtliche Störanrufe, längeres Bedrohtsein durch einen Räuber, speziell bei damit verbundener Todesangst, Schimmelpilzbefall der Mietwohnung samt Verstärkung einer chronisch obstruktiven Bronchitis des kettenrauchenden Mieters oder sogar die Behelligung durch lästige Reporter einen Schmerzengeldanspruch begründen.

3.2.8 Zeitliche Begrenzung – mehrmalige Bemessung

Eine zeitliche Begrenzung des Schmerzengeldes oder die Geltendmachung bloß eines Teilbetrages sind nur aus besonderen, vom Kläger darzulegenden Gründen zulässig. Eine Teileinklagung ist daher nach ständiger Rechtsprechung nur ausnahmsweise statthaft und eine mehrmalige ergänzende Schmerzengeldbemessung ist daher nur dort zulässig, wo die Globalbemessung zum Zeitpunkt des Schlusses der Verhandlung erster Instanz versagt, sich also mangels ausreichender Kenntnismöglichkeit von künftigen Entwicklungen verbietet, etwa weil

- noch kein Dauerzustand vorliegt,
- Verletzungsfolgen (Beschwerden) oder deren Eintritt nicht mit hinreichender Sicherheit abgeklärt werden können,
- Schmerzen in ihren Gesamtauswirkungen für den Verletzten noch gar nicht oder noch nicht endgültig überschaubar erscheinen,
- dem Kläger der Nachweis gelingt, dass ihm gegenüber dem Vorprozess (Erstverfahren) und der dort vorgenommenen Globalbemessung weitere, nach dem gewöhnlichen Lauf der Dinge damals nicht zu erwartende, aus der damaligen Sicht daher nicht abschätzbar gewordene Unfallfolgen, verbunden mit weiteren Schmerzbeeinträchtigungen, entstanden sind.

3.2.9 Mitverschulden des Verletzten

So wie auf den Grad des Verschuldens des Verletzers grundsätzlich nicht Bedacht zu nehmen ist, darf auch ein Mitverschulden des Verletzten bei der Schmerzengeldbemessung selbst keine Berücksichtigung finden. Ein solches schlägt sich vielmehr erst nach der Festsetzung des zustehenden Entschädigungsbetrages in Form der Kürzung desselben um eine jeweils im Einzelfall zu ermittelnde Mitverschuldensquote (entweder Prozentwert oder Bruchteil) nieder. Gleichermaßen vermag auch ein Mitverschulden des gesetzlichen Vertreters (z. B. einem aufsichtspflichtigen Elternteil) die Ansprüche eines minderjährigen Verletzten nicht zu schmälern. Wichtige Ausnahmen ergeben sich bei der Anlegung von Sicherheitsgurten sowie beim Gebrauch eines Sturzhelmes für die Benützung von Motor- und Kleinmotorrädern.

3.2.10 Tod des Verletzten

Die Tatsache des später erfolgen Ablebens eines verletzten Klägers hat auf die Höhe des ihm zustehenden Schmerzengeldes dann keinen Einfluss (und ist damit rechtlich unerheblich), wenn dieser nach dem für die Beurteilung maßgeblichen Zeitpunkt des Schlusses der Verhandlung erster Instanz verstorben ist. Verstarb der Verletzte hingegen vor diesem maßgeblichen Beurteilungszeitpunkt (also während des Verfahrens erster Instanz), steht die Rechtsprechung auf den Standpunkt, dass der nachträgliche Tod die Bemessung des Schmerzengeldes insofern beeinflusst, dass wegen der kürzeren Dauer der Schmerzen auch nur ein geringerer Betrag infrage kommen kann.

3.2.11 Schmerzengeld bei Tod eines Angehörigen?

In Österreich judizierte der OGH erstmals 2001 in einer viel beachteten Grundsatzentscheidung den Rechtssatz, dass ein Ersatz des Seelenschmerzen über den Verlust naher Angehöriger, der zu keiner eigenen Gesundheitsschädigung im Sinne des § 1325 ABGB geführt hat, nur bei grober Fahrlässigkeit oder Vorsatz des Schädigers in Betracht kommt. Bei leichter Fahrlässigkeit oder im Fall bloßer Gefährdungshaftung fehlt es hingegen an der erforderlichen Schwere des Zurechengrundes (2 Ob 84/01v). Dadurch wurde der Einstieg in die Haftung bei solchen psychischen Beeinträchtigungen gegen früher wesentlich erleichtert und auch ausgeweitet.

3.2.12 Schmerzengeldrente

Rein begrifflich kann eine Geldentschädigung sowohl in Kapital als auch in Rentenform gewährt werden (typisches Beispiel: Verdienstentgang für die Vergangenheit und für die Zukunft). Nach der Rechtsprechung des OGH kommt eine Schmerzengeldrente jedoch nur in Ausnahmefällen in Betracht, und zwar

- wenn der Verletzte schwere Schmerzen bis an sein Lebensende haben wird,
- im Falle außerordentlich schwerer Verletzungen und nicht restlos überschaubarer Schmerzensfolgen,
- bei dauernden, äußerst schweren Körperverletzungen mit besonders schwerwiegenden Dauerfolgen, wie etwa einer Querschnittslähmung.

In der Praxis kommen derartige Rentenbegehren allerdings fast nie vor. Ein jüngst ergangenes Urteil des Verfassungsgerichtshofes hat überdies klargestellt, dass Schmerzengeldrenten ebenso wie schon bisher Schmerzengeldkapitalzusprüche keiner Einkommenssteuerpflicht unterliegen.

3.2.13 Währung und Kaufkraft

Auch einem in Österreich zu Schaden gekommenen Ausländer gebührt Schmerzengeld nach österreichischem Recht ausschließlich in inländischer Währung, ohne Rücksicht darauf, ob die Kaufkraft der in seinem Staat geltenden Währung derjenigen des Euro entspricht, und unabhängig davon, ob er seine Forderung in ausländischer Währung bezifferte.

3.2.14 Erwartungen von Gericht und Parteien an den medizinischen Sachverständigen

Im Bereich der Erfassung körperlicher Schmerzen eines Verletzten ist der Richter praktisch immer darauf angewiesen, ein ärztliches Gutachten über die zugefügte Verletzung und die damit verbundenen Schmerzen sowie über die Dauer und Spätfolgen zu erhalten. Jedes derartige Gutachten muss daher stets den folgenden drei Gesichtspunkten Rechnung tragen:

- Art der Verletzung (in allgemeinverständlicher deutscher Sprache)
- Dauer und Intensität (Schweregrad) der den erlittenen Verletzungen zuordenbaren körperlichen Schmerzen (einschließlich einer Stellungnahme, ob auch das Ausmaß allfälliger künftiger Schmerzen bereits vorhersehbar ist)
- zurückgebliebene Dauerfolgen.

Darüber hinaus ist bei Gutachten mehrerer Sachverständiger (z. B. eines Chirurgen und eines Neurologen) auch dazu Stellung zu nehmen, inwieweit sich die jeweils angegebenen Schmerzzeiträume allenfalls decken (überschneiden), sowie erforderlichenfalls, ob bei bestimmungsgemäßem Gebrauch von Sicherheitsgurt oder Sturzhelm die Unfallfolgen ebenfalls in dieser Schwere eingetreten wären.

Literatur

Danzl KH. Schmerzengeld in der Praxis der Gerichte. In: Diemath HE, Grabner K, Kopetzky CH, Zahrl J (Hrsg.). Das ärztliche Gutachten, 5. aktualisierte Auflage. Wien: Verlagshaus der Ärzte, 2008: 151–66.

Danzl KH, Gutierrez-Lobos K, Müller OF. Das Schmerzengeld in medizinischer und juristischer Sicht. 9. Auflage samt CD-ROM. Schmerzengeldentscheidungen ab 1980 mit halbjährlichen Updates. Wien, Manz: 2008.

Holczabek W. Gerichtsmedizinische Grundlagen der Schmerzengeldbemessung. Forschung und Praxis der Begutachtung 1976; 12–6.

Laubichler W. Schmerzengeld aus neurologischer Sicht. In: Emberger H, Zahrl J, Diemath HE, Grabner K (Hrsg.). Das ärztliche Gutachten. Wien: Verlagshaus der Ärzte, 2002: 175–84.

Forensische Gynäkologie – Fallbeispiele

4 Diagnosefehler

4.1 Ist eine Eileiterschwangerschaft eine Krankheit oder eine Schwangerschaft?

Extrauterinschwangerschaft

Bei der Extrauterinschwangerschaft handelt es sich um eine ektopische Schwangerschaft. Darunter versteht man die Einnistung einer befruchteten Eizelle außerhalb des Gebärmutterkörpers. Man unterscheidet Eileiter-, Eierstock- und Bauchhöhlenschwangerschaften. Letztere werden auch als Abdominal-, Peritoneal- oder eigentliche Bauchhöhlenschwangerschaften bezeichnet.

In den Lehrbüchern für Studenten und Ärzte findet man die ektopische Schwangerschaft unter den Regelwidrigkeiten des Schwangerschaftsproduktes (Gitsch, Janisch, 1989) oder unter pathologische Schwangerschaft (Rabe, 1990). Daraus lässt sich leicht erkennen, dass es sich bei der Extrauterinschwangerschaft um eine Krankheit handelt. Als Ursache für Extrauterinschwangerschaften werden in erster Linie Veränderungen der Eileiter im Sinne von Erweiterungen und Taschenbildungen angesehen, welche häufig die Folge von chronischen Entzündungen sind. Dadurch wird der Transport des Eies behindert. Darüber hinaus sind Veränderungen der Eileitermobilität und der Enzymaktivität ursächlich. Die Inzidenz beträgt etwa eine Extrauterinschwangerschaft auf 100 Normalgeburten.

Klinisch ist die Extrauterinschwangerschaft gekennzeichnet durch das Ausbleiben der monatlichen Regelblutung über sechs Wochen, gefolgt von einer Schmierblutung, die von der Menstruation in Stärke und Qualität abweicht. Häufig treten auf der Seite der Extrauterinschwangerschaft krampfartige Beschwerden auf. Bei den am häufigsten vorkommenden Eileiterschwangerschaften (Abb. 4.1 und 4.2) unterscheidet man den Tubarabort (innerer Fruchtkapselaufbruch) von der Tubarruptur (äußerer Fruchtkapselaufbruch).

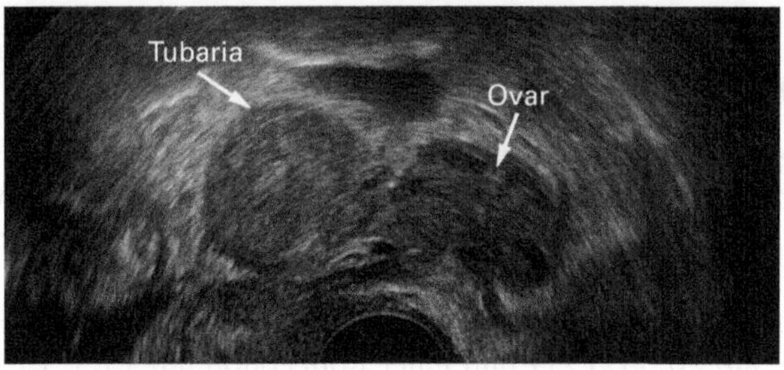

Abb. 4.1: Eileiterschwangerschaft: Tubaria und Ovar (Bild: Dr. Samir Helmy, Ufk Wien, mit freundlichen Dank für die Überlassung der Bilder)

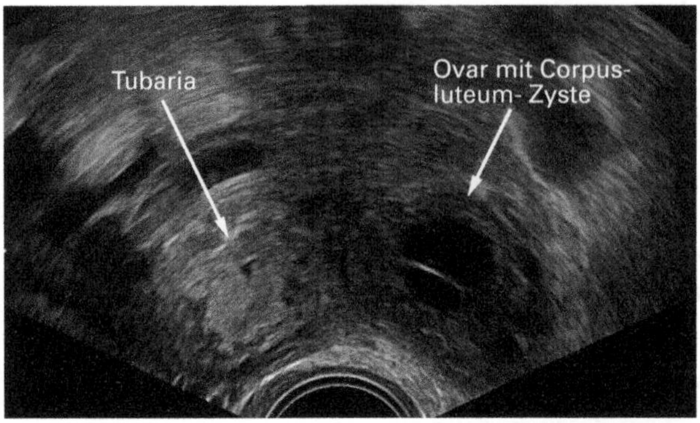

Abb. 4.2: Eileiterschwangerschaft: Tubaria und Ovar mit zystischer Corpus-luteum-Zyste (Bild: Dr. Samir Helmy, Ufk Wien)

Der Tubarabort entsteht durch Aufbruch der Fruchtkapsel in die Eileiterhöhle mit anschließender Ablösung des Eis aus seinem Bett und Wanderung Richtung Bauchhöhle. Es kommt zu einer Blutung in die Eileiterwand und Eileiterhöhle (Hämatosalpinx). Weiterhin fließt Blut aus dem Eileiter in die Bauchhöhle und sammelt sich an ihrem tiefsten Punkt, im Douglas-Raum. Diese Blutansammlung kann klinisch auch durch Vorwölbung des hinteren Scheidengewölbes (retrouterine Hämatozele) nachweisbar sein. Die Kontraktionen des Eileiters führen zu wehenartigen, seitlich lokalisierten Schmerzen. Das Geschehen ist langsam und führt im Laufe von Stunden zu einer zunehmenden Blutarmut, die schließlich eine ärztliche Intervention erfordert.

Der äußere Fruchtkapselaufbruch führt zu einer profusen, akut lebensbedrohenden Blutung in die Bauchhöhle mit begleitendem Schockgeschehen und raschem Verfall der Patientin, sodass nur die rasche Operation zur Rettung führt.

Die Symptomatologie der Eierstock- und der Bauchhöhlenschwangerschaft ähnelt der der Eileiterschwangerschaft, nur fällt der Dehnungsschmerz des Eileiters weg. Gelegentlich ist auch die Tragzeit der Schwangerschaft länger als bei der Eileiterschwangerschaft. Der Fet erreicht jedoch niemals Überlebensreife.

Die Behandlung der Eileiterschwangerschaft besteht einerseits in der Schockbekämpfung und zweitens in der sofortigen chirurgischen Intervention. Ziel der Letzteren ist es, die Blutung unter Kontrolle zu bringen und das Schwangerschaftsprodukt zu entfernen.

4.1.1 Sachverhalt / Kasuistik

Bei der 1996 33-jährigen Klägerin war bereits 1989 eine Eileiterschwangerschaft links durch einen Pfannenstiel-Schnitt operiert worden. Zu diesem Zeitpunkt lagen im Unterbauch ausgedehnte Adhäsionen nach einer schweren Adnexitis im Alter von 17 Jahren vor.

Im Februar 1995 hielt sich die Klägerin für mehrere Monate in Indien auf. Bei einer letzten normalen Regel am 20. 11. 1994 und einer Konzeption am 15. 1. 1995 wurde am 6. 2. 1995 ein positiver Schwangerschaftstest festgestellt. Die Klägerin konsultierte am 13. und am 17. 2. 1995 einen Gynäkologen in Goa, welcher den Verdacht auf eine Eileiterschwangerschaft aussprach und eine Bauchspiegelung empfahl. Dies wollte die Klägerin jedoch nicht in Goa durchführen lassen und flog deshalb am 19. 2. 1995 nach Wien zurück. Unter der Diagnose Abortus wurde in einem Krankenhaus am 21. 2. 1995 eine Kürettage durchgeführt, wobei die Histologie allerdings keinen Hinweis auf eine Fehlgeburt erbrachte. Wegen zunehmender Beschwerden im Unterbauch wurde die Klägerin drei Tage später erneut aufgenommen. Per Laparoskopie wurde die Eileiterschwangerschaft entfernt, wobei sich bereits Blut in der Bauchhöhle befand. Im Abdomen wurden erneut massive Adhäsionen nach schwerer Adnexitis gefunden.

In der Zivilgerichtssache verklagte die betroffene Ärztin zwei europäische Reiseversicherungen auf € 14.074,–.

4.1.2 Beurteilung / Gutachten

In der Rechtssache wurde vom Gericht die Frage gestellt, „ob eine Eileiterschwangerschaft unter den Begriff Schwangerschaft im medizinischen Sinn selbst fällt bzw. ob eine derartige Eileiterschwangerschaft und die sich daran knüpfenden Behandlungen aus medizinischer Sicht unter den Begriff Schwangerschaft, Schwangerschaftskomplikationen und Schwangerschaftsunterbrechung mit allen Folgen fällt".

Bereits aus dem oben zitierten Lehrbuchwissen für Studenten ging klar hervor, dass es sich bei einer Eileiterschwangerschaft um ein krankhaftes Erscheinungsbild handelt, welches außerhalb der Schwangerschaft im eigentlichen Sinn liegt. Die konkrete Frage des Gerichtes war daher eindeutig zu verneinen.

In diesem Zusammenhang wurde auch eine obergerichtliche Entscheidung aus Stuttgart zitiert (Oberlandesgericht Stuttgart, 19. 7. 1990 [7 U 75/90], Vers.R.17 1991, 664). Darin wurde ein völlig analoger Fall geschildert. Bei einer Reise in die USA war bei einer Frau eine Eileiterschwangerschaft diagnostiziert und operiert worden. Die Klägerin verlangte Erstattung des Aufwands für den Krankenhausaufenthalt, ärztliche Leistungen und Medikamente. Der Klage wurde stattgegeben. Der Senat kam zu dem Ergebnis, dass eine Schwangerschaft, bei der sich der Keim außerhalb der Gebärmutter entwickelt (Extrauteringravidität), keine Schwangerschaft im Sinne der genannten Versicherungsbedingungen darstellt. Der Senat verstand unter Schwangerschaft vielmehr nur einen Zustand, der wenigstens potenziell zur Geburt eines Kindes führen kann, was bei einer Eileiterschwangerschaft nicht der Fall ist. Hierfür würde auch der allgemeine Sprachgebrauch sprechen. Nach Brockhaus, Deutsches Wörterbuch, 1993, bedeutet „schwanger" „ein im Leib tragendes Kind". Von einem solchen kann bei einer Extrauterinschwangerschaft nicht die Rede sein. Nach allgemeinem Sprachgebrauch würde eine Frau mit einer Extrauterinschwangerschaft sich auch nicht als „schwanger" bezeichnen. Dies würde ihre Umgebung ebenfalls nicht tun. Vielmehr wäre in einem solchen Fall nach dem sprachlichen Verständnis des Senats davon die Rede, dass sie eine Bauchhöhlen- bzw. Eileiterschwangerschaft hat. Für diese enge Auslegung des Schwangerschaftsbegriffes würde auch die Auslegung des Begriffes „Abbruch der Schwangerschaft" sprechen.

Der Senat ging davon aus, dass ein medizinischer Eingriff, wie er in dem Stuttgarter Fall vorgenommen wurde, nicht als Straftat im Sinne des deutschen Paragraphen 218 StGB angesehen werden kann, weil dieser Eingriff nicht eine lebende Leibesfrucht betrifft, sondern ausschließlich im Interesse der Gesundheit und des Lebens der Frau durchgeführt wird und weil die Eileiterschwangerschaft potentiell nicht zur Geburt eines Kindes führen kann. Dies traf auch für den vorliegenden Fall zu.

Schließlich sprach für die enge Auslegung des Schwangerschaftsbegriffes, dass die Behandlungsbedürftigkeit der Eileiterschwangerschaft unabhängig von den Belastungen durch eine Reise war. Auch der von der beklagten Versicherung in der Berufungsbegründung aufgeführte Gesichtspunkt, der Versicherer könne nicht abschätzen, welchen Belastungen sich eine Schwangere auf einer Reise aussetzt oder welchen Belastungen sie durch eine Reise ausgesetzt wird, griff im Falle einer Eileiterschwangerschaft nicht. Dies traf für den vorliegenden Fall ebenfalls zu. Dem Stuttgarter Urteil zufolge fiel die Behandlung der Frau in den USA bei der gebotenen engen Auslegung nicht unter den Ausschlusstatbestand der Schwangerschaft, Schwangerschaftsunterbrechung, Fehlgeburt und Entbindung, sodass die Berufung zurückgewiesen wurde.

4.1.3 Verfahrensausgang

Die beklagte Partei legte ein Privatgutachten eines Ordinarius für Gynäkologie vor, in welchem ausgetragene Extrauterinschwangerschaften beschrieben wurden. Es handelte sich um Kasuistiken aus Simbabwe. In einem Ergänzungsgutachten des Gerichtssachverständigen wurden sämtliche in der Weltliteratur publizierten derartigen Fälle aufgelistet und dargelegt, dass derartige Katastrophenfälle für die vorliegende Fragestellung irrelevant waren. Das Zivilgerichtsverfahren endete mit einem Vergleich.

4.1.4 Resümee

In vielen Versicherungsbedingungen sind die Schwangerschaft und ihre Komplikationen bzw. der Schwangerschaftsabbruch ausgenommen. Daher stellt sich vor Gericht immer wieder die Frage, wo eine Extrauteringravidität einzuordnen ist. Ohne jeden Zweifel handelt es sich dabei um eine Krankheit, die nicht zum Ausschluss unter den Versicherungsbedingungen Schwangerschaft führt.

Literatur

Gitsch E, Janisch H. Die ektopische Schwangerschaft. In: Gitsch E, Janisch H (Hrsg.). Geburtshilfe. Wien, München, Bern: Maudrich, 1989: 138–42.

Pschyrembel W. Praktische Geburtshilfe und geburtshilfliche Operationen, 14. Aufl. Berlin, New York: De Gruyter, 1973: 468–81.

Rabe TH. Gynäkologie und Geburtshilfe. Weinheim: Edition Medizin VCH, 1990: 420–1.

Vers.R. 17/1991, 646 (Oberlandesgericht Stuttgart 19.7.1990, 7 U 75/90).

4.2 Schadenersatzanspruch bei Eileiterschwangerschaft

4.2.1 Sachverhalt / Kasuistik

Die im Jahr 2005 33-jährige Klägerin hatte einen langjährigen Kinderwunsch. Dieser bestand bereits in erster Ehe vor sechs Jahren und es wurde damals eine Eileiterdurchgängigkeitsprüfung vorgenommen. Diese ergab, dass beide Eileiter frei durchgängig waren. Nach Scheidung und Wiederverheiratung bestand neuerlicher Kinderwunsch.

2003 wurde bei einem Facharzt eine genitale Chlamydieninfektion diagnostiziert und mit Antibiotika behandelt. Eine Bauchspiegelung lehnte die Klägerin damals ab. Nach zwei Jahren vergeblichen Kinderwunsches wandte sich die Klägerin an ein bekanntes Kinderwunschzentrum und erhielt einen Termin für ein Erstgespräch. Überraschenderweise stellte sie gleichzeitig fest, dass sie schon schwanger war. Bei einer letzten normalen Regel am 30. 5. 2005 suchte sie am 1. 7. (Grav SSW 4/4) und am 6. 7. (Grav SSW 5/2) einen anderen Facharzt auf, der jedoch noch keine Schwangerschaft im Ultraschall feststellen konnte.

Die Klägerin zeigte allerdings alle Schwangerschaftsanzeichen, vor allem Brustspannen, und ging am 7. 7. (Grav SSW 5/3) erstmals in das Kinderwunschzentrum, wo sie von einer Ärztin untersucht wurde. Noch immer konnte die Schwangerschaft im Vaginalultraschall nicht gesehen werden; der Beta-HCG-Wert betrug 1.097 I. E./l. Am nächsten Tag, 8. 7. (Grav SSW 5/4), begannen leichte Schmierblutungen. Bei einer Kontrolle am 10. 7. (Grav SSW 5/6) war noch immer keine Schwangerschaft im Ultraschall zu erkennen und es wurde Duphaston® 3×1 verordnet. Am Nachmittag desselben Tages wurde der Befund in der Ambulanz der Universitäts-Frauenklinik bestätigt. Bei einer neuerlichen Kontrolle bei der Ärztin im Kinderwunschzentrum am 15. 7. (Grav SSW 6/4) war immer noch keine Schwangerschaft im Ultraschall sichtbar. Am Nachmittag des nächsten Tages (Grav SSW 6/5) traten starke Unterbauchschmerzen während drei Stunden auf. Da dieser Nachmittag auf einen Samstag fiel, war in der Kinderwunschklinik niemand erreichbar. Am Montag, dem 18. 7. (Grav SSW 7/0), trat bei der Klägerin eine Blutung „fast wie Regelstärke" auf. Telefonisch wurde die Klägerin an ein Spital verwiesen. Die Chronologie war in guter Übereinstimmung mit der Patientenkartei des Kinderwunschzentrums. Dort fand sich am 11. 7. 2005 (Grav SSW 6/0) der Vermerk „Beta-HCG 2.125, Sonokontrolle" und am 15. 7. 2005 der Vermerk „Tubaria-Aufklärung".

Bei der Aufnahme in die Schwerpunktabteilung konnte rechts neben der Gebärmutter ein Ringecho mit positiver Herzaktion und einer Scheitel-Steiß-Länge von 3 mm gesehen werden. Somit stand die Diagnose rechtsseitige Eileiterschwangerschaft fest (Abb. 4.3 und 4.4). Noch am selben Tag wurde, wie mit der Patientin besprochen und von ihr im Aufklärungsrevers unterfertigt, der rechte Eileiter durch Bauchspiegelung entfernt. Laut Operationsbericht handelte es sich um eine sog. stehende Eileiter-

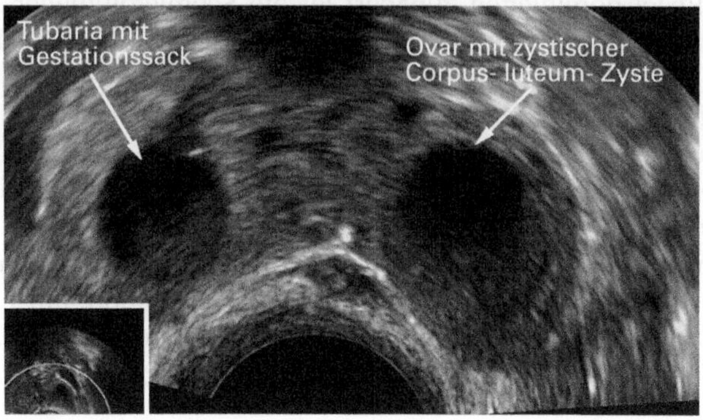

Abb. 4.3: Eileiterschwangerschaft: Tubaria und Ovar mit zystischer Corpus-luteum-Zyste (Bild: Dr. Samir Helmy, Ufk Wien)

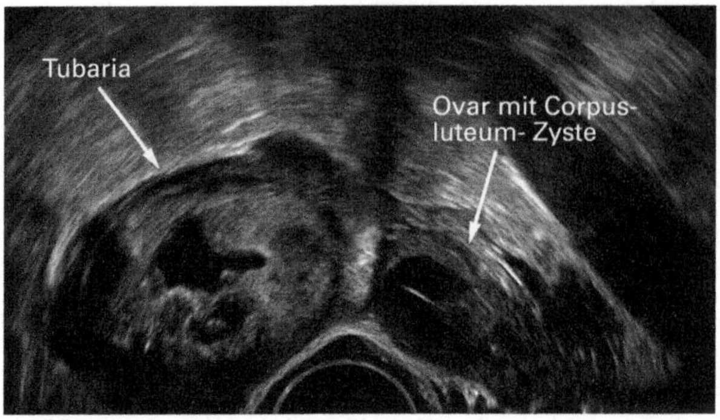

Abb. 4.4: Eileiterschwangerschaft: Tubaria mit Gestationssack, Ovar mit zystischer Corpus-luteum-Zyste (Bild: Dr. Samir Helmy, Ufk Wien)

schwangerschaft, d. h., dass diese noch nicht geplatzt war. Weiters fanden sich im linken Adnexbereich massive Verwachsungen zwischen Eileiter, Eierstock, Beckenwand und Darm. Es gelang, sie soweit zu lösen, dass der Eierstock darstellbar war. Der linke Eileiter ließ sich jedoch nicht zur Gänze freipräparieren, da er breit mit der Beckenwand verwachsen war. Daher fand sich bereits im Operationsbericht der Vermerk: „Der Patientin wird eine In-vitro-Fertilisierung angeraten (Tubektomie rechts, verschlossene Tube links, Kinderwunsch seit vielen Jahren)."

Der postoperative Verlauf war komplikationslos und die Patientin konnte nach 4 Tagen das Spital wieder verlassen.

In der Zivilgerichtssache verklagte die Patientin

1. die behandelnde Ärztin und
2. die Kinderwunschklinik auf € 25.000,–.

4.2.2 Beurteilung / Gutachten

Bei der Patientin handelte es sich um einen völlig typischen Verlauf einer Eileiterschwangerschaft.

Bei ausgebliebener Regel dominierten zunächst leichte Schmierblutungen etwa ab SSW 6. Blutungen in der Frühschwangerschaft stellen eine häufige Komplikation dar und kommen in etwa 20 % der Schwangerschaften vor. Vaginale Blutungen sind jedoch ein sehr unspezifisches Symptom, wobei es sich in etwa 50 % der Fälle um eine intakte Schwangerschaft in der Gebärmutter und in ca. 20 bis 25 % der Fälle um eine sog. Windmole (keine Embryonalanlage) handelt. Nur in 1–2 % der Fälle liegt eine Schwangerschaft außerhalb der Gebärmutter vor.

Bei dieser Patientin wurden insgesamt vier gynäkologische Untersuchungen mit Vaginalultraschall und Beta-HCG-Bestimmung aus dem Blut durchgeführt: am 7. 7. 2005 (SSW 5/3) bei der beklagten Ärztin des Kinderwunschzentrums, ebenso am 10. 7. 2005 (SSW 5/6), am selben Tag auch an der Universitäts-Frauenklinik sowie am 15. 7. 2005 (SSW 6/4).

In diesem Zeitraum stieg das Schwangerschaftshormon Beta-HCG von 1.097 über 2.125 auf 6.290. Bei der Spitalsaufnahme betrug es 7.440 (SSW 7/0) und fiel am ersten postoperativen Tag auf 2.211. Dieser ansteigende Verlauf sprach für eine Unversehrtheit der im Eileiter eingenisteten Schwangerschaft. Wenn die Intaktheit der Schwangerschaft im Ultraschall nicht nachgewiesen werden kann, sind wiederholte Ultraschallkontrollen notwendig. Diese wurden im vorliegenden Fall auch durchgeführt.

In sämtlichen Fällen konnte eine Schwangerschaft im Ultraschall nicht nachgewiesen werden. Dies war auch gar nicht anders zu erwarten, da mit Hilfe der Vaginalsonographie der Nachweis einer intrauterinen Schwangerschaft frühestens in der 6. bis 7. SSW post menstruationem möglich ist, wobei die Bestimmung des Schwangerschaftsalters allerdings äußerst ungenau ist. Das Schwangerschaftsalter wird, bezogen auf den ersten Tag der letzten normalen Regelblutung, in kompletten Wochen und Tagen als Menstruationsalter angegeben. Eine Ungenauigkeit ergibt sich aus der Tatsache, dass auch in einem regelmäßigen Zyklus der Frau der Eisprung vier Tage vor bis sechs Tage nach dem 14. Zyklustag liegen kann. Deshalb ist es für den Gynäkologen von größtem Wert zu wissen, wann die Konzeption (Empfängnis) stattgefunden hat. Diese ist jedoch nur selten bekannt.

Die Diagnose einer Eileiterschwangerschaft aus dem Vaginalultraschall ergibt sich aus der Darstellung einer echodichten Raumforderung neben dem Eierstock, dem Vorliegen freier Flüssigkeit in der Bauchhöhle sowie einer Embryonalanlage mit oder ohne Herzaktion. Vor allem bei Kinderwunschpatientinnen bietet sich ein abwartendes Vorgehen, wie hier erfolgt, an. Voraussetzungen sind jedoch engmaschige Ultraschall- und Beta-HCG-Kontrollen sowie eine ausführliche Tubaria-Aufklärung der Patientin.

Laut Kartei des Kinderwunschzentrums wurde die Patientin hier bereits ab SSW 6/0 über die Möglichkeit einer Eileiterschwangerschaft aufgeklärt. In einer Stellungnahme wies die später beklagte Ärztin darauf hin, dass bei den Kontrolluntersuchungen die Symptome derselben wiederholt besprochen worden waren und die Patientin darauf hingewiesen wurde, dass sie bei Schmerzen bzw. bei zunehmender Blutung ein Krankenhaus aufsuchen solle. Laut Patientin wurde ihr am 15. 7. 2005 (SSW 6/4) mitgeteilt, dass sie sich auf eine „nicht intakte Schwangerschaft" einzustellen habe.

Daher wurde die abwartende Vorgangsweise gutachtlich als lege artis bewertet, insbesondere auch deshalb, weil bei der Patientin ein langjähriger Kinderwunsch bestand und der Arzt, wie oben ausgeführt, in einem so frühen Schwangerschaftsstadium das exakte Schwangerschaftsalter nie genau kennt. Bekanntlich ist es häufig so, dass die Patientin erst eine Woche später als angenommen konzipiert hat und man daher im Ultraschall noch keine Schwangerschaft erkennen kann. In diesem Fall würde ein aktives operatives Vorgehen eine intakte Schwangerschaft zerstören.

Ein Behandlungsfehler, wie er in einem auffallend aggressiv formulierten Anwaltsschreiben behauptet wurde, wurde gutachtlich zurückgewiesen. Die Untersuchungen waren durchaus professionell und dem Stand der Wissenschaft entsprechend durchgeführt worden. Dies ergab sich auch schon daraus, dass auch die Doppeluntersuchung am 10. 7. 2005 (SSW 5/6) bei der beklagten Ärztin und an der UFK keine Erweiterung des Befundes erbrachte. Die beklagte Ärztin wies in ihrer Stellungnahme außerdem darauf hin, dass aufgrund der Blutungen häufige Kontrollen durchgeführt wurden und dabei auf das Vorliegen einer Eileiterschwangerschaft geachtet wurde. Bei den Untersuchungen wurde nach einer Druckschmerzhaftigkeit der Eileiter während der Durchführung des Vaginalultraschalls gefragt sowie auf das Vorliegen freier Flüssigkeit geachtet. Beides war jedoch nicht der Fall.

Ebenso völlig *lege artis* war die serielle Beta-HCG-Untersuchung im Blut. Die relativ rasche Verdoppelung ungefähr alle zwei Tage war hier jedoch eher atypisch, da bei einer Eileiterschwangerschaft die Verdoppelung im Mittel vier Tage und mehr beträgt.

Die Indikation zur chirurgischen Intervention sollte auf Basis der oben besprochenen Ultraschallzeichen basieren. Dadurch lassen sich insbesondere bei Kinderwunschpatientinnen unnötige Eingriffe vermeiden. Nur durch ein solches Vorgehen können operative Eingriffe an intakten intrauterinen Schwangerschaften vermieden werden. Auch führt nicht jede Eileiterschwangerschaft zwangsläufig zu einer Eileiterruptur, sondern sie kann auch spontan absterben, ohne dass eine operative Behandlung notwendig wäre.

Ebenso unzutreffend war in dem Anwaltsschreiben, dass der Klägerin durch die Vorgangsweise am Kinderwunschzentrum ein erheblicher Schaden entstanden wäre. Es wurde gutachtlich festgehalten, dass der erhebliche Schaden bei der Patientin durch eine bekannte Chlamydieninfektion etwa im Jahre 2003 entstanden sein musste. Dabei kam es offensichtlich zu einer massiven Entzündung der Eileiter, der Eierstöcke und auch des Bauchfelles des kleinen Beckens, welche dazu führte, dass beide Eileiter verschlossen und in zahlreiche Verwachsungen eingebettet an der Beckenwand fixiert waren. Dabei handelte es sich um ein typisches Zustandsbild einer sexuell übertragenen Infektion, welche bedauerlicherweise nicht rechtzeitig erkannt und ausgeheilt wurde. Die Antibiotikatherapie bei einem Facharzt im Jahre 2004 konnte diese massiven Veränderungen naturgemäß nicht mehr verändern.

Es wurde gutachtlich festgehalten, dass der bei der Patientin durchgeführte operative Eingriff mit Entfernung der Eileiterschwangerschaft in dem durch die Chlamydieninfektion völlig zerstörten Eileiter immer derselbe ist, egal ob er zwei bis drei Tage früher oder später durchgeführt wird. Daraus folgt, dass die dabei erlittenen Schmerzen methodenimmanent immer dieselben und somit nicht vom Arzt zu verantworten waren.

Auch konnte von einer Notoperation keinesfalls die Rede sein, da im Operationsbericht vermerkt war, dass es sich um eine sog. stehende, also nicht rupturierte, Eileiterschwangerschaft gehandelt hatte. Von einer Notoperation kann nur dann gesprochen werden, wenn der Eileiter rupturiert ist, sich reichlich Blut im Bauchraum befindet und die Patientin eine Schocksymptomatik aufweist. Dies war hier keineswegs der Fall. Aus der Krankengeschichte war außerdem ersichtlich, dass die Patientin keinerlei Blutkonserven benötigt hatte. Der Krankenhausaufenthalt war nicht verlängert und es wurde auch keine zusätzliche Schmerzmedikation benötigt.

Gutachtlich wurde daher ein Schmerzengeldanspruch zurückgewiesen. Ebenso fand sich keinerlei Hinweis für eine Verunstaltungsentschädigung, wie behauptet, oder seelische Schmerzen. Ebenso wurde die Behauptung des Advokaten, dass durch die „unprofessionelle und nicht lege artis" durchgeführte Behandlung im Kinderwunschzentrum die Aussicht der Klientin, ein Kind zu bekommen, um mehr als 50% reduziert sei, was selbstverständlich erhebliche Schadenersatzansprüche nach sich zöge, verworfen. Nicht die operative Behandlung hatte die Aussicht der Patientin auf ein Kind um mehr als 50% reduziert, sondern die einige Jahre vorher durchgemachte Chlamydieninfektion um 100%, da deshalb auch der linke Eileiter verschlossen war. Ebenso wurde die Forderung nach einer Haftungserklärung für allfällige Folgeschäden, wie Zusatzkosten für In-vitro-Fertilisierungsbehandlungen, aus obigen Gründen zurückgewiesen. Aus den genannten Gründen wurde gutachtlich empfohlen, im vorliegenden Fall keinerlei Haftung anzuerkennen.

Beantwortung des Fragenkatalogs

1. Lag ein Behandlungsfehler vor?
   Die Eileiterschwangerschaft der Patientin wurde im Kinderwunschzentrum lege artis behandelt und nach dem Stand der Wissenschaft durch regelmäßige Ultraschall- und Beta-HCG-Untersuchungen kontrolliert. Ursache für die Eileiterschwangerschaft war eine Jahre zuvor durchgemachte, unbehandelte Chlamydieninfektion des kleinen Beckens, wodurch beide Eileiter verschlossen und an der Beckenwand entzündlich fixiert waren. Eine Schwangerschaft auf natürlichem Weg war dadurch ausgeschlossen. Die Patientin wurde nachweislich über die Möglichkeit einer Eileiterschwangerschaft aufgeklärt und über die Vorgangsweise informiert. Ein abwartendes Verhalten war aufgrund des langjährigen Kinderwunsches durchaus indiziert, um eine mögliche intakte intrauterine Schwangerschaft nicht zu gefährden.
2. Welche Nachteile waren der Patientin entstanden, wie etwa zusätzliche Schmerzperioden oder Reduktion der Aussicht auf eine Schwangerschaft?
   Die Latenzzeit vom ersten Auftreten von Schmerzen am 16. 7. 2005 (SSW 6/4) bis zum 18. 7. 2005 betrug lediglich 48 Stunden. Der laparoskopische Eingriff mit Entfernung des nicht funktionsfähigen Eileiters war und ist immer derselbe. Es handelte sich um keine Notoperation. Aufgrund beidseitig verschlossener Eileiter war bei der Patientin ohnedies eine In-vitro-Fertilisierung notwendig und auch bereits geplant. Vor einer In-vitro-Fertilisierung müssen entzündlich geschädigte, funktionslose Eileiter aufgrund des Risikos einer neuerlichen Eileiterschwangerschaft entfernt werden.

4.2.3 Verfahrensausgang

Trotz des Gutachtens des Verfassers brachte der Anwalt der Patientin eine Klage gegen 1. die Ärztin der Kinderwunschklinik und 2. die GmbH der Kinderwunschklinik wegen € 25.000,– ein. Nach Einholung eines vom Gericht bestellten weiteren SV wurde in einer Verhandlung ein gerichtlicher Vergleich geschlossen: Dabei verpflichteten sich die beklagten Parteien, zur ungeteilten Hand der klagenden Partei € 2.000,– binnen 14 Tagen nach Rechtswirksamkeit des Vergleiches zu bezahlen. Die klagende Partei verpflichtete sich, der erstbeklagten Partei € 4.320,17 (darin enthalten € 902,70 USt.) binnen 14 Tagen nach Rechtswirksamkeit und der zweitbeklagten Partei € 5.087,73 binnen 14 Tagen nach Rechtswirksamkeit zu bezahlen.

Der beiderseits bedingt abgeschlossene Vergleich wurde nach drei Wochen rechtskräftig.

Der Gerichtsgutachter bezeichnete es als Kunstfehler, dass bei der Erstuntersuchung keine Anamnese erhoben worden war. Wäre nämlich bekannt gewesen, dass bei der Patientin eine Chlamydieninfektion vorgelegen hatte und dass nur ein Eileiter durchgängig war, wäre die Wahrscheinlichkeit einer Eileiterschwangerschaft von vornherein deutlich höher gewesen und man hätte eindringlicher auf diese hinweisen bzw. die Diagnose leichter stellen können. Die Untersuchung vom 10. 7. 2005 und das Telefonat vom 11. 7. 2005 wurden noch als lege artis eingestuft, der Zeitabstand vom 10. zum 15. 7. 2005 jedoch als zu lang gewertet. Die Diagnose einer gestörten Schwangerschaft, hochgradiger Verdacht auf Eileiterschwangerschaft, hätte jedenfalls am 15. 7. 2005 gestellt werden müssen. Daher wurde die Vorgangsweise ab dem 15. 7. 2005 als Kunstfehler bewertet.

Der Gerichtssachverständige kam jedoch zu dem Schluss, dass der Patientin letztlich nur geringe Folgen aus diesem Kunstfehler entstanden sind: ein Tag mittelstarke Schmerzen, komprimiert auf den 24-Stunden Tag, sowie die psychische Belastung durch die zweifelsohne unangenehmen Rahmenbedingungen der durchgeführten Operation. Die Operation selbst wäre in jedem Fall gleich gewesen. Die Frage, ob die Patientin ausreichend aufgeklärt wurde, wurde bejaht, da am 11. 7. 2005 „Tubaria-Aufklärung" dokumentiert und die Patientin am 10. 7. 2005 an der Universitätsklinik aufgeklärt wurde, sich im Internet über Eileiterschwangerschaften informiert und die behandelnden Ärzte darauf hingewiesen hatte, man möge auf eine Tubargravidität achten.

4.2.4 Resümee

Eileiterschwangerschaften stellen in der Gynäkologie relativ häufig Gründe für forensische Auseinandersetzungen dar. Bei der Beurteilung kommt es auf die Latenzzeit zwischen möglicher und tatsächlicher Diagnose an. Wenn diese wie hier kurz ist, sind Ansprüche naturgemäß sehr begrenzt. Die Operation ist zumeist die gleiche, heute in aller Regel die laparoskopische Entfernung der Tube oder des Tubenteiles, worin sich die Tubargravidität befindet. Tubenerhaltende Operationen werden aufgrund der meist entzündlichen Vorschädigung, die ja die pathogenetische Ursache der Eileiterschwangerschaft ist, sehr selten durchgeführt, da die Gefahr eines Rezidivs besteht. Saktosalpingen werden heute vor In-vitro-Fertilisierungsversuchen operativ entfernt.

Literatur

Check JH, Weiss RM, Lurie D. Analysis of serum human chorionic gonadotropin levels in normal singleton, multiple and abnormal pregnancies. Hum Repr 1992; 7: 1176–80.

Condous G, Okaro C, Khalid A, Lu C, van Huffel S, Timmerman D, Bourne T. The accuracy of transvaginal ultrasonography for the diagnosis of ectopic pregnancy prior to surgery. Hum Repr 2005; 20: 1404–9.

Hucke J. Extrauteringravidität. Stuttgart: Wissenschaftliche Verlagsgesellschaft, 1997: 82.

Weström L. Effect of acute pelvic inflammatory disease on fertility. Am J Gynecol Obstet 1975; 121: 707–19.

4.3 Eileiterschwangerschaft: Hochdramatischer Verlauf mit Tubarruptur in Saigoner Kaufhaus

4.3.1 Sachverhalt / Kasuistik

Die 30-jährige Patientin hatte ihren eigenen Angaben zufolge ihre letzte Menstruation von 7. bis 9. 6. 2007. Am 11. 6. 2007 hätte sie starke Unterleibsschmerzen bekommen, so als ob „sie sich innerlich einen Nerv eingeklemmt hätte". Weiters hätte sie Schmerzen in der Brust gehabt und die Menstruation hätte sich nahtlos in eine Schmierblutung fortgesetzt. Deshalb suchte sie am 14. 6. 2007 einen Gynäkologen in Erstkonsultation auf. Sie erklärte ihm, dass sie nicht verhütet hätte und Kinderwunsch bestünde.

Seine Frage, ob sie schwanger sein könnte, verneinte sie, da sie ja unmittelbar vorher die Menstruation gehabt hatte. Der Arzt führte einen Vaginalultraschall durch und stellte die Diagnose polyzystisches Ovar-Syndrom (PCO). Weiters wurde etwas freie Flüssigkeit am tiefsten Punkt der Bauchhöhle gefunden. Es wurden ein Krebsabstrich und ein Chlamydienabstrich durchgeführt und Voltaren® bzw. Zithromax® verordnet.

Tags darauf flog die Patientin nach Bangkok und weiter nach Vietnam. Ihre Unterbauchbeschwerden bestanden während der ersten beiden Urlaubswochen im Mekongdelta weiter. Am 3. 7. 2007 brach sie in einem Kaufhaus in Saigon zusammen und wurde zunächst in eine internationale SOS-Station, schließlich in ein französisch-vietnamesisches Privatspital gebracht. Sie traf dort in den Abendstunden in schockiertem Zustand mit einem Blutdruck von 60/40 ein. Es wurde sofort eine Infusionstherapie durchgeführt und ein Gynäkologe ließ die Patientin umgehend in den Operationssaal bringen. Aufgrund des hochgradigen Schockzustandes bei akutem Abdomen wurde sogleich die Indikation zur Eröffnung des Bauches gestellt. Dabei wurden mehr als 1,5 Liter Blut und Blutkoagel entfernt. Die Blutung ging von einer geplatzten, linksseitigen Eileiterschwangerschaft aus und es wurde der linke Eileiter entfernt. Es folgten Blutungskontrolle, Ausspülen des Bauchraumes und Wundverschluss. Ein detaillierter OP-Bericht lag ebenso wenig vor wie der histologische Befund. Die Patientin erhielt insgesamt sieben Erythrozytenkonzentrate und sieben Fresh-Frozen-Plasma-Konserven.

Nach fünf Tagen im Spital und weiteren fünf Tagen im Hotel in Saigon flog sie nach Hause zurück und blieb noch drei Wochen im Krankenstand. Körperlich hätte sie sich gut erholt, psychisch jedoch nicht. Wegen Anämie, Adynamie, Panikattacken und Durchschlafstörungen wurden diverse Schmerztherapien, Gesprächstherapien, Faszien-Techniken und Soft-Tissue-Techniken während einiger Monate durchgeführt. Zum Zeitpunkt der Begutachtung sieben Monate später befand sich die Patientin bereits in zufriedenstellendem Allgemeinzustand.

Die Patientin wandte sich an die Patientenanwaltschaft mit dem Vorwurf, dass der Gynäkologe keinen Schwangerschaftstest durchgeführt hatte, obwohl bei ihr ein Kinderwunsch bestand und sie nicht verhütete, und dass er sie durch seine Fehldiagnose mit Schmerzen ans andere Ende der Welt entlassen hatte.

4.3.2 Beurteilung / Gutachten

Ohne Zweifel kam es bei der Antragstellerin zu einem besonders dramatischen Verlauf einer Eileiterschwangerschaft mit Tubarruptur 19 Tage nach Arztbesuch, wovon 18 Tage in Fernost, und zwar im Mekongdelta, ohne die Möglichkeit einer medizinischen Betreuung, zugebracht wurden.

Zentral für die Begutachtung dieses Falles war die Frage, ob dieser Verlauf durch die Konsultation bei dem Gynäkologen hätte verhindert oder verkürzt werden können. Der Vorwurf der Patientin lautete, dass der Arzt keinen Schwangerschaftstest durchgeführt hatte, trotz der Tatsache, dass sie selbst immer, auch noch gegenüber dem Sachverständigen, angab, ihre Menstruation von 7. bis 9. 6. 2007 gehabt zu haben und deshalb auch die Frage, ob sie schwanger sein könnte, verneinte.

Hiezu wurde gutachtlich festgehalten, dass Schwangerschaftstests heute in jedem Kaufhaus für wenige Euros erhältlich und absolut zuverlässig sind. Dies hat zur Folge, dass in aller Regel heute die Patientin bereits mit der Diagnose eines positiven Schwangerschaftstests zum Gynäkologen kommt. In den meisten Ordinationen werden deshalb Schwangerschaftstests kaum noch durchgeführt, nicht zuletzt deshalb, weil der Selbsttest für die Patientin billiger kommt. Vor diesem Hintergrund erhob sich also die Frage, ob es für den Arzt schuldhaft vorwerfbar war, keinen Schwangerschaftstest gemacht zu haben, obwohl die Patientin angab, unmittelbar davor ihre Menstruation gehabt zu haben, und verneinte, schwanger zu sein, und obwohl er im Ultraschall keinerlei Hinweis auf eine Schwangerschaft fand. Tatsächlich ergaben die vorgelegten Ultraschallbilder keinerlei Hinweise auf einen sog. Pseudogestationssack.

Insgesamt handelte es sich also um einen weitgehend typischen Fall einer bedauerlicherweise übersehenen Eileiterschwangerschaft, welcher durch den Umstand der Fernreise ohne weitere ärztliche Konsultation besonders dramatisch verlaufen war.

Ein Konsil mit zwei weiteren Sachverständigen zur Beantwortung obiger Frage ergab unisono, dass man dem Arzt in dieser speziellen Situation keinen schuldhaften Fehler vorwerfen konnte. Hätte die Patientin einen Menstruationskalender geführt, was ihr bei bestehendem Kinderwunsch durchaus zumutbar gewesen wäre, so hätte ihr auffallen müssen, dass es sich um keine normale Regelblutung gehandelt haben konnte. Die Vornahme eines Schwangerschaftstests wäre ihr ebenfalls durchaus selbst zuzumuten gewesen. Die Patientin hingegen konnte auch bei der Befragung durch den Sachverständigen keine Angabe über ihre letzte Blutung vor der Blutung vom 7. bis 9. 6. 2007 machen. Natürlich wurde in diesem Zusammenhang auf eine gewisse Eigenverantwortlichkeit der mündigen Patientin hingewiesen.

Beantwortung des Fragenkatalogs

1. Wie groß war das Verletzungsausmaß und wie verlief der Heilungsprozess?
   Das Verletzungsausmaß einer geplatzten, linksseitigen Eileiterschwangerschaft mit schwerstem Schockzustand und querer Unterbauchlaparotomie ist als schwer zu bezeichnen. Der Heilungsverlauf war unter Gabe von sieben Blutkonserven und sieben Plasmakonserven komplikationslos.
2. Wie lautet eine globale Zusammenfassung der Dauer und Intensität der erlittenen Schmerzen?
   An erlittenen Schmerzen konnten bei einer derartigen Operation gerafft auf den 24-Stunden-Tag drei Tage mittelstarke und zehn Tage leichte Schmerzen angenommen werden.
3. Welche Dauerfolgen mit welchen Auswirkungen waren bei der Erwerbstätigkeit und im Privatleben zu erwarten?
   Als Dauerfolge war die Entfernung und damit das Fehlen des linken Eileiters, verbunden mit der 50 %igen Minderung der Fähigkeit, schwanger zu werden, anzusehen. Dies hatte keinen Einfluss auf die Erwerbstätigkeit und das Privatleben.
4. Wie hoch war die Wahrscheinlichkeit, ob und gegebenenfalls mit welchen Spätfolgen gerechnet werden musste?
   An Spätfolgen einer derartigen Operation, die mit einer beträchtlichen Ansammlung von Blut im Bauchraum einherging, waren Verwachsungen zu nennen, die zu Unterbauchbeschwerden führen könnten. Auch ein Darmverschluss wäre denkbar.
5. Wie groß war das Ausmaß der Pflegebedürftigkeit?
   Abgesehen von der Tatsache, dass die Patientin fünf Tage im Spital in Saigon lag und dann weitere fünf Tage im Hotel von ihrem Freund betreut wurde, bestand keine weitere Pflegebedürftigkeit. Der Krankenstand betrug drei Wochen.

6. Wie lang war die Dauer der Arbeitsunfähigkeit?
   Die Dauer der Arbeitsunfähigkeit betrug drei Wochen.
7. Ergaben sich Hinweise, einen Verdacht auf eine Eileiterschwangerschaft zu äußern und geeignete Maßnahmen zu ergreifen?
   Die Frage nach Hinweisen, einen Verdacht auf eine Eileiterschwangerschaft zu äußern und geeignete Maßnahmen zu ergreifen, bestanden seitens der Patientin im Erkennen des Ausbleibens der Regelblutung und insbesondere einseitigen Schmerzen im Unterbauch. Seitens des Arztes ergibt sich der Verdacht auf eine Eileiterschwangerschaft immer bei etwa sechs- bis siebenwöchigem Ausbleiben der Regelblutung, bei Vorliegen von Schmierblutungen und bei Fehlen einer intrauterinen Schwangerschaft im Ultraschall.
8. Hätte der Frauenarzt einen Schwangerschaftstest machen müssen? Hätte dieser unter den gegebenen Umständen positiv sein können? Oder liegt ein schicksalhafter Verlauf vor?
   Die Frage, ob der Arzt einen Schwangerschaftstest hätte machen müssen, wurde verneint, obwohl dieser unter den gegebenen Umständen positiv hätte sein können. Die Frage, ob ein schicksalhafter Verlauf vorlag, wurde insofern bejaht, da die Patientin unmittelbar nach der Arztkonsultation nach Vietnam in Urlaub fuhr. Wäre sie nicht in Urlaub gefahren, so wäre es durchaus wahrscheinlich gewesen, dass sie aufgrund der Beschwerden innerhalb von 17 Tagen nochmals einen Arzt aufgesucht hätte.

4.3.3 Verfahrensausgang

Die Patientin erhielt nach Einschaltung eines Anwaltes von der Haftpflichtversicherung des Arztes aufgrund des Gutachtens und der besonders dramatischen Umstände auf dem Kulanzweg € 5.000,– zugesprochen.

4.3.4 Resümee

Dieser dramatische Fall einer Tubarruptur in Fernost beleuchtet die diagnostische Problematik der Extrauteringravidität sehr deutlich. Die Patientin führte trotz Kinderwunsches keinerlei Aufzeichnungen über ihre Menstruationsblutungen, verneinte die Möglichkeit einer Schwangerschaft aufgrund der Blutung und erwartete vom Arzt die endgültige Diagnose kurz vor ihrem Aufbruch zu einer längeren Reise ins ferne Ausland. Wenngleich heute Schwangerschaftstests aus ökonomischen Gründen meistens von den Patientinnen selbst durchgeführt werden, zeigt dieser Fall klar, dass der Arzt immer gut beraten ist, im Zweifelsfall einen Schwangerschaftstest durchzuführen oder zu veranlassen. Ein positiver Test oder eine Blutuntersuchung auf Beta-HCG bzw. Progesteron hätte wahrscheinlich, wie auch im nächsten Fall, den Verlauf geändert. Dann wäre eine entsprechende ärztliche Aufklärung und Dokumentation über die Möglichkeit einer Eileiterschwangerschaft zwingend notwendig gewesen und die Patientin hätte autonom entscheiden müssen, ob sie diese Reise antritt. Die Durchführung einer Vaginal-Ultraschalluntersuchung ist trotz des heute hohen Auflösungsvermögens nicht immer ausreichend. Die enorme Reisetätigkeit und Mobilität der Menschen muss heutzutage in die diagnostischen Überlegungen des Arztes mit einbezogen werden.

Literatur

Bree RL, Edwards M, Böhm-Vélez M, Beyler S, Roberts J, Mendelson E. Transvaginal sonography in the evaluation of normal early pregnancy: correlation with HCG level. Am J Röntgenol 1989; 153: 75–9.

Hucke J. Extrauterine Schwangerschaft. Der Gynäkologe 1997; 30: 875–87.

Kirk E, Papageorghiou AT, Condous G, et al. The diagnostic effectiveness of an initial transvaginal scan in detecting ectopic pregnancy. Hum Reprod 2007; 11: 2824–8.

Kucera E, Lehner R, Husslein P. Extrauteringravidität. In: Schneider H, Husslein P, Schneider MK (Hrsg.). Die Geburtshilfe. Berlin, Heidelberg, New York: Springer, 2006: 19–29.

4.4 Eileiterschwangerschaft – von der Patientin verschleppt

4.4.1 Sachverhalt / Kasuistik

Die im Jahr 2001 38-jährige Klägerin hatte anamnestisch eine Abtreibung sowie einen Autounfall mit Schleudertrauma vor einem Jahr durchgemacht und befand sich seitdem im Krankenstand. Sie suchte am 29. 5. 2001 wegen ausgebliebener Regelblutung und positiven Schwangerschaftstests ihren Frauenarzt auf. In der Kartei war die letzte normale Regel (LNR) am 22. 4. 2001 vermerkt, welche die Klägerin später allerdings nicht mehr angeben konnte. Der Frauenarzt führte eine gynäkologische Untersuchung sowie eine abdominale Ultraschalluntersuchung durch, konnte in der Gebärmutter jedoch nichts sehen. Da die Klägerin keine Schwangerschaft wünschte, schickte sie der Arzt zu einem Schwangerschaftsabbruch in das Ambulatorium für Schwangerenhilfe. Die Klägerin wünschte die Abtreibungspille Mifegyne; es bestand jedoch eine Kontraindikation wegen Hepatitis, sodass eine Verabreichung nicht möglich war. Zwei Tage später suchte die Klägerin den Arzt wegen einer Blutung erneut auf. Dieser stellte unter der Diagnose Abortus incompletus eine Überweisung an eine Frauenklinik aus. Zu diesem Zeitpunkt (Grav SSW 5/3) bestanden bei der Klägerin keinerlei Schmerzen und es lag keinerlei Hinweis auf eine Eileiterschwangerschaft vor.

Die Klägerin machte in den folgenden Tagen von der Überweisung keinen Gebrauch und suchte erst in den Abendstunden des 10. 6. 2001 (SSW 7/0), laut ihren eigenen Angaben wegen Rückenschmerzen und schwarzen Stuhls, die Klinik auf. Der diensthabende Gynäkologe hielt im Ambulanzbuch, ohne Angabe eines Grundes für die Untersuchung der Klägerin, fest, dass die Gebärmutter normal groß und die Adnexe und Parametrien beidseits frei waren. Er führte eine Vaginalultraschalluntersuchung durch, die eine Gebärmutter mit schmalem Endometrium zeigte. Als Diagnose führte er „Zustand nach Abortus, Differentialdiagnose Extrauterinschwangerschaft" aus. Er verabreichte Methergin und Diclofenac als Schmerztherapie und verordnete eine Kontrolle in 14 Tagen bzw. bei Beschwerden sofort. Eine Schwangerschaftswoche wurde nirgends angegeben.

In einem Arztbrief, datiert mit 29. 8. 2001, also mehr als 2 1/2 Monate später und in Kenntnis des schlechten Ausganges der Sache, hielt der Diensthabende fest: „Diagnose Abortus incompletus, Spiegel mittelstarke Blutung aus dem Muttermund, die Portio glatt, der Uterus gestreckt, beweglich, normal groß, Adnexregionen palpatorisch unauffällig. Vaginalsonographie: schmaler Gebärmutterschleimhautsaum, beide Eierstöcke darstellbar, keine freie Flüssigkeit im Douglas." Des Weiterens war vermerkt:

„Da die Patientin eine stationäre Aufnahme vorerst ablehnte und diese auch nicht unbedingt erforderlich war, wurde sie mit einem Rezept für Methergin und Voltaren nach Hause entlassen. Die Patientin wurde zu einer Kontrolle in 10 bis 14 Tagen wiederbestellt bzw. aufgefordert, bei Beschwerden jederzeit die Ambulanz aufzusuchen." Nachdem der Arztbrief der Universitäts-Frauenklinik über die operative Sanierung der rechtseitigen Eileiterschwangerschaft der Klägerin mit 10. 8. 2001 datiert war, war gutachtlich davon auszugehen, dass der Verfasser am 29. 8. 2001 bereits davon Kenntnis hatte.

Es stand fest, dass die Klägerin über die Möglichkeit einer Eileiterschwangerschaft nicht aufgeklärt wurde.

Der diensthabende Gynäkologe behauptete in der Verhandlung, dass er die Klägerin nicht beunruhigen wollte, da bekannt wäre, dass sich „50% aller derartigen Fälle von selbst erledigen", was gutachtlich zurückgewiesen wurde.

In der Folge verschleppte die Klägerin zum zweiten Mal eine weitere Kontrolle.

Sie musste in den Morgenstunden des 28. 6. 2001 (SSW 9/4) mit starken Unterbauchschmerzen und Atemnot die Rettung verständigen und wurde in die Notfallambulanz des Allgemeinen Krankenhauses gebracht. Dem Ambulanzprotokoll war zu entnehmen, dass die Patientin Schmierblutungen seit drei Tagen angegeben hatte und sich in der Scheide noch Reste alten Blutes befanden. Das Abdomen war diffus druckschmerzhaft, die Klägerin verweigerte eine gynäkologische Untersuchung und gab Schmerzen von der Symphyse bis zum Brustbein an. Im Vaginalultraschall fand sich ein schmales Uteruscavumecho und im Bereich des rechten Eileiters eine Raumforderung von 58 mm. Es fand sich kein Hinweis auf ein Ringecho und keine freie Flüssigkeit. Der Schwangerschaftstest war hochpositiv. Der Blutdruck betrug 120/50, der Puls 62, die Temperatur 36 °C. Die Diagnose lautete: „Zustand nach Spontanabortus vor drei Wochen ohne Kürettage, Verdacht auf Eileiterschwangerschaft" (6.00 Uhr früh).

Am selben Tag um 12.10 Uhr wurde unter der Diagnose akute Eileiterschwangerschaft eine operative Laparoskopie mit Hämatomausräumung und Spülung sowie der Entfernung der rechten Tube durchgeführt. Dem Operationsbericht war zu entnehmen, dass sich reichlich freie Flüssigkeit und Blut im Bereich der gesamten Bauchhöhle befunden hatten. Im aufgequollenen rechten Eileiter zeigte sich eine Rupturstelle im Bereich der Ampulle. Da es während der Operation nicht blutete, konnte der Eileiter retrograd abgesetzt und über den 12-mm-Einstich im linken Unterbauch geborgen werden. Es wurde nun der gesamte Bauchraum, auch im Bereich der Leber, des Magens und der Milz, mit insgesamt 4 Liter Spülflüssigkeit gespült, sodass am Ende der Operation der Großteil des Blutes und der Blutgerinnsel entfernt worden waren. Beide Eierstöcke waren unauffällig, ebenso der linke Eileiter.

Der postoperative Verlauf war im Wesentlichen komplikationslos, die Patientin wurde jedoch wegen einer abgelaufenen Hepatitis B sowie des Verdachts auf eine rezente Hepatitis C an der gastroenterologischen Ambulanz der Universitätsklinik für Innere Medizin vorgestellt.

Dem Arztbrief, datiert mit 10. 8. 2001, war die Diagnose „Eileiterschwangerschaft sowie die Therapie Bauchspiegelung, Hämatomausräumung, Spülung sowie Entfernung des rechten Eileiters" zu entnehmen. Der histologische Befund ergab ein Präparat des rechten Eileiters mit Resten einer eingebluteten Eileiterschwangerschaft, regelrecht aufgebautem Eileiter ohne floride Entzündung, für einen malignen Prozess lag kein Anhaltspunkt vor.

In der Zivilgerichtssache wegen € 33.977,– und Feststellung € 5.000,– verklagte die Patientin den Rechtsanwalt, den sie primär zur Einforderung ihrer Schadenersatzansprüche aufgesucht hatte. Die Ärzte waren Nebenintervenienten der beklagten Partei.

4.4.2 Beurteilung / Gutachten

Gutachtlich bestand kein Zweifel darüber, dass es sich um eine relativ spät, bis in die 10. Schwangerschaftswoche (SSW 9/3), verschleppte Eileiterschwangerschaft handelte. Es kam zu einer sog. Tubarruptur, also zum Platzen des Eileiters. Dabei handelt es sich um einen potentiell lebensgefährlichen Zustand, der heute in aller Regel vermieden werden kann. Daher waren die Gründe für die Verschleppung zu hinterfragen.

Zum Zeitpunkt der Untersuchung durch den niedergelassenen Frauenarzt am 29. bzw. 31. 5. 2001 befand sich die Klägerin in einem sehr frühen Stadium der Schwangerschaft (SSW 5/1 bzw. 5/3) und ein Vaginalultraschallgerät stand nicht zur Verfügung. Die Überweisung an das Ambulatorium für Schwangerenhilfe, bei Wunsch nach Schwangerschaftsabbruch, bzw. die Überweisung an eine gynäkologische Abteilung zwei Tage später unter der Diagnose Abortus incompletus bei Auftreten einer Blutung wurde gutachtlich als korrekt bewertet.

Nicht nachvollziehbar war, warum die Klägerin in den darauf folgenden Tagen die gynäkologische Abteilung nicht aufsuchte, um einen Termin für eine Kürettage zu vereinbaren. Dabei wäre eine weitere gynäkologische Untersuchung durchgeführt worden und vermutlich wäre eine stationäre Aufnahme erfolgt. Selbst wenn dabei noch immer kein Verdacht auf eine Eileiterschwangerschaft gestellt worden wäre, hätte man spätestens bei Vorliegen des histologischen Befundes der Kürettage erkannt, dass sich darin keine chorialen Elemente (Schwangerschaftsprodukt) fanden, was einen sicheren Hinweis für eine Eileiterschwangerschaft ergeben hätte.

Die Klägerin suchte jedoch erst zehn Tage später, in den Abendstunden des 10. 6. 2001, außerhalb der Ambulanzzeiten die gynäkologische Abteilung auf.

Hier divergierten die Angaben. Während sich in den Aufzeichnungen der Abteilung keinerlei Angaben für den Grund der Konsultation fanden, weil dies laut diensthabendem Arzt nicht üblich war, gab die Klägerin Rückenschmerzen und schwarzen Stuhl an. Dies wäre jedoch der erste Tag mit Beschwerden gewesen, davor hätte sie keinerlei Beschwerden gehabt.

Fest stand, dass weder ein Schwangerschaftstest noch eine Blutuntersuchung auf Beta-HCG durchgeführt wurde und der Vaginalultraschall unauffällig war. Fest stand außerdem, dass die Diagnose St. p. Abortus, Differentialdiagnose Extrauterinschwangerschaft zwar vermerkt, die Patientin darüber aber nicht aufgeklärt wurde, um sie nicht zu beunruhigen. Eine stationäre Aufnahme wurde der Klägerin zwar angeboten, von dieser jedoch abgelehnt. Eine Kontrolle wurde in 14 Tagen, bzw. bei Beschwerden sofort, vereinbart.

Gutachtlich wurde kritisiert, dass der Grund der Konsultation nicht dokumentiert, kein Schwangerschaftstest bzw. kein Test auf Beta-HCG durchgeführt und die Patientin über die Möglichkeit einer Eileiterschwangerschaft nicht aufgeklärt wurde.

Völlig unklar und nicht nachvollziehbar war, warum die Klägerin in den folgenden 18 Tagen zu keiner weiteren Kontrolle erschien. Es wurde ausgeführt, dass, obwohl eine Kontrolle in 10 bis 14 Tagen bei Verdacht auf eine Eileiterschwangerschaft ohnedies schon viel zu hochgegriffen sei, die Klägerin nicht einmal diese Frist eingehalten hatte.

Laut ihren eigenen Angaben bestanden ab dem 25. 6. 2001, also drei Tage vor der Tubarruptur, Schmierblutungen. Somit stand außer Zweifel, dass die Klägerin die ärztlichen Anordnungen bzw. Therapievorschläge zweimal nicht annähernd eingehalten hatte.

So kam es am 28. 6. 2001 in der mittlerweile 10. SSW zur Tubarruptur, wobei weiterer Schaden für die Klägerin durch das gut funktionierende Rettungs- und Krankenhaussystem der Bundeshauptstadt abgewendet werden konnte.

Gutachtlich wurde ausgeführt, dass in aller Regel jede Frau Symptome einer Frühschwangerschaft bemerkt und man daher von einer 38-jährigen Frau, die wusste, dass sie einen positiven Schwangerschaftstest hatte, ohne dass es zu einem wesentlichen Abgang gekommen war, ein gewisses Maß an Eigenverantwortung erwarten könne. Daher war es völlig unverständlich, dass sich die Klägerin nach der ersten Konsultation zehn Tage und nach der zweiten 18 Tage Zeit ließ, bevor sie sich in ärztliche Behandlung begab. Selbst wenn sie sich beim Auftreten von Schmierblutungen am 25. 6. 2001 nochmals vorgestellt hätte, wäre das Platzen des Eileiters zu verhindern gewesen.

Zusammenfassend wurde daher ausgeführt, dass die Klägerin für die Verschleppung der Eileiterschwangerschaft durch Nichtbefolgung der ärztlichen Ratschläge zum überwiegenden Teil selbst verantwortlich war. Ohne Zweifel wäre es der Klägerin leicht möglich und zumutbar gewesen, sich in der Zeit vom 1. bis zum 10. 6. 2001 zu den üblichen Ambulanzzeiten an der gynäkologischen Abteilung vorzustellen, insbesondere, da sie ohnedies im Krankenstand war. Erst recht wäre dies nach der Konsultation in den Abendstunden des 10. 6. 2001 möglich und zumutbar gewesen, zumal ihr eine stationäre Aufnahme angeboten wurde und die Situation, auch für einen Laien erkennbar, ungeklärt war.

Das Nichtreagieren auf das Auftreten von Schmierblutungen am 25. 6. 2001 trotz eindeutiger ärztlicher Empfehlung wurde als fahrlässig bezeichnet.

Der Verlust des rechten Eileiters, bei intaktem linkem Eileiter, bei einer 38-jährigen Frau, mit nachgewiesenermaßen fehlendem Kinderwunsch erschien von untergeordneter Bedeutung.

Beantwortung des Fragenkataloges

1. Hätte der Facharzt am 29. 5. 2001 bemerken können, dass bei der Klägerin eine Eileiterschwangerschaft vorlag, und wäre dadurch eine Notoperation vermieden worden?
   Selbst bei Durchführung eines Vaginalultraschalles hätte der Frauenarzt keine Eileiterschwangerschaft feststellen können, da dies zu diesem Zeitpunkt in SSW 5/1 bzw. SSW 5/3 nicht möglich ist. Somit wäre eine Notoperation nicht vermieden worden.
2. Hätte der Frauenarzt einen sog. quantitativen Test durchführen müssen?
   Er hätte einen sog. quantitativen Test (Beta-HCG) insofern nicht durchführen müssen, da die Patientin einen Schwangerschaftsabbruch wünschte und keinerlei Hinweise für eine Eileiterschwangerschaft vorlagen.
3. War dem Frauenarzt vorwerfbar, dass er statt einer Eileiterschwangerschaft einen natürlichen Schwangerschaftsabgang feststellte, oder hätte dies auch bei Anwendung der gebotenen Sorgfalt nicht festgestellt werden können?

Ihm ist nicht vorwerfbar, dass er statt einer Eileiterschwangerschaft einen natürlichen Schwangerschaftsabgang feststellte, da dies in SSW 5/3 technisch nicht möglich ist. Er hatte die Patientin zur weiteren Abklärung an eine gynäkologische Abteilung verwiesen und damit die gebotene Sorgfalt eindeutig eingehalten.

4. Hätte der diensthabende Gynäkologe an der gynäkologischen Abteilung am 10. 6. 2001 bemerken können und müssen, dass bei der Klägerin eine Eileiterschwangerschaft vorlag, und wäre dadurch eine Notoperation vermieden worden?
   Er hätte am 10. 6. 2001 zumindest den Verdacht auf eine Eileiterschwangerschaft bei der Klägerin haben können und müssen. Er hatte dies auch getan, indem er im Ambulanzbuch die Differentialdiagnose Extrauteringravidität vermerkte. Eine Notoperation wäre zweifelsohne vermieden worden, wenn die Klägerin die ihr angebotene stationäre Aufnahme nicht abgelehnt hätte.
5. Hätte der Diensthabende einen sog. quantitativen Test durchführen müssen?
   Er hätte im gegebenen Fall einen sog. quantitativen Test (Beta-HCG) durchführen müssen, das heißt Blut abnehmen, oder die Patientin für den nächsten Morgen zu einer Blutabnahme einbestellen müssen.
6. War dem Diensthabenden vorwerfbar, dass er das Bestehen einer Eileiterschwangerschaft nicht feststellte und danach handelte, oder hätte dies auch bei Anwendung der gebotenen Sorgfalt nicht festgestellt werden können?
   Dem diensthabenden Gynäkologen war am Abend des 10. 6. 2001 nicht vorwerfbar, dass er das Bestehen einer Eileiterschwangerschaft nicht feststellte und danach handelte, da er im Vaginalultraschall keine Hinweiszeichen gefunden hatte. Er hatte einen Verdacht im Ambulanzbuch festgehalten, ohne jedoch weiter darauf einzugehen.
7. War der Grund, warum die Klägerin am 28. 6. 2001 notoperiert werden musste, alleine, überwiegend, zum Teil oder gar nicht auf das Verhalten der Klägerin zurückzuführen?
   Der Grund, warum die Klägerin am 28. 6. 2001 notoperiert werden musste, war überwiegend auf das Verhalten der Klägerin zurückzuführen.
8. Beachtete die Klägerin Anweisungen nicht und hätte bei Beachtung dieser Anweisungen die Operation vermieden werden können?
   Es war evident, dass die Klägerin Anweisungen sowohl ihres Frauenarztes als auch des diensthabenden Arztes im Krankenhaus nicht beachtete. Bei Beachtung dieser Anweisungen hätte die Operation zwar nicht vermieden werden können, jedoch früher stattgefunden.
9. Für den Fall dass ein ärztlicher Kunstfehler vorlag: Welche Schmerzen (Dauer und Intensität) erlitt die Klägerin infolge des Nichterkennens der Eileiterschwangerschaft vor der Operation am 28. 6. 2001, durch die Notoperation am 28. 6. 2001 und danach?
   Ein ärztlicher Kunstfehler lag insofern nicht vor, als die Klägerin für die Verschleppung der Operation selbst verantwortlich war. Durch das Platzen der Eileiterschwangerschaft am 28. 6. 2001 war ihr ein Tag schwerer Schmerzen erwachsen. Die Operation am 28. 6. 2001 wäre dieselbe gewesen, wenn die Eileiterschwangerschaft früher erkannt worden wäre, und die Schmerzen danach wären ebenso dieselben gewesen.

10. Sind die behaupteten ärztlichen Behandlungs- und Beratungskosten für einen Heilungsverlauf zweckentsprechend, notwendig und angemessen?
Die alternativmedizinischen Behandlungs- und Beratungskosten bei Privatärzten standen in keinem kausalen Zusammenhang mit der Operation der Eileiterschwangerschaft und waren für den Heilungsverlauf desselben auch nicht zweckentsprechend, notwendig und angemessen.
11. War die Klägerin durch das Nichterkennen der Eileiterschwangerschaft in ihrer Verdienstmöglichkeit beeinträchtigt?
Durch das Nichterkennen der Eileiterschwangerschaft war die Klägerin in ihrer Verdienstmöglichkeit etwa zwei Wochen beeinträchtigt, wobei dies jedoch auch für eine frühere Operation zugetroffen hätte.
12. Sind Spät- oder Dauerfolgen durch die Nichtdiagnose einer Eileiterschwangerschaft mit an Sicherheit grenzender Wahrscheinlichkeit auszuschließen?
Spät- oder Dauerfolgen durch die Nichtdiagnose der Eileiterschwangerschaft sind, abgesehen vom fehlenden rechten Eileiter, eher unwahrscheinlich, jedoch nicht mit an Sicherheit grenzender Wahrscheinlichkeit auszuschließen. So kann es nach Bauchoperationen zur Bildung von Verwachsungen kommen. Diese Möglichkeit hätte allerdings auch bei einer früheren Operation bestanden.
13. Wurden der Klägerin durch die Notoperation am 28. 6. 2001 „Mehrschmerzen" zugefügt oder ergaben sich solche als Folge derselben, wenn man die Schmerzen dieser Operation und die Folgen derselben mit einem operativen Eingriff vergleicht, der früher durchgeführt worden wäre? Bejahendenfalls möge das Ausmaß dieser „zusätzlichen Schmerzen" angegeben werden.
Der Klägerin wurden durch die Notoperation am 28. 6. 2001 keinerlei „Mehrschmerzen" zugefügt und ergaben sich solche als Folge derselben auch nicht, wenn man die Schmerzen dieser Operation und die Folgen derselben mit einem operativen Eingriff vergleicht, der früher durchgeführt worden wäre. Die Operation (operative Laparoskopie mit Entfernung eines Teils oder des ganzen Eileiters) ist immer dieselbe. Man konnte davon ausgehen, dass der Klägerin am 28. 6. 2001 etwa einen Tag starke Schmerzen aus eigenem Verschulden erwachsen waren, welche bei früherer Operation höchstwahrscheinlich vermieden worden wären.
14. Wären die ärztlichen Behandlungs- und Beratungskosten auch dann (in gleicher Höhe) aufgelaufen, wenn die Eileiterschwangerschaft der Klägerin früher, etwa am 29. 5. 2001 oder am 10. 6. 2001, erkannt worden wäre?
Wie bereits dargelegt, standen die geforderten ärztlichen Behandlungs- und Beratungskosten in keinem Kausalzusammenhang zur Operation der Eileiterschwangerschaft, sondern wurden von der Klägerin selbst verursacht und bei Privatärzten selbst bezahlt
15. Hätte bei früherem Erkennen der Eileiterschwangerschaft (etwa am 29. 5. 2001 oder am 10. 6. 2001) ein gleichartiger operativer Eingriff bei der Klägerin durchgeführt werden müssen, wie dieser dann tatsächlich am 28. 6. 2001 durchgeführt wurde?
Bei früherem Erkennen der Eileiterschwangerschaft wäre ein gleichartiger operativer Eingriff bei der Klägerin durchgeführt worden, wie dieser dann tatsächlich am 28. 6. 2001 durchgeführt wurde.
16. Hätte ein am 29. 5. 2001 durchgeführter quantitativer Test (Blutabnahme) oder ein am 10. 6. 2001 durchgeführter quantitativer und/oder qualitativer Test ein siche-

res Ergebnis hinsichtlich der später festgestellten Eileiterschwangerschaft der Klägerin erbracht?
Ein einzelner am 29. 5. 2001 oder 10. 6. 2001 durchgeführter quantitativer und/ oder qualitativer Beta-HCG-Test hätte kein sicheres Ergebnis hinsichtlich der später festgestellten Eileiterschwangerschaft der Klägerin erbracht, nur mehrere Blutabnahmen hätten den Verdacht auf eine Eileiterschwangerschaft bestätigt.

17. War die Operation im AKH kausal für die von der Klägerin geltend gemachte Fruktose- und Laktoseallergie gewesen oder wäre diese auch aufgetreten, wenn die Eileiterschwangerschaft von den Ärzten bereits am 29. 5. 2001 oder am 10. 6. 2001 bemerkt worden und sich die Klägerin einer entsprechenden Behandlung unterzogen hätte (dies unter Bedachtnahme darauf, dass sich ein hochgradiger Verdacht auf eine Hepatitis-C-Infektion bei der Klägerin ergibt)?
Die Operation war keinesfalls kausal für die von der Klägerin geltend gemachte Fruktose- und Laktoseallergie. Diese wäre auch aufgetreten, wenn die Eileiterschwangerschaft von den Ärzten bereits früher bemerkt worden und sich die Klägerin einer entsprechenden Behandlung unterzogen hätte. Ein hochgradiger Verdacht auf Hepatitis C wurde laut Arztbrief bereits zum Zeitpunkt der Operation am 28. 6. 2001 geäußert.

4.4.3 Verfahrensausgang

Die beklagte Partei war schuldig, der klagenden Partei € 650,– samt 4% Zinsen zu bezahlen. Das Mehrbegehren von € 33.327,– samt Anhang wurde abgewiesen. Ebenso wurde das Begehren, es möge festgestellt werden, dass die beklagte Partei der klagenden Partei für sämtliche zukünftigen, derzeit nicht bekannten Folgen und Schäden aus der Fehlbehandlung des niedergelassenen Arztes und des Spitalsarztes im Mai und Juni 2001 im Zusammenhang mit der von ihnen nicht diagnostizierten Eileiterschwangerschaft haftet, abgewiesen. Die klagende Partei war schuldig, der beklagten Partei die mit € 16.821,– bestimmten Kosten des Verfahrens sowie die mit € 9.833,– bestimmten Kosten des ersten Nebenintervenienten (niedergelassener Frauenarzt) und die mit € 9.851,– bestimmten Kosten des zweiten Nebenintervenienten (Spitalsarzt) diesen jeweils binnen 14 Tagen zu ersetzen.

Aus dem Urteil

Die Klägerin begehrte Schadenersatz wegen eingetretener Verjährung aufgrund anwaltlichen Vertretungsfehlverhaltens, und zwar Schmerzengeld von € 18.000,–, Behandlungs-/Beratungskosten von € 976,– und Verdienstausfall von € 15.000,– für die Jahre 2001 bis 2007. Nach einem ersten Beratungsgespräch im Januar 2004, bei dem sie den Rechtsanwalt mit der Vertretung und Geltendmachung ihrer Schadenersatzansprüche wegen ärztlicher Fehlbehandlung im Mai und Juni 2001 beauftragt hatte, kam es aus verschiedensten Gründen, wie unvollständiger Unterlagen und monatelanger Abwesenheit der Klägerin, nicht rechtzeitig zur Einbringung der Klage. Die Kündigung des Bevollmächtigungsvertrages sei erst nach Ablauf der Verjährungsfrist erfolgt. Aufgrund dieses Verhaltens des Beklagten sei ihr ein Schaden entstanden, da sie nunmehr ihre Ansprüche gegen den Frauenarzt und den Spitalsarzt der Klinik nicht mehr geltend machen könne. Das Feststellungsinteresse bestehe deshalb, da aufgrund der

Operation Verwachsungen im Bauch und dergleichen nicht auszuschließen seien, Folgebehandlungen, wie künstliche Befruchtung, notwendig werden könnten und ein zukünftiger Verdienstentgang nicht abschätzbar sei.

Das Gericht urteilte, sachverständig beraten, dass bei früherem Erkennen der Eileiterschwangerschaft ein gleichartiger operativer Eingriff bei der Klägerin durchgeführt worden wäre wie jener, der tatsächlich am 28. 6. durchgeführt wurde. Bei einem früheren Erkennen und früherer Durchführung des Eingriffes wären der Klägerin allerdings die starken Schmerzen, die sie seit dem frühen Morgen des 28. 6. 2001 und in den Folgestunden erlitten hatte, erspart geblieben. Wäre die Klägerin am 10. 6. 2001 oder an den Folgetagen operiert worden, so wäre die Erhaltung des Eileiters aufgrund der Größe des Embryos genauso wenig sicher möglich gewesen, jedoch der Spülbedarf geringer und die postoperativen Schmerzen dadurch um fünf Tage leichte Schmerzen (Spitalsaufenthalt) verkürzt worden. Der darauf folgende Krankenstand von 30 Tagen wäre um weitere fünf Tage leichte Schmerzen kürzer gewesen, wenn früher operiert worden wäre. Insgesamt entstanden der Klägerin aufgrund der verspäteten Operation ein Tag starke und zehn Tage leichte Schmerzen mehr im Vergleich zu einer Operation zum Zeitpunkt 10. 6. 2001 oder an den Folgetagen. Die Klägerin erlitt auf-grund der Operation vom 28. 6. und der damit einhergegangenen Umstände laut psychiatrischen Gutachten keine posttraumatische Belastungsstörung. Die Klägerin leidet zwar an einer psychischen Störung, einer Neurose, diese steht jedoch nicht in Zusammenhang mit der relevanten medizinischen Behandlung im Mai und Juni 2001. Auch konnte nicht festgestellt werden, dass bei der Klägerin ein Kinderwunsch gegeben war oder zukünftig gegeben sein wird.

Der gegen die Klägerin erhobene Mitverschuldenseinwand war berechtigt. Nimmt ein Patient die vereinbarte Nachbehandlung nicht wahr und sucht er nicht, wie ihm vom behandelnden Arzt empfohlen, bei Komplikationen Notarzt oder Klinik auf, trifft ihn ein bei Entscheidung über das Schmerzengeld zu berücksichtigendes Mitverschulden (EvBl 1998/24, RS0108526, 10 Ob 24/00b). Der Klägerin war anzulasten, dass sie sich den ärztlichen Anweisungen widersetzte. Sie sollte spätestens in 14 Tagen zu einer neuerlichen Untersuchung bzw. bei Beschwerden sofort wiederkommen. Sie ließ nicht nur mehr als 14 Tage vergehen, sondern kam auch bei Auftreten von Blutungen dieser Anweisung nicht nach. Insofern trifft sie eine Sorglosigkeit in eigenen Angelegenheiten, welche zu einer Schadensteilung nach § 1304 ABGB führt. Zusammengefasst wäre die Klägerin gegen den Arzt und den Träger der Frauenklinik bei rechtzeitiger Klageführung unter Berücksichtigung ihres Mitverschuldens mit 50% durchgedrungen.

Zur Höhe des Anspruchs wurde festgestellt, dass aus der verspäteten Vornahme des Eingriffes eine längere Schmerzperiode von insgesamt zehn Tage leichte sowie ein Tag schwere Schmerzen am Tag der Eileiterruptur resultierten. Aus diesem Anspruch wäre der Klägerin sohin anhand der gängigen Schmerzengeldsätze € 1.300,00 zugesprochen worden, die um die Hälfte gem. § 1304 ABGB reduziert worden wären. Mangels Kausalitätsnachweis stehen die begehrten Kosten für die Behandlung der Fruktose- bzw. Laktoseintoleranz ebenso wenig wie ein behaupteter Verdienstausfall zu. Da eine posttraumatische Belastungsstörung nicht festgestellt werden konnte, war der Beklagte dafür nicht ersatzpflichtig. Die Spät- und Dauerfolgen wären in gleicher Art und Weise bei rechtmäßigem Alternativverhalten nicht mit an Sicherheit grenzender Wahrscheinlichkeit auszuschließen gewesen, sodass das Feststellungsbegehren abzuweisen war. Dem Einwand des Beklagten, dass die Kosten des Verfahrens gegen beide Ärzte aufgrund ihres überwiegenden Unterliegens von der Klägerin zu bestreiten gewesen wären und den zugesprochenen Betrag überstiegen hätten, war zu entgegnen, dass die Klägerin im vorliegenden Regressprozess kostenpflichtig geworden war, ihr eine Kostenersatzpflicht nicht zweimal angelastet werden könne und bei der Haftungsfrage aufgrund der vorgeworfenen Unterlassung ein sorgfaltsgemäßes Handeln hinzu gedacht wurde.

4.4.4 Resümee

Eileiterschwangerschaften gehören zu den häufigsten forensischen Auseinandersetzungen in der Gynäkologie und Geburtshilfe. Ohne Zweifel trug in diesem Fall die Klägerin infolge zweimaliger Nichtbefolgung ärztlicher Ratschläge klar die Hauptschuld an der Verschleppung ihrer Eileiterschwangerschaft mit der Folge der Tubarruptur in Grav SSW 10. Gutachtlich war allerdings die ambulante Betreuung in dem Krankenhaus durchaus als suboptimal zu bezeichnen. Weder wurde ein Schwangerschaftstest noch ein Beta-HCG-Test durchgeführt oder veranlasst noch wurde die Patientin über die Möglichkeit der Eileiterschwangerschaft aufgeklärt, obwohl dies im Ambulanzbuch so vermerkt war. Auch ist bei einer Eileiterschwangerschaft die Empfehlung, eine Kontrolle in 10 bis 14 Tagen durchführen zu lassen, insofern inkorrekt, als der Zeitraum viel zu lang ist. Patientinnen mit Verdacht auf eine Extrauteringravidität müssen sorgfältig darüber aufgeklärt werden, insbesondere auch dahingehend, dass sie bei jedweder Verschlechterung sofort das Krankenhaus aufsuchen müssen. Für die Begutachtung gilt allerdings, dass die Operation in den allermeisten Fällen immer dieselbe sein wird, egal zu welchem Zeitpunkt sie durchgeführt wird. Zumeist handelt es sich um die Entfernung des ganzen oder eines Teils des befallenen Eileiters.

Literatur

Malik E, Bauer O, Gembruch U. Extrauteringravidität. In: Diedrich K (Hrsg.). Klinik der Frauenheilkunde und Geburtshilfe, Band 3: Endokrinologie und Reproduktionsmedizin III, 4. Aufl. München: Urban & Fischer; 1998: 373–90.

4.5 Eierstockentzündung oder psycho-vegetativ bedingte Bauchschmerzen?

4.5.1 Sachverhalt / Kasuistik

Die 1990 26-jährige Klägerin erzählte, dass sie im Mai 1990 erstmalig einen „Anfall" hatte, bei dem es sich um einen extrem starken Krampf punktförmig zwischen Nabel und Symphyse handelte. Zuerst dachte sie, dieser käme vom Darm, stellte jedoch auf der Toilette fest, dass dem nicht so war. Der Stuhl war normal. Sie verspürte starke Übelkeit, leichtes Kreislaufversagen, hatte das Gefühl, „alles wird taub, die Zunge dick und sie könne nicht mehr sprechen". Sie wäre von ihrem Mann von der Toilette hereingetragen worden, da sie nicht mehr aufstehen konnte. Der Zustand hätte sich innerhalb von 20 Minuten gebessert, insbesondere das Kribbeln in den Händen sowie die Taubheit im Kopf und in der Zunge besserten sich. Sie wäre vormittags im Bett geblieben und nachmittags zu ihrem praktischen Arzt gegangen. Dieser vermutete, die Beschwerden kämen von der Blase und schickte die Klägerin ins Labor. Die Harnuntersuchung war ganz normal, die Blutsenkung 8/24 (max. 12/20). Danach schickte die praktische Ärztin die Klägerin zur später beklagten Gynäkologin. Das Wartezimmer wäre sehr voll gewesen und die Gynäkologin hätte sichtlich unter Zeitdruck gestanden. Nach der Untersuchung hätte die Klägerin ein Medikament gegen ihre Scheidenpilzinfektion erhalten. Sie hatte das Gefühl, die Ärztin würde sich nicht auf sie konzentrieren, regte sich furchtbar auf, weil sie wie eine Nummer behandelt worden wäre, und wollte von ihrer praktischen Ärztin einen anderen Gynäkologen empfohlen haben.

Drei Wochen nach der Erstuntersuchung vereinbarte die Klägerin einen Termin zehn Tage später bei einem anderen Gynäkologen. Zwischenzeitig hätte sie sich schlecht gefühlt, vor allem seelisch, und hatte ziehende Schmerzen im Bereich der Blinddarmnarbe, welche ins rechte Bein ausstrahlten. Der ganze Bauch hätte weh getan, wäre druckempfindlich gewesen und aufgeblasen. Es wäre sehr arg gewesen und am ärgsten beim Besuch beim Gynäkologen. Die Untersuchung wäre sehr schmerzhaft gewesen und die Klägerin hätte drei verschiedene Medikamente, Zäpfchen, Tabletten und eine Creme zum Einführen, erhalten. Am nächsten Tag wäre eine Blutung, schwächer als eine Regelblutung, aufgetreten, welche 36 Stunden dauerte. Danach hätte sie acht Wochen keine Blutung gehabt und vermutete dies als Folge der Medikamente. Weiters hätten sich Übelkeit, Schwindel und Durchfall über zweieinhalb bis drei Wochen eingestellt. Eine Kontrolluntersuchung wäre erst nach vier Wochen erfolgt, da der Gynäkologe zwischenzeitlich auf Sommerurlaub war. Er meinte, die Entzündung hätte sich gebessert. Ein Verdacht auf eine Schwangerschaft wurde entkräftet, da eine Blutung eingetreten war. Sie hätte den Gynäkologen auch gefragt, ob man ihre Entzündung nicht etwa homöopathisch hätte behandeln können, dieser hätte jedoch gemeint, in ihrem Fall dauere es schon so lange und wäre so stark, dass man ein Antibiotikum verwenden sollte. Kurz danach war die Klägerin auch bei einer homöopathischen Ärztin wegen ihrer seelischen Probleme. Diese stellte im Bereich der Blinddarmnarbe eine schmerzhafte Druckstelle fest und meinte, es könne auch der Darm sein, wollte aber etwas Gynäkologisches ausschließen. Bei dem von ihr empfohlenen privaten Gynäkologen erhielt die Klägerin jedoch kurzfristig keinen Termin.

Bei der Untersuchung ein halbes Jahr später ging es der Klägerin besser, sie vermutete jedoch eine Störung in ihrem Hormonhaushalt bzw. in ihrem Immunsystem. Sie hätte seit etwa einem halben Jahr einen extrem starken Bartwuchs und Pickel am Rücken. Ihr Ausfluss bestünde weiter und „ihr seelischer Erregungszustand wäre durcheinander, es gäbe häufig Auseinandersetzungen mit ihrem Gatten wegen Kleinigkeiten". Sie würde sich furchtbar aufregen, fünf Minuten später wäre jedoch alles wieder vorbei. Diese Gefühlsschwankungen von himmelhoch jauchzend bis zu Tode betrübt wären stark und wechselnd. Sie müsse viel weinen.

Zur Klage kam es, weil die Klägerin das Gefühl hatte, die Gynäkologin nähme sich nicht die Zeit, den Patienten wirklich zu helfen. Durch ihre Oberflächlichkeit hätte sie erst vier Wochen später erfahren, welches Problem wirklich vorlag. Diese vier Wochen hätte sie sich erspart, wenn die Gynäkologin eine ordentliche Untersuchung gemacht und zugehört hätte. Da die Klägerin Zeugin Jehovas war, von dort den Klagevertreter als Rechtsanwalt kannte und rechtsschutzversichert war, entschloss sie sich zur Klage.

4.5.2 Beurteilung / Gutachten

Der gynäkologische Befund ergab reichlich Fluor vaginalis bei PAP II und Sekret-Reinheitsgrad III ohne Diplokokken. Die Palpation ergab keinen Uterus-Schiebeschmerz, die Adnexe und Parametrien waren rechts frei, das linke Parametrium eine Spur verkürzt. Der Ultraschallbefund ergab einen Uterus von 8 × 3,3 cm, leicht sinistroponiert, das rechte Ovar unauffällig, das linke Ovar kleinzystisch. Insgesamt lag kein Anhaltspunkt für eine Adnexitis vor.

Beantwortung des Fragenkataloges

1. Durch welche Art von Untersuchungen kann das Vorliegen einer Eierstockentzündung festgestellt werden?
   Ausgeführt wurde, dass eine Adnexitis zunächst klinisch durch die Spekulumuntersuchung sowie die Palpationsuntersuchung festgestellt wird. Bei der Spekulumuntersuchung würde in eventu ein zervikaler Fluor, also ein Ausfluss aus dem Gebärmutterhals, diagnostiziert werden können. Bei der Sekretuntersuchung würden in eventu Entzündungszeichen gefunden werden. Die klinisch wichtigste Untersuchung ist die Palpationsuntersuchung, bei der ein Druckschmerz im Bereich der Eierstöcke rechts und links neben der Gebärmutter festgestellt werden könnte.
   Somit ergibt sich die basale Diagnostik beim niedergelassenen Gynäkologen aus dem klinischen Bild von akuten Unterleibsschmerzen, eitrigem Ausfluss (z. B. Reinheitsgrad IV), Fieber über 37 °C rektal, Erbrechen und Blutungsstörungen, tastbaren Tumoren im Unterbauch, einer Proktitis, einer Harnwegsinfektionssymptomatik, einer erhöhten Blutkörperchensenkungsgeschwindigkeit sowie der Druckschmerzhaftigkeit der Eierstöcke und / oder der Gebärmutter. Die Blutkörperchensenkungsgeschwindigkeit ist in drei Viertel der Fälle erhöht, die Leukozyten in 50 bis 60 %, das C-reaktive Protein, als bester Infektionsparameter, in über 80 %.
   Prädisponierende Faktoren für eine Eierstockentzündung sind eine liegende Intrauterinspirale, eine Abtreibung, die Geburt, Kürettagen, die Menstruation sowie ärztliche intrauterine Eingriffe, sexuelle Promiskuität, sexuell übertragbare Krankheiten und jede Scheiden- bzw. Gebärmutterhalsentzündung per se. Ergibt die klinische und labormäßige Untersuchung der Patientin einen Verdacht auf Eierstockentzündung, so gehören auch die Ultraschalluntersuchung und die Laparoskopie (Bauchspiegelung) zur Diagnostik. Die Ultraschalldiagnostik würde z. B. eine signifikante Größenzunahme der Eierstöcke verifizieren können. Die Laparoskopie, welche allerdings einen invasiven Eingriff in Vollnarkose bedeutet, würde eine Ödematisierung der Eileiter mit entsprechender Hyperämie zeigen, wobei es oft schwierig ist, aus dem Douglas-Exsudat einen mikrobiologischen Befund zu erheben. Als Komplikationen einer schweren Eierstockentzündung gelten Pyosalpingen in 10 bis 30 %, Tuboovarialabszesse, Peritonitiden und als Spätkomplikationen chronisch rezidivierende Schmerzzustände in bis zu 22 %, die in der Praxis erhebliche Schwierigkeiten bereiten können. Des Weiteren ist das Risiko für eine extrauterine Schwangerschaft erhöht, eine Sterilität kann sich in 10 bis 20 % einstellen.
   Um invasive, nicht ungefährliche Untersuchungen wie die Laparoskopie mit einer Letalitätsrate von etwa 5 auf 100.000 Fälle zu vermeiden, wurde versucht, mit einer Viererkonstellation rein klinischer Befunde eine Diagnose zu ermöglichen. Diese Parameter sind:

- Unterbauchschmerz
- Adnexdruckschmerz
- entzündliche Vaginalzytologie
- beschleunigte Blutkörperchensenkungsgeschwindigkeit

Damit konnte eine diagnostische Spezifität von über 90 % erreicht werden. Andere Autoren haben einen Adnexitis-Score (Tab. 4.1) gebildet, um den Schweregrad der Erkrankung zu quantifizieren. Dabei werden Punkte verteilt, die je nach Temperatur, Leukozytenzahl, Blutkörperchensenkungsgeschwindigkeit, Palpationsbefund, Ultraschallbefund, Ausdehnung des Geschehens, Vorhandensein von Ausfluss, Eiter oder Blut sowie je nach Adnexitisanamnese. Eine Auswertung von 24 Punkten (Tab. 4.2) ergibt eine Abstufung zwischen der schwersten und leichtesten Form einer Adnexitis (subacuta) und der PID (Pelvic Inflammatory Disease). Dem Praktiker wird damit eine Entscheidungshilfe in die Hand gegeben, denn eine subakute Eierstockentzündung braucht man nicht zu laparoskopieren, eine PID hingegen sollte man laparoskopieren.

Tab. 4.1: Adnexitis-Salpingitis-PID-Score

Punkte	3	2	1	0
Temperatur °C	> 39,5	38,5–39,5	37,5–38,4	≤ 37,4
Leukozyten Zahl / min	> 20.000	12.001– 20.000	10.000– 12.000	< 10.000
CRP	stark erhöht	erhöht	leicht erhöht	normal
BSG (1. Wert)	Sturzsenkung > 60 mm/Std.	mittelgradig erhöht 31–60 mm/Std.	leicht erhöht 11–30 mm/Std.	normal bis 10 mm/Std.
Palpable Tumoren	sicher beidseits	sicher einseitig	auf einer Seite resistenter als normal	o. B.
Druckschmerzhaftigkeit	Portio + Uterus + Adnexe	Uterus + Adnexe	Adnexe rechts oder links	o. B.
Fluor (eitrig und / oder blutig)	+ + + RH-Grad III–II	+ + RH-Grad II	+ RH-Grad II–I	weißlich, unauffällig RH-Grad I bei RH-Grad I PID extrem selten
Adnexitis in der Anamnese	> 3-mal	1–3-mal	fraglich	keine
Summe	24	16	8	0

Tab. 4.2: Auswertung des „Adnexitis-Salpingitis-PID-Score"

Grad der Adnexitis		Gesamtscore
schwerste Adnexitis lokale Peritonitis Pelvic Inflammatory Disease	I	19–14
schwere Adnexitis	II	13–18
leichte Adnexitis	III	9–12
Adnexitis subacuta	VI	1–6

In diesem Zusammenhang wurde auch ausgeführt, dass die Diagnose Eierstockentzündung, welche bei einer Vielzahl von Unterbauchbeschwerden bei der Frau gestellt wird, bei laparoskopisch invasiver Diagnostik in der Mehrzahl der Fälle nicht verifiziert werden kann.

2. Litt die Klägerin im Juni 1990 an einer Eierstockentzündung?
Gutachtlich wurde ausgeführt, dass die Frage, ob die Klägerin im Juni 1990 an einer Eierstockentzündung gelitten hatte, mit 100%iger Sicherheit nur mittels Bauchspiegelung zum damaligen Zeitpunkt hätte diagnostiziert werden können. Aus den medizinischen Unterlagen konnte man jedoch Angaben mit Wahrscheinlichkeiten machen.
Aufgrund der Aktenlage, insbesondere aufgrund der Anamnese und des Krankheitsverlaufes der Klägerin, konnte das Vorliegen einer akuten Eierstockentzündung höchstwahrscheinlich ausgeschlossen werden. Bei der Untersuchung der beklagten Gynäkologin sprach keiner der dargelegten Parameter für eine Eierstockentzündung, insbesondere keine pathologische zervikale Sekretion, keine Abwehrspannung und keine Druckschmerzhaftigkeit der Adnexe. Auch der Laborbefund sprach eindeutig gegen eine akute Entzündung. Ohne Zweifel handelte es sich bei der Klägerin um eine, nach ihren eigenen Angaben, psychovegetativ stark überlagerte Persönlichkeit. So schien auch der „Anfall" vom Mai 1990 eindeutig in diesen Formenkreis zu gehören. Hierfür sprach die starke Übelkeit, das Gefühl, alles würde taub, die Zunge dick, das Gefühl, nicht mehr sprechen zu können, das Kribbeln in den Händen, die Taubheit im Kopf und in der Zunge. Die Klägerin schilderte selbst sehr eindrucksvoll, wie schlecht sie sich seelisch fühlte, dass sie ziehende Schmerzen im Bereich der Blinddarmnarbe hatte, der ganze Bauch ihr weh tat und aufgeblasen war und die Schmerzen in das rechte Bein ausstrahlen würden. Auch der Besuch bei einer homöopathisch praktizierenden Ärztin deutete in diese Richtung. Ebenso, dass ihr seelischer Erregungszustand noch immer durcheinander war, sie häufig Auseinandersetzungen mit dem Mann wegen Kleinigkeiten hatte, sich fürchterlich aufregen würde, viel weinen würde und Gefühlsschwankungen von himmelhoch jauchzend bis zu Tode betrübt hätte. Auch der Verlauf sprach gegen das Vorliegen einer akuten Eierstockentzündung. Die Aussage der praktischen Ärztin sprach dafür, dass die Beschwerden der Klägerin keineswegs so dramatisch gewesen waren.
Bei Verwendung des damals eben publizierten Adnexitis-Scores (Tab. 4.1) ergab sich für die Untersuchung der beklagten Gynäkologin ein Score von 0, wobei allerdings von den Laborparametern das CRP nicht vorlag. Für die Untersuchung vier

Wochen später ergab sich ein Score von 1 bis 2, was einer leichten subakuten Adnexitis entsprach.

3. Bejahendenfalls, welche Schmerzen nach Dauer und Intensität sind der Klägerin dadurch entstanden, dass die Eierstockentzündung nicht schon im Juni 1990 behandelt wurde?
   Der Klägerin sind in der Zeit von 11.6. bis 11.7.1990 leichte Schmerzen von 31 Tagen, gerafft von 10 Tagen entstanden, welche allerdings nicht durch eine Adnexitis verursacht waren.
4. Hätte die Beklagte im Juni 1990 eine Eierstockentzündung bei der Klägerin feststellen können?
   Aufgrund der Aktenlage fand sich daher für das Vorliegen einer Eierstockentzündung bei der Klägerin im Juni 1990 höchstwahrscheinlich kein Anhaltspunkt. Selbst wenn die Klägerin einige Tage lang leichte Schmerzen gehabt hatte, so wäre es ihr jederzeit möglich und zumutbar gewesen, die Gynäkologin nochmals aufzusuchen oder sich an einen anderen Arzt oder eine Ambulanz zu wenden.

4.5.3 Verfahrensausgang

Das Zivilgerichtsverfahren wegen €2.180,20 wurde aufgrund des Gutachtens abgewiesen.

4.5.4 Resümee

Das deutsche Wort Eierstockentzündung entspricht im Englischen der Pelvic Inflammatory Disease, also einer schweren Entzündung im kleinen Becken. Primär handelt es sich um eine Entzündung der Eileiter, bedingt durch aus der Vagina über die Gebärmutterhöhle in die Eileiter aufsteigende aerobe und anaerobe Bakterien. Am häufigsten werden weltweit Gonokokken und Chlamydien isoliert. Bei entsprechender Virulenz kommt es zum Verschluss des distalen Tubenendes und zu einer Pyosalpinx. Die Diagnose „Eierstockentzündung" wird landläufig häufig für eine Vielzahl von verschiedenen Beschwerden im Unterbauch der Frau gestellt. Eine exakte Diagnose ist jedoch nur durch eine Bauchspiegelung möglich. Diese ist allerdings nur bei schweren Zustandsbildern mit Verdacht auf Abszedierung (Pyosalpinx, Tuboovarialabszess) indiziert. Eine empirische antibiotische Therapie muss auch gegen anaerobe Bakterien und Chlamydien gerichtet sein. In der Praxis des niedergelassenen Gynäkologen ist die Vaginalsonographie äußerst hilfreich. Von den Laboruntersuchungen hat das CRP die größte Aussagekraft. Aus forensischen Gründen sollten bei unklaren Unterbauchbeschwerden die Patientinnen immer instruiert werden, bei Verschlechterung sofort wiederzukommen oder eine Ambulanz aufzusuchen. Auch ist die Differentialdiagnose einer akuten Appendizitis immer mit in Betracht zu ziehen.

Literatur

Weissenbacher ER (Hrsg.). Aktuelle Diagnostik, Klinik und Therapie der Pelvic Inflammatory Disease (PID). Reihe: Advances in Feto-Maternal Medicine. Landsberg/Lech: Ecomed, 1989: 1–4.

4.6 Mammakarzinom: Die forensische Bedeutung der Therapieverzögerung

Diagnose- und Therapieverzögerung

Als Diagnose- und Therapieverzögerung beim Mammakarzinom wird jede unerwünschte Latenzzeit zwischen möglicher und endgültiger Diagnose und Therapiebeginn angesehen (Abb. 4.5–Abb. 4.7). Diese kann patienten- oder systembedingt sein.

Als Differenzschaden bei körperlichen Schäden nach Behandlungsfehlern wird der Unterschied zwischen dem körperlichen Status mit und ohne das schädigende Ereignis definiert.

Der Gutachter hat bei Diagnose-/Therapieverzögerung Bedacht zu nehmen auf:

- den Heilungsverlauf,
- die Chancen auf gänzliche Heilung (Restitutio),
- die Invasivität der Eingriffe und der Therapie in physischer und psychischer Hinsicht,
- die Schmerzperioden und die Rückfallgefahr bzw. höhere Mortalität (psychische Belastung durch verkürzte Lebenserwartung bzw. schlechtere Lebensmodalität bis zum möglichen letalen Ausgang).

Es ist im Vergleich jetzt zu früher zu beurteilen:

- Operation: vermeidbar, identisch, radikaler?
- Chemotherapie: notwendig?
- Strahlentherapie: notwendig?

Im Folgenden werden vier Fälle mit Therapieverzögerung bei Mammakarzinom aus der Gutachtensammlung des Autors vorgestellt.

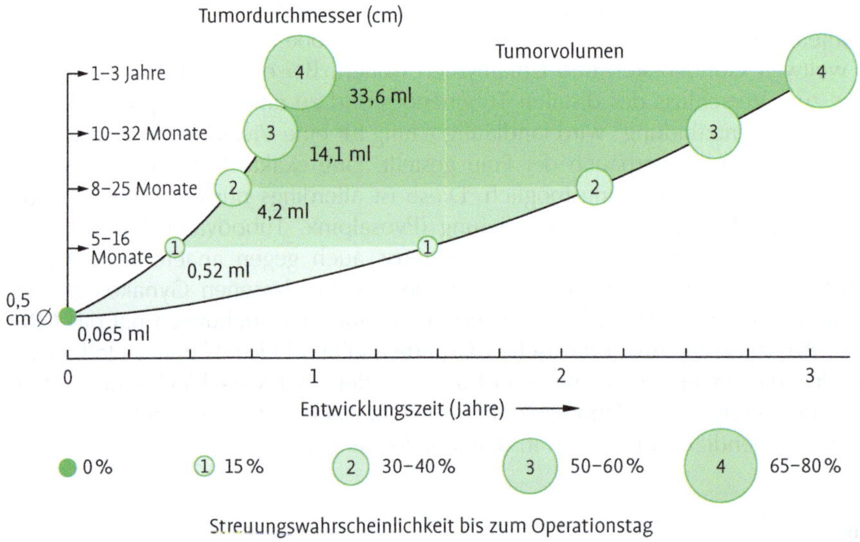

Abb. 4.5: Tumorgrößenzunahme als Funktion der Zeit bei rasch (links) bzw. langsam (rechts) wachsenden Mammakarzinomen: Tumorgröße (Durchmesser in cm) und korrespondierende Metastasierung (nach Bastert et al., 2003)

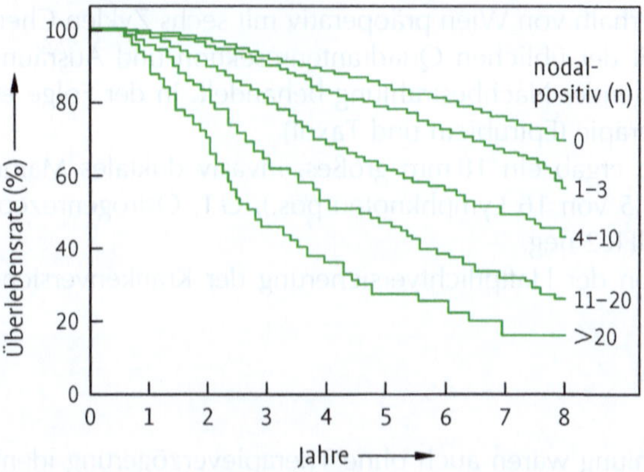

Abb. 4.6: Überlebensrate von Patientinnen mit primären Mammakarzinomen in Abhängigkeit von der Zahl metastatisch befallener Lymphknoten in der Axilla (nach Wilson et al., 1984)

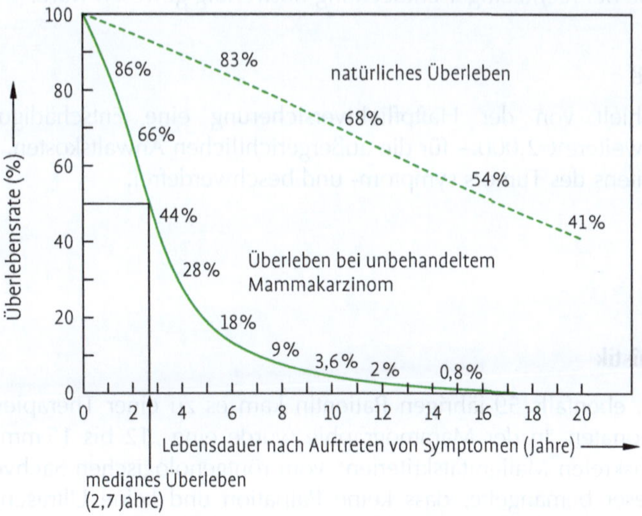

Abb. 4.7: Sterberate bei Patientinnen mit Mammakarzinom und Therapieverweigerung (nach Bloom et al., 1962)

4.6.1 Fall 1

Sachverhalt / Kasuistik

Bei der 59-jährigen Patientin kam es zu einer Therapieverzögerung von 16 Monaten, obwohl die Patientin regelmäßig unter Kontrolle der Ambulanz ihrer Krankenversicherung stand. Bei der letzten Mammographie wurde eine Zunahme fibröser Strukturen beschrieben und eine Abklärung mittels Magnetresonanz und Ultraschall empfohlen. Als Ursache der Therapieverzögerung wurde die Tatsache identifiziert, dass der Befund nicht abgeholt und nicht kommuniziert wurde.

Die Patientin wurde außerhalb von Wien präoperativ mit sechs Zyklen Chemotherapie (FEC-Schema), dann mit der üblichen Quadrantenresektion und Ausräumung der Achsellymphknoten mit folgender Nachbestrahlung behandelt. In der Folge erhielt sie noch vier Zyklen Chemotherapie (Epirubicin und Taxol).

Der histologische Befund ergab ein 18 mm großes, invasiv duktales Mammakarzinom, Stadium pT1c, pN2a (5 von 16 Lymphknoten pos.), G 1, Östrogenrezeptor pos., Progesteronrezeptor neg., HER 2 neg.

Das Gutachten wurde von der Haftpflichtversicherung der Krankenversicherung in Auftrag gegeben.

Beurteilung / Gutachten

Operation und Nachbestrahlung wären auch ohne Therapieverzögerung identisch gewesen. Ohne Zweifel kam es zur Verschlechterung der Prognose durch einen größeren Tumor und positive Lymphknoten. Offensichtlich handelte es sich um einen schnell wachsenden Tumor. Daraus ergab sich die Frage, ob eine prä- und postoperative Chemotherapie bei rechtzeitiger Entdeckung notwendig gewesen wäre.

Verfahrensausgang

Die Patientin erhielt von der Haftpflichtversicherung eine Entschädigung von € 15.000,– sowie weitere € 2.000,– für die außergerichtlichen Anwaltskosten.

2010 war sie seitens des Tumors symptom- und beschwerdefrei.

4.6.2 Fall 2

Sachverhalt / Kasuistik

Bei einer zweiten, ebenfalls 59-jährigen Patientin kam es zu einer Therapieverzögerung von neun Monaten. In der Mammographie wurde eine „12 bis 15 mm knotige Verdichtung mit diskreten Malignitätskriterien" vom röntgenologischen Sachverständigen befundet. Dieser bemängelte, dass keine Palpation und keine Ultraschalluntersuchung erfolgt waren.

Therapeutisch erhielt die Patientin eine Quadrantenresektion mit axillärer Disektion und Nachbestrahlung sowie sechs Zyklen Chemotherapie (CMF-Schema). Der histologische Befund ergab ein 16 mm großes, invasiv duktales Mammakarzinom, Stadium pT1c, pN1a (eine Mikrometastase von 25 Lymphknoten befallen), G 3, Östrogenrezeptor pos., Progesteronrezeptor pos.

Die Patientin verklagte den Radiologen in einem Zivilgerichtsverfahren auf € 43.289,–.

Beurteilung / Gutachten

Auch hier wären Operation und Nachbestrahlung mit und ohne Therapieverzögerung identisch gewesen. Eine Verschlechterung des Gesundheitszustandes durch die neunmonatige Therapieverzögerung war jedoch möglich.

Verfahrensausgang

Aufgrund des Gutachtens kam es zu einem gerichtlichen Vergleich in Höhe von € 21.802,–.

Die Klägerin war 2010 symptom- und beschwerdefrei seitens des Karzinoms.

4.6.3 Fall 3

Sachverhalt / Kasuistik

Bei der 63-jährigen Patientin kam es zu einer 17-monatigen Therapieverzögerung. Ursächlich war ein falsch negativer histologischer Befund nach Quadrantenresektion und Probeentnahme aus der Brustwarze bei Verdacht auf Morbus Paget. Der falsch negative Befund lautete fibrozystische Mastopathie und Adenose.

17 Monate später zeigte eine Mammographie einen 10 mm großen, kugeligen Blastomschatten retromamillär, welcher als Mammakarzinom bei eingezogener Mamille befundet wurde.

Als Therapie mussten eine Ablatio mammae, also die Entfernung der gesamten Brust, und sechs Zyklen Chemotherapie (CMF-Schema) durchgeführt werden. Weiterhin erhielt die Patientin Tamoxifen über fünf Jahre. Der histologische Befund ergab ein multizentrisches, invasiv duktales Mammakarzinom, Stadium pT4, pN1bi (3 von 13 Lymphknoten pos.), pMx, G 1, mit Infiltration der Mamilla. Östrogenrezeptor stark pos., Progesteronrezeptor stark pos., HER 2 pos.

Die Patientin wandte sich an die Wiener Patientenanwaltschaft, welche ihr aufgrund eines damals rezenten OGH-Urteils empfahl, € 36.549,– als Schmerzengeld zu fordern.

Beurteilung / Gutachten

Es wurde der damalige histologische Befund des inzwischen verstorbenen Pathologen nachbefundet. Dieser ergab bedauerlicherweise mindestens ein Stadium pT1b, nicht im Gesunden entfernt.

Verfahrensausgang

Nach Konsultation der Patientenanwaltschaft Wien erhielt die Patientin von der Haftpflichtversicherung des Pathologen € 36.337,–.

2010 war sie seitens des Tumors symptomfrei.

4.6.4 Fall 4

Sachverhalt / Kasuistik

Die 32-jährige Patientin war schwanger. Sie wurde monatelang wegen entzündlicher Veränderungen an der linken Brust sowohl von Fachärzten für Frauenheilkunde als auch praktischen Ärzten sowie ambulant im Krankenhaus behandelt. Der Befund einer in der 26. Schwangerschaftswoche (SSW) veranlassten Mammographie endete mit dem Satz: „Ein inflammatorisches (entzündliches) Mammakarzinom weder sonographisch noch mammographisch ausschließbar.“ In der 35. SSW kam es zu einem kardiorespiratorischen Notfall, welcher in einem auswärtigen Krankenhaus behandelt wurde. Die Patientin wurde in die Universitätsklinik geflogen, wo ein Kaiserschnitt durchgeführt wurde. Bedauerlicherweise kam es zu einem dramatischen Tod auf dem Operationstisch (Mors in tabula). Die Obduktion ergab einen doppeltfaustgroßen Tumor in der rechten Brust mit einer Metastasierung in die Achsellymphknoten, die Leber, die Lunge sowie auch in die Plazenta und die Wirbelsäule.

In der Strafsache wegen fahrlässiger Tötung (§ 80 StGB) durch falsche Behandlungsmaßnahmen kam es nach Erstellung des gynäkologischen Gutachtens durch den Autor zur Anklage gegen drei Ärzte und es wurde eine Hauptverhandlung durchgeführt.

Beurteilung / Gutachten

Gutachtlich wurde festgehalten, dass trotz 20 Arztbesuchen eine bioptische Abklärung unterblieben war. Die Frage des Gerichtes, ob der Todeseintritt vermeidbar gewesen wäre, wurde bejaht. Aussagen über die Prognose mussten jedoch spekulativ bleiben, da es sich um ein fortgeschrittenes, sog. inflammatorisches, also entzündliches, Mammakarzinom gehandelt hatte. Die Prognose derartiger Tumoren ist an sich schon schlecht und wird durch das Auftreten in der Schwangerschaft weiter verschlechtert. Bei entsprechend aggressiver Therapie wäre jedoch in eventu eine mehrjährige Überlebenschance möglich gewesen. Die Therapieverzögerung betrug 4 Monate und 12 Tage.

Verfahrensausgang

Das Strafverfahren endete mit einem Freispruch nach § 259/3 StPO.

Juristisch handelte es sich um ein „unechtes Unterlassungsdelikt“. Die Kausalität wurde verneint. Kausal ist die Unterlassung, wenn das gebotene Tun (hier die Biopsie) den Erfolg (Tod) mit an Sicherheit grenzender Wahrscheinlichkeit abgewendet hätte. Eine Risikoerhöhung genügt nicht.

4.6.5 Resümee

In der Literatur finden sich kontroverse Angaben über die Therapieverzögerung. So fanden Richards (1999) bei einer Therapieverzögerung über drei Monate ein um 12 % schlechteres 5-Jahres-Überleben, bei drei bis sechs Monaten eine 7 % schlechtere 5-Jahres-Überlebensrate. Sainsbury (1999) wiederum fand bei einer Therapieverzögerung über drei Monate keinen Effekt auf das Überleben. Symmons (2002) hingegen beschrieb bei einer Therapieverzögerung von drei bis sechs Monaten ein Risiko größerer Tumoren, einer höheren Rate befallener Lymphknoten sowie einer 10 % höheren Rezidiv- und Todesrate.

In der Praxis kommen Diagnoseverzögerungen aufgrund missinterpretierter Mammographien, Ultraschall- und MRT-Untersuchungen methodenimmanent gelegentlich vor. Therapieverzögerungen bei bekannter Diagnose aufgrund von Wartezeiten treten jedoch in unserem Gesundheitssystem derzeit praktisch nicht auf. Immer wieder gibt es allerdings Fehler in der Befundübermittlung, wenn die Patientin ihre Röntgenbilder bzw. den Befund vom Radiologen nicht abholt und mit dem zuweisenden Gynäkologen nicht bespricht.

Literatur

Bastert G. Malignome der Mamma. In: Bender HG (Hrsg.). Klinik der Frauenheilkunde und Geburtshilfe, Bd. 12, Spezielle gynäkologische Onkologie II. München, Jena: Urban und Fischer, 2003: 107–210.

Bloom HJG, Richardson WW, Harrier EJ. Natural history of untreated breast cancer (1805–1835). Br Med J. 1962; 2(5299): 213–21.

DGGG. Das nicht erkannte Mammakarzinom. In: DGGG (Hrsg.). Leitlinien der Gynäkologie und Geburtshilfe, Band IV. Berlin: Verlag S. Kamarz, 2010: 71–80.

Ramirez AJ, Westcombe AM, Burgess CC, Sutton S, Littlejohns P, Richards MA. Factors predicting delayed presentation of symptomatic breast cancer: a systematic review. Lancet 1999; 353: 1127–31.

Richards MA. Influence of delay on survival in patients with breast cancer: a systematic review. Lancet 1999; 353: 1119–26.

Sainsbury R. Effect on survival in referral of patients with breast cancer symptoms: a retrospective analysis. Lancet 1999; 353: 1132–35.

Symmons P. Cancer biology maybe more important than diagnostic delay, letter. British Medical Journal 2002; 325: 774.

Wilson RE, Donegan WL, Mettlin C, Smart CR, Murphy CP. The 1982 national survey of carcinoma of the breast in the United States by the American College of Surgeons. Surg. Gynec. Obstet 1984; 159: 309–18.

4.7 Gebärmutterhalskrebs: Verlust der Fertilität mit 35 Jahren als Folge eines falsch negativen Krebsabstrichs

4.7.1 Sachverhalt / Kasuistik

Die 35-jährige Juristin hatte eine völlig blande Anamnese. Sie verhütete mit der Antibabypille und der 3-Monats-Spritze. Im Mai 1999 gebar sie ein gesundes Mädchen. Danach verhütete sie wieder mit der Pille und war in regelmäßiger fachärztlicher Kontrolle ihrer Frauenärztin, wo auch regelmäßige Krebsabstriche abgenommen wurden. Im Oktober 2001 fand sich in der Kartei erstmals der Vermerk Erosio portionis, also sog. roter Fleck am Muttermund, der Krebsabstrich war normal (PAP II). Dies war auch im November 2002 und im Januar 2004 der Fall. Im Juni 2005 wurde neuerlich Erosio portionis bei normalem Krebsabstrich vermerkt.

Im November 2005 suchte die Patientin wegen einer vierwöchigen Blutung in Regelstärke ihre Gynäkologin auf. Diese vermutete im Ultraschall einen Polypen und schickte die Patientin an die Universitäts-Frauenklinik zur Gebärmutterspiegelung und Ausschabung.

Die Ärzte an der UFK Wien fanden am äußeren Muttermund polypöses Schleimhautgewebe, einer Erosion entsprechend, und wollten eine Konisation und Ausschabung der Gebärmutter durchführen. Der Krebsabstrich, den auch sie abnahmen, war jedoch hochpathologisch (PAP V). Deswegen wurde die Patientin einberufen und von der vorderen Muttermundslippe wurden zwei Probeentnahmen eines 1,5 cm polypoiden Areals, das auf Berührung stark blutete, entnommen.

Der histologische Befund ergab ein invasives, niedrig differenziertes Karzinom des Gebärmutterhalses, Grad 3, mit einer Invasionstiefe von 7 mm und einer Lymphangiosis carcinomatosa.

Deshalb wurde bei der Patientin am 28. 12. 2005 eine Wertheim-Radikaloperation mit Entfernung der Lymphknoten durchgeführt. Der histologische Befund ergab ein ulzerierendes, breit invasives, niedrig differenziertes, nicht verhornendes Plattenepithelkarzinom des Gebärmutterhalses, Grad 3, mit multiplen Lymphgefäßeinbrüchen, einer maximalen horizontalen Ausdehnung von 2 cm und einer maximalen Invasionstiefe von 1,2 cm; die Resektion erfolgte im Gesunden, das Stadium war pT 1b1, pN0, FIGO 1b1.

Der postoperative Verlauf war komplikationslos und die Patientin konnte nach nur sechs Tagen entlassen werden. Laufende Nachsorgekontrollen waren unauffällig.

Auf Betreiben der Patientin wurden nun drei Krebsabstriche, und zwar jene vom November 2002, vom Januar 2004 und vom Juni 2005, von einem renommierten Gynäko-Pathologen nachbefundet. Das Ergebnis war, dass der Abstrich vom November 2002 als richtig negativ befundet wurde, der Abstrich vom Januar 2004 wurde als eingeschränkt repräsentativ nachbefundet, da keine Zellen der Transformationszone vorhanden waren. Beschrieben wurden jedoch drei dysplastische Zellen bei beträchtlicher Entzündung, entsprechend insgesamt einem PAP IIID. Dieser Befund hätte eine kurzfristige Wiederholung erfordert. Der Abstrich vom Juni 2005 wies eine mangelnde Qualität auf. Er enthielt zwei atypische Zellgruppen entsprechend einem pathologischen PAP IV, welcher eine histologische Abklärung erfordert hätte. Laut Gutachter hätte die richtige Diagnose dieses Abstriches jedoch den Verlauf der Erkrankung wegen der zeitlichen Nähe zur Radikaloperation wahrscheinlich nicht mehr geändert.

Der Rechtsanwalt der Patientin folgerte aufgrund des zytologischen Gutachtens von zwei falsch negativen Krebsabstrichen ein Fehlverhalten gem. § 1313 ABGB und machte ein Schmerzengeld für die psychische Belastung, den Verlust der Fertilität bei aufrechtem Kinderwunsch sowie die Verletzung des Nervenapparates und Entfernung der Gebärmutter von € 20.000,–, ein Schmerzengeld wegen Schmerzen anlässlich und nach der Operation von € 5.000,–, eine Verunstaltungsentschädigung durch die entstandene Narbe von € 2.000,–, ein Akonto für die Kosten der psychiatrischen Behandlung von € 5.000,– sowie schlussendlich Kosten der alternativ-begleitenden Behandlung von € 2.000,–, insgesamt also € 34.000,–, geltend.

Im April 2006 legte die Antragstellerin einen psychiatrischen Befund eines bekannten Primararztes vor, demzufolge sie an einer mittelgradigen, depressiven Episode (ICD-10, F 32.1) bzw. an einer posttraumatischen und gemischten Anpassungsstörung (ICD-10, F 43.1 bzw. F 43.22) litt. Die Radikaloperation vom Dezember 2005 und die entsprechende ängstlich und aggressiv gefärbte Erschütterung einerseits bei sehnsüchtig vorbestehendem Kinderwunsch und entsprechend schwerer Enttäuschung und Kränkung andererseits hätte jene mittelschwere, einschlägige depressive Symptomatik mit Antriebsverlust, morgendlichem Pessimum, Lustlosigkeit, Energielosigkeit, Reduktion des elan vital, Attacken der Verzweiflung, Ein- und Durchschlafstörungen, Appetitlosigkeit, mittelschwere, sei es depressive, sei es dysphorische Verstimmungszustände, aber auch resignativer Pessimismus und pseudoautistischer Rückzug mit Selbstvorwürfen bzw. Schuldgefühlen, pathogenetisch ausgelöst und ursächlich bedingt. Trotz geeigneter antidepressiver und schlafanstoßender Medikation und regelmäßigen, einzelpsychotherapeutischen Gesprächen konnte vorläufig bezüglich des depressiven Dauerschmerzes im Zusammenhang mit ihrem brennenden Kinderwunsch keine stabile Remission erzielt werden. Die Patientin litt an einer durch die Radikaloperation ausgelösten, aber auch wegen schier ungebrochenem, aufrechtem Kinderwunsch bedingten, mittelschweren, endomorphen, depressiven Episode bzw. depressiven und ängstlichen Reaktion, die medikamentös psychiatrisch und einzelpsychotherapeutisch behandelt werden musste.

4.7.2 Beurteilung / Gutachten

Aufgrund des zytologischen Gutachtens ergab sich eine Latenzzeit vom falsch negativen Krebsabstrich vom Januar 2004 bis zur richtigen Diagnose im November 2005 von einem Jahr und zehn Monaten bzw. einem Jahr und sieben Monaten (PAP-Kontrolle nach drei Monaten). Daraus errechnete sich eine Therapieverzögerung von 19 Monaten.

Es war wahrscheinlich, dass sich der Tumor zwischen Januar 2004 und November 2005 entwickelte, da es sich um einen niedrig differenzierten Tumor Grad 3 gehandelt hatte.

Höchstwahrscheinlich war, dass bei richtiger Diagnosestellung Ende April / Anfang Mai 2004 eine Radikaloperation vermeidbar und nur eine Konisation und Kürettage, also Entfernung eines kegelförmigen Gewebsteiles aus dem Gebärmutterhals und eine Ausschabung, notwendig gewesen wären. Daraus folgte, dass die Therapieverzögerung von 19 Monaten den Verlust der Fertilität durch die Radikaloperation bedingt hatte.

Gutachtlich nicht nachvollziehbar war der psychiatrische Befund, in dem eine mittelgradig depressive Episode bei „sehnsüchtig vorbestehendem Kinderwunsch" beschrieben wurde, da aufgrund der Aktenlage die Patientin sowohl in den Jahren vor der Geburt ihrer Tochter, 1994 bis 1998, als auch danach bis zum Sommer 2005 nachweislich immer wegen Antikonzeptionswunsch bei ihrer Gynäkologin in Behandlung stand. Daraus ergab sich gutachtlich, dass zumindest bis zum Zeitpunkt der Operation, also Ende 2005, kein Kinderwunsch bestanden haben konnte.

Fest stand andererseits, dass die 35-jährige Antragstellerin höchstwahrscheinlich noch mindestens fünf Jahre in der Lage gewesen wäre, Kinder zu bekommen, und aufgrund der Therapieverzögerung den Verlust ihrer Fertilität zu beklagen hatte.

Diesbezüglich wäre jedoch ein schwerer, langandauernder, psychotraumatischer Leidenszustand von Krankheitswert, welcher von einem allgemein beeideten gerichtlich zertifizierten Sachverständigen aus dem Fachgebiet der Psychiatrie diagnostiziert werden müsste, Voraussetzung für einen Schmerzengeldanspruch. Aus gynäkologischer Sicht machte die Patientin jedoch einen auch psychisch völlig konsolidierten und keineswegs depressiven Eindruck und es wurde von ihr auch nicht einmal eine diesbezügliche Andeutung gemacht.

Beantwortung des Fragenkatalogs

1. Hätte eine Kontrolluntersuchung innerhalb von maximal sechs Monaten nach dem Abstrich vom April 2004 den Verlauf der Erkrankung wesentlich geändert, auch in Anbetracht des zytologischen Gutachtens?
   Mit Verweis auf das zytologische Gutachten wurde diese Frage bejaht. Es bestand kein Zweifel darüber, dass eine Kontrolluntersuchung innerhalb von max. sechs Monaten nach dem Abstrich vom April 2004 den Verlauf der Erkrankung ganz wesentlich geändert hätte.

Tab. 4.3: Schmerzkatalog

Zeitraum	Starke Schmerzen	Mittelstarke Schmerzen	Leichte Schmerzen
29. 12. 2005 Operation	1 Tag		
30.–31. 12. 2005 Spital	2 Tage		
1.–2. 1. 2006 Spital		2 Tage	
3.–10. 1. 2006 Spital			8 Tage
11. 1.–31. 1. 2006 Krankenstand			21 Tage; gerafft: 7 Tage
Gesamt	3 Tage	2 Tage	15 Tage

2. Wie hoch ist das Schmerzengeld für die Operation anzusetzen, wenn diese hätte vermieden werden können?
   Die Frage nach dem Schmerzengeld wurde wie folgt beantwortet (Tab. 4.3).
3. Welche allfälligen negativen Folgen hätten aus einer Alternativbehandlung resultieren können?
   Als Alternativbehandlung wären eine Konisation und eine Kürettage im Mai 2004 anzusehen gewesen. Theoretisch hätte sich auch daraus die Notwendigkeit einer Radikaloperation ergeben können.
4. War eine medizinische Nachbehandlung notwendig?
   Eine medizinische Nachbehandlung im Sinne einer kurativen Therapie war gynäkologisch nicht notwendig. Die durchgeführte Misteltherapie wurde von der Krankenkasse zum Teil finanziert und war möglicherweise im Sinne eines ganzheitlichen Konzeptes wertvoll.
5. Kam es bei der Operation zu einer Verletzung des Nervenapparates im Unterleib?
   Von einer Verletzung des Nervenapparates im Unterleib konnte man keineswegs sprechen. Blasenentleerungsstörungen treten aufgrund der Größe der Operation häufig auf. Diese beschränkten sich bei der Patientin lediglich auf ein fehlendes Blasengefühl, waren also glücklicherweise wenig ausgeprägt.

4.7.3 Verfahrensausgang

Die Antragstellerin erhielt tatsächlich von der Haftpflichtversicherung auf dem Kulanzwege einen Betrag von € 34.400,– sowie € 3.000,– für Anwaltskosten.

Anmerkung des Gutachters: Der Ehemann der Patientin war zum damaligen Zeitpunkt in führender Position in der Justiz tätig.

4.7.4 Resümee

Ein falsch negativer Krebsabstrich bei einem Gebärmutterhalskrebs Grad 3 führte zu einer Diagnose-/Therapieverzögerung von 19 Monaten. Die Patientin musste sich im

Alter von 35 Jahren einer Wertheim-Radikaloperation mit Lymphonodektomie unterziehen und beklagte den Verlust ihrer Fertilität. Die Abklärung jeder sichtbaren Veränderung an der Portio (Erosio portionis) zählt zu den wichtigsten Aufgaben des niedergelassenen Gynäkologen. Bei rechtzeitiger Entdeckung des Karzinoms hätte die Radikaloperation möglicherweise vermieden werden können, und lediglich eine Konisation und Kürettage hätten durchgeführt werden müssen. Voraussetzung für einen Schmerzengeldanspruch aus dem Verlust der Fertilität ist allerdings ein daraus resultierender, schwerer, lang andauernder psychotraumatischer Leidenszustand von Krankheitswert.

Literatur

DGGG. Diagnostik und Therapie des Zervixkarzinoms (Statements). In: DGGG (Hrsg.). Leitlinien der Gynäkologie und Geburtshilfe Band I. Berlin: Verlag S. Kramarz, 2010: 177–84.

Winter R, Pickel H, Kapp K. Präneoplasien und Neoplasien der Cervix uteri. In: Bender HG (Hrsg.). Klinik der Frauenheilkunde und Geburtshilfe, Bd. 11, Spezielle gynäkologische Onkologie, 4. Auflage. München, Jena: Urban und Fischer, 2001: 101–45.

4.8 Gebärmutterkörperkrebs bei Dialysepatientin: viermonatige Therapieverzögerung bei zwei Jahre dauernden Blutungsstörungen

4.8.1 Sachverhalt / Kasuistik

Bei der im Jahr 1999 41-jährigen Patientin handelte es sich um eine multimorbide Patientin: Sie wurde wegen totalen Nierenversagens seit 1991 zwei- bis dreimal wöchentlich dialysiert, litt seit 1993 an einem Bluthochdruck mit hypertensiver Krise 1997, seit 1996 an einer Innenohrschwerhörigkeit und wurde 1998 an beiden Knien und am Ellenbogen rechts operiert.

Laut ihren Aussagen hätten seit 1997 Schmierblutungen bestanden. Im Februar 1998 hätte es eine „katastrophale Blutung mit Schmerzen“ gegeben, sodass sie fünf Tage bettlägerig gewesen wäre. Sie suchte daraufhin im Februar 1998 ihren langjährigen Frauenarzt auf, der einen Krebsabstrich durchführte und ein Rezept für MetherginT und Agnumens-Tropfen ausstellte. Im Jahr 1998 hätten jedoch weiterhin „Schmierblutungen immer nur am Nachmittag“ bestanden. Im Februar 1999 suchte sie den Frauenarzt erneut wegen einer schweren Blutung auf. Bei dieser Konsultation wurde wegen der Blutung kein Abstrich durchgeführt und ein Hormonstatus bzw. ein Ultraschall wären von ihm verweigert worden. Die Patientin hätte jedoch drei Packungen Ärztemuster des Präparates Sequennia (Östrogen-/Gestagengemisch zur Hormonersatztherapie) erhalten. Die Patientin hatte es so verstanden, dass sie jeweils immer nur die weißen Tabletten (Östrogen) nehmen sollte, wobei nicht gesagt wurde, wie viele. Ihren eigenen Angaben zufolge hätte sie etwa 1 1/2 Monate weiße Sequennia-Dragees genommen, worauf die Blutungen etwa ab Ende März 1999 noch schlimmer wurden. Ende April 1999 hätte sie wegen einer weiteren katastrophalen Blutung mit ihrem Frauenarzt telefoniert und dieser meinte, sie solle sich vom Hausarzt Methergin verschreiben lassen. Eine Konsultation konnte wegen einer auswärtigen Physiotherapie erst Ende Mai 1999 erfolgen, wobei jedoch keine Untersuchung durchgeführt werden konnte, da wiederum eine starke Blutung vorlag.

In der Kartei des Frauenarztes fand sich im Februar 1998 der Vermerk: „Dysmenorrhoe, unregelmäßiger Zyklus, Agnumens-Tropfen". Februar 1999: „Schmierblutung, Sequennia-Dragees, Kontrolle Mai". Von einer besonders schweren Blutung war hier jedoch keine Eintragung. Im Mai 1999 fand sich nur die Eintragung „Climen, Nativ o.B.". Laut Klägerin wären die Blutungen auf Climen ab Mai 1999 leichter geworden. Für Juli 1999 wurde eine weitere Operation an Knie und Ellenbogen terminiert.

Nachdem im Juli 1999 wieder sehr starke Blutungen aufgetreten waren, suchte die Klägerin auf Anraten ihrer Schwester einen Primararzt in Oberösterreich auf. Dieser veranlasste Anfang August 1999 eine Kürettage (Ausschabung der Gebärmutter). Der histologische Befund ergab ein Endometriumkarzinom, weswegen die Klägerin Ende August 1999 aufgenommen und nach einer Durchuntersuchung operiert wurde. Es wurden durch einen queren Unterbauchschnitt die Gebärmutter, die Eileiter und die Eierstöcke entfernt. Aufgrund einer Infiltration des Endometriumkarzinoms bis ins mittlere Myometriumdrittel laut der intraoperativen Schnellschnittuntersuchung wurden auch die Lymphknoten des kleinen Beckens ausgeräumt. Der postoperative Verlauf war trotz der Grunderkrankung weitgehend unauffällig und die Wundheilung gut. Der histologische Befund ergab zunächst ein sog. endometroides Adenokarzinom des Endometriums, also einen Krebs der Gebärmutterschleimhaut mit Infiltration bis in die äußeren Schichten des Myometriums, sowie Lymphgefäßeinbrüche in der Umgebung des Tumors, Stadium pT Ic, N0, MX, Grad 2. Deswegen wurde die Klägerin in einer Abteilung für Radio-Onkologie zur Strahlentherapie vorgestellt, wo im September 1999 mit einer Teletherapie sowie einer Kontakttherapie begonnen wurde. Bei einer neuerlichen Durchsicht des Schnellschnitt-Präparates wurde der histologische Befund jedoch offensichtlich dahingehend geändert, dass die Invasion lediglich bis maximal in die Mitte des Myometriums erfolgte. Deshalb wurde die Strahlentherapie nach zwei äußerlichen Bestrahlungen mit insgesamt 400 cGy abgebrochen und lediglich die Kontaktbestrahlung mit drei Iridiumeinlagen mit einer Dosis von 3 × 8 Gy als suffiziente prophylaktische Therapie betrachtet. Im November 1999 wurden bei der Patientin eine Schilddrüsenoperation sowie im August 2000 eine Nierentransplantation in Innsbruck erfolgreich durchgeführt.

Bei der gerichtsärztlichen Untersuchung durch den Autor im Oktober 2001 befand sich die Klägerin in einem guten Allgemein- und Ernährungszustand und war laut Computertomographie des Abdomens rezidivfrei.

In dem Zivilgerichtsverfahren verklagte die Patientin den Gynäkologen auf € 143.746,–.

4.8.2 Beurteilung / Gutachten

Das Gutachten wurde in Form eines dreiseitigen Fragenkatalogs sowie dem Ersuchen um Stellungnahme zu einem bereits vorliegenden SV-Gutachten erstellt.

Beantwortung des Fragenkatalogs

1. Trifft die Angabe der Klägerin, dass sie die angegebenen Termine bei dem Frauenarzt wahrgenommen hätte, zu?

Die Angabe war insofern zutreffend, als die relevanten Termine im Februar 1998, Februar 1999 sowie Mai 1999 in der Kartei des Arztes eingetragen waren. Telefonate waren jedoch nicht vermerkt. Ob die Klägerin seit 1997 Schmierblutungen hatte, war aus der Kartei nicht ersichtlich. Es hieß hier im Februar 1998 lediglich „Dysmenorrhoe", also Schmerzen bei der Regel, sowie unregelmäßiger Zyklus. Einige Abkürzungen waren allerdings schwer leserlich bzw. nicht entzifferbar. Im Februar 1999 fand sich allerdings sehr wohl der Vermerk „Schmierblutungen". Somit waren in der Kartei des Arztes die Schmierblutungen erst ab Ende Februar 1999 vermerkt.

2. Hatte die Klägerin im Februar 1998 starke Blutungen?
   Dies war im Akt nicht verzeichnet.
3. Machte der Beklagte keine Ultraschalluntersuchungen?
   Dies war aus der Kartei insofern ersichtlich, als weder entsprechende Eintragungen noch Ultraschallbilder vorlagen.
4. Verschrieb der Beklagte lediglich Methergin und Agnumens-Tropfen?
   Dies war aus der Kartei insofern ersichtlich, als sich im Februar 1998 in der Kartei ein Stempel mit Agnumens-Tropfen befand. Eine Verordnung von Methergin ging aus der Kartei nicht hervor.
5. Konnten die Angaben der Klägerin, dass sie den Beklagten im Februar 1999 erneut wegen starker Blutungen aufsuchte, der Beklagte keinen Abstrich durchgeführte, sondern das Medikament Sequennia rezeptierte, jedoch nur die Einnahme der weißen Östrogen-Tabletten bis zum Stillstand der Blutungen empfahl, bestätigt werden?
   Diese Angaben fanden in der Kartei des Arztes insofern ihren Niederschlag, als sich unter der Eintragung im Februar 1999 ein Vermerk „Schmierblutung" fand, von einer starken Blutung allerdings nicht die Rede war; ein Abstrich war nicht eingetragen, daher wohl auch nicht durchgeführt. Das Medikament Sequennia wurde offensichtlich rezeptiert, da sich eine entsprechende Eintragung in der Kartei befand. Ein Hinweis auf die Einnahme lediglich der weißen Östrogen-Tabletten bis zum Stillstand der Blutungen war jedoch in der Kartei nicht vermerkt.
6. Konnten die Aussagen der Klägerin, dass sie den Beklagten erneut im April 1999 kontaktierte und auf starke Blutungen verwies und ihr der Beklagte nur die Einnahme von Methergin-Tropfen empfahl, bestätigt werden?
   Diese Aussagen fanden in der Kartei keinen Niederschlag bzw. keinen entsprechenden Vermerk.
7. Konnten die Aussagen der Klägerin, dass sie den Beklagten erneut im Mai 1999 wegen starker Blutungen aufsuchte, er über starke Blutungen und Uteruskrämpfe informiert wurde, eine Ultraschalluntersuchung jedoch ablehnte und die Einnahme von Climen-Dragees empfahl, was die Beschwerden nur vorübergehend milderte, bestätigt werden?
   Dies war aus der Kartei ebenfalls insofern nicht ersichtlich, als sich keinerlei Vermerk über starke Blutungen fand, eine Ultraschalluntersuchung nicht erwähnt wurde, wohl jedoch der Vermerk Climen eingetragen war. Des Weiteren fand sich der Vermerk „Nativ o.B.", d. h., dass offensichtlich eine Untersuchung des Nativsekrets aus der Scheide vorgenommen worden war. Daraus konnte man folgern, dass zumindest zu diesem Zeitpunkt im Mai 1999 keine starke vaginale Blutung bestand, da eine solche Untersuchung sonst nicht sinnhaft wäre.

8. Ist das Vorbringen der Klägerin, wonach der Beklagte erstmals in einem Telefonat im April 1999 auf eine allenfalls vorzunehmende Kürettage verwies, nachweisbar?
   Dieser Verweis war in der Kartei nicht vermerkt.
9. Waren die von der Klägerin vorgebrachten Blutungen mit der Diagnose eines endometroiden Adenokarzinoms in dem Umfang vereinbar, wie sie sich in der Krankengeschichte wiederfanden?
   Das Erleben von Blutungen bzw. die Belastung durch dieselben wird bei verschiedenen Frauen völlig unterschiedlich wahrgenommen. Offensichtlich bestanden bei der Klägerin bereits im Jahr 1990 verstärkte Blutungen, da sich schon im März 1990 ein entsprechender Vermerk „Hypermenorrhoe" in der Kartei fand. Naturgemäß kann das Blutungsverhalten von Dialysepatientinnen durch die dreimal wöchentliche Vollheparinisierung (Blutverdünnung) im Sinne von verstärkten Menstruationsblutungen verändert sein. Prinzipiell ist die Situation in Bezug auf die Blutgerinnung jedoch bei dialysepflichtigen Frauen im Vergleich zu nicht dialysepflichtigen Frauen unverändert. Laut Auskunft eines Nephrologen würde jedoch keinesfalls eine Kontraindikation zur Abklärung von abnormen Blutungen bei dialysepflichtigen Patientinnen durch eine Kürettage vorliegen. Insgesamt ergab sich somit aus dem Vorbringen der Klägerin, insbesondere was Art und Umfang der Blutungen ergab, eine deutliche Diskrepanz zu der Kartei des Arztes.
10. War dem Beklagten ein Kunstfehler, etwa durch fehlende Abklärung der Blutungsursache und der Ursache des Unterleibsschmerzes, anzulasten?
    Dem Beklagten war insofern ein Behandlungsfehler unterlaufen, da er es im Zeitraum von Februar 1998 bis August 1999 unterließ, die offensichtlich abnormalen Blutungsmuster der Klägerin sowie die Ursache des Unterleibsschmerzes abzuklären.
11. Welche Operation hätte bei einer Lege-artis-Behandlung vermieden bzw. geringfügiger ausfallen können?
    Auch bei einer Lege-artis-Behandlung hätte keine Operation vermieden werden bzw. geringfügiger ausfallen können. Der Entschluss zur pelvinen Lymphknotenentfernung (Ausräumung der Lymphknoten des kleinen Beckens), welcher laut Operationsbericht gefasst wurde, da im Schnellschnitt eine Infiltration bis ins mittlere Myometriumdrittel vorlag, war diskutabel. Prinzipiell wird eine pelvine Lymphknotenausräumung nur bei einer Invasionstiefe in das äußere Myometriumdrittel, also in die äußere Muskelschicht der Gebärmutter, empfohlen (Manual der Gynäkologischen Onkologie). Wahrscheinlich war der Operateur in Kenntnis des Tumorgradings 2 aus dem Kürettagematerial. Aufgrund der 2001 erschienen Empfehlungen ist eine pelvine Lymphonodektomie bei einem Grading 2, bei einem Tumor über 2 cm Größe oder bei einer mehr als 50 %igen myometranen Invasionstiefe indiziert. Tatsächlich ergab der endgültige histologische Befund eine Infiltration des endometroiden Adenokarzinoms lediglich bis in die Mitte des Myometriums.
12. Welche Schmerzen musste die Klägerin durch eine derart notwendige oder in erhöhtem Umfang notwendige Operation erleiden?
    Die Klägerin musste keine zusätzlichen Schmerzen durch eine derart notwendige Operation erleiden.
13. Wäre auch im Fall einer Lege-artis-Behandlung eine Strahlentherapie im gleichen Umfang oder überhaupt notwendig gewesen?

Die Indikation zur Strahlentherapie ergab sich aus der primären histologischen Diagnose mit einer Myometriuminfiltration bis in das äußere Myometriumdrittel, etnsprechend einem Stadium pT 1c, N0, M0, Grad 2 mit Lymphgefäßeinbrüchen. Nachdem dieser erste histologische Befund durch einen histologischen Zusatzbefund mit Datum Oktober 1999, in dem das Staging des vormals als pT 1c klassifizierten Tumors auf pT 1b abgeändert wurde, d. h., eine Infiltration bis maximal zur Mitte der Muskelschicht der Gebärmutter vorlag, wurde die externe Strahlentherapie nach zwei Behandlungen mit insgesamt 400 cGy abgebrochen. Als prophylaktische Therapie wurden jedoch drei vaginale Kontaktbestrahlungen mittels Iridiumeinlage durchgeführt. Die Kontaktbestrahlung der Scheide dient der Vermeidung von Metastasen in der Scheide und wurde 1999 entsprechend einem histopathologischem Risikoscore nach Kucera (1991) indiziert. Bei der Klägerin ergab sich ein Risikoscore von 4 Punkten (mittleres Risiko), der sich aus 2 Punkten Infiltration bis maximal Myometriummitte sowie 2 Punkten Grading 2 zusammensetzte. Bei einem Risikoscore von 4 nach Kucera wurde zum damaligen Zeitpunkt eine Kontaktbestrahlung empfohlen.
Die Frage, ob im Falle einer Lege-artis-Behandlung eine Strahlentherapie in gleichem Umfang oder überhaupt notwendig gewesen wäre, hing eng mit dem Zeitpunkt der Diagnosestellung durch Kürettage zusammen. Naturgemäß kann niemand wissen, wie schnell ein bestimmter Krebs wächst, in die Muskelschicht der Gebärmutter vordringt und die Mitte der Muskelschicht erreicht bzw. überschreitet. Fest stand, dass das Tumorgrading, also der histologische Differenzierungsgrad, bei der Klägerin Grad 2 (mittelgradig differenziert) betrug, woraus sich ein erhöhtes Risiko ergab. Das Grading wäre jedenfalls auch zu einem früheren Zeitpunkt dasselbe gewesen.

14. Welche zusätzlichen Beschwerden entstanden der Klägerin durch eine zusätzliche oder infolge Fehlbehandlung überhaupt notwendig gewordene Strahlentherapie?
Der Klägerin entstanden durch die Strahlentherapie keine wesentlichen zusätzlichen Beschwerden. Es wurde nochmals ausdrücklich darauf hingewiesen, dass der Zeitpunkt, wann eine zusätzliche Kontaktbestrahlung notwendig gewesen wäre, im Nachhinein auch nicht annähernd definiert werden konnte.
15. Wäre die Gefahr einer allfälligen Rezidiverkrankung der Klägerin im Falle einer *Lege artis* durchgeführten Behandlung geringer und wenn ja, in welchem Ausmaß?
Die Frage einer allfälligen Rezidiverkrankung der Klägerin hängt in erster Linie vom Tumortyp (histologischer Differenzierungsgrad) und vom Tumorstadium ab. Der Tumortyp, hier G 2 mitteldifferenziert, hat per se eine 5-Jahres-Überlebensrate von 73 %, das histologische Stadium, hier 1b, mit einer Invasionstiefe bis zur Mitte der Muskelschicht eine 5-Jahres-Überlebensrate von 65 bis 77 %. Die Rezidivrate bei einem frühen Endometriumkarzinom beträgt 15 %, wobei etwa 75 % aller Rezidive in den ersten drei Jahren auftreten. 30 % dieser Rezidive sind lokoregional, also im Bereich der Scheide und des kleinen Beckens, 70 % systemisch (Lunge, Bauch, Lymphknoten entlang der Leber, Leistengegend, Schlüsselbeingegend, Leber, Gehirn und Knochen). Die beste Prognose haben Patientinnen mit einem Scheidenrezidiv, gefolgt von solchen mit einem Beckenwandrezidiv, schlussendlich jene mit einem Fernrezidiv. Daraus ist abzuleiten, dass sich die Gefahr einer

allfälligen Rezidiverkrankung bei der Klägerin in erster Linie aus dem histologischen Differenzierungsgrad ergibt, der auch bei einer früheren Diagnosestellung und früherer Therapie derselbe gewesen wäre.

16. Wäre die Lebenserwartung der Klägerin im Falle einer *lege artis* durchgeführten Behandlung (unabhängig von einer allfällig vorübergehenden Streichung von der Nierentransplantationsliste) höher und wenn ja, in welchem Umfang?
Auch bei der Lebenserwartung der Klägerin trifft Obiges zu, da auch hier der histologische Differenzierungsgrad 2 ausschlaggebend war. Würde man nur das Stadium der Tumorerkrankung, also die Invasionstiefe, betrachten, so ergäbe sich bei Befall von nur der Schleimhaut bzw. des innersten Myometriumdrittels eine 5-Jahres-Überlebensrate von 80 bis 90 %, bei Befall des mittleren Drittels, wie im vorliegenden Fall, eine 5-Jahres-Überlebensrate von 65 bis 77 %. Bei einem Differenzierungsgrad G1 ergibt sich eine 5-Jahres-Überlebensrate von 91 %, bei G2 73 %. Somit musste man davon ausgehen, dass sich die Prognose bei der Klägerin aus dem Differenzierungsgrad ableitete.

17. Welche Schmerzen erlitt die Klägerin als Folge der nicht lege artis erfolgten Behandlung insgesamt (insbesondere Schmerzen aufgrund vermeidbarer Blutungen, Unterleibsschmerzen infolge allenfalls verspätet durchgeführter Operation, die im Falle einer umgehend durchgeführten Operation hätten vermieden werden können)?
Naturgemäß kann der Zeitraum der Therapieverzögerung infolge nicht lege artis erfolgter Behandlung als Schmerzperiode aufgefasst werden. Die Schmerzen sind definiert aufgrund vermeidbarer Blutungen und Unterleibsschmerzen. Gutachtlich wurde festgehalten, dass der späteste Zeitpunkt, bei dem eine Abklärung der Blutungen bei der Klägerin hätte erfolgen müssen, die Konsultation im Februar 1999 war. Dabei hätte die Erfolglosigkeit der verordneten Sequennia-Dragees die Indikation zur Kürettage ergeben müssen. Dieser Zeitpunkt wurde mit spätestens Ende März 1999 definiert. Daher waren mittelstarke Schmerzen für den Zeitraum ab April 1999 bis zur Operation Anfang August 1999 anzunehmen. Dabei handelt es sich um einen Zeitraum von vier Monaten und sechs Tagen, welche entsprechend zu raffen sind. Aufklärungsbedürftig war auch, warum eine im April 1999 telefonisch diskutierte Kürettage dann nicht durchgeführt wurde.

18. In welchem Umfang konnte die Klägerin aufgrund der nicht lege artis erfolgten Behandlung im Vergleich zu einer lege artis erfolgten Behandlung einer Tätigkeit als Konferenzdolmetscherin und Übersetzerin nicht nachgehen?
Wenn man gutachtlich davon ausging, dass eine Kürettage Ende März / Anfang April 1999 durchgeführt und damit die richtige Diagnose Endometriumkarzinom etabliert worden wäre, so wäre unmittelbar danach die Totaloperation erfolgt. Nachdem die Rekonvaleszenz nach einer derartigen Operation etwa sechs Wochen beträgt, hätte die Klägerin etwa Anfang Mai 1999 wieder arbeiten können. Aufgrund der verspäteten Diagnose und Therapie war die Klägerin im Zeitraum ab April 1999 sicherlich beruflich eingeschränkt. Es musste allerdings erwähnt werden, dass in diese Zeitperiode auch die Operation einer Baker-Zyste im Bereich der linken Kniekehle sowie die Entfernung eines Kalkdepots an der Ellenbogenregion im Juli 1999 fielen, womit in dem Zeitraum davor noch zusätzliche Beschwerdebilder bestanden.

19. Waren Spätfolgen aufgrund eines Kunstfehlers zu erwarten und wenn ja, welcher Art?

Spätfolgen aufgrund der geschilderten Therapieverzögerung von etwa vier Monaten könnten, wie oben beschrieben, in einem Tumorrezidiv bestehen. Da die Therapieverzögerung jedoch nur relativ kurz und die Prognose des Endometriumkarzinoms im Allgemeinen recht günstig ist, war eine derartige Spätfolge aufgrund des Behandlungsfehlers eher unwahrscheinlich. Gutachtlich wurde auch darauf hingewiesen, dass aus onkologischer Sicht niemand mit der nötigen Sicherheit sagen kann, dass ein mögliches Rezidiv etwa als Folge der Therapieverzögerung von vier Monaten oder aufgrund des schicksalshaften Tumordifferenzierungsgrades 2 entstanden ist. Etwaige Spätfolgen von Operationen und Strahlentherapie waren naturgemäß bei früherer Operation dieselben und sind daher schicksalshaft.

20. Hatten im Februar 1998 keine Blutungen bestanden?
Laut Kartei hatten im Februar 1998 keine Blutungen bestanden. Es fand sich die Eintragung im Februar 1998 „Dysmenorrhoe, unregelmäßiger Zyklus, Agnumens-Tropfen, letzte Regel 5. 2.". Somit gab es zumindest bis 11. 2. 1998 keine Eintragung bezüglich pathologischer Blutung.

War das Vorbringen des Beklagten mit den im Akt erliegenden Urkunden (Krankengeschichte, OP-Berichte, etc.) in Übereinstimmung zu bringen:

21. Hatte im Februar 1999 lediglich eine leichte Schmierblutung bestanden?
Eintrag in der Kartei: „Ende Februar 1999: Schmierblutung, letzte Regel 14. 2., Sequennia-Dragees, Kontrolle Mai". Das Vorbringen war daher laut Kartei zutreffend.
22. Hatte im Mai 1999 eine mittlere Blutung, verursacht durch die falsche Einnahme von Hormonen (Sequennia, wobei die Klägerin fälschlicherweise nur die weißen Dragees nahm), bestanden?
Dieses Vorbringen fand in der Kartei kein Korrelat. Es hieß hier nur: „letzte Regel 20. 4. 1999, Climen, Nativ o.B.". Bezüglich der falschen Einnahme von lediglich weißen Sequennia-Dragees fand sich kein Vermerk.
23. War das Vorbringen, dass diese Blutungen der Klägerin lege artis seien und den seit zehn Jahren bestehenden Blutungsstörungen zugeschrieben wurden, wahrscheinlich und wenn ja, in welchem Umfang war dies möglich?
Dieses Vorbringen war insofern nicht nachvollziehbar, als Blutungsstörungen bei Dialysepatientinnen natürlich auch abgeklärt werden müssen. Insgesamt waren die Aussagen des Beklagten daher aufgrund dessen vorgelegter Kartei teilweise belegbar.
24. War dem Beklagten ein Kunstfehler anzulasten oder wäre die Vornahme einer Kürettage bei einer Dialysepatientin wie der Klägerin bei Vorliegen dieser Beschwerden ein Kunstfehler und daher die angeordnete Hormontherapie ausreichend?
Dem Beklagten war insofern ein Behandlungsfehler anzulasten, als die Indikation zu einer Kürettage bzw. Hysteroskopie spätestens Ende März 1999 hätte gestellt werden müssen. Die Vornahme einer Kürettage bei einer Dialysepatientin bei Vorliegen von lang anhaltenden, unregelmäßigen Blutungen wäre keinesfalls ein Kunstfehler. Die verordnete Hormontherapie war daher auch nach Aussage eines Nephrologen als nicht ausreichend zu bezeichnen.
25. Wäre der frühestmögliche Zeitpunkt für die Vornahme einer Kürettage der Februar 1999 gewesen und wenn ja, hätte sich in diesem Fall am Beschwerdebild nichts oder geringfügig etwas geändert? Im Falle einer auch geringfügigen Änderung: Wie wäre diese ausgefallen?

Der frühestmögliche Zeitpunkt für die Vornahme einer Kürettage wäre tatsächlich der Februar 1999 gewesen. Noch vertretbar wäre eine Kontrolle vier Wochen danach zur Beurteilung des Therapieeffektes der Sequennia-Dragees gewesen. Eine Kürettage Ende März 1999 hätte zur richtigen Diagnose und Therapie des Endometriumkarzinoms geführt. Damit wäre die Therapieverzögerung von vier Monaten unterblieben. Es war jedoch davon auszugehen, dass sich dies auf die Langzeitprognose der Klägerin nicht auswirkte.

26. Wie ist das Endometriumkarzinom erkennbar?
Das Endometriumkarzinom wird histologisch durch eine Kürettage (Ausschabung der Gebärmutter) bzw. durch Gewebsentnahmen im Rahmen einer Hysteroskopie (Gebärmutterspiegelung) verifiziert.
27. Handelte es sich beim Endometriumkarzinom um einen Krebs, der erst in fortgeschrittenen Jahren der Frau auftritt und daher bei der Klägerin als unwahrscheinlich anzunehmen war?
Es ist richtig, dass es sich beim Endometriumkarzinom um einen Krebs handelt, der in der Mehrzahl der Fälle erst im fortgeschrittenen Lebensalter auftritt und daher bei der Klägerin als eher unwahrscheinlich anzunehmen war. Die Statistik zeigt, dass es einen Altersgipfel zwischen dem 60. und 70. Lebensjahr gibt, mit einer Inzidenz um das 45. Lebensjahr von 10 auf 100.000 pro Jahr und um das 75. Lebensjahr von 100 auf 100.000 pro Jahr. Endometriumkarzinome werden allerdings zunehmend auch bei jüngeren Frauen beobachtet, und zwar in etwa 20% der Fälle prämenopausal, also vor Eintritt der Wechseljahre, 4% treten bereits vor dem 40. Lebensjahr auf.

In einem Privatgutachten, das sich allerdings ausschließlich auf die Aussagen der Klägerin und nicht auf die Patientenkartei des Arztes stützte, wurde bereits der Zeitpunkt Februar 1998 als letzter Zeitpunkt für die Durchführung einer Kürettage genannt. In der Kartei fand sich zu diesem Zeitpunkt allerdings lediglich die Feststellung: „Dysmenorrhoe und unregelmäßiger Zyklus". Der nächste Arztbesuch erfolgte erst ein Jahr später. Somit wäre es der Patientin durchaus zumutbar gewesen, nicht erst nach einem Jahr, sondern schon viel früher ihren Frauenarzt oder einen anderen Arzt aufzusuchen. Es stellte sich die Frage, ob im Februar 1998 überhaupt schon ein Karzinom bestanden hatte. Fest stand jedoch, dass eine diagnostische Abklärung ab Februar 1999 hätte stattfinden müssen.

4.8.3 Verfahrensausgang

Nach mehreren Verhandlungen wurde bei einer Klagesumme von € 143.746,– samt Nebengebühren 2002 ein gerichtlicher Vergleich in Höhe von € 55.000,– geschlossen. Der Vergleich wurde rechtsgültig.

4.8.4 Resümee

Blutungsstörungen müssen immer – auch bei Dialysepatientinnen – rechtzeitig abgeklärt werden. Hierzu gibt es heute Leitlinien der meisten Fachgesellschaften. Die Durchführung einer Vaginalultraschalluntersuchung mit der Messung der Endometriumdicke, insbesondere bei postmenopausalen Frauen, ist dabei unverzichtbar. Im

Zweifelsfall ist immer die histologische Abklärung empfehlenswert. Endometriumkarzinome treten heute zunehmend auch bei jüngeren prämenopausalen Frauen auf.

Literatur

Baltzer J. Präneoplasien und Neoplasien des Endometriums. In: Bender HG (Hrsg.). Klinik der Frauenheilkunde und Geburtshilfe, Band 11, Spezielle gynäkologische Onkologie, 4. Auflage. München, Jena: Urban und Fischer, 2001: 147–88.

Buchweitz D, Diedrich K, Malik E. Diagnose uteriner Blutungen. Gynäkologe 2000; 33: 634–44.

Denison U, Salzer H. Das Korpuskarzinom. In: Kubista E (Hrsg.). Onkomanual Gynäkologie. Wien: Kubista, 1996: 115–30.

DGGG. Diagnostik und Therapie des Endometriumkarzinoms (Statements). In: DGGG (Hrsg.). Leitlinien der Gynäkologie und Geburtshilfe, Band I. Berlin: Verlag S. Kamarz, 2010: 185–91.

Korpuskarzinom (Endometriumkarzinom). In: Arbeitsgemeinschaft für Gynäkologische Onkologie der Österreichischen Gesellschaft der Gynäkologie und Geburtshilfe (Hrsg.). Manual der gynäkologischen Onkologie. Wien, New York: Springer, 1993: 37–45.

Leitlinie OEGGG: Perimenopausale Blutungsstörung und postmenopausale Blutung. OEGGG, 2006, www.oeggg.at.

Pickel H. Endometrial Cancer. In: Burghardt E (Hrsg.). Surgical Gynekologic Oncology. Stuttgart, New York: Thieme, 1993: 334–96.

Stummvoll W. Endometriumkarzinom. In: Arbeitsgemeinschaft für Gynäkologische Okologie (AGO), der Österreichischen Gesellschaft für Gynäkologie und Geburtshilfe (ÖGGG) (Hrsg.). Manual der gynäkologischen Onkologie. Wien: MedMedia Verlag, 2001: 53–73.

4.9 Zehnwöchige Therapieverzögerung bei Eierstockkrebs

4.9.1 Sachverhalt / Kasuistik

Die im Jahr 2007 49-jährige Patientin stand in ständiger Betreuung ihres Frauenarztes. In der Vorgeschichte fand sich eine Zystenoperation am rechten Eierstock vor neun Jahren, gemeinsam mit einer Eileiterunterbindung.

Im März 2007 erfolgte eine gynäkologische Routineuntersuchung bei dem Facharzt. Dabei wurde ein normal großer, nach hinten geknickter Uterus bei unauffälligen Eierstöcken bei der Tastuntersuchung festgestellt. In der Patientenkartei fand sich der Vermerk: „Patientin will keine Ultraschalluntersuchung." Als Diagnose wurde vermerkt: „Oligomenorrhoe, Reizblase". Therapeutisch wurde eine Blutabnahme für Hormone veranlasst sowie Östriol-Vaginalzäpfchen verordnet. Der Frauenarzt schien der Meinung gewesen zu sein, dass seine Patientin, die als Assistentin in der Röntgenabteilung eines Spitals arbeitete, dort eine Ultraschalluntersuchung durchführen lassen würde.

Etwa zehn Wochen später bemerkte die Patientin ziehende Beschwerden im Unterbauch und ging tatsächlich zu einer Ultraschalluntersuchung in der Röntgenabteilung, wo sie auch arbeitete. Dabei wurde eine große, bis an den Nabel reichende, multipel subseptierte, größtenteils wabenartige Zyste gefunden. In der Computertomographie wurde eine ausgedehnte, teils zystische, teils solide Raumforderung im Unter- und Mittelbauch, in erster Linie von einem Ovar ausgehend, gefunden. Die Raumforderung zeigte Zeichen eines expansiven Wachstums, jedoch keinen Hinweis auf eine Aussaat in das Bauchfell und auch keine Hinweise für Sekundärabsiedlungen, somit eher gutartig imponierend.

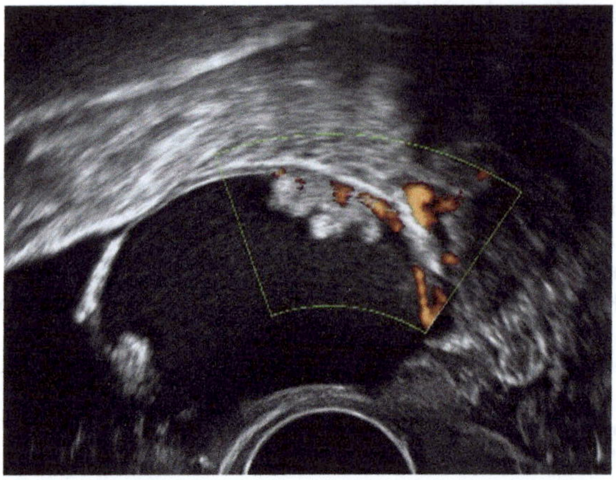

Abb. 4.8: Serös papillärer Borderlinetumor (Bild: Dr. Samir Helmy, Ufk Wien)

Exakt drei Monate nach der gynäkologischen Untersuchung wurde bei der Patientin der rechte Eierstock durch einen Unterbauch-Längsschnitt entfernt. Bei der Operation fand sich ein glattwandiger, zystischer Eierstocktumor bis in die Nabelhöhe, welcher aufgrund der Größe nicht im Ganzen vor die Bauchwand luxierbar war.

Der intraoperative Gefrierschnitt ergab ein muzinöses (schleimbildendes) Kystadenom mit Borderline-Tumorformationen im Zentrum (Abb. 4.8). In der endgültigen histologischen Beurteilung wurde jedoch ein invasives, muzinöses Adenokarzinom Grad 1 nach WHO diagnostiziert.

Aufgrund dieses Befundes wurde die Patientin fünf Wochen später relaparotomiert, wobei die Gebärmutter, der linke Eierstock und linke Eileiter, die Lymphknoten im Bereich des kleinen Beckens rechts, der Blinddarm-Wurmfortsatz und das große Bauchnetz entfernt wurden. Sämtliche Organe waren tumorfrei, ebenso wie die Spülungen aus dem Bauchfell sowie der Zysteninhalt. So blieb es bei der Diagnose invasives Adenokarzinom des rechten Eierstockes pT1a, G1.

In einem onkologischen Konsilium wurde keine adjuvante Therapie, lediglich regelmäßige Nachkontrollen vereinbart.

Das Gutachten wurde für die Haftpflichtversicherung des behandelnden Gynäkologen erstellt.

4.9.2 Beurteilung / Gutachten

Gutachtlich wurde davon ausgegangen, dass die im Ultraschall diagnostizierte Eierstockzyste zehn Wochen vorher bei der gynäkologischen Untersuchung auch schon bestanden hatte. Die Diagnoseverzögerung betrug exakt zwei Monate und 18 Tage.

Höchstwahrscheinlich hätte eine Ultraschalluntersuchung zu diesem Zeitpunkt bereits die Diagnose Eierstockzyste erbracht. Daher wurde kritisiert, dass diese Vaginalultraschalluntersuchung unterblieben war. Der Frauenarzt war nach seinen eigenen Angaben der Meinung, die Patientin ließe die Ultraschalluntersuchung an ihrer Arbeitsstätte durchführen, sie wollte wegen ihrer Reizblase die Vaginalultraschalluntersuchung vermeiden. Somit handelte es sich um eine Verkettung von unglücklichen

Umständen. Hinzu kam, dass sog. Vorsorge-Vaginalultraschalluntersuchungen, also Untersuchungen bei symptomlosen Frauen, von den Krankenkassen nicht bezahlt werden. Manche Krankenkassen bezahlen Vaginalultraschalluntersuchungen lediglich bei Vorliegen einer Pathologie. Das bedeutet, dass Vorsorge-Vaginalultraschalluntersuchungen von den meisten Patientinnen aus der eigenen Tasche zu bezahlen sind, wobei die Kosten üblicherweise € 30,– bis € 40,– betragen. Möglicherweise spielte auch dieser Umstand im vorliegenden Fall beim Unterbleiben der Vaginalultraschalluntersuchung eine Rolle.

Es ist bekannt, dass die Sensitivität der gynäkologischen Tastuntersuchung für die Entdeckung von Eierstocktumoren begrenzt ist. Deshalb kann die Vaginalultraschalluntersuchung als segensreichste Entwicklung in der Gynäkologie der letzten Jahrzehnte bezeichnet werden.

Die Frage an den Gutachter, ob die vorliegende Eierstockzyste bereits bei der gynäkologischen Untersuchung, etwa zehn Wochen vor der Ultraschalluntersuchung, hätte getastet werden müssen, konnte nicht mit der nötigen Sicherheit beantwortet werden, weil es sich um einen zystischen Eierstocktumor gehandelt hatte, also eine mit Flüssigkeit und Schleim gefüllte Zyste. Wahrscheinlich war, dass diese Zyste 2 1/2 Monate vorher kleiner war. Um wie viel kleiner, konnte ebenfalls nicht mit der nötigen Sicherheit festgestellt werden. Bekannt ist, dass mit Schleim gefüllte Eierstockzysten relativ rasch wachsen können. Solide Tumoren sind aufgrund ihrer meist unregelmäßigen äußeren Tumorkapsel in der Regel leichter zu tasten.

Die endgültige Diagnose eines muzinösen Adenokarzinoms Grad 1 wurde erst im definitiven histologischen Befund gestellt, nachdem im intraoperativen Schnellschnitt ein sog. Borderline-Tumor diagnostiziert worden war. Dabei handelt es sich um ein Karzinom niedrigen Malignitätsgrades, welches sich vom invasiven Karzinom durch das Fehlen des destruktiv infiltrativen Wachstums unterscheidet. Eine derartige Revision eines intraoperativen Schnellschnittes kommt durchaus häufig vor, da die Aussage des Gefrierschnittes eben limitiert ist. Fest stand, dass die Zweitoperation dadurch bedingt war.

Schleimbildende Adenokarzinome machen etwa 15 % der epithelialen Eierstockkrebse aus. Das Stadium 1a, wie im vorliegenden Fall, bedeutete, dass das Karzinom auf einen Eierstock begrenzt, kein Tumor auf der äußeren Oberfläche und die Kapsel intakt war und dass sich kein Aszites (Bauchwasser) fand. Es handelte sich somit um das denkbar beste Stadium, von dem eine Patientin befallen sein konnte. Auch das Grading, der Differenzierungsgrad, hier G1, also differenziert, ähnlich normalem Eierstockgewebe, war prognostisch das günstigste.

Deshalb war bei der Patientin keine weitere adjuvante Chemotherapie notwendig. Patientinnen mit einem hochdifferenziertem Tumor im Stadium 1a, G1 haben bei exakter Staging-Operation eine Überlebensprognose von 90–95 %.

Gutachtlich ergab sich daraus, dass die Patientin trotz der Größe ihres zystischen Eierstocktumors das denkbar beste histologische Stadium der Erkrankung und den denkbar besten Differenzierungsgrad und damit die denkbar beste Prognose hatte. Somit konnte man im wahrsten Sinn des Wortes von Glück im Unglück sprechen.

Daraus ergab sich allerdings gutachtlich, dass die Diagnoseverzögerung von etwa zehn Wochen im vorliegenden Fall für das weitere Schicksal der Patientin als unerheblich zu bezeichnen war. Im Klartext hieß das: Hätte der Gynäkologe bereits zehn Wochen früher, sei es durch Tastuntersuchung oder durch Vaginalultraschall, die richtige Diagnose gestellt und wäre die Patientin im Anschluss daran operiert worden, so hätte sie dasselbe Krankheitsstadium und dasselbe Grading gehabt wie zehn Wochen später. Daraus konnte man gutachtlich folgern, dass der Patientin durch die zehnwöchige Diagnose- bzw. Therapieverzögerung kein Schaden entstanden war. Die Zweitoperation war durch die Änderung der histologischen Diagnose bedingt.

Beantwortung des Fragenkatalogs

1. Bestand die Möglichkeit, dass der später festgestellte Tumor zum Untersuchungszeitpunkt am 20. 3. 2007 in seinem Wachstumsstadium noch so klein war, dass er durch die übliche Tastuntersuchung nicht erkannt werden konnte?
   Gutachtlich wurde zwar nicht ausgeschlossen, dass der später festgestellte Tumor zum Untersuchungszeitpunkt zehn Wochen davor in seinem Wachstumsstadium noch so klein war, dass er durch die übliche Tastuntersuchung nicht erkannt werden konnte, dies erschien jedoch eher unwahrscheinlich.
2. Oder konnte davon ausgegangen werden, dass der Tumor zum Untersuchungstermin schon so weit fortgeschritten war, dass er durch die Tastuntersuchung auf alle Fälle erkannt hätte werden müssen?
   Es erschien eher wahrscheinlich, dass der Tumor zum Untersuchungszeitpunkt schon so groß war, dass er durch die Tastuntersuchung erkannt hätte werden können, jedoch keineswegs auf alle Fälle hätte erkannt werden müssen. Dies ist bedingt durch die geringe Sensitivität der gynäkologischen Tastuntersuchung.
3. Welche Anhaltspunkte hätte es bei der gynäkologischen Untersuchung geben müssen, damit eine Ultraschalluntersuchung auf alle Fälle gemacht worden wäre?
   Bei der Tastuntersuchung hätte es z. B. den Verdacht auf einen Tumor oder Unregelmäßigkeiten im Douglas-Raum (tiefster Punkt der Bauchhöhle) geben müssen, damit eine Ultraschalluntersuchung auf alle Fälle zu machen gewesen wäre.
4. Gab es derartige Anhaltspunkte?
   Aufgrund der negativen Tastuntersuchung des Facharztes wurde diese Frage verneint.
5. Hätte der Gynäkologe die Patientin auch ohne weitere Anhaltspunkte über die Nachteile der Nichtdurchführung einer Ultraschalluntersuchung aufklären müssen?
   Diese Frage wurde bejaht. Vaginalultraschalluntersuchungen bei einer 49-jährigen Frau sind mindestens einmal jährlich zu empfehlen. Dies ist der Patientin mitzuteilen. Im vorliegenden Fall war der Arzt jedoch der Meinung, die Patientin lasse die Untersuchung an ihrer Arbeitsstätte durchführen und wolle die Vaginalultraschalluntersuchung wegen ihrer Reizblase nicht, da sie fürchtete, Harn zu verlieren.
6. Hätte es bei der Patientin aufgrund der Größe des Tumors nicht schon eher zu körperlichen Beschwerden kommen müssen?
   Aufgrund der Größe des Tumors bis zur Nabelhöhe wäre es durchaus denkbar gewesen, dass es bereits eher zu körperlichen Beschwerden hätte kommen können. Dies war aber nicht zwingend.
7. Konnte ausgeschlossen werden, dass derartige Beschwerden nach der Untersuchung bestanden oder war es so, dass sich der Tumor erst aufgrund der Größe und der damit verbundenen Raumforderung bemerkbar machte?
   Diese Frage wurde bejaht. Aufgrund der Angaben der Patientin konnte ausgeschlossen werden, dass derartige Beschwerden nach der Untersuchung bestanden.

8. Konnte aufgrund der vorliegenden medizinischen Behandlungsunterlagen eine Aussage über den Behandlungserfolg getroffen werden?
   Diese Frage wurde bejaht. Die Patientin hatte die denkbar beste mögliche Prognose bei Eierstockkrebs mit einer Überlebenswahrscheinlichkeit von etwa 90 bis 95 %. Das war auch der Grund, weshalb ihr durch die Behandlungsverzögerung kein Schaden erwachsen war.

Es darf natürlich niemals übersehen werden, dass die Diagnose einer bösartigen Erkrankung, hier Eierstockkrebs, ein schicksalhaftes Ereignis ist.

Ein Schaden für die Patientin hätte sich nur dann ergeben, wenn durch die Behandlungsverzögerung die Krankheit verschleppt, das heißt in ein fortgeschritteneres Stadium überführt worden wäre, mit der damit verbundenen schlechteren Prognose. Dies traf in diesem Fall definitiv nicht zu.

Somit war die Diagnose-/Therapieverzögerung, welche man dem Gynäkologen hätte anlasten können, für den Behandlungserfolg und die Prognose irrelevant. Der Patientin ist daraus keinerlei Schaden erwachsen. Sie hat keine vermehrten zusätzlichen Schmerzperioden, keine zusätzlichen Operation und keine Chemotherapie durchgemacht.

4.9.3 Verfahrensausgang

Aufgrund des Gutachtens erhielt die Patientin trotz der Diagnose bzw. Therapieverzögerung kein Schmerzengeld, da ihr daraus kein Schaden erwachsen war. Dies wurde von der Patientin akzeptiert.

4.9.4 Resümee

Bei onkologischen Gutachten kommt es immer auf die Dauer der Diagnose- bzw. Therapieverzögerung an und welcher Schaden für die Patientin daraus resultiert. Hier betrug die Therapieverzögerung zwar zehn Wochen, dennoch handelte es sich glücklicherweise um ein Stadium Ia, Grading 1, also einen hochdifferenzierten Tumor, mit der besten denkbaren Prognose. Die Patientin benötigte keine adjuvante Chemotherapie und hatte somit keinen Schaden, der aus der Therapieverzögerung resultiert hätte. Daher stand ihr kein Schmerzengeld zu. Dieser Fall weist einmal mehr auf die Wichtigkeit der routinemäßigen Durchführung der Vaginalsonographie hin. Eine gynäkologische Untersuchung ohne Vaginalsonographie ist heute obsolet. Darüber sollte jede Patientin entsprechend aufgeklärt werden.

Literatur

Arbeitsgemeinschaft für gynäkologische Onkologie der Österreichischen Gesellschaft für Gynäkologie und Geburtshilfe: Manual der gynäkologischen Onkologie. New York: Springer, 1993.

DGGG. Diagnose und Therapie maligner Ovarialtumoren. In: DGGG (Hrsg.). Leitlinien der Gynäkologie und Geburtshilfe, Band I. Berlin: Verlag S. Kamarz, 2010: 167–75.

Huber JC, Kubista E, Leodolter S. Bösartige Erkrankungen der Ovarien und Tuben. In: Husslein P, Bernaschek G, Huber JC, Kubista E, Leodolter S (Hrsg.). Lehrbuch der Frauenheilkunde, Bd. 1, Gynäkologie. Wien, München, Bern: Maudrich, 2001: 72–8.

Pfleiderer A, Meerpohl G. Malignome des Ovars. In: Bender HG (Hrsg.). Klinik der Frauenheilkunde und Geburtshilfe, Spezielle gynäkologische Onkologie II, Bd. 12, 4. Auflage. München, Jena: Urban und Fischer, 2003: 5–94.

4.10 Kindliches Rhabdomyosarkom (RMS) als Bartholin-Abszess verkannt

Rhabdomyosarkom

Beim Rhabdomyosarkom handelt es sich um einen seltenen, äußerst bösartigen Tumor, der besonders im Kindes- und Jugendalter auftritt und nur bei rechtzeitiger Diagnose und Therapie Heilungschancen bietet. Die schlechten Prognosefaktoren sind alveolärer bzw. und undifferenzierter Typ und Tumorgröße über 5 cm, wie im vorliegenden Fall. Die 5-Jahres-Überlebensrate im Alter von über zehn Jahren beträgt etwa 20 %. In einer Studie wurden 1999 449 Patienten mit RMS untersucht. Bei alveolärem bzw. undifferenziertem RMS zeigten sich bei den Patienten folgende Überlebenszahlen (Tab. 4.4):

Tab. 4.4: 10-Jahres-rückfallsfreier Beobachtungszeitraum bei alveolärem bzw. undifferenziertem RMS

Chemotherapie allein	Chemo + Irradiatio
44 %	73 %
69 %	95 %

2001 wurden ähnliche Ergebnisse an 690 Patienten als Fortsetzung dieser Arbeit publiziert. 2003 wurden 71 RMS in Perineum und Anusbereich nachuntersucht. Schlechte Prognosefaktoren waren ebenfalls Alter, Lymphknotenbefall, Tumorgröße über 5 cm und histologischer Typ. Die 5-Jahres-Überlebensrate bei unter Zehnjährigen betrug gesamt 71 %, bei über Zehnjährigen 20 %. 1999 wurden 38 Mädchen mit RMS im Genitalbereich Vulva, Vagina und Uterus publiziert. 27 hatten ein Vulva-RMS und vier reine Vulvakarzinome. Das Alter der Patientinnen mit Vaginal- und Vulvakarzinomen betrug 9 Monate bis 15,6 Jahre, eine Patientin mit alveolärem RMS-Stadium III verstarb nach einem Rezidiv und Entwicklung von Lungenmetastasen. Mädchen mit RMS im Vulva-/Vaginalbereich haben höhere Rezidivraten und schlechtere Prognosen als Patientinnen mit RMS im Uterusbereich.

Das alveoläre RMS stellt somit eine der bösartigsten Varianten der kindlichen Weichteiltumoren dar. Nur bei rechtzeitiger Diagnose und Therapie bestehen geringe Heilungschancen.

4.10.1 Sachverhalt / Kasuistik

Die 15-jährige Patientin suchte wegen einer Schwellung im Bereich der linken Schamlippe Ende September 2001 die Praxis eines niedergelassenen Gynäkologen in Ostösterreich auf. Laut Kartei wurde ein taubeneigroßer, derber, granulierter Bartholin-Abszess diagnostiziert und eine Marsupialisation in Allgemeinnarkose geplant. Wegen der Menstruation wurde der Eingriff um zwölf Tage verschoben. Im Oktober 2001 wurde in der Praxis des Gynäkologen der hühnereigroß beschriebene, granulierte, alte Bartholin-Abszess in Allgemeinnarkose soweit wie möglich abgetragen und mit Zweischichtnähten und Hautnaht versorgt. In der Folge erfolgten vier Visiten in zwei- bis dreitägigen Abständen, wobei die Wunde noch inflammiert war. Deshalb wurden Spülungen mit Betaisodona durchgeführt sowie Reparil zur Abschwellung gegeben. Laut Kartei war die Wunde nach zwölf Tagen weitgehend verheilt und die Nähte wurden entfernt. Knapp vier Wochen nach dem Eingriff wurde links inguinal ein erbsengroßer Lymphknoten festgestellt. Eine rektale Untersuchung war unauffällig und es wurde Diclofenac als Antiphlogistikum verordnet. 14 Tage später war die linke Labie massiv vergrößert und auch der Lymphknoten links inguinal vergrößert und dolent. Der Gynäkologe veranlasste die Aufnahme an der Universitäts-Frauenklinik, wo 54 Tage nach dem Ersteingriff eine Inzision und Drainage des Prozesses am linken Labium durchgeführt wurden. Dieser präsentierte sich als Infiltrat mit einer Ausdehnung von 10 × 7 cm. Die Histologie ergab ein alveoläres Rhabdomyosarkom der Vulva. Die Läsion war aus Nestern und soliden Strängen kleiner, wenig polymorpher, runder bis ovaler Tumorzellen aufgebaut, teilweise stark regressiv verändert. Die Tumorformationen waren durch teils breite Bindegewebssepten separiert und reichten bis an den Resektionsrand. Die bakteriellen Abstriche der Abszesshöhle ergaben eine Superinfektion mit *Staphylococcus epidermidis*.

Die bildgebende Diagnostik zeigte in der Sonographie des Abdomens inguinal links vergrößerte Lymphknoten, die Läsion im Bereich des linken Labiums wies eine inhomogene Echostruktur auf, die oberflächlich gelegenen Tumoranteile waren teils zystisch, teils solide. Weiter in der Tiefe war der Tumor überwiegend echoarm und septiert. Die kraniokaudale Ausdehnung des Tumors betrug etwa 4,5 cm, die ventrodorsale Ausdehnung knapp 7 cm. Der Tumor hatte eine Nahbeziehung zum distalen Drittel der Vagina. Das Rektum wurde vom Tumor verdrängt, wobei naturgemäß eine Infiltration der äußeren Schichten sonographisch nicht ausgeschlossen werden konnte. Die Urethra zeigte keine sonographisch fassbare Infiltration. Die proximalen zwei Drittel der Vagina sowie die Cervix uteri und der Uterus waren vom Tumor nicht betroffen. Die Computertomographie des Abdomens ergab einen 8 × 5 × 7,5 cm großen raumfordernden Prozess im Bereich des äußeren Genitale sowie suspekte Lymphknoten mit 2,3 cm Durchmesser links, parailiakal unmittelbar vor dem Leistenkanal, sowie mindestens 3 bis 4,2 cm im Durchmesser betragende, suspekte Lymphknoten links inguinal. Die retroperitonealen Lymphknoten und die Leber waren frei. In der Magnetresonanz betrug der Tumor 6,8 × 5,3 × 4,8 cm. In der Ganzkörperszintigraphie zeigte sich im linken Os ilium bis kaudal nahe Os pubis eine pathologische Aktivitätsvermehrung, ebenso im angrenzenden Femurkopf sowie in mehreren Wirbelkörpern, L1, L2 , L4, Th7, Th9 und Th10. Es wurde der hochgradige Verdacht auf multiplen Skelettbefall in den beschriebenen Arealen ausgesprochen. Die MRT der Wirbelsäule ergab, dass der 1. und 8. Brustwirbelkörper sowie der 1. Lendenwirbelkörper und der 1. Sakralwirbelkörper vollständig, der 2. Halswirbelkörper und der 4. Lendenwirbelkörper weitgehend befallen waren, ebenso der 5. bis 7. Brustwirbelkörper, der linke Humeruskopf, der linke Trochanter und die rechte proximale Femurdiaphyse. Im Schädel-MR fanden sich pathologische Kontrastmittelinfiltrationen im Bereich des Clivus, an den Halswirbelkörpern 1 bis 4 und den Brustwirbelkörpern 1 bis 3.

Die Histologie eines Beckenkamm-Stanzzylinders aus der Spina iliaca posterior superior sinistra zeigte eine Infiltration durch das Rhabdomyosarkom. Ein zytologischer

Knochenmarksbefund zeigte ebenfalls einzelne Tumorzellverbände in zwei von vier Knochenmarksstellen.

Aus den Befunden ergab sich somit die Diagnose alveoläres Rhabdomyosarkom der Vulva im Stadium 4.

Die Jugendliche wurde an ein kinderonkologisches Zentrum überstellt und es wurde mit einer Polychemotherapie nach dem Therapieprotokoll CWS 96, Stratifizierung in die Hochrisikogruppe (High-Risk-Arm B) begonnen. Die Polychemotherapie wurde von Dezember bis Ende März 2002 durchgeführt. Zwischen Juli und Oktober 2002 erfolgten sowohl eine lokale Bestrahlung als auch eine Bestrahlung der Wirbelsäule an der Strahlenabteilung des Allgemeinen Krankenhauses. Von Juli bis Dezember 2002 wurden drei weitere Zyklen Chemotherapie durchgeführt. Im Anschluss an den 6. Chemotherapiezyklus im März 2002 erhielt die Jugendliche eine Hochdosis Chemotherapie (Konditionierung mit Busulfex und Melphalan) mit anschließender autologer Stammzellentransplantation im Mai 2002. Parallel zur Bestrahlung wurde versucht, eine Erhaltungstherapie, bestehend aus Velbe intravenös sowie Endoxan per os, zu verabreichen. Im Dezember 2002 kam es jedoch zu einem Lokalrezidiv, welches bioptisch nachgewiesen wurde. Es erfolgte eine Rezidivtherapie mit Carboplatin-Etoposid. Im März 2003 kam es zu einer Größenzunahme des Lokalrezeptivs und zu Metastasen im linken Leberlappen, worauf eine Therapie mit Irinotekan® begonnen wurde. Im April 2003 schließlich kam es neuerlich zu einer raschen Tumorprogredienz, sowohl lokal als auch in beiden Leberlappen und in der Haut sowie im Knochenmark. Gemeinsam mit den Eltern wurde vor weiteren Chemotherapieversuchen Abstand genommen. Die Jugendliche verstarb im April 2003.

Es kam sowohl zu einem Verfahren bei der Schlichtungsstelle der Ärztekammer als auch zu einem Zivilgerichtsverfahren, in dem die Eltern des verstorbenen Mädchens den Frauenarzt verklagten.

4.10.2 Beurteilung / Gutachten

In dem Verfahren bei der Schlichtungsstelle der Ärztekammer des betreffenden Bundeslandes kritisierte der Gutachter, dass eine histologische Untersuchung, die nach den Erkenntnissen der medizinischen Wissenschaft angezeigt gewesen wäre, von dem Gynäkologen bei der Operation im Oktober 2001 nicht veranlasst worden war. Auch als knapp vier Wochen später ein Lymphknoten rechts inguinal festgestellt wurde, unterblieb abermals eine histologische Gewebsuntersuchung. 14 Tage später verwies der Gynäkologe die Jugendliche an die Universitäts-Frauenklinik.

Beantwortung des Fragenkatalogs

1. Lag ein Fehlverhalten des Gynäkologen vor?
   Die Entwicklung der Größe des Tumors zwischen Ende September (taubeneigroß) und Oktober 2001 (hühnereigroß) und die Schmerzlosigkeit hätten auffallen sollen und das Gewebe hätte unbedingt histologisch abgeklärt werden müssen. Aufgrund der Größe des Tumors hätte man ihn auch bei der rektalen Untersuchung tasten können. Der Gynäkologe verteidigte sich damit, dass er in seiner 30-jährigen Berufserfahrung noch nie ein alveoläres RMS erlebt hatte und laut Lehrbüchern vorwiegend ältere Frauen an Sarkomen erkranken.

2. Wäre die Prognose der Jugendlichen besser gewesen, wenn bei der Inzision lege artis vorgegangen worden wäre?
Der Gutachter meinte, je früher die richtige Diagnose gestellt worden wäre, umso früher hätte mit der Therapie begonnen werden können und umso besser seien die Chancen gewesen. Der Gynäkologe vertrat die Meinung, dass das Schicksal seiner Patientin schon vor dem Erstbesuch in seiner Ordination entschieden gewesen war.

Die Schlichtungskommission kam nach Beratung zu dem Streitbereinigungsvorschlag, dass den Antragstellern ein Schadensersatz in Höhe von € 10.000,– zustünde, da der Gynäkologe nicht lege artis gehandelt hatte, zumal bei rechtzeitiger Erkennung des Rhabdomyosarkoms, etwa durch Veranlassung einer histologischen Untersuchung, durch frühzeitige Therapiemaßnahmen ein mehrjähriges Überleben möglich gewesen wäre. Unter Berücksichtigung der sicher vorhandenen Schmerzen der Jugendlichen im Zuge ihrer Behandlung einschließlich der notwendigen Chemotherapie, weiters der von der Krankenkasse nicht beglichenen Kosten im Zusammenhang mit der Behandlung, der Aufwendungen für das Begräbnis sowie nicht zuletzt für den immateriellen Schaden der beiden Antragsteller für den Verlust ihrer einzigen Tochter stand ein Pauschalbetrag von € 10.000,– zu.

Darüber hinaus verklagten die Eltern den Gynäkologen in einem Zivilgerichtsverfahren, in dem ein weiteres gynäkologisches Gutachten zu der Frage der Fehlleistung bzw. Unterlassung durch den Beklagten in der Behandlungsfolge der Verstorbenen erstellt wurde. Der Gerichtsgutachter stellte zunächst fest, dass in der Krankengeschichte des Beklagten keine Hinweise dafür gefunden wurden, dass die Veränderung bei der Jugendlichen bereits seit Juli 2001 bestanden hätte. Da die Dokumentation der Krankengeschichte sehr übersichtlich und systematisch war, wurde gutachterlicherseits davon ausgegangen, dass keine solche Angabe Ende September 2001 seitens der Patientin erfolgt war. Der Gutachter exkulpierte die fehlende Histologie und konnte keine gravierende ärztliche Fehlleistung oder Unterlassung erkennen. Die zytologische, histologische und bakterielle Untersuchung vom Operationsmaterial sei zwar Standard und allgemein üblich, jedoch mit der Einschränkung, dass bei offensichtlich alten entzündlichen Prozessen teilweise darauf verzichtet werden könne. Der Beklagte hätte mit Recht annehmen können, dass es sich im gegenständlichen Fall um eine ältere, in Granulation befindliche Entzündung der Bartholin-Drüse gehandelt hat. Auch das klinische Bild – fehlende Schmerzhaftigkeit, Rötung und Erwärmen – sprach gegen einen akuten entzündlichen Prozess. Die in der postoperativen Phase gesetzten Handlungen wären alle in sich schlüssig gewesen. Vergrößerungen der Lymphknoten im Bereich der ableitenden Lymphbahnen eines Operationsgebietes sind möglich und als Reaktion auf den operativen Eingriff zu werten.

Bei der Konsultation im November 2001 handelte der Beklagte ebenfalls schlüssig, da er annehmen musste, dass sich ein entzündlich-fortschreitender Prozess etabliert hatte, welcher durch die Bakteriologie des Allgemeinen Krankenhauses als Superinfektion des RMS bestätigt wurde. Der SV führte aus, dass bei niedriger Fallzahl und Inzidenz ein Durchschnittsarzt kaum jemals in seinem Berufsleben ein derartiges Krankheitsbild diagnostizieren bzw. therapieren werde. Der Beklagte musste daher bei der Operation im Oktober 2001 somit zurecht primär nicht an ein derart seltenes malignes Geschehen denken und zwingend einen histologischen Befund durchführen. Bei den ersten Abweichungen von einer regelrechten Heilung, nämlich im November 2001, erfolgte korrekterweise die Weitergabe der Patientin an ein Zentrum.

Zusammenfassend wurde festgestellt, dass keine Fehlleistung oder Unterlassung, welche kausal mit dem weiteren Krankheitsverlauf der Verstorbenen in Zusammenhang stand, erkannt werden konnte.

Das Gutachten wurde dem Autor zur Zweitbegutachtung vorgelegt. Es wurde festgehalten, dass die Nichtdurchführung der Histologie ohne Zweifel als fehlerhafte Unterlassung zu qualifizieren war. Diese Unterlassung war jedoch nicht kausal für den Tod der Patientin. Es wurde ausgeführt, dass es bedauerlicherweise Tumorentitäten gibt, bei denen der histologische Typ des Tumors per se für die deletäre Prognose verantwortlich ist und nicht die Therapiemodalitäten.

4.10.3 Verfahrensausgang

Die Klage vor dem Landesgericht für Zivilrechtssachen wurde abgewiesen.

4.10.4 Resümee

Alveoläre Rhabdomyosarkome der Vulva sind äußerst seltene und hoch maligne Tumoren im Kindes- und Jugendalter. Die Prognose ist äußerst schlecht, die 5-Jahres-Überlebensraten betragen etwa 20%. Im vorliegenden Fall kam es trotz Einsatz sämtlicher moderner Therapiemodalitäten zum schicksalhaften Verlauf nach 1,5 Jahren. Die Therapieverzögerung durch fehlende Histologie betrug 54 Tage. Zum Diagnosezeitpunkt war der Tumor bereits multipel metastasiert. Die Nichtdurchführung der Histologie schien nicht im Kausalzusammenhang zum letalen Ausgang zu stehen.

Literatur

Bergeron C, Ranchere-Vince D, Berard-Marec P. Update on rhabdomyosarcomas in children. Bull Cancer 2002; 89: 108–12.

Blakely ML, Andrassy RJ, Raney RB, Anderson JR, Wiener ES, Rodeberg DA, Paidas CN, Lobe TE, Crist WM. Prognostic factors and surgical treatment guidelines for children with rhabdomyosarcoma of the perineum or anus: a report of Intergroup Rhabdomyosarcoma Studies I trough IV, 1972 through 1997. J Pediatr Surg 2003; 38: 347–53.

Hays DM, Shimada H, Raney RB Jr, Tefft M, Newton W, Crist WM, Lawrence W Jr, Ragab A, Maurer HM. Sarcomas of the vagina and uterus: the Intergroup Rhabdomyosarcoma Study. J Pediatr Surg 1985; 20: 718–24.

Hoos A, Lewis JJ, Brennan MF. Weichgewebssarkome – prognostische Faktoren und multimodale Therapie. Chirurg 2000; 71: 787–94.

Joshi D, Anderson JR, Paidas C, Breneman J, Parham DM, Crist W. Age is an independent prognostic factor in rhabdomyosarcoma: a report from the Soft Tissue Sarcoma Committee of the Children's Oncology Group. Pediatr Blood Cancer 2004; 42: 64–73.

Martelli H, Oberlin O, Rey A, Godzinski J, Spicer RD, Bouvet N, Haie-Meder C, Terrier-Lacombe MJ, Sanchez de Toledo J, Spooner D, Sommeler D, Flamant F, Stevens MCG. Conservative treatment for girls with nonmetastatic rhabdomyosarcoma of the genital tract: a report from the study committee of the international society of pediatric oncology. J Clin Oncol 1999; 47: 2117–22.

Smith LM, Anderson JR, Qualman SJ, Crist WM, Paidas CN, Teot LA, Pappo AS, Link MP, Grier HE, Wiener ES, Breneman JC, Raney RB, Maurer HM, Donaldson SS. Which patients with microscopic disease and rhabdomyosarcoma experience relapse after therapy? A report from the soft tissue sarcoma committee of the children's oncology group. J Clin Oncol 2001; 19: 4058–64.

Wolden SL, Anderson JR, Crist WM, Breneman JC, Wharam MD Jr., Wiener ES, Qualman SJ, Donaldson SS. Indications for radiotherapy and chemotherapy after complete resection in rhabdomyosarcoma: a report from the intergroup Rhabdomysarcoma Studies I to III. J Clin Oncol 1999; 17: 3468–75.

5 Strittige Operationsindikationen

5.1 Depression nach vaginaler Uterusexstirpation

5.1.1 Sachverhalt / Kasuistik

Die im Jahr 1997 41-jährige Akademikerin wurde von ihrer niedergelassenen Gynäkologin mit der Aufnahmediagnose Uterus myomatosus in die gynäkologische Abteilung des regionalen Krankenhauses eingewiesen. Anamnestisch bestanden zwei vaginale Geburten und eine Tubenligatur. Es bestanden keine abdominellen Beschwerden, jedoch eine rezidivierende Pollakisurie (häufiger Harndrang). Der Zyklus wäre unregelmäßig gewesen, verstärkte Blutungen hätten jedoch nicht vorgelegen. Der Vaginalbefund ergab eine verplumpte Gebärmutter, nach rechts ausladend. Im Vaginalultraschall fand sich ein 45 × 38 mm großes Myom an der rechten Hinterwand. Dieses wurde im Narkosebefund als etwa marillengroß beschrieben. Es wurde eine in allen Phasen typische vaginale Hysterektomie unter Assistenz des Chefarztes durchgeführt. Der histologische Befund ergab mehrere bis 4 cm große, scharf begrenzte, grobsträhnig strukturierte Knoten, die Myomen entsprachen. Der postoperative Verlauf war völlig komplikationslos und die Patientin verließ bereits am vierten postoperativen Tag auf eigenen Wunsch die Abteilung. Eine Nachkontrolle in der Praxis der einweisenden und operierenden Frauenärztin nach vier Wochen ergab völlige Beschwerdefreiheit. Auch nach drei Monaten war die Patientin, abgesehen von geringem Ausfluss, beschwerdefrei. Es wurde ein Granulationsgewebspolyp entfernt.

Neun Monate nach der Operation klagte die Patientin erstmals, „sie spüre sich nicht", sie hätte keine Ovulation und Wallungen. Der gynäkologische Befund war völlig unauffällig, Hormone wurden von der Patientin abgelehnt. 13 Monate nach der Operation beklagte sie eine Reizblase sowie einen Libidoverlust und die Ärztin stellte den Verdacht auf eine latente, depressive Verstimmung. 20 Monate postoperativ berichtete die Patientin über Harninkontinenz und Stuhlprobleme, Libido- und Orgasmusprobleme, die allesamt erst nach der Entfernung der Gebärmutter aufgetreten seien, erstmals aber erst zehn Monate postoperativ geäußert wurden. Die Gynäkologin stellte den Verdacht auf Somatisierung psychischer Konflikte und besprach die Situation mit der Patientin eine Stunde eindringlich. Die Patientin wurde vier Tage an einer urologischen Abteilung wegen polytoper Schmerzen im Bereich der Nierenregion sowie einer Stressinkontinenz Grad I bis II untersucht. Dabei wurde in der Zystomanometrie die Diagnose Stressinkontinenz Grad I bis II bestätigt. Die Patientin wurde auf eigenen Wunsch auch einem Neurologen vorgestellt, der Psychotonintropfen vorschlug und eine psychotherapeutische Behandlung in die Wege leitete. Schließlich wurde noch eine Koloskopie durchgeführt, die völlig unauffällig war.

Gut eineinhalb Jahre nach der Operation wandte sich die Patientin schließlich an die Patientenvertretung des betreffenden Bundeslandes mit einer Fülle von Beschwerden, die man wie folgt zusammenfassen konnte:

- unzureichende Aufklärung
- Harninkontinenz
- Probleme mit dem Darm
- Wechselbeschwerden
- psychische Verstimmung (muss Antidepressiva nehmen)
- Es hätte keine Indikationsstellung für die Entfernung der Gebärmutter vorgelegen.
- Der Gebärmutterhals sei nicht belassen worden, obwohl er für sexuelle Empfindungen entscheidend wäre.
- Es wäre keine Alternativbehandlung (Hormonbehandlung) angeboten worden.
- Alternativbehandlung mittels Laser (Abtragung der Myome) sei ihr nicht vorgeschlagen worden.
- Reizblase nach der Operation
- keinerlei Beschwerden vor der Operation
- Harnverlust beim Geschlechtsverkehr
- Orgasmusprobleme und auch ihr Mann spüre nichts mehr so wie früher (spüre nur die Hälfte und es gäbe dadurch sexuelle Probleme).
- Die Größe der Myome sei eigentlich lächerlich gewesen.
- Andere Gynäkologen der Umgebung würden andere Methoden anwenden.
- Aus ihrer Sicht hätte keine Zustimmungserklärung zur Operation vorgelegen.

Die Beschwerdeführerin strebte Schadenersatz bzw. ein Schmerzengeld an.

5.1.2 Beurteilung / Gutachten

Beantwortung des Fragenkatalogs

1. War eine Indikation zur vaginalen Hysterektomie gegeben?
   Es handelte sich nicht um eine absolute, sondern um eine relative Indikation. Das Myom hatte sich ab Juli 1996 sowohl im Tastbefund als auch im Vaginalultraschall vergrößert (Januar 1997 mandarinengroßes Myom, 5 cm). Gutachtlich wurde festgehalten, dass es sich bei den Größenangaben des gynäkologischen Tastbefundes um Schätzungen handelte, welche heute durch den Vaginalultraschall wesentlich verbessert wurden. Auch dieser liefert jedoch keine absoluten Angaben, da dieselben Schnittebenen bei Kontrolluntersuchungen praktisch nie vorliegen und es auch zyklusabhängige Größenunterschiede gibt. Der Gynäkologin schien die Größenzunahme offensichtlich beträchtlich, zumal das Myom breitbasig aufsaß, weshalb sie die Indikation zur Entfernung der Gebärmutter stellte. Wenn die Beschwerdeführerin, die am Rande einer österreichischen Großstadt lebt und selbst Akademikerin ist, auch vor der Operation schon derartige Zweifel an der richtigen Indikationsstellung gehabt hätte, wäre es ihr durchaus zumutbar gewesen, eine andere Gynäkologin im Großraum aufzusuchen und das Problem mit ihr zu besprechen.
2. Welche alternativen Behandlungsmöglichkeiten bzw. konservativen Möglichkeiten zur durchgeführten Operation gibt es?
   Zu den konservativen Behandlungsmöglichkeiten von Myomen zählen die sog. GnRH-Analoga. Dabei kommt die Patientin jedoch abrupt in den sog. vorzeitigen Wechsel mit allen dramatischen Nebenwirkungen, wie Hitzewallungen, Schlaflosigkeit, Depressionen etc. Es ist damit möglich, eine Verkleinerung der Myome zu

erreichen, insbesondere um die Patientin auf eine Operation vorzubereiten. Bei der Antragstellerin hatte es für eine derartige Therapie ohne Zweifel keine Indikation gegeben, da sie teuer, belastend und in dem Alter der Patientin sinnwidrig gewesen wäre.

Als alternative operative Behandlungsmöglichkeit wurde eine abdominale Operation genannt, wobei man hätte versuchen können, die Myomknoten auszuschälen und die Gebärmutter zu belassen. Nachdem es sich jedoch tatsächlich nicht um einen, sondern um mehrere Myomknoten gehandelt hatte, schien auch dieses Vorgehen bei einer 41-jährigen Frau ohne Kinderwunsch nicht sinnvoll. Es wurde ausgeführt, dass Myomresektionen mit Belassung der Gebärmutter im Hinblick auf die perioperative Morbidität wesentlich anfälliger sind als die Entfernung der Gebärmutter. Genannt wurden insbesondere Blutungen und Infektionen.

3. Wurde die Operation sach- und fachgerecht durchgeführt, auch im Verhältnis zu weiteren möglichen OP-Methoden?
   Diese Frage wurde klar bejaht. Es bestand kein wie immer gearteter Zweifel daran, dass die Operation äußerst sach- und fachgerecht durchgeführt wurde. Hierfür sprach schon die Tatsache, dass die Beschwerdeführerin selbst auf eigenen Wunsch das Krankenhaus am vierten postoperativen Tag verlassen konnte. Es wurde auch festgehalten, dass gerade in Österreich die vaginale Hysterektomie ein wesentlicher Bestandteil der österreichischen Gynäkologenschule ist und bis zur Perfektion gepflegt wird. In erfahrenen Händen, wie hier, stellt sie zweifelsohne für die Patientin das schonendste Verfahren zur Entfernung der Gebärmutter dar. Jede andere Methode wäre mit einem Bauchschnitt oder die laparoskopischen Methoden mit mehreren kleinen Bauchschnitten verbunden gewesen.
4. Stehen die von der Beschwerdeführerin angegebenen Beschwerden in Blase und Darm in ursächlichem Zusammenhang mit der vaginalen Hysterektomie?
   Diese Frage wurde verneint. Nachdem der postoperative Verlauf völlig komplikationslos war, konnte man mit Fug und Recht davon ausgehen, dass die Beschwerden seitens Blase und Darm in keinem ursächlichen Zusammenhang mit der vaginalen Hysterektomie standen.
5. Sollte eine Indikation zur Operation nicht gegeben gewesen sein bzw. die Operation selbst nicht sach- und fachgerecht durchgeführt worden sein, welche ursächlichen Schmerzperioden wären aufgetreten und welche Spät- und Dauerfolgen wären zu erwarten gewesen?
   Dieser Punkt entfiel, da die Operation selbst sach- und fachgerecht durchgeführt wurde und eine relative Indikation zur Operation zweifelsfrei vorgelegen hatte.

Nachdem es sich hier um ein Aktengutachten handelte, wurde betont, dass das persönliche Gespräch mit der Beschwerdeführerin sowie eine gynäkologische Untersuchung das Bild aus der Krankengeschichte naturgemäß entsprechend abgerundet und erweitert hätte. Insgesamt musste man wohl davon ausgehen, dass die Operation bei der Beschwerdeführerin psychische Veränderungen ausgelöst hatte und es sich im weitesten Sinne um ein psychosomatisches Zustandsbild handelte. Hierfür sprach auch, dass die Beschwerdeführerin selbst ein neurologisches Konsil angefordert hatte und auch eine Psychotherapie vorgeschlagen wurde. Ohne Zweifel stellte die entsprechende Gesprächstherapie die richtige Behandlung dar.

5.1.3 Verfahrensausgang

Die Ansprüche wurden unter Hinweis auf das Gutachten abgelehnt. Dies wurde von der Beschwerdeführerin akzeptiert.

5.1.4 Resümee

Dieser Fall zeigte, dass psychische Veränderungen nach gynäkologischen Operationen oft erst nach einer Latenzzeit von Monaten oder einem Jahr auftreten können. Die Indikation sollte daher heute eng gestellt werden, die Aufklärung über mögliche Behandlungsalternativen umfassend sein und sorgfältig dokumentiert werden.

5.2 Schwere Depression nach beidseitiger Ovarektomie bei 41-Jähriger

Behandlung von Ovarialzysten

Das Management von zystischen Eierstocktumoren hängt von der Wahrscheinlichkeit der Bösartigkeit ab. Liegt bei prämenopausalen Frauen ohne Symptome eine einfache Zyste vor, die kleiner als 5 cm ist, so kann ein abwartendes Vorgehen gewählt werden, da sich in etwa 70 % aller Fälle die Zyste innerhalb von zwei Menstruationszyklen spontan zurückbildet. Bei Persistenz der Zyste kann vor allem bei kleineren Zysten (weniger als 5 cm) und negativer Familienanamnese auch bis zu sechs Monate unter regelmäßiger Ultraschallkontrolle abgewartet werden, wobei die Wahrscheinlichkeit der spontanen Rückbildung immer geringer wird.

In Österreich wurden bereits 1998 von der Österreichischen Gesellschaft für Gynäkologie und Geburtshilfe (ÖGGG) Leitlinien für die Behandlung von einfachen Ovarialzysten erstellt. Der operierende Primararzt war einer der Autoren dieses Konsensusberichtes. Demzufolge ist für die präoperative Dignitätsbeurteilung von insuspekten, einkämmrigen, glattwandigen oder zweikämmrigen, glattwandigen Zysten die transvaginale Sonographie die Methode der Wahl. Weitere bildgebende Verfahren, wie Computertomographie oder Magnetresonanz, der Einsatz der Dopplersonographie oder Bestimmungen des Tumormarkers Ca 125 erhöhen lediglich die Kosten der präoperativen Abklärung, nicht jedoch die Treffsicherheit. Als Vorgangsweise bei einem Zystendurchmesser unter 5 cm vor Eintritt der Menopause wird die postmenstruelle Ultraschalluntersuchung empfohlen. Bei Persistenz der Zyste wird eine endokrine Therapie während drei Monaten mit einer Ultraschallkontrolle alle vier Wochen empfohlen. Bei einer Persistenz nach drei Therapiemonaten wird die Operation mit histologischer Abklärung befürwortet. Bei einem Zystendurchmesser über 5 cm wird ebenfalls eine Ultraschallkontrolle postmenstruell empfohlen, bei Persistenz oder Größenzunahme die Operation mit histologischer Abklärung.

Als Diagnosesicherung werden die Laparoskopie in Laparotomiebereitschaft und die Laparotomie als gleichwertige Verfahren zur makroskopischen Dignitätsbeurteilung von Eierstockzysten betrachtet. Die rein makroskopische Beurteilung eines Eierstocktumors ist jedoch kein Instrument der Diagnosesicherung, sondern dient lediglich der Beurteilung der Ausbreitung eines Karzinoms. Die histologische Untersuchung des Gewebes ist die einzige Methode zur Diagnosesicherung. Die Möglichkeit der intraoperativen Schnellschnittuntersuchung sollte an der Abteilung gegeben sein und in Anspruch genommen werden. Steht keine intraoperative Schnellschnittuntersuchung zur Verfügung, so muss möglichst rasch die definitive Histologie angestrebt und bei Aufdeckung eines Karzinoms unverzüglich eine stadiengerechte Therapie eingeleitet werden. Die Gewinnung einer Peritonealzytologie ist eine obligate Maßnahme im Rahmen der Stadienbeurteilung, hingegen ist die Punktion einer Zyste mit zytologischer Untersuchung des Zysteninhaltes zur Dignitätsbeurteilung nicht ausreichend. Aus diesem Grund sind laparoskopisch durchgeführte und durch bildgebende Verfahren gesteuerte Punktionen grundsätzlich abzulehnen. Ausnahmen sind Patientinnen, die z. B. mehrere Laparotomien bei rezidivierenden funktionellen Zysten in der Vorgeschichte aufweisen. Als therapeutische Maßnahme vor der Menopause wird die Zystenausschälung in toto mit anschließender Bergung im Endobag als Therapie der Wahl angesehen. Nach Eintritt der Menopause ist die Adnektomie oder Ovarektomie bei Vorliegen einer Zyste obligat. Zystenbalgbiopsie, Zystoskopie oder Zystenfensterung sind weder als diagnostische noch als therapeutische Maßnahme zu empfehlen.

5.2.1 Sachverhalt / Kasuistik

Die im Jahr 2003 41-jährige Klägerin litt bereits seit ihrem 14. Lebensjahr an Problemen mit ihren Eierstöcken. Im Alter von neun Jahren hatte sie eine Blinddarmoperation durchgemacht, im Alter von 14 Jahren wurde ein gut apfelgroßer, zystischer Tumor am rechten Eierstock per Bauchspiegelung punktiert. Der zytologische Befund ergab eine Follikelzyste, also eine funktionelle Veränderung. Damals war auch der linke Eierstock überpflaumengroß und zystisch. Im Alter von 25 Jahren wurde bei der Klägerin neuerlich eine Zystenpunktion am linken Eierstock durchgeführt. Zu diesem Zeitpunkt war bereits durch einen queren Unterbauchschnitt der rechte Eierstock entfernt worden.

In der Folge wurde die Zyste am linken Eierstock laufend kontrolliert. Die Klägerin war ab 1993 bei einem Facharzt in Behandlung. Etwa 1998/1999 meinte dieser, dass diese Zyste abgeklärt werden müsse, und überwies die Patientin zu einem Primarius (Chefarzt) eines konfessionellen Hauses. Dieser übernahm dann die weiteren regelmäßigen Kontrollen.

Es fanden sich insgesamt fünf Ultraschalluntersuchungen dieser Zyste am linken Eierstock in der Zeit von September 1999 bis Juli 2003. In dieser Zeit kam es zu einer Größenzunahme von etwa 4 auf fast 6 cm (5,75 cm).

2003 rief die Klägerin ihren ehemaligen Frauenarzt an mit der Frage, ob sie diese Zyste operieren lassen solle. Dieser meinte entsetzt, warum sie denn noch nicht operiert worden sei, „sie spielte mit ihrem Leben". Auch ihr jetziger Frauenarzt meinte, es wäre sicher gut, „ihr das Damoklesschwert zu nehmen". Von der Klägerin und von dem Primarius wurde das sechsseitige Aufklärungsdokument Gyn 13 (Diomed-Aufklärungssystem) für die Entfernung des gesamten linken Eierstockes unterschrieben.

Offensichtlich nachdem bereits ein Operationstermin für Anfang September 2003 mit dem Primarius vereinbart war, suchte die Klägerin eine andere Frauenärztin für eine Drittmeinung auf. Auch diese stellte am linken Eierstock eine Zyste von 6 × 4,3 cm mit einem Durchmesser von 5,6 cm mit fraglichem Randsaum und Innenleben fest und empfahl die Operation. Diese wurde schließlich von dem Primarius, einem anerkannten Experten für operative Laparoskopie, im September 2003 an seiner eigenen Fachabteilung durchgeführt.

Dabei wurden im Rahmen einer operativen Bauchspiegelung Verwachsungen gelöst, der linke Eileiter, der linke Eierstock sowie der rechte Eileiter entfernt, ebenso wie eine Bauchfellzyste an der rechten Beckenwand.

Der histologische Befund ergab eine einfache Ovarialzyste sowie ein Ovar mit mehreren Einschlusszysten und altersentsprechende Tuben ohne Malignität. Auch die Zellen der Spülflüssigkeit waren unauffällig.

Bereits während des Klinikaufenthaltes erhielt die Klägerin als Hormonersatztherapie eine Ampulle Gynodian Depot intramuskulär.

Der postoperative Verlauf war komplikationslos, abgesehen von einer minimalen eitrigen Sekretion aus der Nabelinzisionsstelle.

Laut Aussagen der Klägerin hätte sie im Herbst 2003 zunächst das Präparat Trisequens genommen, welches wegen Übelkeit, Kopfschmerzen und fettigen Haaren jedoch abgesetzt wurde. Mitte Oktober hätte sie an Schüttelfrost und Schwindel gelitten, sodass „ihr der Boden unter den Füßen wankte". Die Klägerin ging deshalb wieder zu dem Primarius und teilte ihm mit, dass es ihr „dreckig ginge". Sie könne wegen des Schwindels nicht durch einen Autobahntunnel fahren und hätte „alle Zustände, von weinerlich bis kalt, sowie rasende Kopfschmerzen, Druck im Schädel und Libidoverlust". Der Primarius meinte, dies könne auch stark psychisch überlagert sein, was die Klägerin sehr betroffen machte. Der Arzt empfahl dann entweder Estrogel und ein Gestagenpräparat oder Gynodian-Injektionen. Die Klägerin entschied sich für Zweitere und hätte auch ein Gestagenpräparat dazugenommen.

Etwa ab November 2003 war die Klägerin außerdem bei einem Homöopathen und Alternativmediziner im 200 km entfernten Wien in Behandlung und erhielt einmal im Monat eine Akupunktur.

Im November 2003 suchte sie wieder ihren ehemaligen Gynäkologen auf und schilderte ihm die Situation. Sie hätte zu diesem Zeitpunkt viel geweint und Brustschmerzen gehabt. Der Gynäkologe empfahl das Verhütungspflaster Evra, worauf es der Klägerin noch schlechter ging. Danach verschrieb er ihr Cyclacur sowie Psychopharmaka, welche die Klägerin ablehnte. Wortwörtlich hätte sie zu ihrem ehemaligen Gynäkologen gesagt, sie „wolle ihren Eierstock wiederhaben". Auf Cyclacur wären ihre Beine angeschwollen, weswegen sie es wieder abgesetzt hatte.

Des Weiteren aktenkundig war ein Besuch der Klägerin bei einem dritten Gynäkologen im Dezember 2003, den sie aufgrund einer Empfehlung aufsuchte und dem es vorübergehend gelang, die Klägerin psychisch sehr zu beruhigen und sie „vom Boden aufzuklauben". Er beschrieb eine stark ausgeprägte psychosomatische Reaktion (Kopfschmerzen, Schlaflosigkeit, Libidoverlust, Stimmungsschwankungen mit reaktiver Depression, Unverträglichkeit der Hormonersatztherapie mit allen zur Verfügung stehenden Medikamenten). Als Therapie verordnete er Estrogel und Duphaston. Laut Klägerin hätte sie „bestialische Zustände" gehabt, vor allem Schwindel. Im Januar 2004 hätte sie Liviel genommen, worauf ihr extrem übel wurde, sie einen Druck im Unterbauch sowie eine Libidosteigerung hatte. Zunächst hätte sie nur die halbe Dosierung genommen, dann hätte sie es wieder abgesetzt. In der Folge versuchte sie es mit Activelle, worauf sich Pilzinfektionen, Blähungen, Kopfschmerzen und Schwindel einstellten. Dies wäre etwa zu Ostern 2004 gewesen.

Etwa im Januar 2004 rief die Klägerin den Primarius an und sagte ihm, dass sie nicht mehr lebe, sondern „vegetiere". Er sagte ihr, das sei präoperativ nicht vorhersehbar gewesen. Es wäre zu einem Streitgespräch gekommen, bei dem der Primarius Psychopharmaka bzw. einen Hormonspezialisten der Universitätsklinik empfohlen hätte. Die Klägerin sagte ihm, sie hätte kein Vertrauen mehr zu ihm und Psychopharmaka wolle sie überhaupt keine nehmen. Dieses Gespräch wurde von dem Primarius auch in einem Dekurs von Januar 2004 als Aktenvermerk festgehalten. Dort heißt es: „Des Weiteren beschimpfte die Patientin meine Person lautstark am Telefon ob dem an ihr angerichteten Schaden infolge der Operation."

Festgehalten wurde weiterhin im Februar 2004, dass die Frauenärztin, welche eine Zweitmeinung abgegeben hatte, dem operierenden Primarius erzählt hätte, dass die Klägerin „zwischenzeitlich zumindest 3-mal wöchentlich ihre Ordination anrufe und ihre Sekretärin, sowie sie selbst auf das Wüsteste beschimpfe ob ihres Ratschlages, sich operieren zu lassen". Der dritte Kollege hätte lachend berichtet, dass er die Klägerin zwischenzeitlich einer „Schamanentherapie" zugeführt habe.

Ein Arztbrief einer Psychologin vom Mai 2005 attestierte, dass die Patientin sich seit August 2004 bei ihr wegen akuter psychischer Beschwerden in Behandlung befände.

Etwa zu Ostern 2004 erinnerte sich die Klägerin an ihre Rechtschutzversicherung und wandte sich an diese. Wie üblich wurde zunächst versucht, einen Vergleich herbeizuführen, was scheiterte. Deshalb wurde die Klage gegen das Krankenhaus wegen € 32.000,– eingebracht.

Im September 2004 suchte die Klägerin eine Psychiaterin auf. In ihrem fachärztlichen psychiatrischen Bericht beschreibt diese eine Anpassungsstörung, gemischt mit Angst und depressiver Reaktion, und schlug eine Psychotherapie vor. Dieser Befund war für die Begutachtung des vorliegenden Falles von größter Wichtigkeit, da hier klar beschrieben wurde, dass die Klägerin offensichtlich an einer massiven psychischen Störung im Sinne einer schweren Depression und Anpassungsstörung litt.

5.2.2 Beurteilung / Gutachten

Gutachtlich wurde festgehalten, dass sich die Klägerin zu dieser Zystenoperation im September 2003 nicht von heute auf morgen oder von einem Monat auf den nächsten entschlossen hatte, sondern dass sie bereits seit 1999, also etwa vier Jahre, laufend vom Beklagten diesbezüglich kontrolliert wurde. Nicht nur der Beklagte, sondern auch der ehemalige Frauenarzt sowie eine Frauenärztin hatten der Klägerin zu dieser Operation geraten.

Aufgrund der vorliegenden Unterlagen stand eindeutig fest, dass sich die vorliegende einfache Ovarialzyste im Zeitraum September 1999 bis Juli 2003 von 4 auf 5,7 bzw. 6 cm vergrößert hatte. Es bestand kein Zweifel, dass es sich um eine sog. einkämmrige, einfache Ovarialzyste handelte. Kritisiert wurde, dass der Tumormarker Ca 125, der in etwa 80 % aller seriösen Adenokarzinome des Eierstockes erhöht ist, niemals bestimmt wurde. Dies wurde jedoch nicht als schwerer Fehler gewertet, da seine Bedeutung in der Diagnostik durch viele Umstände eingeschränkt ist. So ist er z. B. nur in 50 % aller Krebse im Stadium 1 (auf das Ovar begrenzter Tumor) erhöht. Darüber hinaus gibt es bei prämenopausalen Frauen, wie bei der Klägerin, eine Reihe anderer Zustandsbilder, bei denen der Marker ebenfalls erhöht ist, z. B. Myome, Lebererkrankungen, Endometriose, Eierstockentzündungen und Schwangerschaft. Auch andere bösartige Erkrankungen können zu einer Erhöhung von Ca 125 führen, insbesondere Dickdarm-, Bauchspeicheldrüsen-, Brust- und Bronchuskarzinome.

Insgesamt war klar ersichtlich, dass in diesem Fall nach den Leitlinien der ÖGGG vorgegangen worden war. Diskutiert wurde, warum keine Zystenausschälung angestrebt wurde. Aufgrund des handschriftlich von dem Primarius und der Klägerin unterzeichneten Operationsreverses war jedoch eindeutig die Entfernung des gesamten linken Eierstockes vereinbart gewesen, dies nicht zuletzt auch in Hinblick auf die Möglichkeit eines Rezidivs einer gutartigen Zyste.

Bedauerlicherweise hat diese Operation, nämlich die Entfernung des zweiten Eierstockes, bei der 41-jährigen Klägerin nicht nur zu einem massiven klimakterischen Syndrom, sondern auch zu einem massiven, behandlungsbedürftigen psychischen Krankheitsbild geführt. Die Psychiaterin sprach von Anpassungsstörung, gemischt mit Angst und depressiver Reaktion, und schlug eine Psychotherapie vor. Gutachtlich ist dieser äußerst bedauerliche Verlauf extrem selten und nicht vorhersehbar. Deshalb wurde auch eine psychiatrische Begutachtung angeregt.

Es wurde festgehalten, dass dieser psychische Folgezustand der Klägerin ganz offensichtlich durch die gegenständliche Ovarektomie ausgelöst, die Operation jedoch völlig lege artis nach den entsprechenden Leitlinien der ÖGGG durchgeführt worden war. Offensichtlich wurde bewusst der sichere Weg der Entfernung des gesamten linken Eierstockes gewählt, um einerseits eine mögliche Streuung im Falle einer Bösartigkeit, andererseits das Wiederauftreten einer gutartigen Zyste zu vermeiden. Aufgrund der Aktenlage hatte sich die Klägerin offensichtlich selbst für die Entfernung des gesamten linken Eierstockes entschieden.

Nach jüngsten Forschungen verdreifacht sich das Risiko für Depressionen mit dem Beginn der Wechseljahre. Bekannt ist, dass es Interaktionen zwischen dem Östrogen- und dem Serotonin-System gibt und dass das Östrogendefizit in den Wechseljahren nicht nur zu Stoffwechselveränderungen, sondern auch zu Störungen des vegetativen und zentralen Nervensystems sowie der psychischen Befindlichkeit führt. Depressive Phasen erleben allerdings höchstens 10% der Frauen im Klimakterium. Es gilt dann herauszufinden, ob nicht schon vorher eine endogene Depression bestanden hat, die vielleicht gut kompensiert war, oder ob die Depression erst mit dem Hormonabfall aufgetreten ist. Außerdem können massive körperliche Beschwerden, wie Hitzewallungen oder Schlafstörungen, ebenfalls das Entstehen depressiver Verstimmungen begünstigen. Bei manchen Frauen im Klimakterium stehen eher körperliche Beschwerden wie Hitzewallungen und Schweißausbrüche im Vordergrund, bei manchen anderen überwiegen wiederum seelische Beschwerden wie Dysphorie, die durch zunehmende Nervosität und Gereiztheit gekennzeichnet ist. Obwohl insgesamt im Klimakterium depressive Störungen nicht gehäuft beobachtet werden, reagieren Frauen mit psychiatrisch belasteter Anamnese in solchen Phasen körperlicher Veränderung mit verstärkter, affektiver Symptombildung. Der Arzt kann dann aus der Anamnese erkennen, ob die Wurzeln eines seelischen Problems primär auf den Hormonmangel oder auf andere seelische Ursachen zurückzuführen sind. Interessant ist, dass Frauen, die schon prämenstruell oder nach Geburten mit starken Stimmungsschwankungen reagiert haben, eher für hormonell bedingte psychische Veränderungen in den Wechseljahren anfällig sind. Umgekehrt könnte bei Frauen, die schon in anderen Labilisierungsphasen mit depressiven Verstimmungen oder anderen psychischen Symptomen reagiert haben, die seelische bzw. soziale Komponente mehr Gewicht haben. Wenn die seelischen Komponenten mehr im Vordergrund stehen, können eine Gesprächstherapie, aber auch eine Behandlung mit modernen Antidepressiva oder Johanniskrautpräparaten sehr hilfreich sein. Vonseiten der Frauenärzte ist wiederum entsprechende Sensibilität sowie bei Bedarf eine Überweisung an den psychiatrischen Facharzt erforderlich.

Dies wurde auch hier angeregt, jedoch von der klagenden Partei abgelehnt.

Dieses Gutachten musste während des Verfahrens durch ein weiteres 13-seitiges Ergänzungsgutachten mit Fragenkatalog sowie nach Wechsel des Anwaltes um ein drittes, 23 Seiten umfassendes Ergänzungsgutachten mit Fragenkatalog erweitert werden. Bei den Fragen drehte es sich in erster Linie um Fragen der Aufklärung, insbesondere ob sich in dem Aufklärungsbogen Hinweise auf die Möglichkeit des Eintrittes jenes Zustandes befanden, unter welchem die Klägerin nunmehr litt, was verneint wurde, da es sich um ein psychiatrisches Krankheitsbild handelte.

Eingehend wurde auf die potentielle Malignität einer etwa 6 cm haltenden einfachen Zyste eingegangen, wobei laut Literatur etwa in 1 % mit einem Eierstockkrebs zu rechnen ist. Bei Zysten mit einem Durchmesser über 5 cm können papilläre Formationen oder solide Anteile im Vaginalultraschall übersehen werden. Das Risiko für Bösartigkeit in derartigen Zysten, welche papilläre Formationen oder solide Anteile enthalten, ist jedoch 3- bis 6-mal höher als in einfachen Zysten. Nach dem histologischen Differenzierungsgrad ist die Ruptur, also das Zerreißen der Zyste, vor bzw. während der Operation der wichtigste prognostische Indikator für das krankheitsfreie Überleben von Patientinnen mit Eierstockkrebs.

Weiters wurde ausführlich nach den Risiken der Hormonersatztherapie gefragt.

5.2.3 Verfahrensausgang

Das Klagebegehren, die beklagte Partei sei schuldig, der klagenden Partei einen Betrag von € 30.000,– samt 4 % Zinsen seit dem Klagetag zu bezahlen, sowie die Feststellung, dass die beklagte Partei gegenüber der klagenden Partei für sämtliche zukünftigen Folgen hafte, welche aus der Entfernung des linken Eierstockes der Klägerin resultierten, wurde abgewiesen. Die klagende Partei wurde für schuldig erklärt, der beklagten Partei die mit € 21.998,– bestimmten Prozesskosten binnen 14 Tagen bei sonstiger Exekution zu ersetzen.

Nachdem die rechtliche Beurteilung dieses Urteils vom allgemeinen Interesse erscheint, wird sie im Folgenden näher dargestellt:

Der Arzt schuldet dem Patienten in erster Linie die sorgfältige medizinische Behandlung lege artis und in Einklang mit den einschlägigen Rechtsvorschriften. Der immer differenzierter werdende Pflichtenkatalog beginnt bei der Pflicht zur persönlichen Leistungserbringung, erstreckt sich über die berufsspezifischen Verhaltensgebote, wie etwa die Pflicht zur Anamnese, zur adäquaten Untersuchung des Patienten, zur Überweisung an einen Facharzt oder in stationäre Behandlung, zur Diagnose und zur Indikationsstellung bis hin zur pflichtgemäßen Ausführung der eigentlichen Therapie, zur Verschreibung von Rezepten und zur Anwendung der medizinischen Technik nach den geforderten Standards. Letzteres wiederum impliziert eine umfassende Pflicht zur beruflichen Weiterbildung sowie die Pflicht zur sogenannten therapeutischen Aufklärung, zur ärztlichen Nachversorgung und Kontrolle und zur Erstattung von Attesten. Außerdem gehören hierher die ärztlichen Informations- und Beratungspflichten, nämlich die Mitteilung von Diagnose, Behandlungsverlauf und Behandlungsrisiken an den Patienten.

Die Basis des Einstehenmüssens des Krankenhauses ist sowohl vertraglicher als auch deliktischer Natur. Der Behandlungsvertrag, der zwischen Patienten und Krankenhaus geschlossen wird, ist überwiegend als Dienstvertrag zu qualifizieren. Das Krankenhaus haftet für seine Erfüllungsgehilfen, im gegenständlichen Fall für den Operateur, den Primarius der Abteilung.

Die Haftung erstreckt sich nicht auf einen bestimmten Erfolg, sondern auf eine fachgerechte, den objektiven Standards des besonderen Faches entsprechende Behandlung.

Festgestelltermaßen wurde die Operation hier lege artis durchgeführt. Auch die der Operation nachfolgende Behandlung war lege artis, wobei jedoch die Klägerin selbst bereits nach etwa drei Monaten den Operateur nicht mehr aufsuchte, sondern bei einer Vielzahl von anderen Frauenärzten und Ärzten sowie weiteren Heilpraktikern Therapien durchführte, deren Erfolg oder Misserfolg bzw. nicht fachgerechte Behandlung nicht der beklagten Partei angelastet werden kann. Der Umstand, dass eine Verträglichkeit von verschiedenen Medikamenten, insbesondere Hormonpräparaten, bzw. auch anderen Therapieformen bei einem Patienten, insbesondere bei einem solchen Krankheitsbild wie bei der Klägerin, angepasst und ausgetestet werden muss, ist selbst für einen Laien nachvollziehbar. Hierfür ist eine größere Zeitspanne notwendig. Wenn ein Patient, im gegenständlichen Fall die Klägerin, diese Nachfolgebehandlung, aus welchem Grunde auch immer, mit ihrem Arzt unterbricht (nach Angaben der Klägerin, weil sie das Vertrauen verloren hat), so kann eine allfällige Mangelhaftigkeit einer solchen weiteren Nachbehandlung nicht mehr dem Operateur als Erfüllungsgehilfen der beklagten Partei zugerechnet und angelastet werden.

Im gegenständlichen Fall verbleibt die Aufklärungsproblematik als allenfalls haftungsbegründend zurück.

Die ärztliche Aufklärungspflicht reicht umso weiter, je weniger der Eingriff aus der Sicht eines vernünftigen Patienten vordringlich ist. Ist der Eingriff zwar medizinisch empfohlen, aber nicht eilig, so ist grundsätzlich eine umfassende Aufklärung notwendig. Die Aufklärungspflicht nimmt in dem Maße zu, in dem die unbedingte und lebensnotwendige Indikation des beabsichtigen Eingriffes abnimmt.

Der Operateur hatte mit der Klägerin seit ihrer Zuweisung durch deren früheren Frauenarzt jahrelang bei den Ordinationsbesuchen Aufklärungsgespräche geführt und ihr die Behandlungsmöglichkeiten, die Folgen der jeweiligen Behandlung und auch die Folgen einer Nichtbehandlung vor Augen geführt und sie diesbezüglich aufgeklärt. Diese jahrelangen Aufklärungsgespräche hatte der Primar im Aufklärungsgespräch vor der Operation der Klägerin neuerlich dargestellt und den sogenannten Aufklärungsbogen erörtert. Diesen hatte die Klägerin als Einwilligung zur Operation unterschrieben. Die Klägerin hatte, kurz zusammengefasst, den Entschluss gefasst, eine Operation durchzuführen, um die Gut- oder Bösartigkeit ihrer Zyste feststellen zu lassen. Dies war nur durch die gegenständliche Operation möglich, da ansonsten die große Gefahr bestand, dass Tumorzellen verschleppt würden und sodann ein allenfalls bestehender Krebs in ein unheilbares Stadium träte. Festgestelltermaßen hatte der Operateur der Klägerin gegenüber auch seine Einschätzung der Zyste als gutartig mitgeteilt, konnte jedoch eine allfällige Bösartigkeit keineswegs ausschließen, was, wie der Sachverständige (der Autor) gutachtlich darstellte, präoperativ gar nicht möglich war.

Wenn sich auch bei einem allenfalls geringfügigen Krebsrisiko ein Patient zur Klärung dieses Risikos durch eine Operation für eine solche entscheidet, so kann ein Arzt sich niemals das Recht herausnehmen, auch nur für eine geringe Wahrscheinlichkeit der Malignität der Zyste die Verantwortung zu übernehmen, und muss daher immer zu einer Operation raten. Der SV führte in seinen gutachtlichen Ausführungen ausdrücklich aus, dass er selbst der Klägerin aus Sicherheitsgründen zur Entfernung des gesamten Eierstockes geraten hätte.

Der Erfüllungsgehilfe der beklagten Partei, der operierende Primarius, hatte also alle Aufklärungen durchgeführt. Daher konnte ihm eine Verletzung der Aufklärungspflicht nicht angelastet werden.

Selbst wenn man von dem oben Ausgeführten abweichen und von einer mangelnden Erfüllung der Aufklärungspflicht ausgehen würde, wäre für die Klägerin nichts gewonnen. Die Klägerin selbst gab an, dass sie unbedingt vom Operateur operiert werden wollte und sie gleich weggehen würde, wenn sie „weiterlesen würde". Sie habe ihm vertraut und dies alles sei nur mehr ein Formalakt gewesen, nämlich, dass man über die Operation und die Folgen Bescheid weiß. Daraus war der gerechtfertigte Schluss zu ziehen, dass die Klägerin selbst bei nicht ausreichender Aufklärung die Zustimmung zur Operation durch den Operateur erteilt hätte. Für die Klägerin war nur von Wichtigkeit, dass sie von diesem operiert wird.

Somit lag kein Verschulden des Beklagten, das Voraussetzung für einen Schadenersatz darstellt, vor.

5.2.4 Resümee

Schwere psychische Probleme nach beidseitiger Ovarektomie bei prämenopausalen Frauen sind keineswegs selten. In diesem Fall kam es nicht nur zu einem schweren klimakterischen Syndrom, sondern auch zu einer schweren Depression. Deshalb muss die Aufklärung vor Ovarektomien metikulös erfolgen, am besten vor Zeugen mit handschriftlichen Notizen und Zeichnungen am OP-Revers. Bei Ovarialzysten sollten die jeweiligen Leitlinien beachtet werden. Das Risiko für Depressionen verdreifacht sich mit Beginn der Wechseljahre: Gutachtlich war das Risiko für die schwere psychische Anpassungsstörung hier nicht vorhersehbar. Forensisch können Operateure vor der sog. chirurgischen Menopause nur ausdrücklich gewarnt werden.

Literatur

DGGG. Laparoskopische Operation von Ovarialtumoren. In: DGGG (Hrsg.). Leitlinien der Gynäkologie und Geburtshilfe, Band I. Berlin: Kramarz, 2010: 23–9.

Keck H. Die prämature Menopause. Bremen, London, Boston: Unimed, 2001: 67–9.

Leitlinien für die Behandlung von einfachen Ovarialzysten – ein Konsensusbericht AGO und AGE im Auftrag der ÖGGG. Gynäkol Geburtsh Rundsch 1998; 38: 40.

Leitlinie OEGGG: Management des auffälligen Adnexbefundes (AGC und AGO der OEGGG). Wenzl R, Staudach A, Lang P, Petru E, Angleitner-Boubenizek L, Concin N et al. OEGGG, 2010, www.oeggg.at.

Mack CM. Menopause – Hormone als Schlüssel zur Depression? Clinicum Psy 2005; 6: 8–9.

Reinthaller A. Abklärung von Adnexprozessen. Speculum 2005; 3: 12–5.

Speiser P. Zystische Ovarialtumore – Vorrang für die Laparoskopie. Österr Ärztezeitung 2001; 38–40.

Vergote J, De Brabauter J, Fyles A, Bertelsen K, Einkorn N, Sevelda P, Gore ME, Kaern J, Verreist H, Sjövall K, Timmerman D, Vandewalle J, Van Gramberen M, Tropé CG. Prognostic importance of degree of differentiation and cystrupture in stage I invasive epithelial ovarian carcinoma. Lancet 2001; 357: 176–82.

Vergote J, De Brabauter J, Fyles A, Bertelsen K, Einkorn N, Sevelda P, Gore ME, Kaern J, Verreist H, Sjövall K, Timmerman D, Vandewalle J, Van Gramberen M, Tropé CG. Prognostic importance of degree of differentiation and cystrupture in stage I invasive epithelial ovarian carcinoma. Lancet 2001; 357: 176–82.

5.3 Ist eine gynäkologische Totaloperation (Entfernung der Gebärmutter und der Eierstöcke) bei Uterus myomatosus, jahrelanger Blutungsstörung und mäßig erhöhtem Tumormarker Ca 125 gerechtfertigt?

5.3.1 Sachverhalt / Kasuistik

Die im Jahr 2000 50-jährige Patientin überlegte bereits Ende 1999, ihre Gebärmutter wegen Problemen, die bereits 15 Jahre zurücklagen, entfernen zu lassen. So war 1984 wegen einer starken Blutung eine Kürettage durchgeführt und schon damals die Entfernung der Gebärmutter diskutiert worden. Ab 1985 wurde die Patientin mit dem Gelbkörperhormonpräparat Orgametril jeweils vom 15. bis zum 25. Zyklustag behandelt. Die Therapie hätte gut funktioniert und die Gebärmutter wäre kleiner geworden, was durch regelmäßige Ultraschallkontrollen überprüft worden war. In den Jahren 1998 und 1999 suchte die Patientin drei weitere Fachärzte auf, von denen zwei ebenfalls empfahlen, die Gebärmutter zu entfernen. Es wurde festgestellt, dass sie zu diesem Zeitpunkt hormonell noch nicht im Wechsel war. Bei einer Blutuntersuchung wurde ein mäßig erhöhter Tumormarker Ca 125 von 54,5 U/ml (Normalwert bis 35) festgestellt und es wurde eine Operation diskutiert.

Die Klägerin suchte schließlich einen Universitätsprofessor auf, da dieser „eine Abteilung im Hintergrund" hatte. Dieser meinte, dass Gebärmutter und Eierstöcke sofort zu entfernen wären, da das Ca 125 erhöht war. Der Patientin wurde erklärt, dass es kein Problem sei, die Eierstöcke mitzuentfernen, da die Hormonersatztherapie diese zu 100% ersetzen würde. Der präoperative Ultraschallbefund ergab einen kleinmyomatösen Uterus in Retroversio/-flexio (nach hinten gekippt) mit einer Portio-Fundus-Länge von 98 mm, die Eierstöcke rechts 22 × 18, links 25 × 20 mm. Ausgefüllt wurde die dokumentierte Patientenaufklärung (Perimed-Verlag, Basisinformation zum Aufklärungsgespräch über die Hysterektomie, Gebärmutterentfernung durch einen Bauchquerschnitt). Unter zusätzlichen Maßnahmen war „Entfernung der Eierstöcke und der Eileiter" angekreuzt sowie handschriftlich „plus Lymphknoten im kleinen Becken mit Operationsdatum und intraoperativer Gefrierschnitt" ergänzt. Weiterhin war handschriftlich vermerkt: „Patientin möchte Pfannenstiel in Hautspalte". Die Patientin unterschrieb die Einwilligungserklärung und kreuzte an, dass sie über den geplanten Eingriff sowie über eventuell erforderliche Erweiterungsmaßnahmen von dem Universitätsprofessor ausführlich informiert worden sei. Das Datum war nicht leserlich. Auch auf der Spitalseinweisung des Professors stand der Vermerk: „Aufnahme zur Uterusexstirpation plus Adnexe (Lap., Gefrierschnitt). Diagnose: Uterus myomatosus magnus, Ca 125 erhöht. Vor Operation Ultraschallkontrolle Unterbauch." Auf dem Anästhesieaufklärungsbogen fand sich ebenfalls der Vermerk: „Hysterektomie per Laparotomie plus Adnexe."

Eine weitere präoperative Messung des Tumormarkers Ca 125 ergab einen Wert von 59,7 U/ml. Dem Operationsbericht und gleichzeitig auch dem Aufnahmebefund des Professors war zu entnehmen, dass die Gebärmutter überfaustgroß, kugelig und mäßig gut beweglich gewesen war, die Adnexgegenden palpatorisch frei. Diagnose: Uterus myomatosus, Menometrorraghie, „wie mit der Patientin besprochen, wird nun eine typische Exstirpatio uteri et adnex bil. durchgeführt" (Entfernung der Gebärmutter und beider Eierstöcke und Eileiter). Das Ergebnis des intraoperativen Gefrierschnittes zeigte keine Malignität. Der histologische Befund ergab, dass der rechte Eierstock einige subkapsuläre, kleine Zystchen von 0,3 cm im Durchmesser aufwies, einer Corpus-luteum-Zyste entsprechend. Die histologische Diagnose der Gebärmutter: Myomknoten aus Myozyten, im Myometrium diffus verteilt Endometriumdrüsen, Diagnose: Adenomyosis uteri. Der postoperative Verlauf war komplikationslos, sodass die Patientin nach acht Tagen nach Nahtentfernung entlassen werden konnte.

Im Arztbrief hieß es, dass eine Hormonersatztherapie mit Premarin 0,625 mg Tabletten eingeleitet wurde. In der Kartei des Professors fand sich eine Eintragung 14 Tage postoperativ: „keine Beschwerden, Premarin 0,625 mg, Wunde pp, Contractubex (Narbencreme)". Zehn Monate später hieß es in einer weiteren Eintragung: „Patientin kommt nach Urlaub zur Kontrolle, und in einer weiteren Eintragung: keine Wallungen, alles o.B., Premarin einmal / Tag".

Die Patientin behauptete später, ihr postoperativer Krankenstand wäre durch eine Lungenentzündung, durch Halsschmerzen, Brustschmerzen und Magenbeschwerden verlängert gewesen. Etwa sechs Wochen postoperativ suchte sie ein Menopauseambulatorium auf, wo ihr angeblich gesagt worden wäre, dass die Entfernung der Eierstöcke nicht notwendig gewesen sei. In dem Befund hieß es: „Osteoporoseverdacht, Zustand nach Exstirpatio uteri et adnex, bil., Verlaufskontrolle unter Hormontherapie, Libidomangel". Empfohlen wurde, die Therapie mit Premarin plus 0,625 mg weiterzuführen und wegen des Libidomangels zusätzlich jeden 3. Tag eine Kapsel Andriol (männliches Hormon) einzunehmen.

Die Patientin behauptete weiters, dass sie Premarin ab einem bestimmten Zeitpunkt nicht mehr vertragen hätte. Etwa fünf Monate postoperativ wäre sie in große gesundheitliche Schwierigkeiten geraten. Es wäre eine Depression aufgetreten, ebenso wie Haarausfall, Magenbeschwerden, und sie hätte das Gefühl, dass „sich ihr Fleisch von den Knochen lösen würde". Sie litt unter Schlaflosigkeit und Nackenbeschwerden. Eine Magenspiegelung war negativ. Sechs Monate postoperativ wurde die Hormonersatztherapie auf das Hormonpflaster Femseven 50 (1 × wöchentlich zu kleben) umgestellt. Anamnestisch hätten hier Hitzewallungen und Gelenkschmerzen im Vordergrund gestanden. Es wurde eine kalziumreiche Ernährung und Bewegungstherapie empfohlen. Ende November 2000 wurden in dem Menopauseambulatorium Brustschmerzen, Hitzewallungen, Gelenkschmerzen, Kopfschmerzen und Haarausfall dokumentiert. Der Östradiolspiegel war mit 22,5 pg/ml niedrig. Es wurde das Hormonpflaster Estalis zweimal wöchentlich und wegen der Depression 2 × 1 Effectin 50 mg verordnet.

Wegen der Halsbeschwerden wurde ein HNO-Arzt aufgesucht und ein Ultraschall der Halsregion angefertigt, der unauffällig war. Auch an der Universitätsklinik für HNO konnte kein pathologischer Befund erhoben werden. Im Dezember 2000 wurde ein MRT der Halswirbelsäule durchgeführt, der eine mäßiggradige Bandscheibenprotrusion ergab, welche jedoch weder von der Patientin noch von den Ärzten für ihre Beschwerden verantwortlich gemacht wurde. Einem Befund einer Neurologischen Abteilung, welche die Patientin wegen Schmerzen im Gesicht und Depressionen aufsuchte, war schließlich zu entnehmen, dass sie das Gefühl einer Schluckstörung, eine halbseitige Gefühlsstörung im rechten Gesicht und Brustkorb, Übelkeit, Schmerzen im rechten Hals, Zahnschmerzen rechts und Schluckbeschwerden sowie Herzklopfen angab. Im Befund hieß es: „deutliche psychosomatische Überlagerungen der Beschwerden, Panikattacken". Es wurden die Antidepressiva Seroxat 20 sowie Sinequan verordnet.

Wegen Magenschmerzen, Übelkeit und Pulsrasen von über 120 wurde im Januar 2001 von einem Internisten ein EKG und Labor angefertigt, wobei die Befunde unauffällig waren. Im Februar ergab eine neuerliche Messung des Östrogenspiegels einen Östradiolwert von 46 ng/l bei einem FSH-Wert von 53,02 E./ml und normalen Schilddrüsenhormonen. Von einem weiteren Gynäkologen wurde das Hormonpflaster Estraderm verordnet, worauf sich der Zustand der Patientin besserte. Ende Juni 2001 wurde sie wegen Depression, Schlafstörungen und Halswirbelbeschwerden von einem Internisten stationär durchuntersucht. Der Östrogenspiegel betrug zu diesem Zeitpunkt unter dem Hormonpflaster Estraderm 71,6 pg/ml. Im Entlassungsbericht hieß es, es konnte lediglich eine chronische Gastritis sowie eine Fettleber nachgewiesen werden. Das Antidepressivum Gladem sowie das Antidepressivum Sinequan wurden weiter verordnet. Diagnose: reaktive Depressio. Im Februar 2002 betrug der Östrogenspiegel 104,0 pg/ml.

Im März 2002 suchte die Patientin wegen Kopfschmerzen, Depression, psychischer Alteration, Ängstlichkeit und Schlafstörungen die Wechselambulanz der Universitätsklinik auf. Zu diesem Zeitpunkt nahm sie das Hormonpflaster Estraderm 50 sowie 1/2 Estraderm 25 und war damit teilweise zufrieden. Im Ambulanzprotokoll fand sich der handschriftliche Vermerk: „Patientin beschwert sich, dass ihr die Eierstöcke entfernt wurden, sie glaubt unnötig, danach HRT, Belehrung nicht möglich". Es wurden Progesteron-Zäpfchen 0,2 jeden 2. Tag verordnet. Im Juni 2002 wurde Estrogel 2 bis 3 × 1 Hub sowie 2 × ein Cal-D-Vita verordnet. Weitere Konsultationen fanden im November 2002 und März 2003 statt, wobei ein Hormonspiegel von 59 pg/ml Östradiol gemessen wurde.

Laut Angaben der Patientin bestanden zum Untersuchungszeitpunkt durch den SV eine depressive Verstimmung, Kopfschmerzen und Haarausfall, Verdauungsprobleme, verschwollene Augen, Vergesslichkeit, Schlaflosigkeit und Konzentrationsschwierigkeiten unter einer Hormontherapie mit einem Estraderm-50-mg- und einem Estraderm-25-mg-Hormonpflaster im 3-Tages-Rhythmus.

Die Patientin verklagte den Operateur in einem Zivilgerichtsverfahren auf € 92.000,–.

5.3.2 Beurteilung / Gutachten

Aus dem Sachverhalt war klar ersichtlich, dass bei der Klägerin im Anschluss an die Entfernung der Gebärmutter und der Eierstöcke ein schweres klimakterisches Syndrom, vor allem aber massive psychosomatische Veränderungen im Sinne einer schweren, therapiebedürftigen Depression aufgetreten waren, obwohl sie sich seit praktisch 20 Jahren mit Problemen ihrer Gebärmutter beschäftigt hatte, ihr die Ärzte immer wieder die Entfernung wegen verstärkter Blutungen und Myomen empfohlen hatten und sie sich selbst Ende 1999 dazu entschlossen hatte. Ganz gezielt hatte sie sich deswegen einen Operateur mit einer Fachabteilung im Hintergrund ausgesucht und einen Operationstermin für Ende Mai 2000 vereinbart. Aufgrund des mäßig erhöhten Tumormarkers Ca 125 wurde ihr die Entfernung der Eierstöcke mit Gefrierschnittuntersuchung empfohlen und auch im Aufklärungsbogen dokumentiert. Aus sämtlichen Dokumenten ging hervor, dass dies vom Operateur von Anfang an so geplant und von der Klägerin akzeptiert worden war. Die Patientin hatte auch etwa drei Wochen Zeit, sich die Operation zu überlegen. Im Operationsrevers wurde expressis verbis darauf hingewiesen, dass die Entfernung der Eierstöcke zu den typischen Problemen der Wechseljahre (Hitzewallungen, vermehrtes Schwitzen, Schwindel) führen könne. „Die Beschwerden lassen sich durch Einnahme von Hormonen oder anderen Medikamenten überwiegend beseitigen."

Die Operation selbst wurde in typischer Weise und lege artis durchgeführt. Der postoperative Verlauf war unauffällig.

Gutachtlich wurde festgehalten, dass die Indikation zur Entfernung der Gebärmutter wegen lang dauernder Blutungsstörungen und Myomen lege artis und die Entfernung der Eierstöcke wegen des erhöhten Tumormarkers Ca 125 bei einer 50-jährigen Frau durchaus diskutabel und ebenfalls lege artis war. Histologisch wies der rechte Eierstock außerdem eine Corpus-luteum-Zyste auf.

Beantwortung des Fragenkatalogs

1. Welche Untersuchungen wären bei der Klägerin im Mai / Juni 2000 geboten gewesen und welche wurden tatsächlich durchgeführt?
   Bei der Klägerin wurden eine gynäkologische Untersuchung mit Ultraschalluntersuchung, eine interne Freigabe, ein EKG, ein Lungenröntgen sowie umfangreiche blutchemische Untersuchungen durchgeführt. Der Tumormarker Ca 125 wurde zweimal bestimmt. Diese Untersuchungen konnten als präoperative Evaluation durchaus als ausreichend bezeichnet werden. Kritisiert wurde, dass keine Ultraschalluntersuchung der Niere durchgeführt wurde, was jedoch im Kontext dieses Prozesses nicht relevant war. Andere Untersuchungen, wie die Computertomographie des Abdomens, eine Blasenspiegelung, eine Darmspiegelung und ein Nierenröntgen, wären nur bei dem Verdacht auf einen klinischen Eierstockkrebs notwendig gewesen. Ein solcher liegt dann vor, wenn etwa ein orangengroßer Tumor an einem Eierstock gefunden wird, was bei der Klägerin nicht der Fall war. Hier war lediglich die Ausschlussdiagnose für einen Eierstockkrebs, bedingt durch die zweimal hintereinander leicht erhöhten und ansteigenden Tumormarkerbefunde, zu führen. Eine solche ist keinesfalls mit präoperativen bildgebenden Methoden, wie Ultraschall oder Computertomographie, zu erhalten, sondern ausschließlich durch die histologische Untersuchung, also den feingeweblichen Befund. Da es insbesondere bei mäßig erhöhtem Tumormarker, wie im vorliegenden Fall, auch beginnende Stadien von Eierstockkrebs gibt, ist es in solchen Fällen zielführend, die gesamten Eierstöcke in toto zu entfernen und in Serienschnitten aufzuarbeiten, um einen Eierstockkrebs auszuschließen. Eine Teilentfernung der Eierstöcke im Sinne einer Teilresektion hätte einerseits ein beträchtliches Restrisiko hinterlassen, außerdem waren die Eierstöcke ja intraoperativ auch zystisch verändert. Intraoperative Schnellschnittuntersuchungen während der Operation sind heute Standard, um Bösartigkeit auszuschließen, da bei Vorliegen von Malignität eine Erweiterung der Operation mit Entfernung des Bauchnetzes, des Wurmfortsatzes des Blinddarms und der Lymphknoten des kleinen Beckens durchzuführen gewesen wäre.

2. War die tatsächlich durchgeführte Operation medizinisch geboten? Bestanden alternative Behandlungsmöglichkeiten?
Es wurde ausgeführt, dass die tatsächlich durchgeführte Operation medizinisch durchaus geboten war, mit der Patientin so vereinbart und von dieser so gewünscht wurde. Die Klägerin glaubte erst im Nachhinein, als sie von Bettnachbarinnen, die tatsächlich Eierstockkrebs hatten, erfuhr, dass deren Tumormarker sehr hoch war, dass die Entfernung ihrer Eierstöcke vielleicht nicht notwendig gewesen wäre. Als alternative Behandlungsmöglichkeiten wären bei dem bestehenden Uterus myomatosus und den Blutungsstörungen infrage gekommen:

   - eine Ausschabung der Gebärmutter in Kombination mit einer Gebärmutterspiegelung, insbesondere zum Ausschluss eines Gebärmutterkörperkrebses
   - ein medikamentöser Versuch, die Blutungsanomalien mit einer Östrogen-/Gelbkörperhormonbehandlung zu stoppen. Dies kann jedoch zu weiterem Myomwachstum führen.
   - die Gabe von sog. GnRH-Antagonisten, wodurch eine Rückbildung der Myome angestrebt wird. Dabei kommt die Patientin jedoch schlagartig in die Wechseljahre.
   - die Entfernung lediglich der Myome im Sinne einer sog. konservativen Myomoperation, entweder durch einen Bauchschnitt oder durch eine Bauchspiegelung. Dies war im Alter der Klägerin jedoch nicht sinnvoll.
   - neuere Methoden der Thermokoagulation der Gebärmutterschleimhaut (unsichere Verfahren)
   - Noch im Entwicklungsstadium befindet sich die Embolisation der zuführenden Gebärmuttergefäße.

   Fest stand, dass die gewählte Totaloperation, also die Entfernung der Gebärmutter und der Eierstöcke, das für die Klägerin schonendste und sicherste Verfahren war. Natürlich hätte man durchaus zuerst eine Kürettage mit Hysteroskopie durchführen und einen Behandlungsversuch mit einer Hormonersatztherapie machen können. Dann wären jedoch vermutlich die Myome weiter gewachsen und der Krebsverdacht am Eierstock nicht abgeklärt worden. Eierstockkrebs ist jedoch eine potentiell tödliche Erkrankung und kann nach dem derzeitigen Stand des medizinischen Wissens mit keiner Screeninguntersuchung einwandfrei ausgeschlossen oder festgestellt werden. Der wohl beste Hinweis für ein Frühstadium ist der erhöhte Tumormarker Ca 125. Wird ein Eierstockkrebs frühzeitig festgestellt, so sind auch die Behandlungsmethoden wesentlich weniger aggressiv, d. h., in Fällen eines Frühstadiums von Eierstockkrebs genügt es meist, nur das befallene Organ zu entfernen, eine sonst übliche und notwendige Chemotherapie ist in diesen Frühfällen nicht notwendig. Alternative Behandlungsmöglichkeiten, die den Verdacht auf Eierstockkrebs sicher ausschließen könnten, bestanden nicht. Daher erschien die gewählte Vorgangsweise, nämlich die Totaloperation, für die Patientin die beste Option, da sie alle Erkrankungsaspekte inkludierte.
3. Welche Aufklärung war aus fachlicher Sicht damals geboten?
Eine umfassende Aufklärung erfolgt bei derartigen Operationen sowohl in mündlicher als auch in schriftlicher Form, und zwar mit einigem zeitlichen Abstand und, wenn notwendig, auch mehrfach. Festgehalten wurde, dass sich die Klägerin bereits seit vielen Jahren mit der Entfernung ihrer Gebärmutter beschäftigt und sie das

Problem bereits mit vielen Gynäkologen besprochen hatte. Ende 1999 ging der Wunsch zur Entfernung der Gebärmutter, wie sie selbst betonte, von ihr selbst aus. Aufgrund der medizinischen Unterlagen war dies sowohl in der Praxis des operierenden Universitätsprofessors, bei einem Internisten als auch bei der Aufnahme in der Universitätsklinik (Unterzeichnung des Perimed-Reverses) möglich. Die Klägerin selbst berichtete, dass ihr der Operateur erklärt hätte, dass der Ausfall der Eierstöcke durch eine Hormonersatztherapie behandelbar sei. Die vom Operateur gewählte schriftliche und mündliche Aufklärung entsprach dem heutigen Standard. Der Gutachter hatte sowohl aus dem Gespräch mit der Klägerin als auch aus den medizinischen Unterlagen den Eindruck gewonnen, dass die Klägerin ausreichend Gelegenheit hatte, ihre Entscheidung nach entsprechender Information selbst zu treffen. Diese Entscheidung kam jedoch erst nach der Operation ins Wanken, als sie hörte, dass Eierstockkrebspatientinnen Ca-125-Werte von 17.000 hatten. Dies hatte jedoch mit ihrem Problem glücklicherweise nichts zu tun.

4. Welches Ausmaß erreichten die Schmerzen und Leidenszustände seitens der Klägerin aufgrund der Operation (gerafft und auf den 24-Stundentag bezogen)?
Bei einer lege artis durchgeführten Entfernung der Gebärmutter kann man etwa von zwei Tagen mittelstarken Schmerzen und drei Tagen leichten Schmerzen (Spitalsaufenthalt) sowie von einer weiteren Woche leichter Schmerzen gerafft ausgehen. Es wurde gutachtlich ausdrücklich festgehalten, dass es bei der Klägerin im Anschluss an die Entfernung der Gebärmutter und der Eierstöcke bedauerlicherweise zu einer massiven psychosomatischen Störung gekommen war. Aus den Unterlagen ging eindeutig hervor, dass die Klägerin an einer schweren, behandlungsbedürftigen Depression litt und entsprechend mit Antidepressiva behandelt wurde. Die Klägerin entwickelte die fixe Idee, dass ihr Schaden zugefügt worden wäre, indem man ihre gesunden Organe entfernt hatte. Sie suchte Gerechtigkeit und wollte diese auch mit drastischen Mitteln erreichen. Sie erschien nach ihrer Begutachtung nochmals in der Praxis des SV und drohte, dass „wenn es keine Gerechtigkeit geben werde, sie nicht nur bis zum Obersten Gerichtshof und auch international gehen, sondern sie sich auch gegen den SV richten werde". Es wurde eine psychiatrische Begutachtung angeregt, um die Frage zu klären, ob es sich bei der schweren Depression der Klägerin um ein eigenes psychiatrisches Krankheitsbild handelte.

Der Begriff „fixe Idee" führte zu einem Ablehnungsantrag des klägerischen Rechtsanwaltes gegenüber dem SV bzw. zu einer weiteren, 21 Punkte enthaltenden Fragenliste. Mehr als die Hälfte der Fragen bezog sich auf den Tumormarker Ca 125, sein Einsatzgebiet in der gynäkologischen Onkologie im Allgemeinen sowie um die Frage, ob es berechtigt ist, bei mäßig erhöhtem Ca 125 von 54 bzw. 59 U/ml eine Ovarektomie durchzuführen. Es wurde auf damals ganz rezente wissenschaftliche Arbeiten verwiesen, denen zufolge bei ca. der Hälfte der Frauen mit Eierstockkrebs im Stadium 1 erhöhte Tumormarkerwerte vorlägen (Bast 2003). In einer anderen Untersuchung fanden sich Ergebnisse von 67 Frauen mit einem Ca-125-Wert über 50, von denen in 28 Fällen innerhalb eines Jahres Eierstockkrebs aufgetreten war. Es handelte sich somit um einen starken Hinweis auf die bedeutende Aussagekraft des Tumormarkers Ca 125, auch bei Fällen, in denen der Tumormarker noch nicht exzessiv erhöht ist (Skates 2003). Der Nachteil der Ca-125-Bestimmung besteht in der geringen Sensitivität von nur 50 %, da auch andere chronisch entzündliche Erkrankungen, z. B. gutartige Zysten des Eierstocks, Entzündungen der Adnexe, Endometriose, Erkrankungen der Galle, der Leber, des Pankreas, und Dialyse zu einer Erhöhung führen können (Kreienberg 1999).

In Anbetracht der absoluten Aggressivität einer bösartigen Eierstockerkrankung und der sich daraus ergebenden Bedrohung für das Leben der Patientin wurde jedoch die weitergehende Maßnahme im Sinne einer histologischen Abklärung und Verifizierung im Sinne einer Ovarektomie gutachtlich für gerechtfertigt erachtet. Es wurde ausgeführt, dass die Klärung der Frage, ob sich im Eierstock bösartige Zellen befinden, mit letzter Sicherheit nur durch die feingewebliche Untersuchung des Eierstockes beantwortet werden kann. Hierzu ist jedoch die Entfernung des gesamten Eierstockes notwendig, da es auch Eierstöcke mit gutartigen Zysten und bösartigem Tumorgewebe daneben gibt. Zusammenfassend wurde daher die immer wiederkehrende Frage, ob die vollständige Entfernung der gesunden Ovarien bei Ca-125-Werten von 59 U/ml gerechtfertigt war, aufgrund damals rezent publizierter Untersuchungen, dass man bei erhöhten Ca-125-Werten gar nicht vorsichtig genug sein könne, und möglichst rasch eine histologische Abklärung anstreben muss, bejaht. Die medizinische Berechtigung für eine derart weitreichende Empfehlung ist dadurch gegeben, dass Eierstockkrebs eine sehr aggressive, bösartige Erkrankung ist, die in kurzer Zeit, manchmal innerhalb von Wochen, einen Wachstumsschub erleiden und durch eine spätere Therapie nicht mehr so günstig beeinflusst werden kann. Alternative Behandlungsmöglichkeiten, diesen Verdacht auf Eierstockkrebs sicher auszuschließen, bestanden nicht, da ausschließlich die vollständige Entfernung der Eierstöcke mit einer vollständigen feingeweblichen Aufarbeitung derselben den sicheren Ausschluss eines Eierstockkrebses im beginnenden Stadium I ermöglicht.

5.3.3 Verfahrensausgang

Das Klagebegehren von € 72.000,–, sowie die Feststellung, die beklagten Parteien seien zur ungeteilten Hand schuldig, der klagenden Partei für sämtliche zukünftige, derzeit nicht bekannte Schäden aus der Resektion ihrer Ovarien vom Mai 2000 zu haften, wurden abgewiesen und die klagende Partei wurde für schuldig erkannt, den beklagten Parteien die mit € 10.022,– bestimmten Verfahrenskosten binnen 14 Tagen zu ersetzen.

Die Beweiswürdigung stütze sich auf die Tatsache, dass es sich um eine ausnehmend wohlinformierte Klägerin handelte, die sich seit Jahrzehnten mit der Frage der Entfernung ihrer Gebärmutter beschäftigt hatte. Bezüglich der Indikation zur Ovarektomie wurde den Ausführungen des SV-Gutachtens gefolgt. Die mündliche und schriftliche Aufklärung der Klägerin (dokumentierte Patientenaufklärung über die Gebärmutterentfernung), in welcher die Operationsziele genau definiert wurden und über die Folgen der Operation informiert wurde, wurde als lege artis bezeichnet, insbesondere aufgrund der handschriftlichen Vermerke („Patient möchte Pfannenstiel in Hautspalte"). Rechtlich wurde die Klägerin daher hinreichend aufgeklärt, hatte genügend Zeit, sich ihre Entscheidung zu überlegen, bzw. Gelegenheit, zusätzlich Informationen über den Eingriff einzuholen. Da die Klägerin in ausreichendem Umfang über den Eingriff aufgeklärt wurde, war ihre Einwilligungserklärung als wirksam anzusehen.

Zur Findung der medizinischen Indikation des Eingriffes wurde ausgeführt, dass entgegen der Ausführungen der Klägerin die Entfernung der Eierstöcke und deren anschließende histologische Untersuchung nach den Kunstregeln der Medizin die einzige Möglichkeit war, das Risiko einer Krebserkrankung vollständig abzuklären.

5.3.4 Resümee

Die beidseitige Ovarektomie bei prämenopausalen Frauen führt in Einzelfällen nicht nur zu einem abrupten klimakterischen Syndrom, der sog. chirurgischen Menopause, sondern auch zu starken psychischen Veränderungen bis hin zu schweren, therapiebedürftigen depressiven Verstimmungsbildern. Diese sind nicht vorhersehbar und sollten vom Psychiater sowohl medikamentös mit Antidepressiva als auch psychotherapeutisch behandelt werden. Daher ist die Indikation zu jeder Ovarektomie prinzipiell eng zu stellen. Ovarektomien führen in klassischer Weise immer wieder zu forensischen Auseinandersetzungen.

Literatur

Bast RC. Status of tumormarkers in ovarian cancer screening. J Clin Oncol 2003; 21: 200s–5s.

Bruyne De F, Somville T. Gutartige Erkrankungen des Corpus uteri, Uterus myomatosus. In: Bender HG, Hrsg. Klinik der Frauenheilkunde und Geburtshilfe: Gutartige gynäkologische Erkrankungen I. München, Jena: Urban und Fischer, 2002: 103–19.

DGGG. Diagnostik und Therapie maligner Ovarialtumoren (Statements). In: DGGG (Hrsg.). Leitlinien der Geburtshilfe und Gynäkologie, Band I. Berlin: Verlag S. Kramarz, 2010: 167–74.

Fox M. Epitelhial ovarian cancer. In: Burghart E, Hrsg. Surgical gynecologic oncology. Stuttgart, New York: Thieme, 1993: 422–500.

Kreienberg R, Crombach CG, Meier W. Tumormarker: Auswahl, Grenzen, Relevanz und sinnvoller Einsatz in der Klinik. In: Bender HG, Hrsg. Klinik der Frauenheilkunde und Geburtshilfe, Allgemeine gynäkologische Onkologie, Band 10, 4. Auflage. München, Wien, Baltimore: Urban und Schwarzenberg, 1999: 153.

Pfleiderer A, Meerpohl G. Malignome des Ovars. I. In: Bender HG, Hrsg. Klinik der Frauenheilkunde und Geburtshilfe, Spezielle gynäkologische Onkologie II, 4. Auflage, Band 12. München, Jena: Urban und Fischer, 2003: 4–94.

Skates St, Menon U, McDonald N, Rosenthal AN, Oran TH, Knatt RC, Jakobs IJ. Calculation of the risk of ovarian cancer from serial Ca 125 values for preclinical detection in postmenopausal women. J Clin Oncol 2003; 21: 206s–10s.

5.4 Beidseitige Ovarektomie mit 39 Jahren bei rezidivierender Endometriose gerechtfertigt?

Endometriose

Unter Endometriose versteht man das ektope Vorliegen von Endometrium außerhalb der anatomischen Grenzen des Uterus, z. B. in den Organen des kleinen Beckens (Endometriosis genitalis externa), in deren Nachbarschaft oder in genitalfernen Körperteilen oder Organen (Endometriosis extragenitalis) bzw. als Endometriuminseln innerhalb des Myometriums (sogenannte Adenomyosis uteri oder Endometriosis genitalis interna).

Bei Endometriose schützt nur die Menopause oder die chirurgische Entfernung der Eierstöcke sicher vor einem Rezidiv. In der Literatur werden im Allgemeinen in Abhängigkeit von der Therapie folgende Rezidivarten angegeben:

- organerhaltende Operation: 7–35 %
- Gestagen-(Gelbkörper-)Hormontherapie: 10–34 % nach 2 Jahren
- Danazol-Therapie: 15–20 % im 1. Jahr
- GnRH-Agonisten (z. B. Zoladex): ca. 20 %

5.4.1 Sachverhalt / Kasuistik

Die im Jahr 1993 39-jährige Patientin hatte zwei Kinder geboren und drei Fehlgeburten erlitten. Außerdem hatte sie 1984 einen Dünndarm-Ileus mit Oberbauch- und Unterbauchlaparotomie, eine Endokarditis sowie eine Frühsommer-Meningoenzephalitis durchgemacht. Seit zehn Jahren bestanden kolikartige Schmerzen bei den Menstruationsblutungen. 1988 wurden ein Endometrioseherd bei einer Bauchspiegelung diagnostiziert und eine Tubenligatur durchgeführt. 1992 folgte eine Pfannenstiel-Laparotomie wegen Verdacht auf extrauterine Gravidität. Dabei wurden eine Follikelzyste sowie ein Hämatom des Ovars ausgeschält. Weiters wurden Verwachsungen zwischen Dickdarm und linker Beckenwand gelöst. Seit 1992 hatte die Patientin vermehrt Schmerzen im Mastdarm, vor allem beim Sitzen. Eine Koloskopie war unauffällig.

1992 erfolgte eine akute Krankenhausaufnahme an der Chirurgie als Notfall wegen unerträglicher kolikartiger Schmerzen im Unterbauch bei Übelkeit und Erbrechen. Bei der Aufnahme wurde rektal digital bei 9.00 Uhr ein ca. 3 cm großer grobhöckriger Knoten (suspekter Endometrioseknoten) getastet. Im Ultraschall wurde der fragliche Endometrioseherd bestätigt (Abb. 5.1). Die Irrigoskopie ergab keinen Hinweis auf eine Stenose. Bei der Koloskopie war eine Sigmapassage nicht möglich. Gynäkologisch fand sich hinter dem Uterus ein daumennagelgroßes, derbes, stark druckschmerzhaftes, verschiebliches Areal. Der Patientin wurde sowohl eine Antihormontherapie (Zoladex) für ein halbes Jahr als auch operativ die Totaloperation zur Endometriosesanierung angeboten. Zwei Monate später wurden in einer Computertomographie zwei weichteildichte Läsionen im Bereich der Rektumwand linksseitig bzw. dorsal diagnostiziert, differentialdiagnostisch entweder Endometriose oder entzündliche Veränderungen.

Die Patientin entschloss sich zur operativen Therapie. Unter der Diagnose Endometriose im Bereich der Ligamenta sacrouterina und Verwachsungen zwischen Netz und vorderer Bauchdeckenwand wurde im April 1993 die Exstirpatio uteri et adnex bil. und Adhäsiolyse per Re-Pfannenstiel durchgeführt. Die Histologie ergab eine Adenomyose der Gebärmutter, eine Parovarialzyste am rechten Eierstock sowie eine Follikelzyste am linken Eierstock. Im Operationsbericht wurden im Bereich beider Ligamenta sacrouterina Endometrioseherde gefunden. Der postoperative Verlauf war komplikationslos. Histologisch fanden sich an der Zervixhinterwand zwar Adhäsionen, jedoch keine Endometriose. Neben der üblichen Aufklärung hatte die Patientin unterschrieben, dass sie belehrt worden war, dass in Anbetracht der Vorgeschichte auch bei einer Entfernung des inneren Genitales keine Gewähr für Schmerzfreiheit in Zukunft gegeben werden könne. Von einer intraoperativen Hormonersatztherapie wurde in Anbetracht der Endometriose abgesehen, da damals in wissenschaftlicher Diskussion stand, Östrogene nach Totaloperationen bei Endometriose zu applizieren. Postoperativ wurde die Patientin auf Premarin plus Ovestin vaginal eingestellt.

Vier Monate später suchte die Patientin wegen klimakterischen Syndroms eine Praxis für Wechseljahrsbeschwerden auf. Unter der Diagnose Östrogendefizit (Östradiol

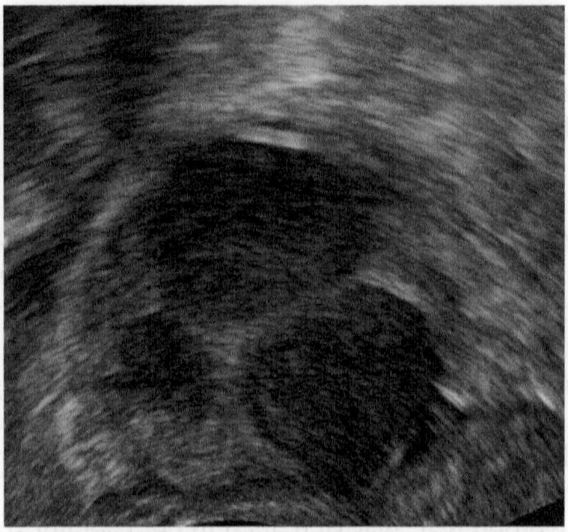

Abb. 5.1: Mehrkämmrige Endometriumzyste (Bild: Dr. Samir Helmy, Ufk Wien)

15,08 pg/ml) und verminderte Knochendichte bei massivem Nikotinabusus sowie wegen des Auftretens neuerlicher Beschwerden vonseiten der Endometriose und der Östrogen-Therapie wurden Primodian-Depot, ein Androgen-Präparat sowie Vitamin D, Calcium, Bewegung und Nikotinabstinenz empfohlen. Der Gynäkologe der Patientin empfahl ihr die Kombination von Estraderm-Pflaster und Duphaston (Retroprogesteron). Die seit Dezember 1992 aufgetretenen Darmblutungen, besonders beim Stuhlgang, hätten auch nach der Operation noch weiter bestanden, dann jedoch sistiert.

Die Patientin erzählte, dass sie in dem Menopauseninstitut völlig verunsichert wurde, da man ihr sagte, sie dürfe keine Östrogene mehr erhalten, weil das die Endometriose fördere. Sie nahm deswegen an, dass ihre Eierstöcke umsonst entfernt worden wären, sie die Hormone jedoch trotzdem nehmen müsse, da ihre Wechselbeschwerden nicht auszuhalten waren und sie daher genauso weit wie vor der Operation sei. Sie vermutete, dass ihre Darmblutungen möglicherweise auch weggegangen wären, wenn sie schon vor der Operation Duphaston genommen hätte. Sie wäre in dem Institut noch bestärkt worden, rechtliche Schritte einzuleiten. Sie begehrte Schadenersatz für den Fall, dass ihre Eierstöcke umsonst entfernt worden waren, bzw. Schadenersatz für die vermeintlich unnötige Operation. Die Patientin wurde aufgeklärt, dass auch in dem von ihr primär genommenen Premarin plus, in Kliogest bzw. in Duphaston ein Gelbkörperhormon enthalten sei.

5.4.2 Beurteilung / Gutachten

Beauftragt war ein Gutachten, ob die Entfernung der Eierstöcke ungeachtet allfälliger mangelhafter Aufklärung als solche medizinisch indiziert war oder nicht.

Bei der Patientin handelte es sich um eine multimorbide, mehrfach voroperierte Patientin mit langjährigen Beschwerden und der Diagnose eines Endometrioseherdes.

Bereits 1992 waren bei der Patientin im Rahmen einer Pfannenstiel-Operation fibrinöse Beläge im Douglasbereich entfernt und eine Zyste am linken Eierstock ausgeschält worden. 1993 verschlechterten sich jedoch die Beschwerden der Patientin derartig, dass sie akut im Krankenhaus aufgenommen werden musste und man hinter der Gebärmutter ein stark druckschmerzhaftes Areal mit dem Verdacht auf Endometriose tastete. Nach kürzerer Gestagen-Therapie entschloss sich die Patientin jedoch zur Totaloperation nach mehrfacher eingehender Aufklärung durch den Abteilungsvorstand und seine Ärzte. Festgehalten wurde, dass die Beschwerden jeweils eine Woche vor der Regelblutung mit Dauer bis zum Ende derselben begannen und damit pathognomonisch für das Vorliegen einer Endometriose waren. Da bei der Operation im Bereich der Ligamenta sacrouterina beidseits makroskopisch Endometrioseherde festgestellt worden waren, wurde die Operation vereinbarungsgemäß auf Wunsch der Patientin durchgeführt. Der histologische Befund Adenomyosis uteri mit Adhäsionen an der Hinterwand der Gebärmutter bestätigte ebenso wie die postoperativ weitgehende Beschwerdefreiheit der Patientin die Richtigkeit der Entscheidung. Gutachtlich wurde daher festgehalten, dass die Totalexstirpation des inneren Genitales mit Entfernung der Eierstöcke bei der mehrfach voroperierten Patientin die richtige Entscheidung für eine dauerhafte Sanierung ihrer Beschwerden war, was sich auch in der Literatur so findet.

Diskutiert wurde, ob neben der Endometriosis genitalis interna (Adenomyosis uteri) und der retrozervikalen Endometriose nicht auch eine Endometriose des Rektosigmoids vorgelegen hatte. Hierfür sprachen die rektalen Blutungen, die kolonoskopisch jedoch nicht nachgewiesen werden konnten. Postoperativ sistierten jedoch die Darmblutungen bald nach der Operation.

Gutachtlich wurde ausgeführt, dass in diesem Fall das ausgeprägte Beschwerdebild der Patientin, die retrozervikale Lokalisation, die im Alter von 39 Jahren abgeschlossene Familienplanung und die aus der Literatur bekannt hohe Rezidivquote bei konservativer Therapie die Indikation zur Totaloperation ergeben hätten. Vor allem wurde aber auch dem Wunsch der Patientin, nach eingehender Aufklärung, Rechnung getragen.

Die Verwirrung entstand bei der Patientin offenbar erst durch die Diskussion über die postoperative Hormonersatztherapie. Ärztliche Aussagen, wie „Eierstöcke wären umsonst entfernt worden", waren nicht nachvollziehbar und stifteten großes Unbehagen an. Nach eingehender Aufklärung durch den SV konnte die Patientin weitgehend zufrieden gestellt werden. Gutachtlich wurde festgestellt, dass der Patientin aufgrund der durchaus indizierten, kunstgerecht durchgeführten Operation mit komplikationslosem Verlauf keinerlei Schaden erwachsen war. Auch führende Endokrinologen empfehlen die Mitentfernung der Eierstöcke, sobald einmal der Entschluss zur Entfernung der Gebärmutter gefallen ist. Man kann dann ohne Weiteres ohne Furcht vor einer Exazerbation der Krankheit sofort mit einer Hormonersatztherapie in der üblichen Dosierung beginnen.

5.4.3 Verfahrensausgang

Aufgrund des Gutachtens wurden seitens der Rechtsschutzversicherung der Patientin keinerlei weiteren rechtlichen Schritte verfolgt.

5.4.4 Resümee

Die beidseitige Entfernung der Eierstöcke bei prämenopausalen Frauen führt häufig zu juristischen Auseinandersetzungen. Die Indikation sollte daher heute sehr eng gestellt werden. Faktum war, dass die Patientin von ihren Beschwerden völlig geheilt worden war und sie lediglich durch unverständliche Aussagen nachbehandelnder Ärzte völlig verunsichert wurde. Eine Östrogen-Substitution nach Totaloperation wegen Endometriose ist durchaus indiziert.

Literatur

DGGG. Diagnostik und Therapie der Endometriose. In: DGGG (Hrsg.). Leitlinien für Gynäkologie und Geburtshilfe, Band II. Berlin: Verlag S. Kramarz, 2010: 19–47.

DGGG. Hormontherapie in der Peri- und Postmenopause (HT). In: DGGG (Hrsg.). Leitlinien für Gynäkologie und Geburtshilfe, Band II. Berlin: Verlag S. Kramarz, 2010: 49–78.

Konsensuspapier. Empfehlungen zur Substitution mit Östrogenen und Gestagenen im Klimakterium und in der Postmenopause. 8. Arbeitstreffen des „Zürcher Gesprächskreises", November 1992. Gynäkol Geburtsh Rundsch 1993; 33: 39–40.

Rabe Th. Endometriose. In: Rabe Th (Hrsg.). Lehrbuch Gynäkologie und Geburtshilfe. Weinheim: Edition Medizin VCH, 1990.

Strecker JR, Lauritzen CH. Praxis der Hormonbehandlung im Klimakterium. Bücherei des Frauenarztes, Band 29: 74–5.

Thomas EJ, Rock JA. Modern Approaches to Endometriosis. Dordrecht, Boston, London: Kluwer Academic Publishers, 1991.

6 Therapiefehler

6.1 Komplikationen bei Intrauterinspirale

6.1.1 Verlust eines Eileiters als Folge massiver Infektion nach Einlage einer Kupfer-Intrauterin-Spirale bei bestehender Scheideninfektion (Chlamydien)

6.1.1.1 Sachverhalt / Kasuistik

Die 29-jährige Patientin suchte über Zuweisung ihrer praktischen Ärztin wegen einer Blasenentzündung den Gynäkologen auf. Dieser stellte eine sog. bakterielle Vaginose, also eine Besiedelung mit dem Keim *Gardnerella vaginalis* und anderen anaeroben Keimen, fest und behandelte diese mit Metronidazol-Filmtabletten. Die Patientin war jedoch der Meinung, es hätte sich um eine Pilzinfektion gehandelt. Etwa drei Monate später suchte sie den Arzt neuerlich wegen einer Scheidenentzündung auf. In der Kartei wurde vermerkt: „Colpitis sowie Verdacht auf Eierstockzyste". Es erfolgte eine Behandlung mit dem Pilzmittel Candibene 200 mg Vaginaltabletten®, Tantum rosa® sowie einer nicht näher deklarierten Heilcreme. Die Zyste am rechten Eierstock hätte 13 mm betragen. Bei der nächsten Konsultation 14 Tage später wurden die Diagnosen Colpitis, Vulvitis, Soor – also Scheidenentzündung, Entzündung der Vulva durch Pilze – und als Therapie Fluconazol® 150 mg 2 Stk. (orales Pilzmittel) sowie das Schmerzmittel Xefo® 8 mg Tabletten dokumentiert.

Nachdem die Patientin bei der Untersuchung einen Prospekt über den Vaginalring in der Hand hielt, empfahl ihr der Arzt gleich eine Spirale und setzte diese auch sofort, laut Patientin in einer „Ruck-Zuck-Aktion", innerhalb von 10 Minuten ein. Ein Revers wäre nicht unterzeichnet worden, Unterlagen über die Spirale hätte sie auch keine erhalten. Der Preis hätte € 300,– bis € 320,– betragen; das Geld hätte sie vom Bankomat abgeholt. Die Einlage wäre sehr schmerzhaft gewesen, weil außen alles entzündet war. Der Arzt wäre auf die Beschwerden, wegen derer ihn die Patientin eigentlich aufgesucht hätte, nicht näher eingegangen.

In der Kartei fand sich der Vermerk: „Sono: Fundusdistanz 11 mm". Hier endeten die Aufzeichnungen. Weitere Unterlagen bestanden nicht.

Laut Aussage der Patientin wurden ihre Schmerzen nach Einlage der Spirale immer ärger, obwohl sie, wie verordnet, zwei Wochen Xefo® nahm. Nachdem der Arzt auf Urlaub war, suchte sie 14 Tage nach Einlage der Spirale die Ambulanz eines Krankenhauses auf, wo eine akute Eierstockentzündung diagnostiziert wurde. Der mikrobiologische Befund ergab *Gardnerella vaginalis* sowie *Prevotella bivia*. Die Patientin bekam Ciproxin® und Anaerobex®-Tabletten als Antibiotikum und sei den ganzen Tag im Bett geblieben. Die Schmerzen wären jedoch immer ärger geworden und es sei Fieber von 38 °C dazugekommen. Am Abend suchte die Patientin die Notfallambulanz des Allgemeinen Krankenhauses auf. Dort wurde sie umgehend unter der Diagnose Unterbauchschmerzen bei Status febrilis nach Einlage eines IUDs vor zwei Wochen stationär aufgenommen. Die Spirale wurde entfernt. Die Entzündungsparameter waren deutlich erhöht: 12.600 Leukozyten, CRP 19,8.

Unter der Aufnahmediagnose Eierstockentzündung / Gebärmutterentzündung wurde eine intravenöse Antibiotikatherapie mit Mefoxitin® und Vibravenös® begonnen.

Nachdem sich im Ultraschall zwei Tage später ein zystisches Areal in der Größe von 5 × 3,9 mm mit mehreren Septen sowie teils echodichten Strukturen zeigte, welches hochgradig verdächtig auf einen abszedierenden entzündlichen Prozess des inneren Genitales war, wurde die Indikation zur operativen Bauchspiegelung gestellt.

Dabei zeigten sich ausgedehnte Verwachsungen, der rechte Eileiter war stark aufgetrieben mit Eiter zwischen Eileiter und Eierstock, der rechte Eierstock selbst blieb unauffällig. Deshalb musste der rechte Eileiter entfernt werden.

Nach Lösung der Verwachsungen am linken Eierstock und Eileiter zeigte sich auch der linke Eileiter etwas aufgetrieben und entzündlich verändert, jedoch ohne Eiter.

Der postoperative Verlauf gestaltete sich unter Antibiotikatherapie unauffällig und es kam zu einem deutlichen Rückgang der Entzündungszeichen, sodass die Patientin nach zehn Tagen in gutem Allgemeinzustand nach Hause entlassen werden konnte.

Der histologische Befund ergab eine hochgradig aktive Entzündung des Eileiters, in gutem Einklang mit der klinischen Diagnose.

Der intraoperative Abstrich ergab eine Infektion mit Chlamydien, weswegen die Patientin von der Klinik ein Rezept für Vibramycin® 200 mg erhielt. Bezüglich der koexistenten Condyloma acuminata (Feigwarzen) wurde seitens der Klinik vereinbart, dass sie mit ihrem betreuenden Facharzt Rücksprache zur Festlegung der weiteren Behandlungsmodalitäten halten sollte. Sie suchte jedoch nach etwa sechs Wochen einen anderen Frauenarzt auf, dem naturgemäß keine Krankenhausunterlagen vorlagen.

Bedauerlicherweise wusste die Patientin daher zum Zeitpunkt ihrer Begutachtung viele Monate später noch immer nichts von ihrer Chlamydieninfektion und der sich daraus ergebenden Therapie bzw. Partnertherapie.

Eine neuerliche Sekretkulturuntersuchung ergab einen Chlamydien-negativen Befund, es fanden sich jedoch *Candida albicans* sowie *Ureaplasma urealyticum*.

Sechs Monate danach hätte die Patientin dauernd in wechselnder Stärke geblutet, Schmerzen hätte sie seit der Operation keine mehr, nur gelegentliches Ziehen.

Die gynäkologische Untersuchung ergab eine zapfenförmige Resistenz im Douglas-Raum, dem tiefsten Punkt der Bauchhöhle. Dieser Befund sprach für postentzündliche Verwachsungen. Die Pilzinfektion wurde behandelt.

Die Patientin wurde etwa ein Jahr später schwanger und Mutter eines gesunden Knaben.

Über ihren Anwalt stellte sie erneut die Forderung nach einer Abgeltung der restlichen Schmerzperioden und wurde abermals untersucht.

6.1.1.2 Beurteilung / Gutachten

Den spärlichen Unterlagen des Gynäkologen war zu entnehmen, dass die Patientin zunächst eine bakterielle Scheidenentzündung und drei Monate später eine Pilzinfektion der Scheide gehabt hatte, die mit einem Pilzmittel behandelt wurde. Offensichtlich kam es 14 Tage später zu einer Verschlechterung, da dann zusätzlich eine massive Entzündung der äußeren Scham und der Scheide bestand.

Trotzdem wurde bei der Patientin, die offensichtlich seit 3 1/2 Monaten an dauernden Infektionen der Scheide litt, ohne nähere Beratung eine Spirale gelegt. Ein Revers wurde nicht unterzeichnet. Die Einlage der Spirale wäre sehr schmerzhaft gewesen.

Gutachtlich konnte kein wie immer gearteter Zweifel daran bestehen, dass die Einlage einer Spirale bei bestehender vaginaler Infektion als nicht lege artis bezeichnet werden musste.

Üblicherweise werden Spiralen zum Zeitpunkt der Menstruationsblutung eingelegt, einerseits um sicherzugehen, dass die Patientin nicht schwanger ist, andererseits weil bei Frauen, die noch nicht geboren haben, der Gebärmutterhals zu diesem Zeitpunkt etwas geöffnet ist.

Zum Ausschluss jeglicher Infektion durch pathogene Bakterien oder Pilze sollte vor Einlage einer Intrauterin-Spirale eine Scheidensekretuntersuchung, in eventu auch eine Sekretkultur, vorgenommen werden. Bei dieser Patientin bestanden hingegen bereits klinische Zeichen für eine massive Entzündung der Scheide und der äußeren Scham.

Fest stand, dass es in zeitlichem Zusammenhang mit der Einlage der Spirale zu einer massiven Aszension, d. h. zum Aufsteigen der Bakterien aus dem unteren Genitaltrakt über die Gebärmutter in die Eileiter und damit in die Bauhöhle, gekommen war. Dabei handelte es sich um eine typische Komplikation, welche insbesondere bei jungen Frauen, welche noch nicht geboren haben, gefürchtet ist.

Gutachtlich konnte natürlich nicht festgestellt werden, zu welchem Zeitpunkt die Chlamydieninfektion stattgefunden hatte. Nachdem Chlamydieninfektionen häufig asymptomatisch sind, d. h. die Betroffene sie nicht bemerkt, ist es gut möglich, dass sie zum Zeitpunkt der Spiraleneinlage bereits über längere Zeit bestanden hatte.

Nachdem der Gynäkologe unmittelbar nach Einlage der Spirale auf Urlaub ging, hatte die Patientin keinerlei Ansprechpartner für ihre immer stärker werdenden Schmerzen. Zu kritisieren war auch, dass ihr offensichtlich kein Vertreter genannt wurde.

Beim Weiterbestehen von Schmerzen nach einer Spiraleneinlage sind kurzfristige Kontrollen mit der Verordnung von Antibiotika notwendig, in eventu muss die Spirale, insbesondere bei Frauen, die noch nicht geboren haben, wie im gegenständlichen Fall, wieder entfernt werden, um massive Infektionen des inneren Genitales, wie hier, zu vermeiden. Deshalb ist auch die Verordnung des Schmerzmittels Xefo® über eine längere Zeitperiode von 14 Tagen nicht indiziert.

Es ist bekannt, dass Frauen mit immer wiederkehrenden Infektionen des äußeren Genitale häufig auch Chlamydieninfektionen haben. Der Arzt muss nach diesen allerdings mit einer Kulturuntersuchung fahnden. Darüber hinaus zeichnen sich genitale Infektionen durch sog. Mischinfektionen von zahlreichen aeroben und anaeroben Bakterien aus. Häufig ist es schwierig, diese aus intraoperativ gewonnenem Sekret zu kultivieren.

Man konnte also durchaus vermuten, dass an gegenständlicher Eileiterinfektion noch zahlreiche andere Bakterien, neben den Chlamydien, beteiligt gewesen waren.

Insgesamt stand gutachtlich außer Zweifel, dass der Patientin durch die Einlage einer Spirale bei bestehender Infektion des äußeren Genitales ein beträchtlicher Gesundheitsschaden erwachsen war. Sie hatte durch die aufsteigende Infektion in zeitlichem Zusammenhang mit der Einlage der Spirale den rechten Eileiter verloren und damit 50 % der Chance, auf natürlichem Weg schwanger zu werden. Erfreulicherweise

Tab. 6.1: Schmerzkatalog

Zeitraum	Starke Schmerzen	Mittelstarke Schmerzen	Leichte Schmerzen
IUP-Einlage bis Entfernung		15 Tage	
9 Tage Krankenhausaufenthalt		2 Tage	7 Tage
danach unregelmäßige Blutungen und Blutungsstörung			4 Monate
Gesamt		17 Tage	30 Tage (gerafft)

stellte sich heraus, dass der linke Eileiter durch die Entzündung nicht beschädigt wurde, da die Patientin zwei Jahre später schwanger wurde.

Schmerzkatalog

An Schmerzperioden wurden die in Tab. 6.1 aufgeführten angenommen.

Zusammengefasst erlitt die Patientin insgesamt 17 Tage mittelstarke Schmerzen, gerafft auf den 24-Stunden-Tag: 6 Tage mittelstarke Schmerzen, sowie 7 Tage (Krankenhausaufenthalt) und 4 Monate leichte Beschwerden: gerafft 30 Tage leichte Schmerzen.

Als Spätfolge war die um 50 % verminderte Chance, schwanger zu werden, zu nennen, welche sich hier glücklicherweise nicht verwirklichte. Als Dauerfolgen könnten Verwachsungen im kleinen Becken mit Schmerzen auftreten.

6.1.1.3 Verfahrensausgang

Die Patientin erhielt aufgrund des Gutachtens von der Haftpflichtversicherung des Arztes außergerichtlich € 5.000,– zugesprochen. Weitere Ansprüche zwei Jahre später wurden abgewiesen, da sie 2007 ein Kind bekommen hatte.

6.1.1.4 Resümee

Die Einlage eines IUD stellt für den niedergelassenen Frauenarzt in der freien Praxis nicht nur einen invasiven, sondern immer wieder auch forensisch anfälligen Eingriff dar. Sorgfältige Aufklärung mit Dokumentation, am besten unter Zuhilfenahme der gängigen Reverse, ist dringend zu empfehlen. Festgehalten werden sollten außerdem Probleme bei der Einlage, die Uterussondenlänge sowie Besonderheiten. Ein Ultraschallbild nach Insertion beweist den richtigen Sitz. Nachkontrollen sollten nach der nächsten oder übernächsten Menstruation erfolgen.

Literatur

Grimes DA. Intrauterine device and upper-genital-tract infection. The Lancet 2000; 356: 1013–9.

6.1.2 Schwangerschaft als erstes Symptom einer IUP-Penetration in die freie Bauchhöhle

6.1.2.1 Sachverhalt / Kasuistik

Bei der 35-jährigen Patientin wurde 2004 von ihrem langjährigen Frauenarzt exakt vier Wochen nach der Geburt ihres ersten Kindes bei der Nachuntersuchung eine Hormonspirale Mirena® (s. Abb. 6.1) gelegt. Ein Aufklärungsbogen wurde nicht ausgefüllt. Die Einlage wäre sehr schmerzhaft gewesen, sodass die Patientin wegen starker Bauchkrämpfe Schmerzmittel nehmen musste.

Sechs Monate danach wurde bei einer Kontrolle mittels Vaginalultraschall festgestellt, dass der Spiralensitz korrekt war.

Elf Monate nach der Mirena®-Einlage bemerkte die Patientin, dass sie erneut schwanger war. Da ihr Arzt auf Urlaub war, ging sie zu einem anderen Arzt, der eine Schwangerschaft Grav. SSW 7 feststellte. Er konnte die Mirena® im Ultraschall nicht finden.

Nach mehrtägigem Überlegen entschied sich die Patientin für das Austragen des Kindes.

Sie ging im August wieder zu ihrem alten Frauenarzt, der, nachdem er die Spirale ebenfalls im Ultraschall nicht sehen konnte, der Meinung war, dass diese ausgestoßen worden wäre. Er empfahl, Regressansprüche an die Herstellerfirma zu stellen, falls die Mirena® noch im Körper wäre.

Im Februar 2006 wurde die Patientin von einem gesunden Mädchen entbunden. Auch bei der Entbindung wurde die Spirale nicht gefunden.

Bei der Nachuntersuchung im März 2006 wollte der Gynäkologe neuerlich eine Mirena® einsetzen, was die Patientin jedoch verweigerte. Sie entschied sich für eine Dreimonatsspritze.

Der Arzt schickte sie zu einer Röntgenuntersuchung, welche sie jedoch erst drei Monate später durchführen ließ. Dabei wurde die Mirena® seitlich des aufsteigenden Dickdarmes lokalisiert.

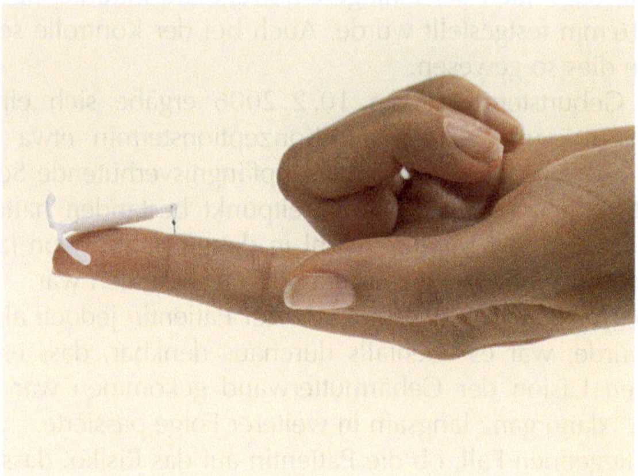

Abb. 6.1: Hormonspirale Mirena®.

Nachdem nun klar war, dass sich die Mirena® in der Bauchhöhle der Patientin befand, wurde das IUD an der Universitäts-Frauenklinik durch eine operative Bauchspiegelung entfernt. Laut Operationsbericht befand sich die Mirena® rechts im Unterbauch in einem Netzzipfel verbacken. Die Patientin konnte am nächsten Tag das Krankenhaus wieder verlassen. Der postoperative Verlauf war komplikationslos.

Der Rechtsanwalt der Patientin wandte sich an die Haftpflichtversicherung des Arztes. Diese beauftragte den Autor als SV mit dem Gutachten.

6.1.2.2 Beurteilung / Gutachten

Gutachtlich bestand kein Zweifel, dass es sich um eine Perforation der Mirena® oder, besser gesagt, um eine Penetration aus der Gebärmutterhöhle durch die Gebärmutterwand in die freie Bauchhöhle handelte. Laut Literatur ist dies ein seltenes Ereignis, welches in etwa 0,28 (Fachinformation Mirena®) bis 2,6 pro 1.000 Fällen (van Houdenhoven et al. 2006) vorkommt.

Bekannt ist, dass Perforationen am häufigsten während der Einlage auftreten. Das Risiko für eine Perforation bzw. Penetration ist insbesondere nach der Geburt, wie im vorliegenden Fall, bei stillenden Frauen und bei retroflektierter Gebärmutter erhöht. Deshalb sollte die Einlage nach der Geburt erst bei vollständig rückgebildetem Uterus erfolgen, möglichst nicht früher als sechs Wochen nach der Geburt.

Diese Komplikation wird auch im Aufklärungsbogen zum Einlegen einer Spirale (Österreichische Gesellschaft für Gynäkologie und Geburtshilfe gemeinsam mit der Fa. Bayer Schering, Seite 2) angeführt. Üblicherweise wird dieser Aufklärungsbogen der Patientin ausgehändigt und der Teil, welcher beim Arzt verbleibt, von der Patientin und vom Arzt unterschrieben. Ein derartiger Aufklärungsbogen war im vorliegenden Fall jedoch nicht vorhanden.

Bei Vorliegen eines derartigen Reverses wäre die Penetration der Mirena® somit gutachtlich klar als seltene Komplikation zu bewerten. Naturgemäß ergab sich aus dem Fehlen der Unterlage, dass eine entsprechende Aufklärung zumindest nicht nachweisbar war.

Im vorliegenden Fall fehlten auch die entsprechenden Ultraschallbilder, es wurde jedoch schriftlich mitgeteilt, dass nach der Einlage eine reguläre intrauterine Lage mit einer Fundusdistanz von 16 mm festgestellt wurde. Auch bei der Kontrolle sechs Monate nach der Einlage wäre dies so gewesen.

Aus der Tatsache des Geburtstermins vom 10. 2. 2006 ergäbe sich eine letzte normale Regel vom 5. 5. 2005 und daraus ein Konzeptionstermin etwa um den 19. 5. 2005. Daraus ergab sich wiederum, dass der empfängnisverhütende Schutz bei regelmäßigem Geschlechtsverkehr bis zu diesem Zeitpunkt bestanden hatte. Es erschien somit wahrscheinlich, dass die Mirena® wohl in dem Zeitraum von Januar bis etwa Ende April 2005 durch die Gebärmutterwand hindurchgewandert war.

Nachdem die Einlage der Mirena® im Juli 2004 von der Patientin jedoch als äußerst schmerzhaft geschildert wurde, war es ebenfalls durchaus denkbar, dass es bei der Einlage zu einer minimalen Läsion der Gebärmutterwand gekommen war und das Durchwandern der Mirena® dann ganz langsam in weiterer Folge passierte.

Unbekannt blieb im vorliegenden Fall, ob die Patientin auf das Risiko, dass Perforationen bei Einlagen unmittelbar nach der Geburt und bei stillenden Frauen häufiger vorkommen, hingewiesen wurde.

Es gibt zwei Publikationen, die sich spezifisch mit dem Problem der Einlage von Mirena® nach der Geburt beschäftigen. In einer Studie wurde bei 163 stillenden Müttern 6 bis 8 Wochen nach der Geburt die Mirena® gelegt und es wurde kein Fall einer Gebärmutterperforation gefunden. In einer zweiten Studie wurde Mirena® 4 bis 8 Wochen nach der Geburt eingelegt und 93 % der Frauen stillten. Auch hier fanden sich bei den 70 stillenden Frauen keine Perforationen. Die Follow-up-Periode betrug in beiden Studien zwölf Monate.

Beide Arbeiten würden somit eine wenig solide Evidenz für das erhöhte Risiko von Gebärmutterperforationen nach der Geburt oder bei Stillenden bedeuten. Daher findet sich auch in der neuesten WHO-Empfehlung keine Restriktion des Gebrauchs von Intrauterinspiralen vier Wochen nach der Geburt.

In der Fachinformation für Mirena® wird die Einlage sechs Wochen post partum empfohlen.

Im vorliegenden Fall wurde der Patientin nach Eintritt der Schwangerschaft die Durchführung eines Schwangerschaftsabbruches angeboten. Erfreulicherweise entschied sie sich, das Kind auszutragen. Das Mädchen kam auch völlig gesund zur Welt.

Naturgemäß ist die klinische Erfahrung über den Ausgang von Schwangerschaften unter Mirena® aufgrund der hohen kontrazeptiven Sicherheit begrenzt. In den Fällen, in denen die Schwangerschaft mit liegender Mirena® ausgetragen wurde, gibt es bis heute keine Hinweise auf Missbildungen oder Komplikationen, die durch Mirena® verursacht wurden (Fachinformation Mirena®). Es wurde auch keine Embryotoxizität im Tierversuch nach intrauteriner Verabreichung von Levonorgestrel beim Kaninchen festgestellt (Fotherby 1998).

Gutachtlich wurde im vorliegenden Fall die Haftung für die operative Entfernung der durchgewanderten Mirena® aufgrund der fehlenden Aufklärung bejaht. Die Haftung des Gynäkologen bzw. ein Behandlungsfehler war insofern gegeben, als keine Behandlungsunterlagen, insbesondere kein Aufklärungsbogen und keine Ultraschallbilder, vorlagen.

Schmerzkatalog

Auch ein Schmerzengeldanspruch wurde für die operative Entfernung der Mirena® bejaht. Entsprechend den Angaben der Antragstellerin wurden Schmerzen ab Juni 2006 bis etwa zehn Tage postoperativ, also insgesamt 40 Tage leichte Schmerzen, gerafft auf den 24-Stunden-Tag daher 10 Tage leichte Schmerzen angenommen.

Spät- und/oder Dauerfolgen waren deshalb nicht zu erwarten, da der Eintritt der Schwangerschaft nach Durchwanderung der Mirena® der beste Beweis für die Intaktheit der Eileiter war. Auch ist aus Studien bekannt, dass sich nach Durchwandern von Spiralen keine Verwachsungen im kleinen Becken bilden, außer um die Spirale herum, weshalb in der Literatur auch diskutiert wird, ob es überhaupt notwendig ist, dislozierte Spiralen zu entfernen (Van Houdenhoven et al. 2006).

Ein Pflegebedarf oder eine Minderung der Erwerbsfähigkeit wurden verneint.

6.1.2.3 Verfahrensausgang

Der Antragstellerin wurden aufgrund des Gutachtens von der Haftpflichtversicherung des Arztes zunächst € 1.000,– außergerichtlich angeboten. Nach Verhandlungen ihres Anwalts mit der Versicherung akzeptierte sie schließlich € 2.000,–.

6.1.2.4 Resümee

Auch dieser Fall zeigt deutlich, dass IUD-Einlagen zu den forensisch anspruchsvollen Tätigkeiten der täglichen gynäkologischen Praxis gehören. IUD-Perforationen oder Penetrationen in die freie Bauchhöhle oder in die Parametrien kommen immer wieder vor, insbesondere bei Einlage unmittelbar postpartum. In der Fachinformation von Mirena® wird daher die Einlage erst sechs Wochen postpartum empfohlen.

Literatur

Fachinformation Mirena®. Fa. Bayer Schering.

Fotherby K. Der Mythos der Androgenität von Levonorgestrel. In: Teichmann A, Corbin A (Hrsg.). Levonorgestrel. Stuttgart: Thieme, 1998: 25–30.

Houdenhoven K. Van et al. Uterine Perforation in women using a levonorgestrel-releasing intrauterine system. Contraception 2006; 73: 257–60.

Inki P, Cronin M. Statement on the article „Uterine Perforations in women using a levonorgestrel-releasing intrauterine system". Contraception 2006; 73: 1–2.

Leidenberger F, Strowitzki Th, Ortmann O. Klinische Endokrinologie für Frauenärzte. Heidelberg: Springer, 2005.

6.1.3 Fremdkörper bei Spiralenwechsel (Mirena®) in der Gebärmutter zurückgelassen

6.1.3.1 Sachverhalt / Kasuistik

Die 46-jährige Klägerin wollte bei ihrem niedergelassenen Facharzt ihre Hormonspirale (Mirena®), welche ihr von dessen Vorgänger vor fünf Jahren problemlos gelegt worden war, wechseln lassen. Kurz vor der letzten Einlage hatte sich die Klägerin einer Konisation und Kürettage wegen einer zervikalen intraepithelialen Neoplasie III, also einer schweren, auf die Schleimhaut beschränkten Gewebsveränderung, welche durch humane Papilloma-Viren (HPV) hervorgerufen worden war, unterziehen müssen. Die Klägerin hatte bereits 1986 und 1989 sowie 1994 jeweils Kupferspiralen (Multiload 375®) erhalten. Sämtliche Spiraleneinlagen waren immer problemlos verlaufen und der Sitz bei entsprechenden Nachkontrollen war immer gut.

Laut Kartei des Gynäkologen war nun die Entfernung der alten Mirena® wegen eines hochgeschlagenen Rückholfadens unmöglich und der Versuch wurde abgebrochen. Laut Klägerin hätte der Versuch des Spiralenwechsels 30 bis 40 Minuten gedauert, wobei es sie „zwickte" und sie es irgendwann nicht mehr aushalten konnte. Sie hätte einen Schüttelfrost bekommen und sich für etwa 15 Minuten auf eine Untersuchungsliege gelegt. In der Folge hätte sie für vier Tage Blutungen, schwächer als ihre Regelblutung, und stechende Schmerzen gehabt, welche sie mit Aspirin-C-Brausetabletten behandelt hätte. Einen Termin vier Tage später hätte sie abgesagt, weil sie das Vertrauen zu dem Arzt verloren hätte.

Exakt sieben Tage nach dem vergeblichen Spiralenwechsel erhielt sie einen Termin bei einem anderen Gynäkologen. Dieser hielt in einem Arztbrief fest, dass er im Vaginalultraschall einen verdächtigen, metallischen Fremdkörper im Gebärmutterkörper, nahe dem Gebärmutterhals, gefunden hätte. Bei der Tastuntersuchung hätte die Gebärmutter druckempfindlich reagiert, die Eierstöcke wären beidseits ohne Befund gewesen. Er entfernte zwei 3 bis 4 cm lange Metallhäkchen und die liegende Mirena® aus der Gebärmutter und legte eine neue Mirena®. Es wurde Dalacin® (Antibiotikum) und Seractil® (Schmerzmittel) verordnet. Auf dem von dem Kollegen angefertigten Ultraschallbild sah man tatsächlich sehr schön eine Aufhellung im Bereich des Gebärmutterhalskanals, welche offensichtlich den Metallhäkchen entsprach.

Etwa vier Wochen nach dem vergeblichen Mirena®-Wechsel ging die Klägerin nochmals zu ihrem Frauenarzt und erklärte ihm, was passiert war. Dieser stritt alles ab und behauptete, er hätte nur eine Spiralenfasszange, welche er der Klägerin zeigte. Er wollte die Metallteile sehen und wäre laut Klägerin unhöflich gewesen.

Monate später las die Klägerin einen Artikel über Patientenrechte und Aufklärung in der Zeitschrift Medizin-Populär. Sie erkannte, dass der Arzt ihrer Meinung nach einen Fehler gemacht hätte, da er ihr hätte mitteilen müssen, was passiert war. Daher wollte die Klägerin die Metallteile von dem zweiten Arzt abholen, der diese jedoch nicht herausgab.

Die Klägerin wandte sich an die Schlichtungsstelle der Ärztekammer in der Landeshauptstadt, die ein Verfahren in Gang setzte, welches jedoch keine Ergebnisse erbrachte. Der Arzt hätte dort wieder eine Spiralenfasszange gezeigt, welche intakt war, und gesagt, er hätte nur diese einzige.

Die Klägerin schloss gegenüber dem Sachverständigen definitiv aus, dass sie zwischen dem Arztbesuch bei dem ersten und dem bei dem zweiten Gynäkologen noch bei irgendeinem weiteren Arzt oder sonst jemand anderem gewesen wäre. Auch vorher wäre sie nur bei ihrem Gynäkologen und seinem Vorgänger gewesen und außer den drei Spiraleneinlagen und der Konisation 1998 wären niemals irgendwelche Operationen an ihrer Gebärmutter vorgenommen worden. Daher ging die Klägerin davon aus, dass die Metallteile ausschließlich von dem frustranen Spiralenwechsel bei ihrem Gynäkologen stammen konnten. Sie verklagte den Arzt auf € 4.200,– Schadenersatz.

6.1.3.2 Beurteilung / Gutachten

Die Untersuchung durch den SV ergab einen flachen und narbigen Gebärmutterhals nach Konisation, in dessen Tiefe ein Spiralenfaden sichtbar war. Bei der Vaginalultraschalluntersuchung zeigte sich die Hormonspirale Mirena® gut liegend, der rechte Eierstock kleinzystisch 46 mm.

Unstrittig war, dass der Spiralenwechsel bei dem ersten Gynäkologen nicht geglückt war und daher als frustran zu bezeichnen war. Zu dem hochgeschlagenen Rückholfaden der Spirale wurde gutachtlich festgehalten, dass die Entfernung der alten Spirale dadurch nicht nur deutlich erschwert war, sondern dass es in dieser Situation tatsächlich manchmal unmöglich sein kann, eine Spirale zu entfernen. Hiefür gibt es entsprechende Spiralenfasszangen, mit welchen blind in die Gebärmutterhöhle eingegangen und versucht wird, die T-förmige Spirale zu fassen.

Vom SV wurde festgestellt, dass die zwei Metallteile ganz offensichtlich von einer sog. IUP-Fasszange, wie sie von diversen Firmen, z. B. Martin, Vedena und Wisap,

Tab. 6.2: Schmerzkatalog

Zeitraum	Starke Schmerzen	Mittelstarke Schmerzen	Leichte Schmerzen
Nach frustranem Spiralenwechsel dauernde Unterbauchkrämpfe wegen Fremdkörper, Blutung weniger als Regelstärke			8 Tage (zeitweilig mittelstark)
Heilungsphase nach Entfernung von 2 Metallhäkchen und Mirena®-Wechsel			7 Tage
Gesamt			15 Tage

hergestellt werden, stammte. An den Metallteilen war eindeutig eine Korrosion sichtbar. Zum Bruch derartiger Geräte kommt es, da diese immer in der Führungshülse sterilisiert und nicht geöffnet werden. Beim Fassen etwas dickerer Gegenstände unter entsprechendem Zug können diese dünnen Arme dann leicht abbrechen.

Die Frage des Gerichtes, ob die vom zweiten Gynäkologen der Klägerin entfernten Metallhäkchen einem OP-Besteck, welches beim Mirena®-Wechsel zum Einsatz gelangte, zuzuordnen waren, konnte daher eindeutig bejaht werden. Es war durchaus möglich, dass diese Metallteile im Rahmen eines frustranen Spiralen-Bergeversuchs abgebrochen waren. Unter dieser Annahme wurde hiezu gutachtlich festgehalten, dass der Arzt dies zunächst „in der Hitze des Gefechtes" durchaus hätte übersehen können. Spätestens die Assistentin hätte jedoch das Fehlen der Arme der IUP-Fasszange beim Reinigen und Sterilisieren des Instrumentes feststellen müssen. Selbstverständlich hätte dann die Patientin über den Verlust der beiden Metallhäkchen des Fassinstrumentes informiert und es hätten sofort Maßnahmen zur Entfernung derselben aus der Gebärmutter der Patientin gesetzt werden müssen.

Als Folge der zwei Fremdkörper in der Gebärmutter traten, wie bei jedem Organ mit unwillkürlicher glatter Muskelversorgung, z. B. dem Darm, Krämpfe auf, mit dem Ziel, diesen Fremdkörper herauszubefördern. Naturgemäß kam es dabei auch zu einer Blutung. Es wurde sachverständig ausgeführt, dass es nicht Aufgabe des Gutachtens aus dem Fachgebiet der Frauenheilkunde sein könne, herauszufinden, ob die aus der Gebärmutter der Klägerin entfernten Metallteile tatsächlich aus dem Instrumentarium des ersten Gynäkologen stammten und bei dem in Rede stehenden frustranen Spiralenwechsel tatsächlich abgebrochen waren. Dies sei naturgemäß keine Sachverständigen-, sondern eine Rechtsfrage. Wenn man allerdings dieser Annahme folgte, so ergab sich der in Tab. 6.2 aufgelistete **Schmerzkatalog.**

6.1.3.3 Verfahrensausgang

Bei der Verhandlung wurde ein gerichtlicher Vergleich über Zahlung von € 2.000,– an die Klägerin mit einer Einspruchsfrist von drei Wochen beschlossen. Der Sachverständige empfahl dem Beklagten die Annahme dieses Vergleiches ausdrücklich, nicht zuletzt auch wegen eines zweiten, im Raum stehenden Verfahrens des Beklagten. Der Vergleich wurde rechtswirksam.

6.1.3.4 Resümee

Spiralenwechsel bei hochgeschlagenem IUD-Faden sind bekannt schwierig und gelingen manchmal nicht. Zu diesem Zweck gibt es sog. Spiralenfasszangen, deren dünne Branchen jedoch durch oftmaliges Sterilisieren korrodieren und bei Beanspruchung abbrechen können. Selbstverständlich haftet der Arzt für in der Gebärmutter zurückbleibende Fremdkörper.

Literatur

Weiss JN, Wagner H. Intrauterine Kontrazeption. In: Dietrich K (Hrsg.). Klinik der Frauenheilkunde und Geburtshilfe, Bd. 2, Endokrinologie und Reproduktionsmedizin II, 4. Auflage. München, Jena: Urban und Fischer, 2003: 121–41.

6.1.4 Zwei verschiedene Kupferspiralen in der Gebärmutter als Ursache für jahrelange Zwischenblutungen

6.1.4.1 Sachverhalt / Kasuistik

Die 44-jährige Akademikerin war schwere Raucherin. Ihren eigenen Angaben zufolge rauchte sie seit 22 Jahren 20 Zigaretten, laut Aufzeichnungen in der Kartei ihrer Frauenärztin jedoch 40 Zigaretten.

Nach zehn Jahren hormoneller Verhütung mit der Antibabypille von 1982 bis 1992 entschloss sich die Patientin offensichtlich aufgrund der Tatsache, dass sie schwere Raucherin war, im Februar 1992 zu einer IUP-Einlage. Seit 1994 war sie bei ihrer Gynäkologin in Behandlung. Damals holte sie eine Zweitmeinung wegen einer Eileiterentzündung bei liegender Spirale ein und die Ärztin verordnete keine Antibiotika, sondern entfernte die Spirale.

In den Jahren 1994 bis 1997 verwendete die Patientin verschiedene Antibabypillen, wobei es laufend zu Zwischenblutungen und chronischen Pilzinfektionen kam. Deshalb und wegen ihres massiven Rauchproblems ließ sie im Juli 1997 eine neue Spirale (Multiload®) einsetzen.

1999 fand sich in der Kartei der Vermerk „Zwischenblutung ohne Schmerzen". Offensichtlich wiederum wegen der Blutungen wurde die neue Spirale im Januar 2000 entfernt und die Dreimonatsspritze Depocon® verabreicht. Im Februar 2000 kam es im Alter von 37 Jahren zu einer Thrombose im rechten Oberarm, welche eine siebenmonatige Marcumar-Therapie zur Folge hatte.

Auf Anraten mehrerer Internisten ließ die Patientin im Mai 2000 erneut eine Kupferspirale (s. Abb. 6.2), und zwar ein Nova-T, einlegen, wobei es zu einem Kreislaufkollaps kam. Auch in der Folge traten Zwischenblutungen auf. Diese stellten für sie offensichtlich jedoch kein großes Problem dar, da das Intervall zwischen den Konsultationen zwischen Juli 2001 und September 2002 14 Monate und zwischen September 2002 und März 2004 18 Monate betrug. Für diesen Umstand sprach auch die Tatsache,

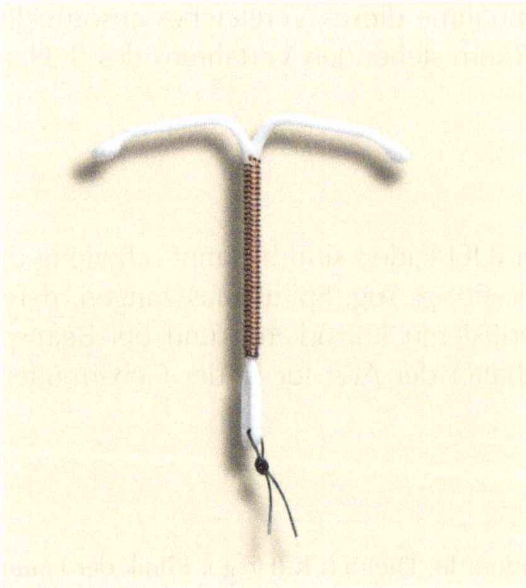

Abb. 6.2: Kupferspirale Nova-T.

dass sich die Patientin im Mai 2004 neuerlich eine Spirale (MultiloadT 375) einlegen ließ. Dabei hätte sie laut ihren eigenen Angaben bei der Einlage große Schmerzen und Kreislaufprobleme gehabt. Ganz offensichtlich wurde aus diesem Grund an diesem Tag das Nova-T von der Ärztin nicht entfernt.

Ab April 2004 rauchte die Patientin wieder stark.

Ab Mai 2004 hatte die Patientin offensichtlich zwei Spiralen in ihrer Gebärmutter, nämlich das Nova-T vom Mai 2000 und das MultiloadT 375 vom Mai 2004.

Im Juni 2004 fand sich der Vermerk: „seit 4 Wochen leichte Blutungen, raucht 2 Packerl Zigaretten pro Tag" und im Februar 2005 der Vermerk: „Blutung 2 Tage schwach, stärker bis 7. Tag, Abstand 26 bis 27 Tage" in der Kartei.

Die nächste Kontrolle erfolgte erst 17 1/2 Monate später im August 2006 mit dem Vermerk: „Dauerblutung, linker Unterbauch fallweise Schmerzen, ganzer IUD nicht entfernbar, Kollaps (nicht gesagt)" in der Kartei. Offensichtlich kam es auch hier wieder zu massiven Kreislaufproblemen, weshalb es der Ärztin nicht gelang, die Spirale zu entfernen.

Laut Patientin hätte sie in der Folge ständig Zwischenblutungen gehabt, derartig häufig und regelmäßig, dass sie kaum noch zwischen Regelblutung und Zwischenblutung unterscheiden konnte. Dies war insofern nicht ganz nachvollziehbar, als sie erst im Mai 2007, also erst neun Monate später, erstmals zu einer neuen Frauenärztin ging. Diese sah im Vaginalultraschall sofort eine Spirale und entfernte am folgenden Tag in Narkose beide Spiralen.

Die Patientin schaltete die Wiener Patientenanwaltschaft ein und es wurde ein SV-Gutachten für die Haftpflichtversicherung der Gynäkologin erstellt.

6.1.4.2 Beurteilung / Gutachten

Im Vordergrund der Begutachtung stand hier das unregelmäßige Blutungsmuster unter Kupfer-IUPs. Blutungsstörungen stellen zweifelsohne das Hauptproblem der Intrauterinpessare dar. Bei IUP-Trägerinnen sind dysfunktionelle Blutungen häufiger als bei anderen Frauen vergleichbarer Altersgruppen. Es sind verstärkte menstruelle Blutverluste, intermenstruelle Blutungen (Spotting) und Verlängerungen der Periodenblutungen um ein bis zwei Tage zu beobachten. Der verstärkte menstruelle Blutverlust bei kupferhaltigen IUPs ist eine ernste Komplikation, die zu erheblichen Anämien führen kann. Die Angaben der Patientinnen sind jedoch häufig unzuverlässig. Bei Kreislaufbeschwerden und Leistungsabfall sollte deshalb eine Blutbildkontrolle erfolgen. Die Pathomorphologie der vermehrten Blutungsstärke unter IUPs ist noch nicht vollständig erklärt, diskutiert wird eine Fülle von Faktoren, wie oberflächliche und tiefe Schleimhautdefekte als Folge mechanischer Traumatisierung durch das IUP, Kapillarerosionen und Defekte aus größeren Blutgefäßen und entzündlich bedingte Kapillarfragilität sowie viele andere mehr. Natürlich ist auch in Betracht zu ziehen, dass das Rauchen von 20 bis 40 Zigaretten pro Tag auf diese feinen Regulatorkreise in der Gebärmutter negative Auswirkungen zeigt. So traten bei der Patientin auch während der Einnahme hormoneller Kontrazeptiva in den Jahren 1994 bis 1997 Zwischenblutungen auf.

Beantwortung des Fragenkatalogs

1. Wurde im vorliegenden Fall ein IUD vergessen?
   Diese Frage wurde gutachtlich verneint. Evident war jedoch, dass das Nova-T-IUP im Mai 2004 offensichtlich wegen eines Kreislaufkollapses der Patientin nicht entfernt wurde. Dies ging zweifelsohne zulasten der Versicherungsnehmerin.
   Gutachtlich musste man daher davon ausgehen, dass das im Mai 2000 gelegte Nova-T erst von der neuen Gynäkologin im Mai 2007 entfernt wurde. Dies war das einzige Nova-T-IUP, das die Patientin jemals erhalten hatte. Auch nach eingehender Erörterung mit der Gynäkologin stand gutachtlich außer Zweifel, dass die Antragstellerin ab Mai 2004 eine Nova-T- (seit Mai 2000) und eine MultiloadT-375-Spirale in ihrer Gebärmutter hatte.
2. War das Nichterkennen der vorhandenen Spirale auf eine Fehlleistung der Versicherungsnehmerin zurückzuführen?
   Auch diese Frage wurde verneint. Ganz offensichtlich handelte es sich nicht um ein Nichterkennen einer vorhandenen Spirale, sondern um ein Nichtentfernen des vier Jahre liegenden Nova-T-IUPs beim Spiralenwechsel im Mai 2004, bedingt durch einen Kreislaufkollaps. Gutachtlich inakzeptabel ist, dass dies der Patientin nicht mitgeteilt, sondern diese im Glauben gelassen wurde, die Spirale sei entfernt. Dies wurde daher als Aufklärungsfehler gewertet.
   Das zweite IUP, nämlich das im Mai 2004 gelegte MultiloadT 375, konnte im August 2006 wegen eines neuerlichen Kreislaufkollapses ebenfalls nicht entfernt werden. Natürlich konnte auch ein Grund hiefür gewesen sein, dass sich in Wirklichkeit zwei Spiralen in der Gebärmutterhöhle befunden hatten. Jeder erfahrene Gynäkologe weiß, dass schon die Entfernung eines MultiloadT-IUPs aufgrund seiner Form immer schwierig ist. Liegen nun zwei IUDs, nämlich ein Nova-T und ein MultiloadT, in der Gebärmutterhöhle, so können sich diese naturgemäß verheddern, sodass eine Entfernung ohne Narkose praktisch unmöglich ist.
   Das Nichtentfernen eines IUPs beim Spiralenwechsel unter Bedingungen eines Kreislaufkollapses kommt immer wieder vor und war daher nicht als Fehlbehand-

lung zu werten. Die Patientin hatte dadurch keinen Schaden, da Zwischenblutungen sowohl mit einer als auch mit zwei Spiralen auftreten können.

3. Wie lassen sich Dauer und Intensität der erlittenen Schmerzen bewerten?
Die globale Zusammenfassung der Schmerzdauer und -intensität erwies sich gutachtlich insofern äußerst schwierig, da damit offensichtlich Neuland betreten wurde. In der Literatur fanden sind keinerlei Hinweise für die Einordnung von Zwischenblutungen im Rahmen der üblichen Schmerzkatalogisierung (leicht, mittel und schwer). Auch ergaben sich naturgemäß bei der Dauer und Stärke der Zwischenblutungen Diskrepanzen zwischen den Angaben der Antragstellerin und den medizinischen Unterlagen.
Eingehende Diskussionen mit anderen Experten und Sachverständigen ergaben, dass Zwischenblutungen jedenfalls gutachtlich geringer als leichte Schmerzen zu beurteilen seien.
Nicht zu übersehen war in diesem Zusammenhang auch die Eigenverantwortung der mündigen Patientin, hier einer 44-jährigen Akademikerin. Diesbezüglich war auch ein möglicher Einfluss des Nikotinabusus von bis zu 40 Zigaretten durch zwei Jahrzehnte durchaus möglich.
An zweiter Stelle waren hier die verlängerten Intervalle zwischen den Arztbesuchen von 14 und 18 Monaten bei liegendem IUP zu erwähnen. Jeder Arzt kann wohl davon ausgehen, dass ein Patient mit ernsthaften Problemen umgehend, jedenfalls nach absehbarer Zeit und nicht erst nach einer Latenzzeit von 1 1/2 Jahren, zum Arzt kommt. So war auch das Intervall von August 2006 (letzte Untersuchung bei der ersten Gynäkologin) und Mai 2007 (erste Untersuchung bei der neuen Gynäkologin) gutachtlich nicht nachvollziehbar, da laut der Patientin in dieser Zeit dauernd Zwischenblutungen bestanden hätten.
Drittens wurde bezüglich der Eigenverantwortung der mündigen Patientin kritisch angemerkt, dass es der Patientin bei Vorliegen derartig langanhaltender Zwischenblutungen sehr wohl zumutbar gewesen wäre, eine andere Ärztin für eine Zweitmeinung aufzusuchen, da sie dies bereits 1994 bei fraglicher Eileiterentzündung getan hatte.
Daraus ergab sich jedoch, dass sie sich durch die Zwischenblutungen offensichtlich doch nicht so sehr beeinträchtigt gefühlt haben konnte. Ohne Zweifel hätte sie sonst jeweils in kürzeren Abständen ihre oder eine andere Ärztin aufgesucht. Nicht zu übersehen war schließlich, dass ja auch bereits bei der zweiten Spirale zwischen 1997 und 2000 Zwischenblutungen bestanden hatten, ebenso wie unter hormoneller Verhütung 1994 bis 1997. Daraus ergab sich, dass der Patientin Zwischenblutungen praktisch seit Jahrzehnten geläufig gewesen sein mussten.
Die Zwischenblutungen zwischen 1997 und 1999 wurden gutachtlich als normale Nebenwirkung einer Kupferspirale bei einer Frau, die noch nicht geboren hatte und 40 Zigaretten rauchte, bewertet.
Auch nach Einlage des Nova-T-IUPs im Mai 2000 kam es im Juni 2001 zu Zwischenblutungen, welche offensichtlich vernachlässigbar waren, da die Patientin erst nach 14 bzw. 18 Monaten wieder ihre Ärztin aufsuchte. Daher wurden auch diese Zwischenblutungen als völlig normale, von der Patientin gut tolerierte Nebenwirkung einer Kupferspirale bewertet.
Ab Mai 2004 befand sich sowohl ein Nova-T-IUP als auch ein MultiloadT-IUP in der Gebärmutter der Patientin. Im Juni 2004 wurde das IUP im Ultraschall in situ

gefunden. Seit vier Wochen bestanden leichte Blutungen bei Nikotinabusus von 40 Zigaretten. Die Therapie bestand in CyclokapronT und Eisenwein. Acht Monate später, im Februar 2005, wurde lediglich eine Mittelblutung jeden 2. Monat beschrieben, wobei allerdings eine Sterilisation diskutiert wurde.
Erst 1 1/2 Jahre später, im August 2006, bei der letzten Kontrolle bei der Gynäkologin wurde eine Dauerblutung vermerkt. Gutachtlich wurde angenommen, dass sich diese wohl erst unmittelbar davor etabliert hatte, da die Patientin ansonsten früher zum Arzt gegangen wäre. Daraus ergab sich, dass das Blutungsverhalten auch mit zwei liegenden Spiralen zumindest bis August 2006 jedenfalls nicht stärker als mit einer liegenden Spirale war und daher ebenfalls als Nebenwirkung von Kupferspiralen zu interpretieren war.
Das Nichtentfernen des Nova-T-IUP im Mai 2004 wurde aufgrund des Kollapses gutachtlich nicht als Fehlbehandlung bewertet. Das „Nicht-Sagen", das heißt die unterlassene Mitteilung, dass das IUP im August 2006 ebenfalls unter den Bedingungen eines Kreislaufkollapses nicht entfernt werden konnte, wurde jedoch als Aufklärungsfehler bewertet. Daraus ergab sich, dass die Zwischenblutungen nach dem August 2006 gutachtlich anders zu bewerten waren als die vorherigen. Die Aussage der Antragstellerin, sie hätte „zwischen den häufigen Zwischenblutungen und Regelblutungen gar nicht mehr unterscheiden können", war gutachtlich insofern nicht nachvollziehbar, da sie erst nach einem halben Jahr eine neue Ärztin suchte und diese wiederum erst nach weiteren fünf Monaten aufsuchte.

Schmerzkatalog

Der Zeitraum zwischen August 2006 und Mai 2007, in dem Blutungen aufgrund eines Aufklärungsfehlers bestanden hatten, umfasste 267 Tage. Aufgrund der beschriebenen Umstände wurden gutachtlich Zwischenblutungen in der Hälfte dieser Zeitperiode, also an 133 Tagen, angenommen. Wenn man nun von 133 Blutungstagen ausging und diese, wie bei der Schmerzbemessung üblich, um den Faktor 3 raffte, so kam man auf 44 Tage. Gutachtlich wurde nun ein Tag Zwischenblutungen mit einem halben Tag leichte Schmerzen gleichgesetzt, was entsprechend der geltenden Schmerzengeldhöhe des Oberlandesgerichtes Wien € 50,– pro Tag bedeuten würde. Daraus errechnete sich eine Schmerzengeldsumme von € 2.200,–.

Die Frage nach Spätfolgen von Kupferspiralen, insbesondere bei Frauen, die noch nicht geboren haben, wurde mit entzündlichen Veränderungen im kleinen Becken beantwortet. Diese können jedoch nur durch eine invasive Operation, nämlich eine Bauchspiegelung, festgestellt werden. Dies war im vorliegenden Fall jedoch insofern redundant, da die Patientin bereits von 1992 bis 1994 eine Kupferspirale hatte und entsprechende entzündliche Veränderungen bereits aus dieser Zeit stammen könnten. Folge derartiger entzündlicher Veränderungen wäre die Unfruchtbarkeit. Die Patientin wollte jedoch offensichtlich nie Kinder haben. Selbst wenn derartige entzündliche Veränderungen durch eine Bauchspiegelung diagnostiziert werden würden, könnte niemand entscheiden, aus welcher Zeitperiode, das heißt von welcher Spirale, diese stammen. Dies nicht zuletzt auch deshalb, da bereits im April 1994 beim ersten Besuch bei der Ärztin die Diagnose einer Eileiterentzündung von einer anderen Gynäkologin gestellt worden war. Daraus ergab sich, dass Spätfolgen bei jahrelangen IUPs bei der Patientin zwar nicht auszuschließen, für die vorliegende Begutachtung jedoch irrelevant waren, da sie möglicherweise schon aus der Zeit vor 1994 stammten.

6.1.4.3 Verfahrensausgang

Die Antragsstellerin erhielt von der Haftpflichtversicherung der Ärztin entsprechend dem Gutachten im Weg des außergerichtlichen Vergleichs € 2.200,–.

6.1.4.4 Resümee

Eine Patientin im Glauben zu lassen, dass eine Spirale entfernt wurde, obwohl dies nicht gelang, ist ohne Zweifel äußerst inkorrekt. Knackpunkt in diesem Fall war jedoch, dass die ältere Gynäkologin keinen Vaginalultraschall besaß. Die Ultraschall-Dokumentation des korrekten Sitzes einer Spirale nach Einlage bzw. bei jeder weiteren Kontrolle ist forensisch sehr empfehlenswert.

Literatur

Wais IN, Wagner H. Intrauterine Kontrazeption. In: Diedrich K (Hrsg.). Klinik der Frauenheilkunde und Geburtshilfe, Endokrinologie und Reproduktionsmedizin II. 4. Auflage. München, Jena: Urban und Fischer, 2003: 121–41.

6.1.5 Die dislozierte Intrauterinspirale

6.1.5.1 Sachverhalt / Kasuistik

Die im Jahr 2007 49-jährige Klägerin hatte seit ihrer Entbindung immer wieder Intrauterinspiralen, zuletzt eine Hormonspirale Mirena®. Sie war jahrelang Patientin bei Dr. A, wechselte jedoch im August 2007 aus Gründen der Nähe zu Dr. B.

Dort wurde am 6. 8. 2007 ein Spiralenwechsel durchgeführt. Der Rückholfaden der alten Spirale war laut der Klägerin hochgeschlagen und die Entfernung daher schmerzhaft gewesen. Es hätte auch stark geblutet. Auch das Einsetzen der neuen Spirale wäre schmerzhaft gewesen.

In der Folge hätte die Klägerin Schmierblutungen über drei Wochen gehabt, hätte auch beim Geschlechtsverkehr geblutet und einen weißen Ausfluss gehabt.

Eine Kontrolle bei Dr. B vier Monate später, am 26. 11. 2007, ergab, dass die Spirale nun zwar leicht verrutscht war und etwas tiefer als an der idealen Stelle lag, trotzdem aber die gesamte Wirkung entfaltete. In der Kartei Dr. Bs wurden Blutungen, Kontaktblutungen, Hypersekretion und Ausfluss vermerkt. Weiters war vermerkt, dass dies in Absprache mit der Patientin normale Nebenwirkungen seien und dass, falls nach zwei Monaten keine Besserung einträte, die Mirena® entfernt werde.

Die Klägerin verlangte ihrerseits nicht die Entfernung der Spirale, sondern entschied sich für weiteres Abwarten. Dr. B klärte sie darüber auf, dass ein jederzeitiges Entfernen der Spirale möglich wäre, wenn ihre Lebensqualität durch die auftretenden Beschwerden zu stark beeinträchtigt würde.

Die Klägerin ging jedoch im Januar 2008 wieder zu ihrem alten Frauenarzt Dr. A zurück. Dieser machte ebenfalls einen Ultraschall und fand, wie Dr. B, dass die Spirale leicht nach unten verrutscht war. Er ging aber ebenfalls davon aus, dass sie auch an dieser Stelle ihre Wirkung entfaltete. Auf Wunsch der Klägerin entfernte Dr. A die Mirena®, was zwar medizinisch nicht notwendig, jedoch üblich ist, wenn die Beschwerden längere Zeit andauern. Danach hörten die Beschwerden auf.

Die Klägerin ging am 11. 1. 2008 nochmals zu Dr. B und wollte die von ihr für die Mirena® bezahlten € 440,– rückerstattet haben. Dr. B zeigte ihr das Ultraschallbild mit dem korrekten Sitz der Spirale und gab ihr aus Kulanzgründen € 220,– zurück. Weiters bot er an, gratis eine neue Mirena® zu applizieren. Dies war auch in der Kartei so vermerkt. Ebenso war die Zyklusanomalie vermerkt.

Die Patientin hatte eine Rechtschutzversicherung und wollte ihr Geld zurück. Der Anwalt der Rechtschutzversicherung forderte die Rückzahlung der € 440,– und darüber hinaus eine „Abgeltung der physischen und psychischen Alterationen von rund fünf Monaten sowie etwaiger aus der Fehlbehandlung resultierender Dauerfolgen". Er brachte noch vor Vorliegen des SV-Gutachtens des Autors für die Haftpflichtversicherung Dr. Bs sofort eine Klage über € 4.220,– ein.

6.1.5.2 Beurteilung / Gutachten

Aufgrund der Kartei Dr. Bs war eine Risikoaufklärung über mögliche Nebenwirkungen, insbesondere Blutungsstörungen in Form einer therapeutischen Aussprache, nachgewiesen. Darüber hinaus hatte die Klägerin seit ihrem 22. Lebensjahr bereits viele Spiralen, sodass man davon ausgehen konnte, dass ihr die Nebenwirkungen durchaus geläufig gewesen sein müssen.

Auch im Urteil wurde vermerkt, dass sich die erfolgte Aufklärung der Klägerin aus der durchaus glaubwürdigen Aussage des Beklagten Dr. B, welche er ja auch durch die Dokumentationen seiner Karteikarten belegen konnte, ergab.

Die Schwierigkeit eines Spiralenwechsels bei hochgeschlagenem Rückholfaden wurde durch das Gutachten des Gerichtssachverständigen bestätigt. Auch bei fachgerechter Vorgehensweise kann es dabei zu Schmerzen und stärkeren Blutungen durch Verletzungen der Schleimhäute kommen.

Das ordnungsgemäße Setzen der Hormonspirale und die korrekte Lage wurden vom Beklagten ebenfalls in der Karteikarte dokumentiert. Wenn die Spirale bereits anfänglich an einer nicht ordnungsgemäßen Stelle gelegen wäre, hätte er die Möglichkeit gehabt, sie neu zu positionieren. Die Überprüfung erfolgte dann durch eine vaginale Ultraschalluntersuchung. Laut Aussage des medizinischen Sachverständigen wäre eine Bilddokumentation auch nach problematischem Entfernen einer Spirale nicht zusätzlich notwendig.

Der Zeuge Dr. A sagte aus, dass er der Klägerin gegenüber nie gesagt habe, die Spirale sei falsch eingesetzt worden, weil er dies auch gar nicht hätte beurteilen können. Er bestätigte die Möglichkeit eines späteren Verrutschens der Spirale.

Die korrekte Vorgehensweise Dr. Bs wurde durch das eingeholte Gutachten des Gerichtssachverständigen bestätigt, worin dieser ausführte, dass auch das Setzen der Spirale Blutungen verursachen und schmerzhaft sein könne. Auch stünden die Ausführungen des Beklagten, das Einsetzen sei aufgrund der Vormanipulation beim Entfernen schmerzhaft gewesen, im Einklang mit der allgemeinen Lebenserfahrung und wurden ebenfalls durch den medizinischen Sachverständigen bestätigt. Das Untersuchungsergebnis vom 26. 11. 2008 wurde ebenfalls vom Beklagten Dr. B in der Karteikarte dokumentiert und das erstellte Ultraschallbild dem Sachverständigengutachten angeschlossen. Die Spirale war laut Dr. B ganz leicht verrutscht, was durch das Sachverständigengutachten bestätigt wurde, wie auch, dass sie trotzdem ihre ganze Wirkung entfalten konnte. Ein derartiges Verrutschen ist laut übereinstimmenden Aussagen der Zeugen Dr. A, des Beklagten Dr. B und des Sachverständigen immer möglich und kann verschiedene Ursachen haben, so zum Beispiel ein Ziehen am Faden oder Gebärmutterkontraktionen.

Der Gerichtssachverständige bestätigte, dass es medizinisch durchaus vertretbar gewesen sei, dass der Beklagte der Klägerin ein Abwarten empfahl, weil derartige Beschwerden in den ersten Monaten im möglichen Nebenwirkungsprofil von Spiralen liegen, auch bei Patientinnen, die früher unproblematisch Spiralen vertragen haben. Dies stand auch im Einklang mit dem Gutachten des Autors für die Versicherung.

Im Übrigen lag die Entscheidung bei der Klägerin, die dem Rat des Beklagten folgte. Ob der Beklagte das Entfernen ausdrücklich angeboten hatte, konnte aufgrund der widersprüchlichen Aussagen der Klägerin und des Beklagten nicht festgestellt werden. Übereinstimmend waren die Aussagen jedoch dahingehend, dass die Klägerin dem Rat des Beklagten, noch zwei Monate abzuwarten, folgte. Dass im Rahmen dieses Gesprächs auch darüber gesprochen wurde, dass ein Entfernen jederzeit möglich wäre, wenn die Lebensqualität der Klägerin zu stark beeinträchtigt wäre, wurde von der Klägerin nicht dezidiert bestritten.

Die verrutschte Spirale wurde vom Zeugen Dr. A ebenfalls durch ein Ultraschallbild dokumentiert, welches dieselbe Lage wie das Bild des Beklagten Dr. B im November zeigte. Laut der glaubwürdigen Aussage Dr. As habe er der Klägerin den Vorschlag gemacht, die Spirale zu entfernen. Begründet wurde das Entfernen von ihm mit den Beschwerden der Klägerin. Dass eine derartige Vorgehensweise durchaus üblich ist, wurde auch durch den Beklagten insofern bestätigt, als er die Entfernung der Spirale bei anhaltenden Beschwerden ebenfalls angeboten hatte.

Der Sachverständige bestätigte, dass ein Entfernen nicht medizinisch notwendig war. Er ging davon aus, dass man anhand der Interpretation der Ultraschallbilder zulässigerweise von einem weiteren Verrutschen der Spirale nach dem 26. 11. 2007 (Nachuntersuchung durch den Beklagten) und vor dem 7. 1. 2008 (Untersuchung bei Dr. A) ausgehen konnte.

Dass sich die Klägerin im Zeitraum zwischen Setzen und Entfernen der Spirale im Klimakterium befand, welches auch die Ursachen für die Beschwerden der Klägerin gewesen sein könnte, ergab sich aus den übereinstimmenden Aussagen des Sachverständigen sowie des Zeugen Dr. A.

6.1.5.3 Verfahrensausgang

Das Klagebegehren von € 4.220,– samt 4 % Zinsen ab dem 2. 4. 2008 sowie die Feststellung, dass die beklagte Partei der klagenden Partei für sämtliche Folgen aus der Behandlung vom 6. 8. 2007 hafte, und zwar auch für solche, die derzeit noch nicht vorhersehbar seien und erst in Zukunft eintreten würden, wurde abgewiesen.

Die klagende Partei wurde für schuldig erkannt, der beklagten Partei die mit € 1.227,69 bestimmten Prozesskosten binnen 14 Tagen bei sonstiger Exekution zu ersetzen.

In der rechtlichen Beurteilung des Urteils wurde gewürdigt, dass der Beklagte die Aufklärung, insbesondere durch die Dokumentation des Aufklärungsgespräches, nachweisen konnte.

Dem Beklagten konnte kein Fehlverhalten nachgewiesen werden, es lag kein Behandlungsfehler vor. Der Beklagte handelte lege artis, er positionierte die Spirale an der richtigen Stelle. Das Verrutschen der Spirale hatte der Beklagte nicht zu vertreten. Auch bei der Kontrolluntersuchung am 26.11.2007 handelte der Beklagte ordnungsgemäß, indem er der Klägerin riet, noch zwei Monate abzuwarten, jedoch auch auf die Möglichkeit, die Spirale jederzeit zu entfernen, hinwies. Es lag zum Zeitpunkt der Nachuntersuchung am 26. 11. 2007 keine medizinische Notwendigkeit vor, die Spirale zu entfernen. Zwei Monate später wäre auch vom Beklagten die Spirale entfernt worden, wie er sich dies auch auf seiner Karteikarte vermerkte. Zu diesem Zeitpunkt konsultierte die Klägerin jedoch bereits einen anderen Facharzt.

6.1.5.4 Resümee

Auch dieser Fall zeigt, wie schnell es bei IUD-Problemen zu gerichtlichen Auseinandersetzungen kommen kann. Ein Grund hiefür war wiederum das Vorliegen einer Deckung der Rechtschutzversicherung. Rechtschutzversicherungen sind mit ein Grund für die heutige Klageflut in der Medizin. Das Gericht wies jedoch, sachverständig beraten, die völlig überzogenen Forderungen des Anwaltes ab. Die SV-Gutachten des Gerichtssachverständigen und des Autors deckten sich im Wesentlichen.

6.2 Uterusperforationen bei Kürettagen

6.2.1 Uterusperforation bei diagnostischer Kürettage wegen Postmenopauseblutung

6.2.1.1 Sachverhalt / Kasuistik

Bei der 1992 60-jährigen Patientin kam es bei einer Kürettage durch einen niedergelassenen Gynäkologen in einem Privatkrankenhaus zu einer Perforation des Fundus uteri. Die Perforation war im Operationsbericht vermerkt. Intraoperativ wurden Antibiotika verabfolgt. Am folgenden Tag war die Patientin symptomfrei und wurde entlassen, eine Aufklärung über die Perforation erfolgte jedoch nicht, die üblichen Verhaltensmaßregeln wurden jedoch erteilt. Der histologische Befund war ohne Malignität.

Als die Patientin eine Woche später zu einem Kurzurlaub in den Süden Österreichs fuhr, bekam sie im Morgengrauen „irrsinnige Bauchschmerzen" und wurde vom praktischen Arzt in das Regionalkrankenhaus eingewiesen. Dort wurde im Ultraschall ein Flüssigkeitsdepot von 3 × 5 cm im Douglas diagnostiziert, die Entzündungsparameter im Serum waren jedoch unauffällig. Nachdem auf Infusionen keine Schmerzlinderung eintrat, wurde die Patientin laparoskopiert und ein Videofilm angelegt. Am Film sah man eine völlig blande, nicht blutende Perforation am Fundus uteri, mit anhaftendem Blutkoagulum zwischen zwei erbsgroßen, subserösen Myomen, kein Blut im Douglas und keinerlei Zeichen einer Peritonitis. Erst durch intraoperative Manipulation mit einer Pinzette wurde eine Blutung an der Perforationsstelle ausgelöst, welche sodann koaguliert wurde. Schließlich wurde das Abdomen gespült und ein künstlicher Aszites angelegt. Postoperativ wurde die Patientin mit Antibiotika behandelt.

Nach elf Tagen konnte die Patientin das Krankenhaus verlassen. Wegen subfebriler Temperaturen und Abgeschlagenheit wurde sie jedoch von einer anderen Gynäkologin nochmals 13 Tage konservativ in einem Privatkrankenhaus aufgenommen und internistisch behandelt. Sie erholte sich nur langsam.

Aufgrund der Verletzungsanzeige des Krankenhauses kam es zu einem Strafverfahren wegen schwerer Körperverletzung (§ 88/1 StGB) gegen den Erstbehandler.

6.2.1.2 Beurteilung / Gutachten

Laut Literatur ist mit etwa einer Perforation auf 500 Kürettagen zu rechnen. Wird die Perforation gleich bemerkt und das Instrument, sei es ein Hegar-Stift oder die Kürette selbst, sofort zurückgezogen, der Eingriff abgebrochen und sicher aseptisch gearbeitet, so muss nicht sofort eine Laparoskopie oder Laparotomie erfolgen. Die glatte Verletzung der Gebärmutter heilt meist ohne jede Allgemeinreaktion aus. Dies gilt insbesondere bei Kürettagen bei funktionellen und postklimaterischen Blutungen, wie hier. Bei postmenopausalen Frauen verschließen sich Uterusperforationen meist spontan und ziehen keine relevanten Symptome bzw. Komplikationen, wie Blutungen oder Entzündungen, nach sich. Ein Auftreten von perforationsbedingten Symptomen noch nach zehn Tagen wurde als eher atypisch bezeichnet. Möglicherweise wurde die Symptomatik hier durch die Anstrengung der Reise oder durch eine forcierte Bewegung verursacht.

Die Perforation des Uterus bei der Kürettage ist kein Behandlungsfehler, nur ein Nichterkennen müsste als solcher bezeichnet werden. Auch der geübte Operateur ist vor dieser Komplikation nicht vollkommen geschützt. Begünstigend wirken die senile Atrophie, ein Korpuskarzinom sowie die Auflockerung der Uteruswand in der Schwangerschaft, im vorliegenden Fall sicherlich auch die subserösen Myome.

Beantwortung des Fragenkatalogs

War ein ärztliches Fehlverhalten anzulasten? Wenn ja, welche Aussagen können über Schwere und Dauer der daraus resultierenden Verletzungen oder Gesundheitsschädigung gemacht werden?
Die Frage nach einem ärztlichen Fehlverhalten war klar zu verneinen. Diskutiert wurde jedoch, ob der Erstbehandler der Patientin von der Perforation hätte Mitteilung machen müssen. Gutachterlicherseits wurde angenommen, dass dies möglicherweise unterblieb, um die Patientin nach jahrelanger Kenntnis ihrer Ängstlichkeit nicht zu beunruhigen. Daher wurde auch diesbezüglich ein ärztliches Fehlverhalten verneint, Ungeschicklichkeit jedoch nicht ausgeschlossen.

Die Gesundheitsschädigung betrug elf Tage. Die neuerliche Aufnahme erfolgte eher aus einem allgemeinen Schwächegefühl bzw. aus psychischen Gründen, sodass man von einer unbedingten Notwendigkeit mit der nötigen Sicherheit nicht sprechen konnte.

6.2.1.3 Verfahrensausgang

Das Strafverfahren wegen § 88 Abs 1 StGB (schwere Körperverletzung) wurde aufgrund des Gutachtens gem. § 227/447 StPO eingestellt.

6.2.1.4 Resümee

Die Perforation der Gebärmutter zählt zu den methodenimmanenten Komplikationen der Kürettage. Auch der geübte Operateur ist davor nicht gänzlich gefeit. Daher handelt es sich per se auch um keinen Behandlungsfehler, solange die Perforation erkannt und die entsprechenden therapeutischen Maßnahmen eingeleitet wurden. Begünstigend sind das Vorliegen einer Schwangerschaft, die postmenopausale Atrophie, ein Korpuskarzinom sowie Myome.

Literatur

Beck L. Komplikationen bei der Abrasio und der Konisation. In: Beck L: Intra- und postoperative Komplikationen in der Gynäkologie. Stuttgart: Thieme, 1979: 77–9.

Gerstner GJ. Forensische Geburtshilfe und Gynäkologie anhand von Fallbeispielen. Speculum 1995; 4: 11–4.

Husslein H, Martius H. Die gynäkologischen Operationen, Lehrbuch der Geburtshilfe. Stuttgart: Thieme, 1988: 148.

Käser O, Iklé FA, Hirsch HA. Atlas der gynäkologischen Operationen. Stuttgart: Thieme, 1983: 50–1.

6.2.2 Die Perforation der Gebärmutter bei Schwangerschaftsabbruch

Uterusperforation

In der Schwangerschaft ist die Gebärmutterwand aufgelockert und bietet geringeren Widerstand gegen eingeführte Instrumente, sodass die Gefahr einer Verletzung der Gebärmutter erhöht ist. Bei Einsatz einer Abort-Fasszange bei ungenügender Aufdehnung des Gebärmutterhalses kann es dazu kommen, dass die Gebärmutterwand statt fetalem oder plazentarem Gewebe gefasst und herausgerissen wird.

Bei weichem, nicht kontrahiertem Uterus können schon in der Frühschwangerschaft starke Blutungen im Rahmen der Kürettage aufgetreten. Zur Vermeidung und Erleichterung der Ausschabung empfiehlt sich in Einzelfällen eine medikamentöse Tonisierung der Gebärmutter mittels Oxytocin intravenös oder in Form einer Infusion sowie die zügige, aber auch vorsichtige Entleerung der Gebärmutterhöhle, sodass die Gebärmutter sich anschließend ausreichend zusammenziehen kann. Die Blutung steht dann in der Regel.

Der Verdacht auf eine Uterusperforation ist gegeben, wenn sich das Instrumentarium ohne Widerstand ungewöhnlich weit vorschieben lässt. Ist dies der Fall, sollten weitere Manipulationen, z. B. mit der Kürette zwecks histologischer Materialgewinnung, unterlassen werden, um die Patientin nicht zusätzlich durch Verletzung umliegender Organe, z. B. des Darms, zu gefährden. Im Krankenhaus kann eventuell versucht werden, die Perforationsstelle hysteroskopisch, also durch Gebärmutterspiegelung, zu lokalisieren, die Sichtverhältnisse sind allerdings oft durch Einblutungen und unzureichenden intrauterinen Druckaufbau schlecht.

Verletzungen mit dünneren, stumpfen Instrumenten bleiben in der Regel folgenlos. Es empfehlen sich daher lediglich eine einmaschige, postoperative Kontrolle des Hämoglobinwertes und der Kreislauf-Parameter sowie wiederholte Ultraschalluntersuchungen zur frühzeitigen Erkennung von Flüssigkeitsansammlung in der Bauchhöhle. Bei Verdacht auf retroperitoneale Blutungen (Zervix-Riss, tiefe, laterale Perforation) muss vaginal untersucht werden, um sich im lockeren, parametranen Bindegewebe ausbreitende Hämatome zu erkennen. Die Gabe von Antibiotika mit einem breiten Wirkspektrum ist wegen der Eröffnung der Bauchhöhle zu empfehlen. Kommt es während eines Schwangerschaftsabbruches bzw. einer Abort-Kürettage zu einer Perforation, so sollte die Kontraktion der Gebärmutter durch eine Dauertropfinfusion mit 20 bis 50 i. E. Oxytocin und Methergin unterstützt werden. Die Blutungsneigung nimmt hierdurch deutlich ab.

Bei Verletzungen mit größeren Instrumenten oder Verdacht auf persistierende Blutung im Bereich der Bauchhöhle muss sofort eine invasive Abklärung der Situation vorgenommen werden. Bestehen stabile Kreislaufverhältnisse, so kann eine diagnostische und eventuell operative Laparoskopie (Bauchspiegelung) durchgeführt werden. Das kleine Becken muss durch Spülung von Blutungen befreit werden, um eine klare Übersicht zur Lokalisation der Blutungsstellen zu gewinnen. Bei uteriner Blutung kann der laparoskopisch Erfahrene den Versuch einer Blutstillung mittels bipolarer Koagulation oder Endonaht vornehmen. Bei laparoskopisch nicht beherrschbarer Blutung mit Schocksymptomatik oder Darmverletzungen muss umgehend laparotomiert werden. Eine abdominale Uterusexstirpation kann notwendig werden, besonders in solchen Fällen, bei denen es durch Verletzung der Arteria uterina zu einem ausgedehnten parametranen Hämatom gekommen ist. Bei der Präparation im eingebluteten Gewebe sollte der Harnleiterverlauf zur Vermeidung weiterer Komplikationen dargestellt werden.

Prinzipiell besteht auch bei Aufdehnen des Gebärmutterhalses mit Hegar-Stiften das Risiko einer Wandzerreißung, eventuell mit Eröffnung eines Astes der Gebärmutterarterie mit der Folge von ausgedehnten Blutergüssen ins Parametrium (Gewebe neben der Gebärmutter). Deshalb kann man zur Erleichterung der Kürettage bei geplanten Eingriffen bei noch geschlossenem Muttermund, insbesondere bei Frauen, die noch nicht entbunden haben, eine medikamentöse Reifung des Gebärmutterhalses mittels intravaginaler Gabe eines prostaglandinhältigen Präparates vornehmen.

6.2.2.1 Sachverhalt / Kasuistik

Bei der 28-jährigen Drittschwangeren wurde in der 7./8. Schwangerschaftswoche (SSW) ambulant ein Schwangerschaftsabbruch in der Praxis einer niedergelassenen Ärztin durchgeführt. Dabei kam es zu einer Perforation der Gebärmutter. Die Patientin wurde in ein Krankenhaus gebracht und dort, nachdem ihr Zustand stabil war, am nächsten Morgen operiert.

Zunächst wurde eine Bauchspiegelung gemacht, wobei sich etwa in der Mitte der Gebärmutterhinterwand ein etwa ein Zentimeter großer Perforationskrater mit Blutkoageln und einer leichten Blutung fand. Dann wurde versucht, die Gebärmutterhöhle auszuschaben, da sich noch Schwangerschaftsgewebe, sog. Residuen, in der Gebärmutter befanden. Dies gelang jedoch nicht, da man immer wieder in die alte fausse route, also den Perforationskanal an der Gebärmutterhinterwand, gelangte. Deshalb mussten die Operateure einen kleinen, queren Unterbauchschnitt (Pfannenstiel) durchführen und, unter Halten der Gebärmutter von oben, von unten kürettieren. Bei der anschließend durchgeführten Ultraschalluntersuchung zeigten sich noch kleine Reste in der Gebärmutter, die in einem zweiten Schritt entfernt wurden. Danach war die Gebärmutterhöhle leer. Die Perforationsstelle wurde an der Gebärmutterhinterwand mit mehreren Nähten in zwei Schichten verschlossen. Schließlich wurde der Darm kontrolliert, welcher unversehrt war.

Der postoperative Verlauf war insgesamt, abgesehen von zwei Fieberzacken von 38 °C, weitgehend komplikationslos und die Patientin konnte das Krankenhaus nach sieben Tagen wieder verlassen.

Die Patientin, eine Sozialhilfeempfängerin, wandte sich an einen Rechtsanwalt, da sie Schmerzengeld wollte. Die Haftpflichtversicherung der Ärztin beauftragte den Autor mit der Erstellung eines SV-Gutachtens.

6.2.2.2 Beurteilung / Gutachten

Die Perforation der Gebärmutter im Rahmen einer Kürettage bzw. eines Schwangerschaftsabbruches stellt ohne Zweifel eine aufklärungspflichtige, ganz typische Komplikation dieses Eingriffs dar. Im vorliegenden Fall wurde völlig korrekt gehandelt, sofort die Rettung verständigt und die Patientin ins Krankenhaus gebracht. Dort wurde die Patientin äußerst professionell weiterbehandelt und operiert.

Gutachtlich handelte es sich um eine zwar seltene, aber typische Komplikation einer Kürettage. Strittig war die Frage der Aufklärung, da hier Aussage gegen Aussage stand. Die Patientin hatte zwar einen allgemeinen Revers, genannt Bestätigung, unterschrieben, auf dem stand, dass sie im Rahmen der Familienplanung über alle Möglichkeiten der Schwangerschaftserhaltung beraten worden war, und bestätigt, dass sie über den Hergang und die möglichen Risken und Folgen eines Schwangerschaftsabbruches umfassend informiert worden war und trotzdem wünsche, dass bei ihr ein Schwangerschaftsabbruch vorgenommen wird. Ein entsprechender Perimed- oder Diomed-Aufklärungsbogen, auf dem die Durchstoßung der Gebärmutter expressis verbis auch anhand von Bildern dargestellt ist, lag nicht vor. Die Ärztin sagte, sie hätte definitiv über die Möglichkeit einer Perforation mit der Patientin gesprochen, was diese jedoch abstritt. Weitere Unterlagen einer Krankengeschichte lagen in der Praxis nicht vor.

Obwohl Aufklärung bekanntlich eine Rechts- und keine Sachverständigenfrage ist, wurde angenommen, dass es aufgrund obiger Bestätigung bei einer gerichtlichen Auseinandersetzung wohl nur schwer möglich sein würde, eine ausreichende Aufklärung über eine Perforation nachzuweisen, da es hierfür keine schriftliche Dokumentation gab.

Beantwortung des Fragenkatalogs

1. Fand eine ausreichende Aufklärung über das Behandlungsrisiko möglicher Komplikationen statt?
   Dies konnte nicht mit der nötigen Sicherheit bewiesen werden.
2. Wurde ein ärztlicher Kunst- oder Behandlungsfehler begangen?
   Diese Frage wurde klar verneint. Bei der Perforation der Gebärmutter im Rahmen eines Schwangerschaftsabbruches handelt es sich um eine methodenimmanente

Tab. 6.3: Schmerzkatalog gesamt

Zeitraum	Starke Schmerzen	Mittelstarke Schmerzen	Leichte Schmerzen
Krankenhausaufenthalt		4 Tage	4 Tage
Rekonvaleszenz			19 Tage gerafft
Gesamt		4 Tage	23 Tage

Komplikation, welche der Arzt erkennen muss und dann die entsprechenden Veranlassungen zu treffen hat. Dies wurde im vorliegenden Fall eindeutig befolgt. Eine Strafbarkeit nach § 88/4 StGB (fahrlässige Körperverletzung unter besonders gefährlichen Verhältnissen) war daher keineswegs gegeben.
Die Ursache der Beschwerden der Patientin war klar als Folge der Perforation bei Schwangerschaftsabbruch mit querem Unterbauchschnitt und übernähter Perforation zu interpretieren.

Der **Schmerzkatalog** in Tab. 6.3 wurde erstellt.

An kausalen Dauerschäden wurden Unfruchtbarkeit sowie Verwachsungen im kleinen Becken genannt. Diese könnten jedoch nur durch eine Bauchspiegelung nachgewiesen werden und müssten in eventu operativ entfernt werden.

Die Frage der Unfruchtbarkeit wurde im vorliegenden Fall durch eine Hysterosalpingographie (Eileiterröntgen) verneint. Es zeigten sich beide Eileiter frei durchgängig. Die Wahrscheinlichkeit von gravierenden Verwachsungen als Operationsfolge wurde somit als eher gering beurteilt, da die Eileiter als Erste davon betroffen gewesen wären. Da bei der Patientin keinerlei Kinderwunsch bestand, waren aufgrund des weitgehend komplikationslosen postoperativen Verlaufs das Auftreten entzündlicher Komplikationen wie Verwachsungen eher unwahrscheinlich.

6.2.2.3 Verfahrensausgang

Die Antragsstellerin erhielt von der Haftpflichtversicherung der Ärztin aufgrund des Gutachtens entsprechend dem Schmerzkatalog außergerichtlich € 3.100,–. Sie war mit der außergerichtlichen Einigung hoch zufrieden.

6.2.2.4 Resümee

Der Vorteil außergerichtlicher Vergleiche, wie hier und vielen anderen geschilderten Fällen, liegt im Gegensatz zu Straf- oder Zivilgerichtsverfahren darin, dass man als Gutachter, bei berechtigten Forderungen, bewusst versuchen kann, einen fairen Ausgleich für die Geschädigte zu erzielen. Die Haftpflichtversicherungen der Ärzte widersetzen sich dem in aller Regel bei fundierten Gutachten nicht, da es auch für sie besser ist, einen Prozess mit unsicherem Ausgang zu vermeiden. Dies trifft zumeist jedoch nur für gynäkologische Verfahren zu, da bei geburtshilflichen die Schadensummen in aller Regel zu hoch sind.

Literatur

Gerstner G. Forensische Geburtshilfe und Gynäkologie anhand von Fallbeispielen. Speculum 1995; 4: 11–4.

Hucke J, De Bruyne F. Komplikationen bei endouterinen Eingriffen (Abrasio, IUD-Einlage, diagnostische und operative Hysteroskopie). In: Beck L, Bender HG (Hrsg.). Intra- und postoperative Komplikationen in der Gynäkologie und Geburtshilfe, 2. Auflage. Stuttgart: Thieme, 1996: 76–7.

Ludwig M. Schwangerschaftsabbruch. In: Diedrich K (Hrsg.). Klinik der Frauenheilkunde und Geburtshilfe, Bd. 2, 4. Auflage. Endokrinologie und Reproduktionsmedizin II. München, Jena: Urban und Fischer, 2003; 213–48.

6.2.3 Mehrfache Uterus- und Dünndarmperforation mit Peritonitis bei Schwangerschaftsabbruch

6.2.3.1 Sachverhalt / Kasuistik

Die im Jahr 1993 45-jährige Landwirtin aus dem Süden Österreichs war zum sechsten Mal schwanger. Sie hatte vier Kinder geboren und einen Abortus und fühlte sich mit 45 Jahren nicht mehr imstande, diese Schwangerschaft auszutragen. Ihr praktischer Arzt gab ihr für einen Schwangerschaftsabbruch zwei Adressen, eine in Wien und eine in Graz, und sie entschied sich für die naheliegende.

Bei dem Eingriff wurden zunächst um 9.00 Uhr früh sog. Laminaria-Stifte zur Dehnung des Gebärmutterhalses eingelegt. Der Eingriff wurde 2 1/2 Stunden später in Kurznarkose mittels Saugkürettage unter Verwendung einer flexiblen Karman-Kürette 8 durchgeführt.

Schriftliche Unterlagen über eine Aufklärung existierten ebenso wenig wie ein Operationsbericht. Als Antibiotikaprophylaxe wurde Refobacin 80 mg intramuskulär verabfolgt.

Nach dem Eingriff hatte die Patientin sofort Schmerzen, die sich auf der Heimfahrt verstärkten, sodass sie erbrechen und ihr Sohn mehrfach anhalten musste. Zu Hause wurden die Schmerzen extrem stark. Der Frauenarzt beorderte sie telefonisch wieder zurück in seine Praxis, wo sie gegen 16.00 Uhr eintraf. Eine Vaginalultraschalluntersuchung wurde nicht toleriert, der Arzt hielt in einem „Exzerpt" fest: Schmerzen im Unterbauch, keine Defense, Puls 80, Blutdruck 135/80, Atemrhythmus 22, „gyn explor. mit flexibler Sonde ergibt Persistenz (keine Perforation), deshalb mit steifer Uterussonde 13 cm, wie Regelblutung, keine Douglasflüssigkeit. Ultraschall: Uterus myomatosus, Douglas nicht erkennbar, von Uterus eingenommen, Ut. bewegungsschmerzhaft. MacrodexT 6 %/500 ml intravenös, dazu Methergin und Refobacin 80 mg und 20 ml Novalgin infundiert. Puls und RR halbstündlich. Familienmitglieder verständigt."

Der Arzt behielt die Patientin über Nacht auf einer Couch in seiner Praxis. Der Ehemann kam um 23.00 Uhr dazu. Im Morgengrauen kam es zu einer Harnverhaltung. Um 8.00 Uhr morgens brachte der Arzt die Patientin mit seinem eigenen Auto in ein Privatkrankenhaus. Als Einweisungsdiagnose wurde Uterusperforation genannt. Der diensthabende Anästhesist lehnte jedoch eine Operation in der Privatklinik ab und die Patientin wurde in das Landeskrankenhaus / Universitätsklinik überführt. Bei der Aufnahme fand sich eine ausgeprägte Abwehrspannung im Abdomen sowie im Vaginalschall reichlich freie Flüssigkeit. Zunächst wurde eine Laparoskopie durchgeführt. Bereits beim Eingehen mit der Veress-Nadel entleerte sich reichlich rötlich-trübe fötide Flüssigkeit. Es fanden sich im Bereich des Fundus uteri zwei kleinfingernagelgroße, schmierig belegte, grau-rötliche Perforationsstellen und im kleinen Becken zahlreiche frische, zum Teil auch etwas ältere flächenhafte Verwachsungen.

Bei der folgenden medianen Unterbauchlaparotomie zeigten sich nach stumpfer Lösung der miteinander verbackenen und Fibrinbeläge tragenden Dünndarmschlingen zwei erbsgroße Perforationsöffnungen im Dünndarm, aus denen reichlich Dünndarminhalt austrat. Eine Öffnung war etwa 1 cm, eine andere 2 cm groß. Die Perforationsstellen im Bereich des Fundus uteri sowie im Tubenwinkel rechts, deren Ränder blutig inbibiert waren, sprachen für eine länger zurückliegende Perforation. Der Uterus war etwa frauenfaustgroß. Es wurde dann das gesamte innere Genitale in typischer Weise entfernt und die Operation von einem Chirurgen weitergeführt. Dieser fand eine diffuse Peritonitis im gesamten Abdomen, im kleinen Becken und im Bereich der gesamten Dünndarmschlingen diffuse gelbe Fibrinbeläge, im Subphrenium beidseits Dünndarminhalt mit geringgradigen Fibrinbelägen. Im mittleren Dünndarmbereich befanden sich vier Perforationslöcher im Abstand von jeweils 20 bis 30 cm, zwei Löcher knapp nebeneinander. Sämtliche Perforationslöcher konnten primär übernäht werden, eine Darmresektion war nicht notwendig. Im Bereich der Ileozökalregion fand sich noch ein 5 cm langer, tiefer Mesokolonriss und an der Mesenterialwurzel ein ca. 2 cm langer Serosariss, welche übernäht wurden. Das gesamte Abdomen wurde mit 12 l Kochsalzlösung gespült. Zur Ermöglichung einer Second-Look-Lavage wurde ein Ethizipp eingenäht. Bei der Second-Look-Lavage am nächsten Tag wurden weitere Fibrinbeläge gelöst und das gesamte Abdomen nochmals mit 5 l physiologischer Kochsalzlösung gespült, der Ethizipp entfernt und ein durchgreifender Wundverschluss durchgeführt.

Histologisch fand sich nahe der rechten Tubeneinmündung an der Gebärmutter eine Perforationsstelle von etwa 1 cm Durchmesser mit unregelmäßig ausgefransten Rändern. Der Perforationskanal war von Blutungen durchsetzt, das Myometrium bis 18 mm dick. Im Endometrium fanden sich noch reichlich Reste von Plazentazotten der Embryonalperiode, am linken Eierstock ein Corpus luteum graviditatis. Die Dünndarmwandanteile zeigten eine schwere Peritonitis mit phlegmonöser Durchsetzung aller Dünndarmwandschichten, nach innen hin abnehmend.

Am 6. postoperativen Tag entwickelten sich ein Adhäsionsileus sowie ein Platzbauch, sodass die Patientin am 9. postoperativen Tag neuerlich revidiert werden musste. Am 12. Tag erfolgte die Rücktransferierung auf die Gynäkologie, von wo sie nach 14 weiteren Tagen mit einer oberflächlich dehiszenten Laparotomie-Wunde in häusliche Pflege entlassen werden konnte.

Zu Hause musste die Landwirtin noch etwa acht Tage lang viel im Bett liegen. Sie hatte im Zuge der Operationen 10 kg an Gewicht verloren und die Wunde heilte erst nach einem Monat völlig zu. Einen weiteren Monat musste sie sich noch völlig schonen; in den zwei Folgemonaten konnte sie bereits im Haushalt Arbeiten verrichten.

Als Hormonersatztherapie hatte sie Progynon Depot intramuskulär und später Estraderm-TTS-50-Pflaster mit Colpron-Tabletten sowie Ovestin-Creme, später Premarin 0,625 verordnet bekommen. Zum Zeitpunkt der Untersuchung zwei Jahre später klagte die Patientin noch über Schmerzen beim Heben und Bücken sowie beim Geschlechtsverkehr.

Es kam aufgrund der Verletzungsanzeige sowohl zu einem Straf- als auch zu einem Zivilgerichtsverfahren, in welchem der Autor zum SV bestellt wurde.

6.2.3.2 Beurteilung / Gutachten

Bereits bei seiner Einvernahme im vorher durchgeführten Strafverfahren wurde der Frauenarzt vom SV darauf hingewiesen, dass es bei seinem Vermerk „pers" wahrscheinlich „perf" heißen sollte, was Perforation bedeutet. Weiters ging aus der Einvernahme hervor, dass eine Ultrakurznarkose ohne interne Voruntersuchung verwendet wurde. Antibiotisch wurden Binotal-Tabletten 3 × 1 sowie Methergin-Tropfen 3 × 20 verabfolgt. Mit der Saugkürette wurde mit einem Unterdruck von 0,6 bis 0,8 atü abgesaugt, ohne Nachkürettage mit einer Kürette oder Verwendung einer Abort-Zange. Während des Absaugens wurde kein Kontraktionsmittel, wie Methergin, verwendet. Die Uterussondenlänge wurde vor dem Eingriff nicht gemessen. Der Arzt gab an, dass die Sondenlänge eines schwangeren Uterus von 8 Wochen 11 bis 13 cm betragen würde. Nachdem die Sondenlänge nach der Kürettage am Nachmittag noch immer 13 cm betrug, hätte er deshalb nicht an eine Perforation gedacht, weil er mit der Uterussonde einen Widerstand gespürt hätte. Bilder der Vaginalultraschalluntersuchungen existierten nicht. Aufgrund der Schmerzen hätte der Arzt zu diesem Zeitpunkt eine Uterusperforation in Betracht gezogen und sich entschlossen, die Patientin länger zu observieren. Dies hätte im Abhören von Darmgeräuschen sowie in der Überwachung von Puls und Blutdruck bestanden. In den folgenden Stunden wäre der Zustand alternierend, d. h. einmal besser, einmal schlechter gewesen. Um 8.00 Uhr des folgenden Morgens war das Befinden jedoch so schlecht, dass er die Einlieferung in eine Privatklinik veranlasste. Bezüglich der Aufklärung behauptete der Arzt, die Patientin mündlich belehrt zu haben, was sie jedoch möglicherweise nicht gehört habe, da sie ein Hörgerät trug. Der Arzt bestätigte, dass er auch durch die folgenden Untersuchungen eine Uterusperforation nicht hatte ausschließen können.

Gerichtlicher Gutachtensauftrag

Beauftragt wurde ein Gutachten „über die behaupteten Kunstfehler des Beklagten und die dadurch eingetretenen Schmerzperioden der Klägerin sowie Gesundheitsbeeinträchtigungen unter Beachtung des Strafaktes und dem darin befindlichen Gutachten".

Gutachtlich wurde festgehalten, dass kein Zweifel darüber bestand, dass das Nichterkennen einer Uterusperforation, insbesondere aber auch das Nichterkennen einer sich entwickelnden Bauchfellentzündung, einen schweren Behandlungsfehler darstellte.

Bei der Untersuchung zwei Jahre später war die Klägerin zwar weitgehend wiederhergestellt, die geklagten Narbenschmerzen nach mehrfachen Bauchoperationen waren durchaus nachvollziehbar, ebenso wie gelegentliche Bauchbeschwerden. Nicht nachvollziehbar waren Beschwerden beim Geschlechtsverkehr, da diese weder palpatorisch noch durch Vaginalultraschall verifiziert werden konnten. Die Hormonsubstitution war zufriedenstellend unter Premarin 0,625, auch stand die Entfernung der Eierstöcke nicht in kausalem Zusammenhang zu der Uterusperforation.

Der **Schmerzkatalog** in Tab. 6.4 wurde erstellt.

Es wurde auch darauf hingewiesen, dass die operative Entfernung des gesamten inneren Genitales, die Größe des Eingriffes und das Ausmaß der Folgeoperationen möglicherweise zu einer psychischen Beeinträchtigung geführt hatten, welche allenfalls durch einen SV aus dem Fachgebiet der Psychiatrie zu begutachten wären.

Tab. 6.4: Schmerzkatalog

Zeitraum	Starke Schmerzen	Mittelstarke Schmerzen	Leichte Schmerzen
5.–16. 6. 1993 mehrfache Operationen, Aufenthalt auf der Intensivstation	12 Tage		
17.–30. 6. 1993 Aufenthalt auf der Frauenstation, Entlassung mit noch nicht vollständig verheilter Bauchwunde	14 Tage		
1.–31. 7. 1993 Zu Hause wurde noch eine Woche Bettruhe eingehalten, die Wunde heilte erst Ende Juli völlig zu		31 Tage	
1. 8.–31. 9. 1993 Die Klägerin bedurfte noch starker Schonung und konnte im Haushalt im August nichts arbeiten.			61 Tage
Im September Beginn mit Hausarbeit			
Ab 1. 10. 1993			40 Tage gerafft
Gesamt	26 Tage	31 Tage	101 Tage

An Dauerfolgen wurden allgemein Bauchbeschwerden und Schmerzen im Narbenbereich, bedingt durch Verwachsungen, ebenso wie Verdauungsbeschwerden angegeben. Auch wären Obstruktionen im Darmbereich als Dauerfolge zu bezeichnen.

6.2.3.3 Verfahrensausgang

In dem Zivilgerichtsverfahren wurden € 26.486,– eingeklagt. Die Klägerin hatte bereits im Dezember 1993 € 2.924,– sowie im Oktober 1994 € 365,– und später € 19.006,–, insgesamt also € 20.776,–, erhalten.

Es kam zu einem Ruhen des Verfahrens.

6.2.3.4 Resümee

Die Perforation des schwangeren oder nicht schwangeren Uterus gehört zu den methodenimmanenten Komplikationen der Kürettage. Die Perforation der Gebärmutter an sich, insbesondere beim Vorliegen von Myomen oder Adenomyose, stellt keinen Behandlungsfehler dar, wenn sie rechtzeitig erkannt wird. In diesem Fall hat sich nicht nur das Risiko der Uterusperforation verwirklicht, sondern es kam auch zu mehrfachen Dünndarmperforationen mit den fatalen Folgen einer schweren Vier-Quadranten-Peritonitis. Dies war ohne Zweifel bedingt durch die 16-stündige Verzögerung vor der Revisionsoperation nach erstem Verdacht auf eine Perforation. Bei Verdacht auf eine Uterusperforation ist die sofortige Klinikeinweisung unabdingbar.

Literatur

Beck L. Komplikationen bei der Abrasio und der Konisation. in: Beck L. Intra- und postoperative Komplikationen in der Gynäkologie. Stuttgart: Thieme, 1979: 77–8.
Käser O, Iklé FA, Hirsch HA. Atlas der gynäkologischen Operationen. Stuttgart: Thieme, 1982; 50: 2.1–2.5.
Martius G. Gynäkologische Operationen. Stuttgart: Thieme, 1980: 158–61.

6.2.4 Residuen nach Schwangerschaftsabbruch

6.2.4.1 Sachverhalt / Kasuistik

Die 35-jährige 6-Gravida (zwei Geburten und drei Schwangerschaftsabbrüche) ließ in der 8. Schwangerschaftswoche (SSW 7/5) in einem Ambulatorium für Schwangerschaftsabbruch einen chirurgischen Abbruch mittels Vakuumaspiration in Vollnarkose durchführen. Zum sog. Priming erhielt sie eine Tablette Cyprostol (ein Prostaglandin-Präparat) und Diclofenac. Es gab eine von der Patientin unterzeichnete Einverständniserklärung, ein dreiseitiges Informationsblatt über den chirurgischen Schwangerschaftsabbruch unter Vollnarkose (Saugkürettage) sowie ein Informationsblatt über Vollnarkose. Der Eingriff verlief komplikationslos und ein unmittelbar postoperativ durchgeführter Ultraschall ergab ein strichförmiges Cavum. Entsprechende Ultraschallbilder lagen ebenfalls vor.

Neun Tage später suchte die Patientin abends wegen zunehmender Schmerzen bei abnehmender Blutung die Notfallambulanz des Allgemeinen Krankenhauses auf. Die Gebärmutter war deutlich druckschmerzhaft, im Ultraschall fand sich in der Gebärmutterhöhle Material bis zu 12 mm, nicht vaskularisiert. Unter der Diagnose Residuen post interruptionem und Endomyometritis wurde die Patientin aufgenommen und am nächsten Tag eine Ausschabung der Gebärmutter durchgeführt, wobei sich reichlich Plazentargewebe fand. Die Histologie ergab regressiv alteriertes, plazentares Zottengewerbe des ersten Schwangerschaftstrimenons sowie hypersekretorische Endometriumschleimhaut und blutgestaute, nekrotische Decidua. Die Patientin erhielt Antibiotika und der postoperative Verlauf war komplikationslos, sodass sie nach zwei Tagen nach Hause entlassen werden konnte.

Am selben Abend wurde die Patientin wegen Unterbauchschmerzen und Kollapsneigung neuerlich aufgenommen und erhielt eine Schmerztherapie. Die Entzündungsparameter, vor allem das CRP, waren jedoch völlig normal und das Beta-HCG mit 526 deutlich fallend. Der Ultraschallbefund war unauffällig, abgesehen von einer ausgeprägten beidseitigen Varicositas. Die Patientin klagte über Übelkeit und Ziehen im Unterbauch bei langem Gehen. Sie erhielt Pantoloc und Augmentin. Eine psychologische Begutachtung ergab eine langdauernde Belastungssituation seit vielen Jahren im Zusammenhang mit massiven psychosozialen Belastungen (Gewalt in der ersten Ehe, offene Sorgerechtssituationen um ein 12- und ein 8-jähriges Kind, Kinder seit zwei Jahren beim Vater, seit vier Jahren 2. Ehe, Zustand nach Schwangerschaftsabbruch im letzten Jahr, Beziehungsprobleme etc.). Die Patientin war bereits in Psychotherapie, lehnte jedoch eine antidepressive Therapie ab.

Die Patientin erhielt gegen ihre Schmerzen Novalgin und Voltaren, der Beta-HCG-Wert sank weiter ab. Vermerkt war auch, dass die Patientin psychisch etwas auffällig war. Schließlich ging sie nach sieben Tagen konservativer Therapie in gebessertem Zustand nach Hause. Etwa vier Wochen später suchte sie eine niedergelassene Gynäkologin erneut wegen Unterbauchschmerzen auf und es wurde unter dem Verdacht einer aufsteigenden Entzündung neuerlich eine Antibiotika-Therapie eingeleitet. Es fand sich im Ultraschall links eine etwas erweitere, flüssigkeitsgefüllte, geschlängelte Tube (bei Zustand nach Adnexitis). Nach drei Wochen trat wieder ein Schub starker Unterbauchschmerzen auf.

Die Patientin suchte schließlich einen Anwalt auf und forderte Schadenersatz.

6.2.4.2 Beurteilung / Gutachten

Ohne Zweifel war das Verbleiben von Residuen nach Schwangerschaftsabbruch kausal für die Nachkürettage zehn Tage danach bzw. den dreitätigem Krankenhausaufenthalt. Im feingeweblichen Befund fand sich auch regressiv alteriertes, plazentares Zottengewebe, entsprechend den im Ultraschall nachgewiesenen Residuen. Die Frage, ob diese Residuen kausal für die nachfolgenden und nach Darstellung der Patientin weiter bestehenden Probleme waren, wurde klar verneint, da die Entzündungsparameter, insbesondere das CRP, immer negativ waren und man daher nicht von einer direkten Kausalität im Sinne einer nachfolgenden Entzündung der Gebärmutter ausgehen konnte. Auch zeigte die psychosomatische Begutachtung beim zweiten Krankenhausaufenthalt eine langdauernde Belastungssituation mit den geschilderten, massiven psychosozialen Belastungen. Die Patientin befand sich damals bereits in Psychotherapie. Daher erschien eine psychosomatische Reaktion auf den Schwangerschaftsabbruch durchaus denkbar, keinesfalls jedoch ausschließbar.

6.2.4.3 Verfahrensausgang

Trotz obiger gutachterlicher Stellungnahme entschlossen sich die Patientin und ihr Anwalt zur Klageführung, da Rechtschutzdeckung vorlag, wobei vorläufig ein Schmerzengeld von € 9.000,– zuzüglich der Feststellung für nicht ausschließbare Dauerfolgen geltend gemacht wurde. Die Klage wurde nach einem negativen GA des Gerichts SV zurückgezogen.

6.2.4.4 Resümee

Der Verbleib von sog. Residuen nach Schwangerschaftsabbruch zählt wie die Perforation zu den methodenimmanenten Komplikationen. Hierüber wird in den gängigen OP-Reversen aufgeklärt. In diesem Fall kamen jedoch noch, wie so oft, psychische Probleme nach dem Abbruch hinzu. Entzündliche Komplikationen konnten aufgrund negativer CRP-Bestimmungen ausgeschlossen werden.

6.2.5 Ist der Schwangerschaftsabbruch mittels Kürettage noch Stand der Wissenschaft?

6.2.5.1 Sachverhalt / Kasuistik

Hintergrund des Verfahrens war die Schließung der Praxis einer praktischen Ärztin aufgrund diverser Mängel seitens der Behörde. In dieser wurden vorwiegend Schwangerschaftsabbrüche durchgeführt. Bei einem Schwangerschaftsabbruch war es zu einer Uterusperforation gekommen (siehe auch Kapitel 6.7). Laut Aussagen der Praxisinhaberin wurden in ihrer Praxis ausschließlich Schwangerschaftsabbrüche mittels der sog. klassischen Kürettage durchgeführt, welche im amtlichen Bescheid als Kratzkürettage bezeichnet wurde. Die Behörde vertrat die Meinung, dass die klassische Kürettage nicht mehr dem Stand des medizinischen Wissens von 2009 entsprach, da heute weitgehend Vakuumaspiratoren verwendet würden. Dies würde jedoch bedeuten, dass ein Operationssaal mit einer elektromedizinischen Anwendungsgruppe entsprechend ÖVE/ÖNORM E 8010 erforderlich wäre.

6.2.5.2 Beurteilung / Gutachten

Im Rahmen des Verfahrens der Mängelbehebung bzw. der Aufhebung des Mandatsbescheides gegen die praktische Ärztin wurde von deren Rechtsanwalt ein Gutachten mit der Fragestellung beauftragt, ob Schwangerschaftsabbrüche mit der sog. klassischen Kürettage noch dem gegenwärtigen medizinischen Stand des Wissens entsprechen. Zur Beantwortung dieser Frage wurde sowohl die deutschsprachige als auch die internationale, vor allem englischsprachige Literatur durchgesehen.

Prinzipiell unterscheidet man beim Schwangerschaftsabbruch chirurgische und medikamentöse Verfahren.

Die chirurgischen Verfahren können in die Vakuumaspiration mit und ohne Dilatation, also Aufdehnen des Gebärmutterhalses, die klassische Kürettage, die im vorliegenden Verfahren angesprochen war, die Evakuation mit der Abort-Zange sowie die vaginale und abdominale Hysterotomie gegliedert werden. Bei Zusatzindikation und Sterilisationswunsch oder Uterus myomatosus kommt außerdem noch die vaginale oder abdominale Hysterektomie infrage.

Jede dieser Methoden zeigt in unterschiedlicher Inzidenz auftretende Komplikationen, die vor allem im Bereich von Gewebeverletzungen (Uterusperforationen, Zervix-Riss, Nachblutungen bei unvollständiger Ausräumung und postoperative Entzündungen) liegen. Operative Methoden wurden in der Bundesrepublik Deutschland und in Österreich abhängig vom Schwangerschaftsalter weiterhin als hauptsächlicher Eingriff in über 93 % im Jahr 2000 durchgeführt. Auch unterhalb der 6. Schwangerschaftswoche, nach internationaler Auffassung Domäne des medikamentös induzierten Schwangerschaftsabbruches, findet ein solcher nur in 20 % der Fälle statt, der Rest entfällt auf chirurgische Maßnahmen.

Insgesamt dominiert im Vergleich von Vakuumaspiration (Saugkürettage) und klassischer Kürettage (Kratzkürettage) deutlich Erstere in einem Verhältnis von 7 : 1. Obwohl die klassische Kürettage aufgrund der für die Vakuumaspiration angeführten Vorteile im ersten Trimenon der Schwangerschaft seltener angewandt wird, ist ihr Anteil an den Schwangerschaftsunterbrechungen allerdings seit mehr als einer Dekade stabil, der medikamentöse Schwangerschaftsabbruch mit konsekutiver Kürettage gewinnt erst im zweiten Trimenon in Deutschland an Bedeutung.

Bei der klassischen Kürettage kommt es im Vergleich zur Absaugung zu einer wesentlich stärkeren Gewebetraumatisierung. Daher ist aufgrund der Aktivierung des Gerinnungssystems und der längeren Dauer des Eingriffes eher mit verstärkten Blutungen zu rechnen. Auch hierbei gilt allerdings, dass das Ausmaß der Erfahrung des Operateurs einen wesentlichen Anteil an dem Auftreten von Komplikationen hat. Bei guter

Indikationsstellung (Berücksichtigung der Parität, Beurteilung des präoperativen Zervix-Befundes) dürfte die klassische Kürettage hinsichtlich der Früh- und Spätkomplikationen in der Hand des Erfahrenen die gleiche Effizienz aufweisen. Insgesamt ist die Rate der Uterusperforationen im ersten Trimenon, bezogen auf alle Schwangerschaftsalter bei Abruptio, signifikant erhöht.

Nach der 12. Schwangerschaftswoche bestehen gegenüber der Aspirationskürettage Vorbehalte. Es ist heute allgemein üblich, eine Reifung der Zervix mithilfe von Prostaglandinen vorzunehmen. Im Anschluss daran erfolgt die Entfernung des Feten und der Restplazenta mithilfe einer Abort-Zange oder durch die klassische Kürettage. Hierbei wird der Fetus oft in Einzelteilen entfernt. Es empfiehlt sich daher im Verlauf der Operation, die entfernten Anteile des Feten auf Vollständigkeit zu überprüfen. Die Infusion von Oxytocin während des Eingriffs kann der Perforationsgefährdung des Uterus entgegenwirken. Jede Kürettage sollte durch die lokale oder systemische Applikation von Prostaglandinen vorbereitet werden, um die Traumatisierung der Cervix uteri so gering wie möglich zu halten (Ludwig 2003).

Die Komplikationen beim chirurgischen Schwangerschaftsabbruch unterliegen dem Problem der inkompletten Meldung, daher helfen Studien einzelner Zentren eher weiter, um ein realistisches Bild von der Komplikationsinzidenz zu erhalten. In einer umfangreichen Serie von 838 konsekutiven Schwangerschaftsabbrüchen mittels Saugkürettage konnte in einer Untersuchung die deutliche Abhängigkeit des Erfolgs sowie die Komplikationen dieses Eingriffes von der Erfahrung des Durchführenden sowie vom Schwangerschaftsalter gezeigt werden. Bei Analysen der eingetretenen Komplikationen bis zu sechs Wochen nach dem Eingriff entfielen 65 % auf verbliebenes Schwangerschaftsmaterial. Eine Perforation wurde in einem Fall (0,12 %) gesehen, in 0,97 % wurde eine Behandlung wegen entzündlicher Komplikationen begonnen.

Andere Autoren beschrieben eine Perforationsrate in einer Serie von 13.907 Schwangerschaftsabbrüchen über einen Zeitraum von sechs Jahren in Abhängigkeit von Eignriffen im ersten und zweiten Trimenon. Bei einem Abbruch im ersten Trimenon lag die Perforationsrate mit 6 auf 12.040 (0,05 %) niedriger als bei solchen im zweiten Trimenon (8/1.867 entsprechend 0,32 %). Die Autoren fanden, dass ein vorausgegangener gynäkologischer Eignriff, identifiziert bei 92 % der Frauen mit Perforation, zumindest eine Sectio caesarea, den Hauptrisikofaktor für eine Perforation darstellte. Nach vermehrter Beachtung solcher Risikopatientinnen konnte die Rate an Perforationen signifikant von 0,13 auf 0,02 gesenkt werden.

Gutachtlich wurde daher festgehalten, dass die klassische Kürettage, bestehend aus der Aufdehnung des Gebärmutterhaltes mit Hegar-Stiften und Ausräumung des Schwangerschaftsproduktes mittels einer Kürette, nach wie vor durchgeführt wird und sehr wohl dem medizinischen Stand der Wissenschaft entspricht.

Dies wird, abgesehen von der zitierten deutschsprachigen Literatur, schon durch die Tatsache belegt, dass in dem von der Patientin zu unterzeichnenden Revers für Schwangerschaftsabbruch, dem Info Gyn24 (DIOmed-Aufklärungssystem), unter Methoden des Schwangerschaftsabbruches der operative Abbruch dargestellt wird.

Es heißt dort:

„In Narkose oder in örtlicher Betäubung wird der Gebärmutterhals mittels Instrumenten schonend gedehnt. Mit einem Absauggerät (Saugkürette) oder einem löffelförmigen Instrument (Kürette) wird das Schwangerschaftsgewebe mit Embryo aus der Gebärmutter entfernt. Ist zu erwarten, dass die vorher notwendige instrumentelle Dehnung des Gebärmutterhalses (z. B. bei Erstschwangerschaften) schwierig wird, kann einige Stunden vor dem Eingriff ein Medikament (Prostaglandin) in die Scheide eingeführt werden, um den Gebärmutterhals zu erweichen."

Daher wurde gutachtlich ausgeführt, dass es keinesfalls so ist, dass grundsätzlich eine Saugkürettage durchgeführt werden muss, für die zusätzliche Gerätschaften bzw. Instrumentarien in elektromedizinischer Hinsicht zur Anwendung kommen. Da es sich bei der Durchführung von Schwangerschaftsabbrüchen mittels klassischer Kürettage ohne Verwendung eines elektrischen Vakuumaspirators um einen kleineren operativen Eingriff handelt, sind daher Räume der Anwendungsgruppe 1 entsprechend § 2.2.1 bis § 2.2.3 entsprechend ÖVE-EN 7/1991 voll ausreichend.

6.2.5.3 Verfahrensausgang

Nach Bereinigung anderer Mängel kam es zu einer Aufhebung des Mandatsbescheides.

6.2.5.4 Resümee

Aufgrund der Literaturübersicht und der gängigen OP-Reverse kann man keineswegs davon sprechen, dass die klassische Kürettage, also das Aufdehnen des Gebärmutterhalses mit nachfolgender instrumenteller Ausräumung der Schwangerschaft, als obsolet zu betrachten ist.

Literatur

Info Gyn24, DIOmed Aufklärungssystem (copyright 2004, DIOmed-Verlag GesmbH, An der Lohwiese 38, D-97500 Ebelsbach, Schwangerschaftsabbruch)

Ludwig M. Schwangerschaftsabbruch. In: Bender HG, Diedrich K, Künzl W (Hrsg.). Endokrinologie und Reproduktionsmedizin II, Klinik der Frauenheilkunde und Geburtshilfe, Band 3. 4. Auflage. München, Jena: Urban und Fischer, 2003: 212–48.

6.3 Operationen am äußeren Genitale

6.3.1 Bartholin-Zyste: Exstirpation nach Marsupialisation und Rezidiv

6.3.1.1 Sachverhalt / Kasuistik

Die im Jahr 2010 39-jährige Patientin hatte bereits 2004 einen Bartholin-Abszess links durchgemacht, wobei eine Marsupialisation in einem Krankenhaus durchgeführt wurde. Außerdem wurden kurz danach mehrere Atherome aus dem rechten Labium minus operativ entfernt. Im Oktober 2009 trat eine Bartholin-Zyste rechts auf und es wurde in einem anderen Krankenhaus eine Marsupialisation rechts durchgeführt. Nach einer Woche kam es jedoch zu einem Rezidiv mit einer schmerzhaften Schwellung, da sich die Zyste erneut gefüllt hatte. Die Beschwerden klangen allerdings wieder ab, sodass ein neuerlicher Termin im Krankenhaus abgesagt wurde.

Sechs Monate später ging die Patientin wegen leichter Beschwerden beim Geschlechtsverkehr und einer Vernarbung erneut zu ihrem Facharzt. Dieser wies sie unter der Diagnose Remarsupialisation oder Zystenexstirpation neuerlich in das ursprüngliche Krankenhaus ein. Dort wurde eine 3 cm lange Narbe im Bereich des rechten kleinen Labiums neben einer ca. kirschgroßen Bartholin-Zyste beschrieben. Die Patientin wünschte jetzt die operative Sanierung und unterschrieb einen Revers „Abszessspaltung an den weiblichen Geschlechtsorganen oder an der Brust" (ProCom), auf dem außerdem handschriftlich „Spaltung eines Bartholin-Abszesses" angekreuzt war. Vermerkt war auch der Hinweis auf mögliches Wiederauftreten einer Zyste.

Bei der Operation wurde eine kirschgroße Bartholin-Zyste im Bereich des rechten Labiums vorsichtig in toto herauspräpariert, wobei das Präparieren des Zystenbalges aufgrund des Zustandes nach Marsupialisation erschwert war. Der histologische Befund ergab eine 10 mm im Durchmesser messende, von dicklichem, glasigem Sekret erfüllte, glattwandige Zyste, mikroskopisch einer Bartholin-Zyste entsprechend, ohne auffälliges, entzündlichzelliges Infiltrat. Die verantwortliche Operateurin wies in ihrer Stellungnahme darauf hin, dass zwar eine Marsupialisation angestrebt wurde, diese jedoch aufgrund des Operationssitus und des völlig vernarbten, derben Gewebes nicht möglich und auch nicht sinnvoll war. Daher entschied sie sich aufgrund der Anamnese der rezidivierenden Bartholin-Zyste zur Exstirpation. Tatsächlich lautete die Facharztzuweisung auf Remarsupialisation oder Exstirpation. Die Patientin konnte am nächsten Tag entlassen werden.

Acht Tage später schaute sie sich zu Hause ihre Wunde an und sah, dass ihre rechte Schamlippe ganz unten ein wenig eingeschnitten war. Sie fuhr umgehend ins Krankenhaus, wo nach längerer Wartezeit der Oberarzt meinte, dass alles normal wäre, und ihr eine schmerzlindernde Salbe gab. In der Folge suchte die Patientin zwei weitere Fachärztinnen auf, welche ihr bestätigten, dass die Entscheidung in Ordnung und die Drüse entfernt worden war, die Aufklärung jedoch gefehlt hätte. Schließlich wandte sie sich an die Patientenanwaltschaft und einen Rechtsanwalt, welcher ihr von der Rechtsschutzversicherung empfohlen worden war. Dieser beauftragte den Autor mit der Gutachten-Erstellung.

6.3.1.2 Beurteilung / Gutachten

Fest stand, dass bei der Patientin bereits 2004 eine Marsupialisation links wegen eines Bartholin-Abszesses durchgeführt sowie mehrere Atherome im Bereich der rechten kleinen Schamlippe entfernt worden waren. Weiters stand außer Streit, dass im Oktober 2009 wegen eines Bartholin-Abszesses rechts in einem anderen Krankenhaus eine Marsupialisation durchgeführt wurde und es im Anschluss daran nach etwa einer Woche zu einem Rezidiv gekommen war. Deswegen wollte die Patientin nicht mehr in dieses Krankenhaus zurückgehen, sondern entschloss sich etwa ein halbes Jahr später zu einer operativen Sanierung im ursprünglichen Krankenhaus. Dort wurde die Bartholin-Zyste aus operationstechnischen Gründen exstirpiert, wobei die Patientin lediglich für eine Remarsupialisation aufgeklärt wurde.

Bei der Begutachtung (Abb. 6.3 a, b) fand sich rechts zwischen 7.00 und 8.00 Uhr Narbengewebe entsprechend einem Zustand nach Exstirpation einer Bartholin-Drüse rechts sowie eine kleine horizontale Narbe von etwa 1 cm. Das Operationsergebnis

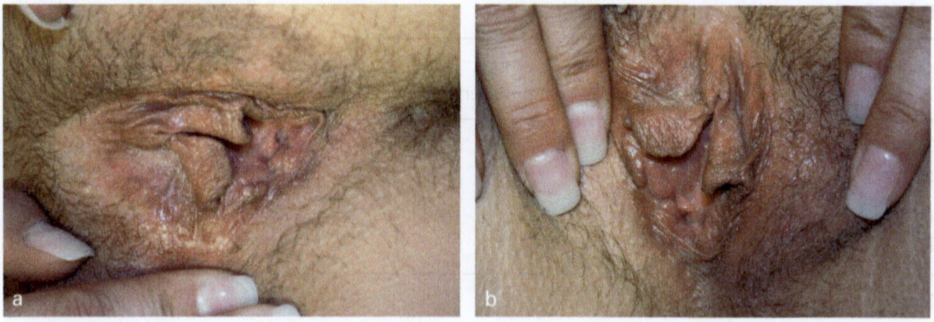

Abb. 6.3 a, b: Zustand nach Exstirpation der Bartholin-Drüse rechts

war als durchaus zufriedenstellend zu bezeichnen, da es sich um einen Dritteingriff gehandelt hatte.

Gutachtlich wurde ausgeführt, dass auch aufgrund der Literatur bei Rezidiven nach Marsupialisation die Exstirpation der Zyste indiziert ist, da in dem derben Gewebe eine Remarsupialisation weder möglich noch sinnvoll ist. Die Operateure hatten daher intraoperativ eine völlig richtige Entscheidung getroffen, zumal die Zuweisung ebenfalls auf Zystenexstirpation lautete. Festgehalten wurde auch, dass es keine andere Alternativbehandlung gegeben hätte. Für eine Patientin mit rezidivierenden Entzündungen der Bartholin-Drüsen ist die Entfernung ohne Zweifel das Beste, da damit die Gefahr eines weiteren Abszesses gebannt ist.

Der Vorwurf, dass bei der Operation die rechte Schamlippe halb abgeschnitten worden wäre, war unzutreffend.

Beantwortung des Fragenkatalogs

1. Lag ein Behandlungsfehler vor?
   Ein Behandlungsfehler wurde verneint. Die Exstirpation der Bartholin-Drüse bei Zustand nach Marsupialisation und Rezidiv war indiziert und stellte für die Patientin eine endgültige Lösung des Problems dar.
2. Erfolgte eine Aufklärung für eine Exstirpation der Bartholin-Zyste?
   Die Aufklärung erfolgte lediglich für eine Marsupialisation und nicht für eine Exstirpation der Bartholin-Zyste, daher war der Eingriff von der erfolgten Aufklärung nicht gedeckt.
3. War der Eingriff indiziert?
   Der Eingriff war durchaus indiziert, da die Patientin selbst ihn aufgrund von Beschwerden beim Geschlechtsverkehr wünschte und eine weitere diesbezügliche Problematik in Zukunft vermeiden wollte.
4. Welche alternativen Methoden hätte es gegeben?
   Alternative Methoden bei rezidivierenden Bartholin-Abszessen gibt es nicht. Zweifelsohne stellt die Exstirpation der Bartholin-Drüse die beste und eine dauerhafte Lösung des Problems dar.
5. Welche Schmerzen musste die Klägerin erleiden?
   Obwohl ein medizinischer Behandlungsfehler definitiv ausgeschlossen wurde, wurden bezüglich des rechtlich zu beurteilenden Aufklärungsfehlers die Schmerzperioden bewertet Tab. 6.5).

Tab. 6.5: Schmerzkatalog

Zeitraum	Starke Schmerzen	Mittelstarke Schmerzen	Leichte Schmerzen
Operation und ein Tag Krankenhausaufenthalt		10 Tage	
1 Monat, gerafft auf den 24-Stunden-Tag			10 Tage
Gesamt		10 Tage	10 Tage

6. Welche Dauerfolgen traten auf?
   Dauerfolgen lagen nicht vor.
7. Welche Spätschäden könnten auftreten?
   Mit Spätschäden war nicht zu rechnen.

6.3.1.3 Verfahrensausgang

Die Antragstellerin erhielt auf Basis des Gutachtens am Vergleichswege € 1.500,– außergerichtlich von der Haftpflichtversicherung des Krankenhauses. Bei medizinisch absolut indizierten Eingriffen relativiert sich die Aufklärung dann, wenn die Patientin auch bei entsprechender Aufklärung über die eingetretenen Komplikationen jedenfalls eingewilligt hätte. Dies muss nachgewiesen werden.

6.3.1.4 Resümee

Dieser Fall zeigt sehr deutlich, wie wichtig eine umfassende Aufklärung selbst bei kleineren Operationen ist. Zweifelsohne haben die Ärzte im Operationssaal für die Patientin das einzig Richtige getan, nämlich die Zyste exstirpiert. Diese Operation war jedoch von der erfolgten Aufklärung nicht gedeckt und daher im Prinzip rechtswidrig. Daher war eine außergerichtliche Einigung ratsam.

Literatur

Castano-Almendral A, Torhorst J. Tumore der Vulva. In: Käser O, Friedberg V, Ober KG, Thomsen K, Zander J (Hrsg.). Gynäkologie und Geburtshilfe, Band III, Teil 2, Spezielle Gynäkologie 2. Stuttgart: Thieme, 1988: 14.231-2.

Käser O, Iklé FA, Hirsch KA. Atlas der gynäkologischen Operationen, Operation bei Bartholinscher Zyste oder Bartholinschem Abszess. Stuttgart: Thieme, 1983: 2.23-5,

Reiffenstuhl G, Platzer W. Die operative Behandlung der Bartholinschen Zyste. In: Reiffenstuhl G, Platzer W (Hrsg.). Die vaginalen Operationen. München, Berlin, Wien: Urban & Schwarzenberg, 1974: 609–23.

6.3.2 Die misslungene Korrektur der kleinen Labien

6.3.2.1 Sachverhalt / Kasuistik

Die im Jahr 2004 23-jährige Patientin war Virgo. Dieser Umstand stand laut ihren eigenen Aussagen damit in Zusammenhang, dass sie große Schamgefühle wegen ihrer überlangen Schamlippen empfunden hätte. Sie las im Internet, dass die sog. äußeren Schamlippen die inneren immer umschließen sollten, was bei ihr nicht der Fall war. Daraus schloss sie, dass dies nicht dem Normalzustand entspräche. Wiederum über das Internet fand sie einen plastischen Chirurgen. Nach einer Besprechung in dessen Praxis wurde ein Operationstermin in einem Krankenhaus, in dem der Arzt operierte, vereinbart. Die Operation verlief an sich komplikationslos. Die Patientin gab mäßige, erträgliche Schmerzen für einige Tage an und konnte nach drei Wochen wieder gut sitzen.

Nach etwa sechs Wochen bemerkte sie jedoch, dass die Schamlippen der beiden Seiten ungleich wären. Der Operateur meinte, man könne das problemlos in lokaler Betäubung angleichen. Die Patientin verdrängte das Problem aber wieder.

Als sie jedoch vier Monate später einen Mann kennenlernte, mit dem sie auch schlafen wollte, wurde das Problem wieder aktuell. Sie schaute erneut in das Internet, befand, dass keine der abgebildeten Schamlippen ihrem Operationsergebnis ähnlich war, und wollte daher eine neuerliche Operation. So stieß sie auf einen plastischen Chirurgen in München und suchte diesen auf. Dieser wäre über das Operationsergebnis entsetzt gewesen und erst jetzt wurde der Patientin klar, dass bei der ersten Operation etwas schief gelaufen wäre. Es wurde daraufhin eine Operation in München, etwa acht Monate nach der Erstoperation, terminiert. Die Operation fand in der Praxis des plastischen Chirurgen in Lokalbetäubung statt. Sie hätte etwa zwei Stunden gedauert und die Patientin war vom Ergebnis begeistert. Die Abbildungen 6.4 a–d zeigen den Zustand vor und nach der Erstoperation.

Der Vater der Patientin wandte sich an den plastischen Chirurgen wegen Kostenrückerstattung und Schmerzengeld. Dieser war sehr kooperativ und machte sofort eine Schadenmeldung bei seiner Ärzte-Haftpflichtversicherung. Diese beauftragte den Autor mit Erstellung des SV-Gutachtens.

6.3.2.2 Beurteilung / Gutachten

Bei Betrachtung der Bilder des Operationsergebnisses der Erstoperation konnte man Folgendes feststellen: Beide kleinen Schamlippen waren, wie der Münchner Kollege richtig beschrieb, in ihrer Mitte überreseziert, d. h., es war zu viel Gewebe entfernt worden. Im Bereich der Klitoris bestand ein Gewebsüberschuss. Sowohl rechts als auch links fanden sich als Folge der gewählten Operationsmethode deutlich zerklüftete kleine Schamlippen, wobei links weniger reseziert worden war als rechts. Auch im Bereich der hinteren Kommissur bestand ein Gewebsüberschuss. Weiters war auf den Bildern eine von dem Münchner Kollegen beschriebene Eversion, also die Ausstülpung der kleinen Schamlippen, sichtbar.

Bei der Korrekturoperation wurde der Überschuss im klitoralen Bereich entfernt, das Frenulum links readaptiert, die Wundränder wurden ausgeglichen und die Asymmetrie links behoben. Eine weitere Korrekturoperation wurde für sechs bis neun Monate danach anberaumt.

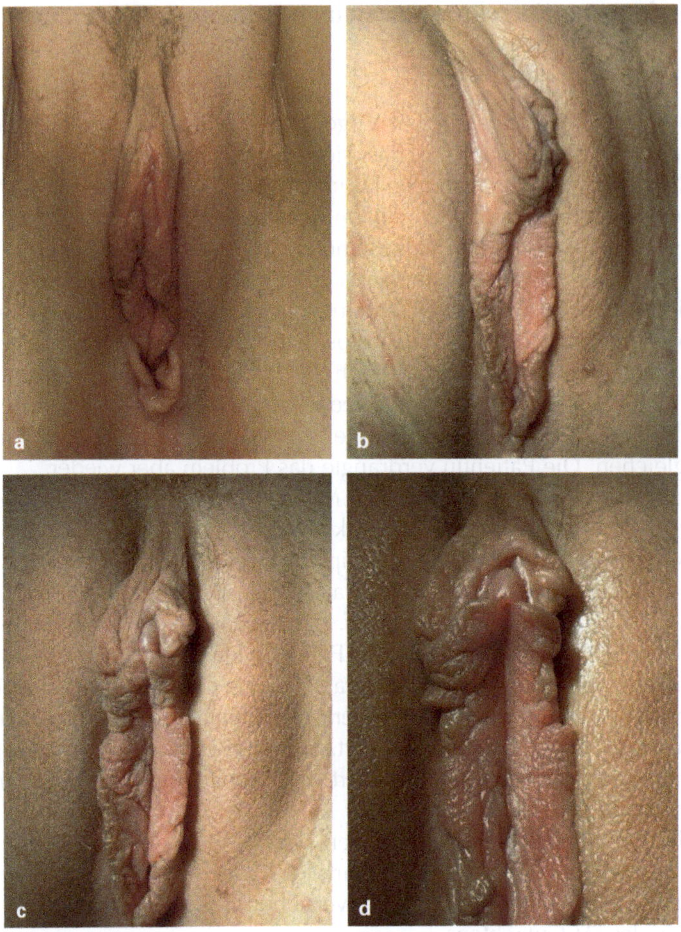

Abb. 6.4: Prä- (**a**) und postoperative (**b–d**) Bilder bei Labienreduktion

Gutachtlich wurde festgehalten, dass das Ergebnis der Schamlippenreduktion des plastischen Chirurgen in Wien tatsächlich als suboptimal bezeichnet werden musste.

Vom SV wurde die gesamte Weltliteratur zum Thema Schamlippenverkleinerung durchgesehen. Zwischen Oktober 1992 und März 1999 wurden 13 Fälle von Labienverkleinerung nach der hier angewandten Methode publiziert. Bei diesen wurden zunächst an der Innenseite der kleinen Labien w-förmige Schnittlinien aufgezeichnet. Danach wurde komplementär dazu die Außenseite beider Labien markiert. Danach wurden bei der Originalmethode 1 %iges Lidocain (Lokalanästhetikum) und Adrenalin 1 : 200.000 (zur Gefäßverengung) in die kleine Schamlippe injiziert, um den subkutanen Raum zwischen medialem und lateralem Blatt zu vergrößern. Anschließend wurde das überschüssige Gewebe entlang der Resektionslinien entfernt, blutgestillt, das dünne Gewebe der beiden Blätter approximiert und in verzahnender Weise mit fortlaufender Naht vernäht. Die Autoren empfahlen diese Zickzacktechnik, weil sie keine fortlaufende Narbe am Rand des kleinen Labiums erzeugt und eine Narbenkontraktur längs oder quer verhindern würde. Die Technik würde die natürliche, runde Kontur des Randes der kleinen Labien wiederherstellen.

Außer dieser durchaus anspruchsvollen und komplizierten Operationsmethode gibt es bekanntlich noch einige andere Techniken zur Verkleinerung der kleinen Schamlippen, wobei sich in der Gynäkologie die Entfernung eines Keiles aus dem unteren Bereich der kleinen Schamlippe seit Langem bewährt hat. In der deutschsprachigen Literatur findet sich diese Methode bei Martius (1980), in der angelsächsischen Literatur wurde sie von Alter (1998) publiziert. Der Vorteil der Methode liegt darin, dass der Rand der kleinen Schamlippe weitgehend erhalten bleibt.

Wohl am häufigsten wird auf der Welt die einfache Resektion entlang des Randes der kleinen Schamlippe durchgeführt. Diese Methode hat jedoch den Nachteil, dass entlang des Randes der kleinen Schamlippe eine Narbe entsteht, die sich längs oder quer verkürzen kann.

Neuere Methoden deepithelialisieren die Innen- und Außenseite des kleinen Labiums und vernähen die Haut dann wieder. All diese von plastischen Chirurgien publizierten Methoden beinhalten jedoch jeweils nur wenige Fälle (6 bis 12), wohingegen die meisten Fälle (163 mit Keilresektion) von einer französischen Gruppe um Rouzier (2000) aus dem Großraum Paris publiziert wurden.

Gutachtlich wurde festgehalten, dass im vorliegenden Fall sicherlich die schwierigste und komplizierteste Operationsmethode gewählt wurde, mit der aber insgesamt nur wenig Erfahrung vorliegt. Auch der Operateur schien mit dieser Methode wenig Erfahrung zu haben. Dafür sprach bereits die laienhafte Bezeichnung der großen und kleinen Schamlippen als äußere und innere Schamlippen.

Auch wurde seitens des gynäkologischen SV darauf hingewiesen, dass sich in der plastisch-chirurgischen Literatur sehr häufig der große Irrtum fände, dass die großen Schamlippen die kleinen Schamlippen bedecken müssen. Jeder erfahrene Gynäkologe weiß, dass dies bei der überwiegenden Mehrzahl der Fälle ganz im Gegenteil eher nicht der Fall ist. Von Labienhypertrophie spricht man überhaupt erst, wenn die kleinen Labien über 4 cm breit sind.

Fotos des Ausgangsbefunds der Patientin zeigten weitgehend normale Verhältnisse. Die Indikation zur Labienresektion dürfte hier jedoch eindeutig eine psychische Ursache gehabt haben. Viele Frauen mit Labienhypertrophie haben Beschwerden beim Verkehr, Hygieneprobleme, wie dauernde Nässe, und sind häufig in ihren täglichen Verrichtungen beeinträchtigt. Andere wiederum, wie diese Patientin, haben Angst, man könnte die vergrößerten Schamlippen in Badeanzügen oder anderen eng anliegenden Kleidungsstücken bemerken.

Aufgrund der Fotodokumentation des Münchner Kollegen wurde gutachtlich festgehalten, dass das Operationsergebnis der Erstoperation eindeutig als suboptimal bezeichnet werden musste. Naturgemäß wird jedoch das Ergebnis einer plastisch-chirurgischen Operation immer einer gewissen Subjektivität unterliegen. Im vorliegenden Fall war es aber durchaus nachvollziehbar, dass die Patientin eine zweite Korrektur wünschte.

Festgehalten wurde, dass sich die Patientin diesbezüglich jedoch nicht mehr an den Operateur gewandt hatte, was ihr durchaus zumutbar gewesen wäre. Laut ihren eigenen Angaben hatte sie das Vertrauen verloren. Der Operateur wäre nach seinen eigenen Angaben zweifelsohne bereit gewesen, eine Zweitkorrektur vorzunehmen.

Der Heilungsverlauf nach der Erstoperation konnte als gut bezeichnet werden. Bezüglich der Schmerzen wurde von drei Wochen leichten Schmerzen ausgegangen, davon maximal ein bis zwei Tage mittelstarke Schmerzen.

Dauerfolgen und Auswirkungen bei der Erwerbstätigkeit und im Privatleben lagen keine vor. Auch mit Spätfolgen war nicht zu rechnen. Es bestand auch kein Krankenstand und auch keine Pflegebedürftigkeit.

Angeführt wurde auch, dass laut gesetzlicher Krankenversicherung bei einer Schönheitsoperation selbstverständlich keine Krankschreibung in Betracht kommt, weil damit ja keine Krankheit behandelt wird, für die eine Leistungspflicht der sozialen Krankenversicherung besteht. Patientinnen mit derartigen Ansinnen ist daher klar zu machen, dass sie sich für einen nicht „gesellschaftsfähigen Zeitraum" nach einer derartigen Operation Urlaub nehmen müssen.

Aufgrund der Annahme, dass die Erstoperation zumindest plastisch-chirurgisch nicht zufriedenstellend verlaufen war, wären der Patientin jedenfalls die Schmerzen der Zweitoperation zu vergüten. Dies traf natürlich auch für die Kosten und den Aufwand der Zweitoperation zu. Aufgrund des günstigen kosmetisch-chirurgischen Operationsergebnisses zum Zeitpunkt der Begutachtung wurde von einer weiteren Operation dringend abgeraten. Daher sollten auch keine weiteren Kosten mehr anfallen.

6.3.2.3 Verfahrensausgang

Die Patientin erhielt aufgrund des Gutachtens außergerichtlich von der Versicherung des plastischen Chirurgen für OP-Kosten, Fahrtspesen und Schmerzengeld € 6.346,70. Die Rechtsanwaltskosten betrugen € 720,–. Offensichtlich waren damit alle Parteien zufriedengestellt.

6.3.2.4 Resümee

Labienreduktionen sind derzeit groß in Mode. Aus forensischer Sicht kann man davor gar nicht genug abraten. Interessanterweise werden derartige Operationen überwiegend von plastischen Chirurgen angeboten und in Lokalanästhesie in der Praxis durchgeführt, obwohl Gynäkologen mit dem Gewebe des weiblichen Genitales sicher die meiste Erfahrung haben. Die Kosten betragen im Vergleich zum OP-Gruppenschema der Privatversicherungen ein Vielfaches. In den Medien werden dem Publikum völlig falsche Vorstellungen, wie das weibliche Genitale auszusehen hat, vorgeführt. Von der Deutschen und der Östereichischen Gesellschaft für Gynäkologie und Geburtshilfe und der Gesellschaft für plastische Chirurgie wurden entsprechende Leitlinien erarbeitet.

Literatur

Alter GJ. A new technique for aesthetic labia minora reduction. Ann Plast Surg 1998; 40: 287–90.

Choi HY, Kim KT. A new method for aesthetic reduction of labia minora (the deepithelialized reduction labioplasty). Plast Reconstr Surg 2000; 105: 419–23.

DGGG. Stellungnahme der DGGG zur Intimchirurgie. In: DGGG (Hrsg.). Leitlinien der Gynäkologie und Geburtshilfe, Band I. Berlin: Verlag S. Kamarz, 2010: 459–61.

Girling RV. Vaginal labioplasty. Plast Reconstr Surg 2005; 115: 1792.

Laub DR. Discussion (zu Choi und Kim). Plast Reconstr Surg 2000; 105: 423–4.
Maas SM, Hage JJ. Functional and aesthetic labia minora reduction. Plast Reconstr Surg 2000; 105: 1453–6.
Martius G. Gynäkologische Operationen, ein Lehrbuch für die fachärztliche Aus- und Weiterbildung. Stuttgart, New York: Thieme, 1980: 132.
Rouzier R, Louis-Sylvestre Ch, Paniel BJ, Haddad R. Hypertrophy of labia minora: experience with 163 reductions. Am J Obstet Gynecol 2000; 182: 35–40.

6.3.3 Vorwurf der Klitoriszerstückelung bei Labienresektion bei depressiver Patientin

6.3.3.1 Sachverhalt / Kasuistik

Die im Jahr 1996 53-jährige pensionierte Akademikerin stand bereits seit acht Jahren in Behandlung des Frauenarztes. Sie hatte als Kind eine Poliomyelitis durchgemacht und es bestanden Restlähmungen an allen Extremitäten sowie an Bauch und Rücken. Die Gebärmutter war wegen eines Myoms bereits vor vielen Jahren durch einen Pfannenstiel entfernt worden. Die Patientin kam zweimal jährlich zur Kontrolle zum Operateur, zuletzt wegen rezidivierender Rhagaden (Schrunden) an der äußeren Scham bei 5.00 und 7.00 Uhr. Nach einer vierwöchigen Salbenbehandlung mit Fibrolan und Östriol-Creme trat keine endgültige Besserung ein. Laut Patientin hätte bei ihr eine Labienhypertrophie im untersten Drittel, rechts mehr als links, bestanden, links auch eine Ausweitung des kleinen Labiums. Die Patientin vermutete einen Zusammenhang zwischen ihren kleinen Schamlippen, den Rhagaden und dem bei ihr geteilten Harnstrahl und nahm an, dass die Rhagaden durch die Benetzung mit Urin entstünden. Daher wünschte sie eine Labienresektion.

Der Gynäkologe meinte, ein derartiger Eingriff könne nur in Allgemeinnarkose durchgeführt werden, was die Akademikerin jedoch ablehnte. Der Eingriff wurde schließlich in einem konfessionellen Privatkrankenhaus auf BVA-Krankenkasse durchgeführt, wodurch der Patientin keinerlei Kosten entstanden.

Vereinbart wurde, dass an der rechten kleinen Schamlippe mehr weggeschnitten werden solle als an der linken, da sich rechts in der Mitte eine Einziehung befand (wie zweigeteilt). Außerdem wurde eine kleine Talgdrüse im unteren Anteil des rechten kleinen Labiums entfernt.

Für die Patientin war die Operation trotz mehrfachen Nachspritzens von Lokalanästhetikum offenbar sehr schmerzhaft und sie hätte bereits während der Operation dem Arzt gesagt, „nicht so hoch schneiden, nicht die Klitoris", worauf dieser antwortete, er schneide nicht an der Klitoris. Laut Operationsbericht wurde zunächst rechts und links infiltriert, dann die Talgdrüse exstirpiert und mit zwei Nähten vernäht, schließlich die Labienresektion rechts mehr als links durchgeführt und die Wunden fortlaufend versorgt. Postoperativ kam es offensichtlich schmerzbedingt zu einer Hyperventilationstetanie, die mit Kalzium, Novalgin und Dipidolor sowie Paspertin wegen des Erbrechens und Atropin intravenös behandelt wurde.

In der Kartei des Arztes fand sich der Vermerk „Aufklärung zur Operation", fünf Tage später „Labienkorrektur und ev. Rhagaden, rechts größer als links" sowie eine Zeichnung und vier Wochen später die Eintragung „Labienresektion und Talgdrüsenextirpation schwierig wegen Lagerung".

Der Arzt kontrollierte noch am selben Tag das Operationsgebiet, welches völlig unauffällig war. Die Patientin blieb über Nacht im Krankenhaus und ging erst am nächsten Tag, nachdem es ihr besser ging, nach Hause.

Einige Zeit später erhielt der Gynäkologe einen eingeschriebenen Brief von der Patientin, in dem sie schrieb:

„Auf den Schock folgte eine schwere Depression. Statt wie besprochen eine harmlose Labienkorrektur vorzunehmen, haben Sie

- die Klitoris von der Scheide her aufgeschnitten, die Glans zerstückelt, einen verbliebenen Rest und die Klitorishaut mit drei Nähten an der rechten Labie min. befestigt sowie den Stumpf mit vier Nähten an der Vorhaut fixiert;
- den obersten Teil des rechten Labium min. einer Klitoris nachgeformt und
- den übrigen Teil radikal einschließlich eines Teils der Labie maj. amputiert sowie
- die linke Labie min. bis zum Damm zu einem Wulst zusammengenäht.

Jetzt ist mir klar, warum für die ca. 5 cm langen Schnitte, welche die besprochene Labienkorrektur erfordert hätte, zwölf Infiltrationen und mehr als 30 Nähte notwendig waren, warum diese Operation bis an die Grenze meiner Belastbarkeit ging, dieser wütend tobende, unerträgliche Schmerz unmittelbar nach der Operation einsetzte, eine Tetanie (Krise) auftrat und Sie die Heilungsdauer mit vier bis sechs Wochen angaben. Ihre Aussage ‚Sie können alles machen' erwies sich als unzutreffend. Trotz sorgfältiger Pflege und Schonung schmerzt jeder Schritt, jede Stufe, jeder Stuhlgang, jedes Sitzen, jedes Bücken und jede Berührung. Das Urinieren ist unangenehmer als vor der Operation: Der Strahl rinnt über das Gesäß bis zur Klobrille. Kein Kamillensitzbad und kein Puder können den Gestank verhindern. Warum haben Sie mir das angetan?"

Diese vier Hauptvorwürfe fanden sich auch in der Strafanzeige gegen den Operateur wieder.

6.3.3.2 Beurteilung / Gutachten

Bei der Untersuchung fand sich das rechte kleine Labium in seiner Kontinuität knapp 2 cm unterbrochen (nach Labienresektion), ansonsten war das äußere Genitale unauffällig. Die Anzeigerin lehnte sowohl eine Vaginalultraschall- als auch eine Brustuntersuchung als auch eine Fotodokumentation ab.

Der Operateur wurde mit den massiven Vorwürfen der Anzeigerin konfrontiert und gab Folgendes an: Der Wunsch zur Labienkorrektur war von der Anzeigerin ausgegangen, diese war bereits acht Jahre bei ihm in Behandlung gewesen. Eine Vollnarkose hatte sie strikt abgelehnt. Bei der Operation hätte er in typischer Weise rechts mehr als links reseziert und eine fortlaufende Naht mit atraumatischem Nahtmaterial gemacht. Aufgrund von Schmerzen hätte er Nachinfiltrationen mit einem Lokalanästhetikum durchgeführt. Die von der Anzeigerin behaupteten Klitoris-Operationsschritte wurden nicht durchgeführt, die Klitoris blieb völlig unberührt. Eine Nachkontrolle hätte nicht stattgefunden, da sich die Anzeigerin an einen anderen Gynäkologen gewandt hätte.

Einem mehrseitigen Gedächtnisprotokoll war zu entnehmen, dass die Patientin präoperativ genau mittels Skizze unterrichtet wurde, wie die Operation durchgeführt werden sollte. Der Kollege, den die Patientin postoperativ aufsuchte, hätte ihm auch telefonisch mitgeteilt, dass die Wunde primär verheilt war.

Insgesamt fand sich aufgrund der Untersuchung keinerlei Anhalt für die umfangreichen Vorwürfe der Anzeigerin, insbesondere nicht für die Zerstückelung der Klitoris. Zutreffend war, dass die rechte kleine Schamlippe etwa in der Mitte in ihrer Kontinuität knapp 2 cm unterbrochen war, wie es durchaus einem Zustand nach Labienkorrektur entsprechen konnte.

Beantwortung des Fragenkatalogs

1. Welche operativen Maßnahmen stellen bei den gegenständlichen Veränderungen der Anzeigerin die Kunstregel dar?
   Die Labienresektion, also die teilweise Entfernung der kleinen Schamlippe, stellt durchaus die Kunstregel dar, der Hautverschluss kann mit Einzelknopfnähten oder einer fortlaufenden Naht erfolgen.
2. Entsprachen die tatsächlich vorgenommenen operativen Maßnahmen der Kunstregel?
   Es fand sich weder im gynäkologischen Befund noch in den Unterlagen und Angaben des angezeigten Gynäkologen ein Hinweis dafür, dass die tatsächlich vorgenommenen Maßnahmen nicht der Kunstregel entsprechen würden.
3. Wenn die tatsächlich vorgenommenen operativen Maßnahmen den Kunstregeln entsprachen, welche gesundheitlichen Schäden in Funktionsbeeinträchtigungen waren aus dem vom angezeigten Arzt vorgenommenen Eingriff erwachsen?
   Aus dem Eingriff waren keine gesundheitlichen Schäden in Funktionsbeeinträchtigungen erwachsen.
4. Hatte der nicht sachgemäß durchgeführte Eingriff (über den Heilungsverlauf bei einem sachgemäß durchgeführten Eingriff hinaus) zu einer Gesundheitsschädigung in Form eines Krankheitszustandes oder krankheitsähnlichen Zustandes oder Berufsunfähigkeit von mehr als 14-tägiger Dauer geführt (§ 88 Abs 2 Z 3 StGB)?
   Der gegenständliche Eingriff hatte zu keiner Gesundheitsschädigung in Form eines Krankenstandes oder krankheitsähnlichen Zustandes von mehr als 14-tägiger Dauer geführt.

Seitens des Gutachters wurde ausdrücklich darauf hingewiesen, dass bei der Anzeigerin, wie diese selber betonte, eine schwere Depression bestand, die weit über ein ausgeprägtes klimakterisches Zustandsbild hinausging und eine fachpsychiatrische Therapie sinnvoll erschienen ließ.

6.3.3.3 Verfahrensausgang

Aufgrund des Gutachtens wurde die Strafsache wegen § 88 (1 und 4, 1. Fall) StGB (schwere Körperverletzung unter besonders gefährlichen Umständen) nach § 90 StPO eingestellt, da die Staatsanwaltschaft keinen Grund zur Verfolgung des Arztes sah.

6.3.3.4 Resümee

Auch dieser Fall, der zu einer Strafanzeige geführt hat, zeigt, wie heikel Labienresektion forensisch sein können, da der Wunsch nach einer Labienkorrektur häufig aus der psychischen Befindlichkeit der Patientin resultiert. Traditionell wurden Labienreduktionen bei groben Auffälligkeiten, wie Seitenungleichheit oder Beschwerden der Patientin, von den Gynäkologen schon immer durchgeführt. Heute werden derartige Operationen vielfach von plastischen Chirurgen im Internet angeboten und es scheint förmlich zu einem Boom dieser Operationen zu kommen. Wie dieser und ein weiterer Strafrechtsfall eines plastischen Chirurgen zeigt, kann man vor dieser Entwicklung nicht genug warnen. In Österreich wurde kürzlich ein Konsensuspapier der Gesellschaft für plastische Chirurgie und der Gesellschaft für Gynäkologie und Geburtshilfe publiziert, in dem die Indikationen für Eingriffe am äußeren Genitale definiert werden.

Literatur

Käser O, Ikle FA, Hirsch HA. Atlas der gynäkologischen Operationen. Stuttgart: Thieme, 1983: 14.11–3.
Zander J, Graeff H. Gynäkologische Operationen. Berlin: Springer, 1991.

6.3.4 Verbrennung dritten Grades am Oberschenkel durch Kriechstrom bei Konisation

Grundlagen der Elektrochirurgie

In der Elektrochirurgie wird elektrischer Strom verwendet, um an der aktiven Elektrode (elektrisches Skalpell) in der Hand des Chirurgen durch lokal sehr hohe Temperaturen Zellen zu verdampfen (schneiden) und kleine Blutgefäße zu verschließen (koagulieren). Dabei wird Hochfrequenzstrom verwendet. An der Stelle des höchsten Widerstandes wird am meisten Leistung verbraucht, d. h. in Wärme umgewandelt. Dies ist die Umgebung des Skalpells, wo Gewebe verdampft wird.

Man unterscheidet in der Elektrochirurgie zwei Arten:

- Bei der monopolaren Technik bildet ein Pol das Elektroskalpell (aktive Elektrode in der Hand des Chirurgen). Die Rückleitung des Stromes zurück zum Hochfrequenzgenerator erfolgt über den Körper des Patienten und eine Erdungselektrode, die sog. neutrale Elektrode. Diese ist z. B. am Bein oder Arm des Patienten aufgeklebt.
- Bei der bipolaren Technik schließt sich der Stromkreis nur zwischen den beiden Schenkeln einer Pinzette.

Bei der am häufigsten eingesetzten monopolaren Technik ist der Patient über die Neutralelektrode geerdet und der Chirurg berührt mit der aktiven Elektrode das zu schneidende Gewebe. Bei Betätigung des Fußschalters oder des gelben (Schneiden) oder blauen (Koagulieren) Knopfes am Handstück wird der Hochfrequenzgenerator für diese Zeit eingeschaltet und es fließt ein Strom. Durch die kleine Fläche der aktiven Elektrode entsteht eine hohe Stromdichte, d. h. ein hoher Widerstand, den der Strom unter starker Wärmeentwicklung überbrückt. Mit dieser gewünschten Erhitzung schneidet und koaguliert der Chirurg. Beim Austritt des Stromes aus dem Körper des Patienten in die Neutralelektrode kommt es darauf an, dass keine gefährliche Erwärmung auftritt. Aus diesem Grund hat die Neutralelektrode eine große Fläche und muss gut leitend auf dem Patienten befestigt (verklebt) werden. Die große Fläche bedeutet eine geringe Stromdichte, d. h. einen geringen Widerstand, die Erwärmung bleibt gering. Damit ist jedoch die Verbrennungsgefahr noch nicht ganz ausgeschossen. Wenn es passiert, dass der Patient andere leitende Gegenstände berührt, wie z. B. metallische Teile des Operationstisches, Arm- oder Beinstützen oder metallische Infusionsständer, so wird er über diese elektrisch mit Erde verbunden. Der Strom fließt dann, zumindest teilweise, nicht mehr über die neutrale Elektrode, sondern über diese Stromkreise zurück zum Hochfrequenzgenerator, und an den Berührungsflächen entsteht Verbrennungsgefahr. Dies gilt vor allem für ältere HF-Geräte, bei denen die Neutralelektrode noch mit dem Schutzleiter (= Erde) des Kabels verbunden ist. Moderne Hochfrequenzgeräte haben daher eine andere Art der Erdung; Techniker sprechen von einer schwebenden (floatenden) Erdung. Die Gefahr wird dadurch stark vermindert, aber nicht gänzlich vermieden. Um solche Fehlableitungen auszuschalten, ist es daher unbedingt erforderlich, dass der Patient isoliert und trocken gelagert ist.

Die Erwärmung mit dem Stromdurchgang entsteht „mit der Zeit", d. h., je größer der Strom ist, der fließt, desto wärmer wird es. Es gibt eine Norm für Neutralelektroden, welche zum Test einer solchen Elektrode einen Strom von 700 mA während 60 Sekunden vorschreibt. Dieser Strom und vor allem die Schnittdauer wird nur sehr selten erreicht, aber auch bei einem so hohen Strom und so langer Schnittdauer darf die Erwärmung an der neutralen Elektrode 6 °C nicht überschreiten. Falls nun die Neutralelektrode nur mehr teilweise am Körper des Patienten aufliegt, muss der gesamte Strom durch die verkleinerte Kontaktfläche fließen, d. h., es entsteht eine höhere Stromdichte und damit eine stärkere Erwärmung. Im Extremfall kommt es zu einer Verbrennung. Daher ist es besonders wichtig, z. B. beim Umlagern des Patienten während der Operation die einwandfreie Position der Neutralelektrode zu überprüfen. Ein völliges Abfallen der Neutralelektrode, ein Kabelbruch oder ein herausgefallener Stecker werden von den meisten Geräten durch Alarm angezeigt und der HF-Strom wird abgeschaltet.

Eine weitere Gefahr ist die Unterwaschung der Neutralelektrode, die zu einer teilweisen Ablösung führen kann. Einweg-Neutralelektroden haben einen zusätzlichen Schaumstoffrand, der besonders gut auf der Haut klebt und das Risiko einer Unterwaschung vermindert.

Der einwandfreie elektrische Kontakt der Neutralelektrode mit der Haut kann heute von den modernen HF-Geräten automatisch überwacht werden. Dazu ist aber eine zweiteilige Elektrode erforderlich. Mit einem eigenen Stromkreis und einem sehr schwachen Strom wird vom HF-Gerät der Übergangswiderstand von einer Hälfte der geteilten Elektrode über die Haut zur anderen Hälfte gemessen. Liegt dieser Übergangswiderstand in einem zulässigen Bereich, bleibt der HF-Generator aktiv, wenn nicht, wird Alarm gegeben und der Generator abgeschaltet.

Schließlich ist es aber auch keinesfalls so, dass der Strom von der Neutralelektrode gleichmäßig verteilt aufgenommen wird; dies kann indirekt mit einer Thermokamera gemessen werden. Die Konzentration des Stromes am Rande der Elektrode ist seit Längerem bekannt und heißt in der Literatur „Randeffekt". An den Ecken der Neutralelektrode ist der Effekt noch verstärkt sichtbar. Eine echte Verbrennung unter der Neutralelektrode beginnt daher stets vom Rand her und unterscheidet sich darin von einer allergischen Reaktion oder einer Drucknekrose, welche üblicherweise nicht nur am Rand auftreten.

Der Randeffekt hat aber noch eine weitere Konsequenz: Etwa 90 % des gesamten Stromes fließt in nur 20 % der Fläche, nämlich im Randbereich und hier wieder vornehmlich auf dem Rand, der dem Operationsfeld zugewandt ist. Der Rest des Stromes verteilt sich auf den mittleren Bereich der Elektrodenfläche. Primär kommt es daher auf den Umfang der Elektrode und weniger auf deren Fläche an.

Im Inneren des Körpers ist der Strom bereits wenige Zentimeter unterhalb der Neutralelektrode zum Großteil (93 %) im gut leitenden Muskel konzentriert und nur 4 % fließen im Unterhautfettgewebe. Es ist daher sehr wichtig, dass die Neutralelektrode möglichst über muskulösen Köperteilen angebracht wird, wie es auch die Gebrauchsanweisungen vorschreiben.

6.3.4.1 Sachverhalt / Kasuistik

Die 34-jährige Patientin wurde 1989 wegen Pap IV an der Universitäts-Frauenklinik zu einer Konisation und Kürettage aufgenommen. Anamnestisch war bereits ein Jahr vorher eine Kondylom-Abtragung am äußeren Genitale mittels Laser erfolgt.

Bei der in typischer Weise durchgeführten Konisation und Kürettage zeigten sich nach Abschluss der Operation im Bereich des linken Oberschenkels drei ca. 10-Schilling-Stück große Brandblasen (Abb. 6.5 a, b), die steril verbunden wurden. Ein Konsiliar-Hautarzt stellte die Diagnose Combustio III. Grades am linken Oberschenkel, St.p. Kontaktverbrennung mit Kriechstrom. Drei Wochen postoperativ wurden an der Universitäts-Hautklinik die Verbrennungen exzidiert und mit sog. Dehnungsplastiken verschlossen. Die drei Wunden verheilten primär.

Die operierenden Frauenärzte hielten in einem Protokoll fest, dass nach komplikationsloser Konisation zur Blutstillung des Wundbettes der Elektrokoagulator verwendet wurde und zunächst einwandfrei funktionierte, dann aber versagte. Nach Überprüfung des festen Sitzes aller Steckverbindungen am Gerät und Säuberung der Elektrokauterspitze von Koagulationsresten ergab sich neuerlich keine zufriedenstellende Funktion. Die Wunde wurde daraufhin mittels Sturmdorff-Nähten verschlossen. Nach Abschluss der Operation zeigten sich nach Entfernung der Klebeelektrode am linken Oberschenkel unterhalb der Einmalelektrode an den Rändern des Klebegebietes drei braune 10-Schilling-Stück große Hautverbrennungsareale. Eine Überprüfung ergab, dass die Anbringung

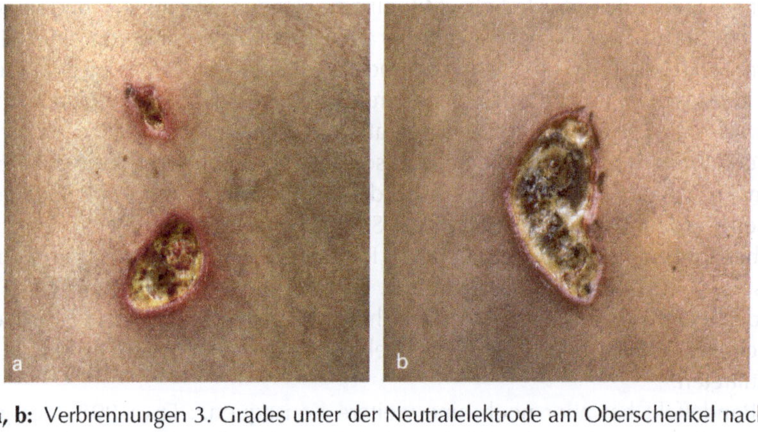

Abb. 6.5 a, b: Verbrennungen 3. Grades unter der Neutralelektrode am Oberschenkel nach Konisation

der Einmalelektrode und die Abdeckung durch das OP-Personal fachgerecht erfolgt waren. Der Oberschenkel der Patientin zeigte deutlich den Abdruck der gesamten Klebeelektrode und die Verbrennungen lagen innerhalb des Abdruckes. Unsachgemäße Handhabung wurde durch die anfänglich einwandfreie Funktion des Elektrokauters ausgeschlossen und ein Materialfehler vermutet, da es zwei Tage später bei einer anderen Patientin präoperativ neuerlich zu einer Ablösung der Einmalklebeelektrode gekommen war. Nachforschungen ergaben die Annahme einer Materialschwäche, da nicht die Nykomed-Originalklebeelektroden, sondern offensichtlich andere verwendet wurden, die schlechter hafteten.

Der Gutachter im Strafverfahren nahm an, dass sich die Klebeelektrode an mehreren Stellen gelöst hatte, wofür die Tatsache dreier existenter 10-Schilling-Stück großer, voneinander unabhängiger Nekrosen sprach. Er stellte fest, dass weder dem Operateur noch dem Assistenten ein schuldhaftes Verhalten angelastet werden konnte, da sie erstens für das Anlegen der Klebeelektroden nicht verantwortlich und zweitens bei der Operation unter Handhabung der monopolaren Elektrode selbst nach den Regeln der ärztlichen Kunst vorgegangen waren. Ob die Elektrode schadhaft war oder unsachgemäß aufgebracht wurde, konnte nicht festgestellt werden, es wurde aber eher eine schadhafte Elektrode angenommen, da der Oberschenkel der Patientin bei der Vorbereitung zur Operation in der Regel nicht mit Flüssigkeit in Kontakt kommt und das Operationsgebiet, welches mit alkoholischen Lösungen zum Eingriff vorbereitet wird, vom Oberschenkel weit entfernt war.

Ein Sachverständiger für Elektrotechnik stellte fest, dass ein unvermeidbarer Anwendungsfehler vorlag und es, im Zusammenhang mit einer während der Operation durchgeführten Erhöhung der Hochfrequenz-Anfangsleistung, durch die Ablösung zu einer Verbrennung unter der Neutralelektrode gekommen war. Das verwendete Hochfrequenz-Gerät Erbotom T 400 C war voll funktionsfähig und überprüft.

1995 kam es zu einem Zivilgerichtsverfahren, in dem der dermatologische SV unter der Diagnose „drei Narben nach Dehnungsplastik zur operativen Versorgung von drittgradigen Verbrennungsdefekten am linken Oberschenkel nach der gynäkologischen Operation mit Verbrennungstrauma“ folgende Schmerzperioden annahm: zwei Tage komprimiert starke Schmerzen, zwei Tage komprimiert mittelstarke Schmerzen und sechs Tage komprimiert leichte Schmerzen sowie nach der plastischen Operation in Lokalanästhesie an der Universitäts-Hautklinik drei Tage komprimiert starke Schmerzen, zwei Tage komprimiert mittelstarke Schmerzen und 14 Tagen komprimiert leichte Schmerzen. In obigen Schmerzperioden waren auch das von der Klägerin durch die Verbrennung und deren Folgezustände erlittene Unbill sowie die damit verbundene psychische Alteration inkludiert.

6.3.4.2 Beurteilung / Gutachten

Der histologische Befund ergab eine mittel- bis höhergradige Plattenepitheldysplasie und virusassoziierte Epithelveränderung, im Gesunden entfernt.

Bei der Untersuchung sah man am linken Oberschenkel drei bandförmige Narben, die beiderseits seitlich von punktförmigen kleinen Narben, resultierend aus dem Operationsnahtstichkanälen, begleitet wurden. Die längste dieser Narben war 14 cm lang und verlief am Übergang der Oberschenkelvorder- zur -innenseite in Richtung der Längsachse des Beines. Die beiden anderen Narben waren an der Außenseite des linken Oberschenkels lokalisiert, 5 bzw. 10 cm lang und verliefen schräg zur Oberschenkellängsachse, die körpernähere von oben vorne nach unten hinten und die körperfernere von oben hinten nach unten vorne in der Weise, dass sie sich zentral in Form eines stumpfen Winkels trafen. Fest stand, dass die Verbrennungen im Bereich der Neutralelektrode (Klebeelektrode), offensichtlich bedingt durch Ablösung derselben, entstanden war.

Beantwortung des Fragenkatalogs

(Bei Beantwortung dieser Fragen wurde selbstverständlich vom medizinischen Standard zum Zeitpunkt der Operation [1989] ausgegangen.)

1. War die Operation der Klägerin an der Universitäts-Frauenklinik insoweit fehlerhaft erfolgt, als die Haut der Klägerin vor Anbringung der Klebeelektrode zuerst gereinigt, entfettet und rasiert hätte werden müssen?
   Diese Frage wurde verneint. Die Operation war insofern nicht fehlerhaft erfolgt, da es üblicherweise nicht notwendig ist, die Haut am Oberschenkel gesondert zu reinigen, zu entfetten bzw. zu rasieren, da sich bei der Klägerin am Oberschenkel keine Haare befunden hatten.
2. Hätte ein fehlerhafter Sitz der Klebeelektrode den operierenden Ärzten bzw. den OP-Gehilfen während der Operation auffallen müssen, wenn ja, wann und wodurch?
   Ein fehlerhafter Sitz der Klebeelektrode konnte den operierenden Ärzten bzw. den OP-Gehilfen während der Operation nicht auffallen, da die Anbringungsstelle der Klebeelektrode am Oberschenkel durch die Operationstücher komplett verdeckt war.
3. Wäre es möglich gewesen, anstelle der tatsächlich durchgeführten Operation zunächst nur einen Teil des Gewebes zu Untersuchungszwecken zu entnehmen, ohne Koagulation?
   Alternativ zur tatsächlich durchgeführten Operation, der Konisation und Kürettage, wäre es möglich gewesen, zunächst nur eine sog. Knipsbiopsie durchzuführen, wobei ein allerdings nur sehr kleiner Teil des Gewebes zu rein diagnostischen Untersuchungszwecken entnommen wird. Eine solche Vorgangsweise wäre lediglich zu diagnostischen Zwecken auch sinnvoll und sachgerecht gewesen. Therapeutisch wäre nach der histologischen Diagnose einer mittelgradigen bis schweren Dysplasie am Gebärmutterhals allerdings erst recht die Entfernung derselben im gesunden Gewebe notwendig gewesen. Bei der Konisation handelt es sich nämlich nicht nur um eine diagnostische, sondern auch um eine therapeutische Operation.
4. Wäre eine solche Vorgangsweise auch sinnvoll (sachgerecht) gewesen?
   Eine solche Vorgangsweise wäre daher nur bedingt sinnvoll und sachgerecht gewesen.
5. War das in der Verbrennung der Klägerin sich verwirklichende Risiko ein übliches Operationsrisiko oder ist eine derartige Verbrennung völlig unwahrscheinlich (statistische Wahrscheinlichkeit)?
   Das in der Verbrennung der Klägerin sich verwirklichende Risiko war keineswegs völlig unwahrscheinlich, sondern kommt laut Literatur in einer geringen Zahl von Fällen immer wieder vor.

6.3.4.3 Verfahrensausgang

In dem Zivilgerichtsverfahren wegen € 5.810,– wurde die beklagte Partei (Rechtsträger der Universitätsklinik) wegen mangelnder Aufklärung für schuldig erkannt, der klagenden Partei € 3.631,– samt 4 % Zinsen seit der Operation zu bezahlen. Das Mehrbegehren auf Zahlung weiterer € 2.179,– samt 4 % Zinsen wurde abgewiesen. Die Verfahrenskosten von € 5.530,– hatte die beklagte Partei zu ersetzen.

Das Gericht stellte fest, dass die Klägerin vor der Operation über zu erwartende Risken nicht, wie von der beklagten Partei behauptet wurde, aufgeklärt worden sei, obwohl das Verbrennungsrisiko nicht etwa ein völlig ungewöhnliches war, sondern es immer wieder in einer geringen Zahl von Fällen dazu kommt. Ein Kunstfehler war nicht festzustellen. Trotzdem haftete die Beklagte aber für den eingetretenen Schaden:

Der mit dem Arzt oder dem Träger eines Krankenhauses abgeschlossene Behandlungsvertrag umfasst auch die Pflicht, den Patienten über die möglichen Gefahren und schädlichen Folgen der Behandlung zu unterrichten. Zwar ist grundsätzlich eine Aufklärung des Patienten über mögliche schädliche Folgen einer vorgesehenen Operation dann nicht erforderlich, wenn Schäden nur in äußerst seltenen Fällen auftreten und anzunehmen ist, dass sie bei einem verständigen Patienten für seinen Entschluss, in die Behandlung einzuwilligen, nicht ernsthaft ins Gewicht fallen (5 Ob 521/82). Auf die typischen Risken einer Operation ist aber ganz unabhängig von der prozentmäßigen statistischen Wahrscheinlichkeit, also auch bei einer allfälligen Seltenheit ihres Eintritts, hinzuweisen. Das sich bei der Klägerin verwirklichende Verbrennungsrisiko ist aber ein nicht etwa völlig ungewöhnliches, sondern kommt vielmehr immer wieder vor. Insoweit bestand eine Aufklärungspflicht des behandelnden Arztes.

Die Pflicht des Arztes zur Aufklärung über die Möglichkeit schädlicher Folgen ist umso umfassender, je weniger dringlich der Eingriff erscheint. Zwar hätte die Klägerin nach Auskunft ihres behandelnden Gynäkologen die Behandlung nicht auf die lange Bank schieben sollen, eine unmittelbare Dringlichkeit hatte aber nicht vorgelegen. Es war also davon auszugehen, dass vorliegend die beklagte Partei zur Aufklärung verpflichtet war und diese Aufklärungspflicht verletzt hatte. Für den Fall der Verletzung der Aufklärungspflicht traf aber hier den Krankenhausträger die Beweislast dafür, dass der Patient auch bei ausreichender Aufklärung die Zustimmung zur Operation erteilt hätte.

6.3.4.4 Resümee

Bei den meisten gynäkologischen Operationen kommt durch Verwendung der Elektrokoagulation Strom zum Einsatz. Verbrennungen durch Fehlfunktionen sind keineswegs selten und methodenimmanent; daher muss darüber aufgeklärt werden. Im vorliegenden Fall wurde die beklagte Partei nicht wegen eines Kunstfehlers, sondern wegen eines Aufklärungsfehlers bei drittgradigen Verbrennungen am Oberschenkel aufgrund des Ablösens der Neutralelektrode verurteilt. Daher ist es erforderlich, auch über diese Komplikation sorgfältig aufzuklären.

Literatur

Beck L. Möglichkeiten der Verbrennung der Haut bei der Anwendung von Elektrokoagulationsgeräten. In: Beck L (Hrsg.). Intra- und postoperative Komplikationen in der Gynäkologie. Stuttgart: Thieme, 1979: 81–2.

Nessler N. Die Neutralelektrode bei der Elektrochirurgie, ein Risiko für den Patienten? Österr Krankenhauszeitung 1995; 36: 29–34.

6.3.5 Aufklärungsfehler bei frustraner Tubenligatur

Sterilisation der Frau

Das häufigste Verfahren der operativen Sterilisierung ist der Verschluss der Eileiter (Tubensterilisation). Die dazu verwendeten Methoden sind gekennzeichnet durch eine große empfängnisverhütende Sicherheit, hohe Akzeptabilität, eine einfache Technik und relative Ungefährlichkeit. Die Versagerquote liegt je nach Autor und Methode zwischen weniger als 1 bis 5 auf 1000. Bei Sterilisationsversagern muss man einerseits zwischen extrauterinen und intrauterinen Schwangerschaften und andererseits zwischen sog. Lutealphasenschwangerschaften (Empfängnis vor der Sterilisation), technischen Fehlern (nachweislich fehlerhaft ausgeführter Eingriff) und eigentlichen Versagern der Methode bei offensichtlich richtig und sorgfältig durchgeführtem Eingriff unterscheiden. Der Anteil von Extrauterinschwangerschaften bei den Schwangerschaftsversagern hängt von der Methode ab, er beträgt bis zu 90 %. Grundsätzlich ist die Sterilisation als eine permanente Methode der Empfängnisverhütung anzusehen. Dieser Tatsache muss bei der präoperativen Aufklärung der Patientin Rechnung getragen werden. Trotzdem schätzt man, dass heute 0,5 bis 2 % der sterilisierten Frauen wünschen, ihre Sterilisation rückgängig zu machen. Aus diesem Grunde wird heute die Reversibilität des Sterilisationsverfahrens mitberücksichtigt. Diese dürfte bei den mechanischen Operationsmethoden, speziell bei den Clips, die wenig Eileiter und umgebendes Gewebe zerstören, am günstigsten sein. Am anderen Ende der Skala stehen ausgedehnte Elektro-Koagulationen (Verschmorungen) unter Einbeziehung der Mesosalpinx.

Der Eingriff kann entweder im Zusammenhang mit einer Schwangerschaft (postpartum, postabortum) oder im Intervall vorgenommen werden. Als Zugangsweg kommt eine Laparotomie oder Minilaparotomie, eine Bauchspiegelung, der vaginale Weg oder via Uterushöhle in Frage.

Die gebräuchlichsten Methoden zum Tubenverschluss sind:

- eine teilweise Entfernung
- eine umschriebene Koagulation
- eine Durchtrennung durch Ligaturen (Unterbindung), Silastik-Ringe oder Clips.

Die postpartale Sterilisation erfreut sich besonderer Beliebtheit, weil Geburt und Unfruchtbarmachung bei demselben Krankenhausaufenthalt durchgeführt werden können. Durch die Möglichkeit der halbambulanten Sterilisation per Laparoskopie im Intervall hat dieser Vorteil jedoch an Bedeutung verloren. Es hat sich gezeigt, dass Sterilisationen im Zusammenhang mit der Geburt, vor allem bei Schnittentbindungen, später häufiger bedauert werden als Sterilisationen im Intervall. Wichtig ist, dass die Zuverlässigkeit der Sterilisation nach der Geburt geringer zu sein scheint als im Intervall. Aus diesen Gründen und wegen der gesetzlichen Wartefristen in den Vereinigten Staaten hat die postpartale Sterilisation in den letzten Jahren abgenommen.

Als Zugangsweg eignet sich eine Minilaparotomie unter dem Nabel besonders gut. Zum Verschluss der Eileiter kommen alle gängigen Methoden in Betracht. Von den meisten Chirurgen wurde bisher die chirurgische Methode nach Pomeroy vorgezogen.

An vielen Kliniken wird auch die bipolare Elektrokoagulation mit einer Pinzette bevorzugt. Die Ringmethode ist wegen der Gefahr des Durchschneidens bei den aufgequollenen Tuben im Wochenbett weniger geeignet. Die Risken der Minilaparotomie im Nabelbereich sind gering. Die Morbidität liegt bei 1 bis 20%, meist um 2 bis 4%. Nach einer Sammelstatistik starb keine von 6.717 Frauen. Die Zahlen der Baseler Klinik lauten bei 605 Fällen der Jahre 1969 bis 1974: Mortalität 0%, Morbidität 1% (zwei Lungenembolien, zwei Wundinfektionen, eine Mesosalpinxblutung, eine Hautverbrennung). Die häufigsten direkten Komplikationen des Eingriffs sind Infektionen von Eileitern oder Bauchwunde sowie Blutungen. Die Morbidität wird durch den Zeitpunkt der Operation bis zum 5. Wochenbettag und noch länger offenbar nicht beeinflusst.

Von den Clips-Sterilisationen haben bisher verschiedene Kunststoff-Clips größere Verbreitung gefunden. Die Verwendung von Metall-Clips wurde wegen zu häufiger Versager wieder aufgegeben. Unter den Kunststoff-Clips scheint bisher der Spring-Clip von Hulka am eingehendsten geprüft zu sein. Der Vorteil dieses Clips besteht in einem Nachokklusionseffekt durch eine Metallfeder, die den Clip nach dem Anlegen bei Gewebsschwund wieder zusammendrückt. Weitere Kunststoff-Clips wurden von Bleier (1973), Göltner (1977) sowie Filshie und Casey (1979) beschrieben. Das Anlegen der Clips kann durch Bauspiegelung mit Spezialinstrumenten, durch Minilaparotomie oder auf vaginalem Weg erfolgen. Die richtige Applikation im isthmischen Eileiterabschnitt erfordert jedoch besondere Sorgfalt und Übung. Der Clip muss das ganze Eileiterrohr völlig umschließen, andernfalls wird er abgestoßen oder es kommt durch die ausgesparte Restlichtung zu Sterilisationsversagern. Während die Zuverlässigkeit der Clips-Sterilisation noch nicht definitiv beurteilbar ist, sind ausreichende Angaben nur über den Hulka-Clip vorhanden. Die Versagerquote liegt bei maximal 5 auf 1.000 und somit möglicherweise etwas über der Elektrokoagulation und dem Silasticband. Weitere Vorteile der Clips-Sterilisation sind ihre Ungefährlichkeit im Vergleich zur Koagulation und ihre bessere Reversibilität.

Die Wahl der Methode der Sterilisation hängt von der subjektiven Einstellung von Arzt und Patientin und objektiven Faktoren (wie Ausbildung des Operateurs, Zeitpunkt der Operation in Relation zu einer Schwangerschaft und äußere Umstände) ab.

Die einzelnen Methoden müssen unter vier Gesichtspunkten beurteilt werden:

1. Risiken
2. technische Schwierigkeiten
3. kontrazeptive Sicherheit
4. Reversibilität

Die Risken einer elektiven Operation wie der Eileitersterilisation müssen klein sein, da kontrazeptive Alternativen zur Verfügung stehen, die relativ unschädlich sind. Die Letalität sollte 1 : 10.000, ernste Komplikationen 1 : 1.000 und die Gesamtmorbidität wenige Promille nicht übersteigen. Diese Bedingungen werden heute von üblichen Verfahren weitgehend erfüllt. Zu den technischen Schwierigkeiten zählen Verwachsungen im kleinen Becken, Unbeweglichkeit der Gebärmutter oder Fettleibigkeit. Die Clip-Methode, die Elektrokoagulation oder die Resektion nach Pomeroy sind einfach, andere Methoden etwas schwieriger durchführbar. Die kontrazeptive Sicherheit der verschiedenen Methoden der Sterilisation ist nur mit Einschränkungen vergleichbar, da nur für einige Methoden größere und langfristige Untersuchungen vorliegen. Die Versagerquote wird mit zunehmender Beobachtungszeit größer. Extrauterinschwangerschaften sind bis zu acht Jahre nach der Sterilisation aufgetreten. Die Versagerquote einer Methode sollte auf jeden Fall unter ein Prozent liegen. Die geringste Versagerquote hat naturgemäß die Entfernung der Gebärmutter, trotzdem sind bisher 26 extrauterine Schwangerschaften bekannt geworden. Der Operateur sollte das Verfahren bevorzugen, mit dem er die größte Erfahrung besitzt. Fest steht, dass sowohl die Risken als auch die Häufigkeit von Versagern mit zunehmender Erfahrung des Operateurs abnehmen.

6.3.5.1 Sachverhalt / Kasuistik

Die 30-jährige Wöchnerin entband im März 1992 ihr drittes Kind. Bei abgeschlossener Familienplanung bestand der Wunsch nach Sterilisation. Dies wurde zunächst im Januar oder Februar mit der betreuenden Frauenfachärztin besprochen. Mit den Ärzten des Landeskrankenhauses wurde der Sterilisationswunsch erst nach der Geburt erörtert. Im Rahmen eines 30-minütigen Aufklärungsgespräches wurde ein Operationsrevers unterschrieben, den am folgenden Tag auch der Ehegatte unterzeichnete. Dabei wurde insbesondere die Irreversibilität der Operation diskutiert. Die Patientin verstand dies so, dass es sich um die sicherste Methode handle, die eine 100%ige Sicherheit aufweisen würde. In dem Formular stand: „Über Tubenligatur und Alternativen aufgeklärt anhand Perimed-Merkblatt", Unterschrift unleserlich, Unterschrift Arzt. Das Perimed-Merkblatt über die Sterilisation der Frau befand sich ebenfalls im Akt und es wurde darin ausdrücklich darauf hingewiesen, dass es trotz sorgfältigen ärztlichen Vorgehens bei der Sterilisation in seltenen Fällen zu späterer Empfängnis kommen könne. Das Original war allerdings von der Patientin nicht unterschrieben. Ein allgemein gehaltener Revers „Wir erklären uns mit der Eileiterunterbindung zum Zwecke der Sterilisation einverstanden" war von der Patientin und ihrem Mann unterzeichnet. Der Revers „Ich erkläre mich mit der vorgeschlagenen Operation einverstanden, ebenso mit allen weiteren operativen Eingriffen, die sich im Verlauf der Operation als medizinisch notwendig erweisen, und wurde über den geplanten Eingriff, mögliche Komplikationen und die Konsequenzen der Operation in mir verständlicher Form aufgeklärt" war lediglich vom Ehegatten unterzeichnet.

Die Tubenligatur wurde am ersten postpartalen Tag durchgeführt. Im Operationsbericht stand, dass das Auffinden der Eileiter beidseits „ziemlich schwierig" war, da sich die Höhe des Corpus uteri nur drei Querfinger über der Symphyse befand. Es wurde beidseits ein sog. Filshie-Clip am Übergang zum mittleren Drittel gesetzt, da der Eileiter im inneren Drittel sehr aufgetrieben war. Deshalb wurde auch ein Assistenzarzt beigezogen, der nach Abstopfen des Darmes den Filshie-Clip am linken Eileiter setzte. Postoperativ kam es zu einer oberflächlichen Dehiszenz im Bereich der Nabelwunde, die eine Salbenbehandlung erforderte.

Zunächst traten Menstruationsblutungen im Abstand von 28 Tagen auf, im August blieb jedoch die Regel aus und erst im Dezember 1992 wurde bei der Frauenfachärztin eine Schwangerschaft im 5. Monat diagnostiziert. Die Familie freute sich im Prinzip über dieses unverhoffte Kind, welches im März 1993 als Frühgeburt in einem anderen Krankenhaus zur Welt kam. Es starb jedoch im Alter von vier Monaten an plötzlichem Kindstod.

Der Ehemann der Patientin hatte einen Bekannten, der Rechtsanwalt war, und es bestand eine Rechtschutzversicherung. Daher kam es zu einer Klage wegen € 5.910,– Schmerzengeld.

6.3.5.2 Beurteilung / Gutachten

Ohne Zweifel handelte es sich hier um einen sog. Sterilisationsversager. Fest stand, dass die Operation schwierig war, da beide Tuben aufgequollen bzw. aufgetrieben waren. Dies ist ein typischer Nachteil der Sterilisation im Wochenbett, daher ist auch laut Literatur die Rate an Sterilisationsversagern im Wochenbett höher.

Naturgemäß konnte der korrekte Sitz der Filshie-Clips am rechten und linken Eileiter von außen nicht festgestellt werden. Dies wäre mit der nötigen Sicherheit nur durch eine diagnostische Bauchspiegelung möglich. Nur so könnte bewiesen werden, dass z. B. ein Clip schlecht sitzt, nicht ausreichend zugedrückt wurde oder woanders sitzt, wodurch ein Eileiter durchgängig und damit eine weitere Schwangerschaft möglich gewesen wäre. Die Tatsache, dass die Patientin erneut intrauterin schwanger wurde, beweist, dass ein Eileiter entweder nie verschlossen wurde oder sich sekundär wieder kanalisiert hatte.

Bezüglich der Aufklärung wurde ausgeführt, dass das Vorgehen, Perimed-Aufklärungsbögen den Patienten zwar vorzulegen, jedoch nicht im Original unterschreiben zu lassen, 1992 durchaus an vielen Kliniken üblich war, so auch an der Abteilung des SV. Verwendet wurden in Plastikfolien eingeschweißte Perimed-Aufklärungsbögen, da diese teuer waren. Gutachtlich wurde die Aufklärung daher als ausreichend gewertet, wobei die Aussage der Patientin, man hätte ihr erklärt, dass die Sterilisation eine 100%ige Sicherheit gewährleiste, nicht nachvollziehbar war, da man nicht davon ausgehen konnte, dass ein promovierter Arzt eine derartige, sämtlichen medizinischen Erfahrungen widersprechende Aussage tätigen würde.

Beantwortung des Fragenkatalogs

1. War die „verzögerte Wundheilung" der Tubenligatur (Nachblutung) auf einen Operationsfehler zurückzuführen oder ist auch bei ordnungs- und sachgemäßer Ausführung einer Tubenligatur ein solches Nachbluten unter Umständen nicht vermeidbar?
   Diese Frage wurde verneint. Es handelte sich um keinen Operationsfehler; Wundheilungsstörungen sind auch bei ordnungs- und sachgemäßer Ausführung nicht immer vermeidbar und kommen in einem geringen Prozentsatz vor.
2. Inwieweit war dieses Nachbluten („verzögerte Wundheilung") mit zusätzlichen Schmerzen der Klägerin verbunden, mit welcher Dauer und Intensität?
   Diese verzögerte Wundheilung war mit keinen wesentlichen Schmerzen der Klägerin verbunden, da es sich nur um eine oberflächliche Dehiszenz handelte, die eine Salbenbehandlung und ambulante Kontrolle erforderte.
3. Inwieweit ist eine Tubenligatur, wie bei der Klägerin vorgenommen, auch bei ordnungsgemäßer Ausführung mit Schmerzen und Gesundheitsbeeinträchtigung verbunden, mit welcher Dauer und Intensität (Schmerzperioden)?
   Eine Tubenligatur kann auch bei ordnungsgemäßer Ausführung mit gewissen Schmerzen und Gesundheitsbeeinträchtigung verbunden sein, da es sich um eine Laparotomie (Eröffnung des Bauches) handelt. Daher sind auch alle daraus resultierenden Komplikationen möglich. Erfahrungsgemäß sind die Beschwerden auf einige Tage beschränkt und als leicht zu bezeichnen.
4. Inwieweit wurde die bei der Klägerin vorgenommene Sterilisation als solches ordnungs- und sachgerecht ausgeführt? War ein Anhaltspunkt (welcher) für einen Ope-

rationsfehler bei dieser Sterilisation anzunehmen? Inwieweit war oder konnte ein solcher allenfalls für die danach aufgetretene Schwangerschaft der Klägerin ursächlich sein?
Aufgrund der Aktenlage wurde die Sterilisation als ordnungs- und sachgerecht ausgeführt bezeichnet. Anhaltspunkte für einen Operationsfehler bei der Sterilisation lagen keine vor, es war jedoch beschrieben, dass die Tuben schwer auffindbar und aufgetrieben waren. Ursächlich für ein Sterilisationsversagen wäre z. B. ein falscher Sitz oder ein mangelhafter Verschluss der Filshie-Clips, wofür es keine Anhaltspunkte gab. Dies könnte nur durch eine diagnostische Bauchspiegelung nachgewiesen werden. Die Beweislast lag, wenn man der deutschen Judikatur folgt, bei der Klägerin.

5. Inwieweit sind Nachkontrollen bei Sterilisationen üblich und was hätte im konkreten Fall mit einer solchen Nachkontrolle bewirkt bzw. allenfalls geändert werden können?
   Nachkontrollen bei Sterilisationen sind unüblich und werden auch in der Literatur nicht gefordert. In concreto hätte man z. B. mittels einer Hysterosalpingographie (Eileiterröntgen) die Durchgängigkeit eines Eileiters nachweisen können. Dies hätte bei weiterem Sterilisationswunsch der Klägerin naturgemäß zu einer neuerlichen Sterilisationsoperation führen können.
6. Konnte die vorzeitige Niederkunft und / oder Notwendigkeit der Einleitung der Geburt und / oder deren (von der Klägerin geschilderte) längere Dauer in einem Zusammenhang mit der Tubenligatur stehen oder war das auszuschließen?
   Diese standen in keinem wie immer gearteten Zusammenhang mit der Tubenligatur. Dies war auszuschließen.
7. Welche Dauer und Intensität (Schmerzperioden) resultierten aus der ungewollten Schwangerschaft der Klägerin?
   Die Klägerin war laut Krankengeschichte zehn Tage hospitalisiert. Es war zu einem Blasensprung in der 35. SSW gekommen und es wurde Solu Dacortin zur Lungenreifung gegeben sowie eine Wehenhemmung bei absoluter Bettruhe durchgeführt. Nach fünf Tagen kam es zur Spontangeburt eines reifen zarten Knaben. Die Klägerin blieb noch weitere sechs Tage im Krankenhaus. Der Krankengeschichte waren keine besonderen Schmerzperioden zu entnehmen. Für die Zeit vor der Geburt wurden daher fünf Tage leichte Schmerzen (Bettruhe, vorzeitiger Blasensprung) angenommen, für den Tag der Geburt ein Tag starke Schmerzen und für die sechs folgenden Wochenbetttage erneut sechs Tage leichte Schmerzen.

In einem Ergänzungsgutachten wurden nochmals die Möglichkeiten der diagnostischen Bauchspiegelung als einziger Möglichkeit der Überprüfung der ordnungs- und fachgerechten Ausführung der Tubenligatur sowie deren Risken hinterfragt, ebenso nochmals, ob Kontrolluntersuchungen bzw. Nachkontrollen nach Sterilisationen durchzuführen sind, was klar verneint wurde.

Ergänzend wurde versucht, die Schmerzperioden, die sowohl mit der Durchführung der Tubenligatur selbst, einschließlich der verzögerten Wundheilung, als auch mit der gesamten Schwangerschaft und Geburt einhergingen, einschließlich des „Unwohlseins", präzise zu bemessen. Hierzu wurde ausgeführt, dass für den Fall einer nicht ordnungs- bzw. fachgerechten Durchführung der Tubenligatur ein Tag mittelstarke (Operationstag) sowie gerafft sieben Tage leichte Schmerzen anzunehmen waren.

Nachdem die Klägerin der weiteren Schwangerschaft keineswegs ablehnend gegenüberstand, sondern sich darüber sogar freute, und nach ihren eigenen Angaben der Schwangerschaftsverlauf bis zum vorzeitigen Blasensprung in SSW 35 normal gewesen war, waren für die Schwangerschaft keine Schmerzperioden anzusprechen. Die Schmerzperioden für die Zeit des stationären Aufenthaltes im Krankenhaus betrugen ein Tag starke Schmerzen (Geburt) sowie elf Tage leichte Schmerzen (fünf Tage vorzeitiger Blasensprung, sechs Tage stationäres Wochenbett). Schlussendlich wurde ein damals rezentes Urteil des Obersten Gerichtshofes (OGH, 26. 1. 1995, 6 Ob 502/95) zitiert, demzufolge ein Schmerzengeldanspruch für die mit einer Schwangerschaft und Geburt verbundenen Schmerzen nicht berechtigt sei, weil dem Anspruch keine Körperverletzung oder Gesundheitsschädigung gemäß § 1325 ABGB zugrunde liege.

6.3.5.3 Verfahrensausgang

In dem Zivilgerichtsverfahren wegen € 5.910,– erkannte das Gericht die beklagte Partei (Träger des Landeskrankenhauses) für schuldig, der klagenden Partei (Patientin) € 826,– samt 4 % Zinsen innerhalb 14 Tagen bei Exekution zu bezahlen. Das Klagemehrbegehren von € 5.084,– samt 4 % Zinsen wurde abgewiesen. Die klagende Partei wurde für schuldig erkannt, der beklagten Partei Prozesskosten von € 2.033,– binnen 14 Tagen zu ersetzen.

In der Beweiswürdigung wurde die Aufklärung bemängelt, da die Turnusärztin keine Angaben über das konkret mit der Klägerin geführte Gespräch machen konnte und das Gericht daher eine konkrete und ausdrückliche Aufklärung der Klägerin, dass sie trotz einer Sterilisation wieder schwanger werden könnte, nicht feststellen konnte. Auch wurde die Ausfolgung oder zumindest Vorweisung des Perimed-Merkblattes an die Klägerin nicht als erwiesen angenommen, da andere als Zeugen vernommene Ärzte gar nicht sicher waren, ob es damals im Landeskrankenhaus dieses Merkblatt bereits gab. Da die Klägerin selbst ausschloss, ein solches jemals gesehen zu haben, und auch ihr Mann von einem solchen nichts wusste, konnte keine Feststellung getroffen werden, dass die Klägerin vor der Sterilisation ein solches Merkblatt bekommen hatte. Die Ursache für die neuerliche Schwangerschaft war nicht feststellbar, da die eine solche Feststellung ermöglichende Bauchspiegelung von der Klägerin nicht angeboten wurde.

Ein Schmerzengeld für die nach der Tubenligatur eingetretene Schwangerschaft und nachfolgende Geburt war schon deswegen nicht gerechtfertigt, weil diese nicht auf eine mangelhafte Aufklärung zurückzuführen waren. Hätte die Klägerin, wie ihr geglaubt wurde, bei vollständiger und ausreichender Aufklärung von einer Sterilisation, dem sichersten Verhütungsmittel, abgesehen, so hätte dies für die nachfolgende, hier verfahrensgegenständliche, Schwangerschaft nichts geändert. Damit erübrigte sich, weiter darauf einzugehen, inwieweit eine Schwangerschaft und nachfolgende Geburt überhaupt einen Schmerzengeldanspruch begründen kann.

6.3.5.4 Resümee

Sterilisationen durch Tubenligatur gehörten früher zu den forensisch heikelsten gynäkologischen Operationen. In der Literatur findet sich eine umfassende Judikatur, besonders aus Deutschland. Bei der Aufklärung ist eine mögliche Versagerquote unbedingt zu dokumentieren. Die sach- und fachgerechte Durchführung der Operation ist nur durch eine diagnostische Bauchspiegelung zu verifizieren, wobei die Beweislast bei der Klägerin liegt.

Literatur

DGGG. Kontrazeptive Sicherheit der Tubensterilisation. In: DGGG (Hrsg.). Leitlinien der Gynäkologie und Geburtshilfe, Band II. Berlin: Verlag S. Kamarz, 2010: 165–81.

Käser O, Iklé FA, Hirsch HA. Atlas der gynäkologischen Operationen. Operative Unfruchtbarmachung der Frau. 4. Auflage. Stuttgart: Thieme 1983: 3.1–11.

Kremling U, Solbach G. Operative Sterilisierung. In: Kremling U, Goecke C, Solbach G (Hrsg.). Forensische Gynäkologie. Stuttgart: Thieme, 1991: 121–9.

Oberster Gerichtshof, 26.1.1995, 6 Ob 502/95. Aufklärung über Erfolgsaussicht bei Sterilisation, § 1293 ff und 1325 ABGB.

Ulsenheimer K, Ratzel R. Forensische Fragen im Zusammenhang mit der operativen Gynäkologie und Geburtshilfe. In: Beck L, Bender HG (Hrsg.). Intra- und postoperative Komplikationen in der Gynäkologie und Geburtshilfe. Stuttgart: Thieme, 1996: 347–8.

6.4 Vaginale Hysterektomie

6.4.1 Vorwurf inkompletter Restovarentfernung nach vaginaler Hysterektomie

6.4.1.1 Sachverhalt / Kasuistik

Die 1991 41-jährige Klägerin hatte anamnestisch eine Odyssee von insgesamt neun gynäkologischen Operationen hinter sich gebracht. Sie gab an, bereits als Mädchen immer wieder Eierstockentzündungen gehabt und deswegen auch immer wieder im Krankenhaus gelegen zu haben.

Anamnestisch hervorstechend war die Entfernung der Gebärmutter im Alter von 26 Jahren mit Nachblutung und Umstechung. Als Indikation war chronische Endo- und Perimetritis bei Zustand nach Konisation mit Sturmdorff-Deckung (1973) und Zustand nach Shirodkar (1974) sowie Zustand nach Adnexitis links vermerkt. Aus dem Operationsbericht ging hervor, dass die Operation sehr blutreich war und sich etwa 15 ml dunkelgelbe Flüssigkeit aus der Bauchhöhle entleert hatten. Eine Blasenverletzung wurde ausgeschlossen. Eine Corpus-luteum-Zyste am rechten Eierstock wurde entfernt. Während der gesamten Operation ging weiterhin Aszites aus der Bauchhöhle ab. Am folgenden Tag kam es zu einer diffusen Nachblutung, welche mit fünf Catgut-Umstechungen und einer Streifentamponade versorgt wurde. Der histologische Befund ergab eine geringfügig floride Endometriosis interna sowie eine leichte chronische Endometritis mit lymphozytärer und plasmozellulärer Infiltration sowie ein in Verzystung begriffener Gelbkörper.

Der weitere postoperative Verlauf war komplikationslos. Postoperativ wären jedoch Schmerzen im Unterbauch aufgetreten. 1979 war die Klägerin im selben Krankenhaus unter der Diagnose Adnexitis bilateralis, links mehr als rechts, bei Zustand nach vaginaler Hysterektomie, 14 Tage hospitalisiert und wurde mit Antibiotika und Antiphlogistika behandelt.

1983 wurde in einem anderen Krankenhaus wegen einer Ovarialzyste links und Hydrosalpinx eine Pfannenstiel-Operation durchgeführt. Im Operationsbericht hieß es: Exstirpatio adnex. bil. per Pfannenstiel, und es ging daraus hervor, dass der linke Eierstock marillengroß, kleinzystisch verändert war und im Bereich des rechten Eierstockes ebenfalls ein kleinzystisch verändertes, ca. kirschgroßes Gebilde (Restovar) vorgefunden wurde. Zahlreiche Adhäsionen mussten teils scharf, teils stumpf gelöst werden, um die linken Adnexe über eine Klemme abzusetzen. Rechts wurde das Restovar entfernt und Hyalostop zur Verhinderung von weiteren Adhäsionen in die Bauchhöhle eingebracht. Die Histologie beschrieb rechts eine Granulosa-Luteinzellenzyste des Eierstockes und links eine Endometriosezyste. Makroskopisch wurde rechts eine 4,5 cm lange, lateral frei sondierbare Tube sowie ein örtlich eingerissenes, 43 × 35 × 16 mm großes Ovar beschrieben. Aus einem Einriss quoll eine über bohnengroße bräunlich-rote Blutmasse. Der linke Eileiter war 6,5 cm lang und lateral frei sondierbar. Das Ovar maß 37 × 28 × 19 mm und war ebenfalls leicht eingerissen. Es trug eine Zyste von Kirschgröße, glattwandig von klarer Flüssigkeit erfüllt, daneben mehrere kleine Zysten. Der postoperative Verlauf war komplikationslos.

1986 erfolgte ein weiterer Aufenthalt im ursprünglichen Krankenhaus wegen Schmerzen im Unterbauch, rechts mehr als links, Kreuzschmerzen und Blutungen aus dem Scheidenstumpf. Es wurde ein Infiltrat am Scheidenblindsack diagnostiziert. Aus dem Aufnahmebefund des Chefarztes ging hervor, dass sich der obere Anteil des Scheidenblindsackes an seinem Ende bläulich vorwölbte und man den unteren Pol einer etwa eigroßen, zystischen Resistenz tastete. Es wurde eine Inzision im hinteren Scheidengewölbe vorgenommen und ein T-Drain eingelegt. Der histologische Befund ergab lediglich Blut und Detritus ohne präformiertes Gewebe.

Vier Wochen später wurde die Patientin nochmals wegen ziehender Schmerzen im gesamten Abdomen aufgenommen. Palpatorisch tastete man links und in der Mitte des zerklüfteten Scheidenblindsackes eine kleinhöckrige Resistenz, weshalb eine Relaparotomie per Pfannenstiel durchgeführt und eine Parovarialzyste entfernt wurde. Im Operationsbericht wurden neuerlich zahlreiche Adhäsionen sowie eine breitbasige Verwachsung zwischen dem großen Netz, dem Rektosigmoid sowie dem Blasenperitoneum beschrieben. Diese entsprach in ihrer Größe dem getasteten Tumor und wurde ebenfalls gelöst. Nach Präparation des Harnleiters links fand sich eine walnussgroße, geschlängelte Zyste (Parovarialzyste), die entfernt wurde. Nachdem bei einer gleichzeitigen vaginalen Untersuchung kein Tumor mehr getastet wurde und im kleinen Becken kein Tumor mehr festgestellt werden konnte, wurde die Bauchdecke verschlossen. Die Histologie ergab ein U-förmig gebogenes, 21 mm langes, 6 bis 8 mm dickes Gewebsstück, welches als Stück einer Tube befundet wurde.

1,5 Jahre später wurde die Patientin wegen ziehender Schmerzen im Unterbauch beidseits und täglich schleimigen Abgängen aus der Vagina neuerlich im selben Krankenhaus hospitalisiert. Im Ultraschall wurde eine 3,7 × 3 cm große, echoarme Struktur im Anschluss an den Scheidenblindsack gefunden. Der Abteilungsvorstand führte neuerlich einen Repfannenstiel durch und fand einen zystischen, mit dem Sigma verwachsenen, hühnereigroßen Tumor, der bei der Präparation platzte. Es entleerte sich klare, leicht gelbliche Flüssigkeit. Der Tumor wurde in toto exstirpiert und ein Chirurg hinzugezogen. Der histologische Befund beschrieb ein 50 × 30 mm großes, 2 bis 5 mm dickes, teilweise von Serosa bedecktes Gewebsstück, welches sich histologisch als Anteil eines Ovars mit Corpus albicans und einem zystischen Corpus luteum, ohne Bösartigkeit, herausstellte.

1989 schließlich suchte die Patientin ein anderes Krankenhaus in der Nähe auf, wo im Ultraschall neuerlich eine 2 × 2 cm messende, zusammen etwa einen Durchmesser von etwa 4 cm betragende Zyste im Bereich des Vaginalstumpfes links diagnostiziert wurde. Unter der Diagnose Verdacht auf Tumor im kleinen Becken wurde neuerlich laparotomiert. Im Operationsbericht war vermerkt: „Es ist alles verwachsen, nur mühsam lässt sich das Netz von der Bauchdecke und dem Darm abpräparieren. Dieses wird teilreseziert. Nachfolgend wurde eine Adhäsiolyse durchgeführt. Es war der Dünn- und Dickdarm alles miteinander, übereinander und untereinander ineinander verwachsen, wobei das Sigma an der linken Bauchdecke klebte und auch an der Blase. Ein Narbenstrang befand sich im Bereich der Blase, zwischen Blase und Sigma. Bei Abpräparation dieses Narbenstranges kam es an der Blasenkuppe zur Eröffnung, welche zweischichtig wieder verschlossen wurde."

Ein halbes Jahr später, im September 1989, folgte eine neuerliche Hospitalisierung im selben Krankenhaus wegen Verdacht auf Pseudoabszess im Wundgebiet und starker Schmerzen. Es wurde konservativ mit einer Infusionstherapie mit Antibiotika (Augmentin und Anaerobex) sowie physikalischer Therapie behandelt, was zu einer geringen Besserung des Allgemeinzustandes führte. Beschrieben wurden sonographisch zwei kranial des Vaginalstumpfes und eher links gut erkennbare Raumforderungen, bestehend aus zwei Zysten von etwa 2 cm im Durchmesser. Von einer neuerlichen Operation wurde wegen der massiven Adhäsionen und der Verletzung der Blase bei der vorigen Operation Abstand genommen, da keine Besserung der Beschwerden zu erwarten war. Die Laborbefunde zeigten eine erhöhte Blutsenkung von 18/42, erhöhte Leukozyten von 11.400 und ein erhöhtes CRP von 24 mg/l. Es wurden körperliche Schonung, Ultraschallkontrollen und symptomatische Behandlung der Schmerzen empfohlen. Angeregt wurde auch, ob eine Frühpensionierung gerechtfertigt war. Neuerlich wurde die Klägerin 1990 an derselben Abteilung wegen Schmerzen mit Antibiotika und Voltaren behandelt. Die Blutsenkung betrug 28/56, die Leukozyten 13.400, das CRP 12.

Der letzte vorgelegte Befund der Klägerin stammte aus dem Jahr 1991 von eben dieser Abteilung und lautete: „Im Anschluss an den Scheidenblindsack links eine pralle, dolente, ca. marillengroße Resistenz tastbar. Diagnose: Pseudozyste bzw. Abszess links bei Zustand nach mehrfachen Laparotomien. Falls keine Besserung, neuerliche stationäre Aufnahme erforderlich."

Die Patientin verklagte den Gynäkologen, der die Eierstöcke 1983 entfernt hatte, wegen € 15.988,– Verdienstausfall und Schmerzengeld.

6.4.1.2 Beurteilung / Gutachten

Interessanterweise war die Pfannenstiel-Laparotomie, die immerhin viermal eröffnet wurde, per primam verheilt. Die Spiegeluntersuchung ergab reichlich Fluor vaginalis und eine bakterielle Vaginose. Im hinteren Fornix zeigte sich links eine pflaumengroße Vorwölbung der Vaginalwand. Das Scheidensekret war IV mit reichlich Trichomonaden. Palpatorisch war das Scheidenblindsackende besonders links narbig und resistenter, jedoch ohne zirkumskripte Resistenz. Vaginalsonographisch zeigten sich am linken Scheidenblindsack mehrere kleinzystische Areale, das größte 2 × 1,5 cm betragend. In diesem Bereich ließ sich auch, immer wieder reproduzierbar, eine Darmschlinge darstellen, was als Adhärenz gedeutet wurde.

Beantwortung des Fragenkatalogs

1. Wurde aufgrund der Operation vom Oktober 1983 das Ovar der Klägerin zur Gänze entfernt?
   Laut Operationsbericht vom Oktober 1983 wurde der linke Eierstock, marillengroß und kleinzystisch verändert, zur Gänze entfernt. Beschrieben wurde allerdings, dass der linke Eierstock bereits damals in zahlreiche Adhäsionen eingebettet war, welche teils scharf, teils stumpf durchtrennt werden mussten. Im histologischen Befund wurde der linke Eierstock makroskopisch als nur leicht eingerissen beschrieben. Feingeweblich handelte es sich um eine Endometriose. Rechts wurde das „Restovar" entfernt, welches histologisch einer Granulosa-Lutein-Zyste entsprach.
2. War es möglich, dass die Klägerin aufgrund dieser Operation des Restovars vom Oktober 1983 im Februar 1987 und im März 1989 Nachoperationen durchführen lassen musste?
   Gutachtlich wurde mit an Sicherheit grenzender Wahrscheinlichkeit festgehalten, dass die zahlreichen Nachoperationen der Klägerin keinesfalls ausschließlich aufgrund der Operation vom Oktober 1983 erfolgten.
   Beim Krankheitsbild der Klägerin handelte es sich um einen besonders stark ausgeprägten Restzustand nach häufig durchgemachten Entzündungen, nach einer vaginalen Hysterektomie mit Nachblutung und neuerlicher Infektion danach sowie histologisch gesicherter Endometriose. Der intraoperative Flüssigkeitsabgang bei der vaginalen Hysterektomie wurde als rezente Infektion im kleinen Becken interpretiert, mit nachfolgender Bildung von Verwachsungen. Zweifelsohne ergab sich bereits aus diesem Zustandsbild eine Fülle von Gründen für mögliche Nachoperationen.
3. War es möglich, dass die Klägerin aufgrund der Operation vom Oktober 1983 Blutungen und Schmerzen erlitt? Wenn ja: in welchem Ausmaß (gerafft in sehr stark, mittelstark, schwach)?
   Gutachtlich erschien es völlig unmöglich, dass die Klägerin aufgrund der Operation vom Oktober 1983 Blutungen erlitt, da der Scheidenblindsack völlig geschlossen war. Die Schmerzen der Klägerin waren zweifelsohne glaubhaft, jedoch keinesfalls mit der nötigen Sicherheit der Operation vom Oktober 1983 zuzuordnen.
4. Wurde die Exzision des Restovars sach- und fachgerecht durchgeführt? Wenn ja: Waren die Schmerzen und Beschwerden der Klägerin eine nicht unübliche Folge einer solchen Operation? Welche Chancen bestehen, dass derartige Beschwerden bei einer sach- und fachgerecht durchgeführten Operation auftreten? Wenn nein: Worin bestand der Fehler? Was waren die Folgen?
   Die Operation vom Oktober 1983 (Exzision des Restovars) wurde sach- und fachgerecht durchgeführt. Die Beschwerden der Klägerin waren eine nicht seltene Folge der Grundkrankheit, nämlich der wiederholten Entzündungen des kleinen Beckens und der Endometriose. Es wurde betont, dass diese starken Verwachsungen in der Bauchhöhle der Klägerin bereits vorbestehend waren. Auch bei einer sach- und fachgerecht durchgeführten Operation können derartige Beschwerden häufig auftreten.

Gutachtlich wurde ausgeführt, dass bei der Klägerin insgesamt neun gynäkologische, überwiegend große Eingriffe durchgeführt worden waren. Es stand fest, dass bei der vaginalen Hysterektomie 1976 im Alter von nur 26 Jahren offensichtlich aufgrund des

Flüssigkeitsabganges während der Operation in eine bestehende Infektion im kleinen Becken hineinoperiert wurde. Fest stand weiters, dass es zu einer Nachblutung mit Umstechung gekommen war und dass die Patientin danach Schmerzen im Unterbauch hatte. Der histologische Befund ergab sowohl eine Endometritis als auch eine Endometriose. Aufgrund der laufenden weiteren Schmerzen (1979 14 Tage hospitalisiert unter der Diagnose beidseitige Eierstockentzündung) und der histologischen Diagnose Endometritis und Endometriose konnte man davon ausgehen, dass es bei der Klägerin zu einer massiven Bildung von Adhäsionen gekommen war, die dann tatsächlich 1983 bei der Laparotomie verifiziert wurden. Zweifelsohne waren diese Verwachsungen Folge der durchgemachten Infektionen und Entzündungen sowie der Endometriose. Somit stand fest, dass zum Zeitpunkt der Operation 1983 bereits stark veränderte Verhältnisse in der Bauchhöhle der Klägerin vorgelegen hatten.

Zusammenfassend wurde festgehalten, dass die Ursache der Beschwerden der Klägerin zweifelsohne nicht in der Tatsache gelegen haben, dass bei den Repfannenstiel-Operationen 1987 und 1988 noch Anteile eines Eileiters bzw. eines Eierstockes gefunden wurden. Diese waren vielmehr durch die Adhäsionsbildung nach rezidivierenden Entzündungen und Endometriose bedingt. Verwachsungen sind eine typische und gefürchtete Folge der Endometriose. Bei der Klägerin wirkte sich also das Vorkommen von zahlreichen, immer wiederkehrenden Entzündungen und Infektionen, vor allem auch im Gefolge der vaginalen Hysterektomie mit Nachblutung, erschwerend aus. Keineswegs ließen sich die jetzigen Beschwerden der Klägerin der Operation vom Oktober 1983 zuordnen.

6.4.1.3 Verfahrensausgang

Das Zivilgerichtsverfahren wegen € 15.988,– (Verdienstausfall € 8.720,70 und Schmerzensgeld € 7.267,30) wurde aufgrund des Gutachtens abgewiesen. Die klagende Partei war schuldig, die Verfahrenskosten von € 2.636,40 zu ersetzen. Aufgrund der Ausführungen des SV-Gutachtens konnte nicht davon gesprochen werden, dass die Operation des Beklagten kausal für die Nachfolgeoperationen und die Beschwerden der Klägerin war.

6.4.1.4 Resümee

Dieser Fall einer im Alter von 26 Jahren hysterektomierten Patientin mit acht weiteren gynäkologischen Operationen ist ein gutes Beispiel für das mechanistische Denken der Gynäkologie vergangener Jahrzehnte. Das Grundproblem der Patientin waren zweifelsohne die rezidivierenden Infektionen im kleinen Becken und insbesondere die massive Infektion bei bzw. nach vaginaler Hysterektomie mit konsekutiver Adhäsionsbildung. Der Kausalzusammenhang der Beschwerden der in der Tat zur Invalidität operierten Patientin bestand keinesfalls in der Tatsache, dass bei Folgeoperationen noch Anteile eines Ovars oder einer Tube entfernt worden waren, sondern in einer chronischen Entzündung und Pseudozystenbildung. Insgesamt hatte der Fall jedoch sicher eine stark iatrogene Komponente und stellt ein mahnendes Beispiel für die Operationsfreudigkeit vergangener Jahre dar.

Literatur

Rana N, Rotman C, Hassan HM, Redwine DB, Dmowski WP. Ovarian remnant syndrome after laparoscopic hysterectomy and bilateral salpingo-oophorectomy for severe pelvic endometriosis. J Am Assoc Gynecol Laparosc 1996; 3: 423–6.

6.4.2 Intraoperative Blasenverletzung bei vaginaler Hysterektomie

Harnblasenverletzung bei vaginaler Uterusexstirpation

Eine der wichtigsten Überlegungen zur Vermeidung von Komplikationen bei gynäkologischen Operationen dient der Frage, ob die Gebärmutter besser vaginal oder abdominal entfernt werden sollte. Die häufigsten Indikationen zur vaginalen Entfernung der Gebärmutter sind Blutungsstörungen bei nicht übermäßig vergrößerter Gebärmutter und einer Senkung der Gebärmutter und Scheide bei abgeschlossener Familienplanung, eventuell mit entsprechender Rekonstruktion des Beckenbodens. Die sorgfältige Indikationsstellung zur vaginalen Entfernung der Gebärmutter trägt wesentlich zur Vermeidung intra- und postoperativer Komplikationen bei. Dabei sollte der für die Patientin sicherste und am wenigsten belastende Operationsweg gewählt werden.

Nach Schwenzer und Beck (1996) sollte die vaginale Uterusexstirpation ausscheiden bei der Möglichkeit eines Eierstockkrebses, bei entzündlichen Veränderungen im Bereich der Eierstöcke und der Eileiter oder der Parametrien, bei Verwachsungen der Vorderwand der Gebärmutter, der Bauchdecken und überall dort, wo in Folge unklarer Unterbauchsbeschwerden eine Exploration des Bauches erforderlich scheint.

Als Vorteil des vaginalen Weges gilt die geringere Belastung des operativen Eingriffs insgesamt, ein kürzerer stationärer Aufenthalt und seltenere schwere Komplikationen, wie Darmverschluss und Peritonitis. Aus den verschiedenen publizierten Statistiken ist ersichtlich, dass schwere Komplikationen, wie Nachblutungen, Verletzungen der harnableitenden Wege und des Darms, verhältnismäßig selten auftreten, häufiger sind Wundinfektionen, entzündliche Infiltrate am Scheidenstumpf und Infektionen der harnableitenden Wege.

Intraoperative Verletzungen der Harnblase werden in diversen Studien zwischen 0,33 und 0,82 % angegeben. In der urologischen Literatur werden penetrierende Verletzungen der Harnblase in 0,4 bis 1,8 % aller gynäkologischen Operationen beschrieben. Vaginale Operationen prädisponieren meist zu Verletzungen der Blasenbasis oder des Trigonums.

Harnblasenverletzungen können, wenn sie intraoperativ nicht sofort erkannt und versorgt werden, vielfältige postoperative Komplikationen verursachen. In der Regel fällt eine Blasenverletzung postoperativ durch den vaginalen Austritt von Urin oder eine erhöhte Förderung von Urin über Drainagen des kleinen Beckens auf. Erfolgt keine ausreichende Drainage von Urin nach außen, kann sich ein sog. Urinom entwickeln oder es bildet sich ein Urinaszites (Urin in der freien Bachhöhle). Bei infiziertem Harn sind lebensbedrohliche Peritonitiden und konsekutive Urosepsis besonders gefürchtet. Bei diesen lebensbedrohlichen Verhältnissen ist die sofortige operative Revision angezeigt. Bei der Entwicklung einer anderwertig unkomplizierten Urinfistel sollte mit dem Verschluss ca. drei Monate gewartet werden, bis sich die aus dem primären Eingriff herrührenden Gewebeveränderungen, wie Ödem und entzündliche Infiltration, zurückgebildet haben.

Daraus ergibt sich die Forderung nach einer sicheren intraoperativen Diagnose nach Harnblasenverletzung im Verlauf gynäkologischer Operationen. Dies kann durch Einbringen von 20 ml Indigokarmin und Methylenblau, verdünnt in 100–150 ml normaler Kochsalzlösung, in die Blase über einen in die Harnröhre eingeführten Katheter erreicht werden. So dargestellte Blasenverletzungen sollten sofort primär verschlossen werden. Größere Verletzungen der Harnblase werden mit Eröffnung der Blase, in der Regel zweischichtig, gelegentlich dreischichtig, versorgt. Die Blase muss dazu entsprechend mobilisiert werden, um eine spannungsfreie Adaption der Wundränder zu ermöglichen. Nach erfolgtem Verschluss wird durch Einbringen von ca. 150 ml NaCl-Lösung in die Blase geprüft, ob ein wasserdichter Verschluss erreicht wurde. Nach operativer Versorgung der Blasenverletzung muss die Blase für wenigstens 14 Tage über einen Dauerkatheter, Charr. 18 oder 20, entlastet werden (Strohmayer und Ackermann, 1996).

6.4.2.1 Sachverhalt / Kasuistik

Bei der im Jahr 2000 44-jährigen Patientin wurde anamnestisch zweimal ein Kaiserschnitt durchgeführt. Beim zweiten Kaiserschnitt wurden auch eine Sterilisation und Adnektomie rechts wegen einer Dermoidzyste unternommen. Weiterhin wurden 1992 eine Venenoperation und 1995 eine Schilddrüsenoperation durchgeführt.

Im Februar 1999 wurde der Patientin in der Ambulanz einer westösterreichischen Universitätsklinik wegen Unterbauchschmerzen, Kreuzschmerzen und Zustand nach Thrombose im rechten Unterschenkel die Entfernung der Gebärmutter wegen Uterus myomatosus bei Zustand nach zweimaligem Kaiserschnitt empfohlen. Ein Operationstermin wurde jedoch erst für den Sommer 1999 vereinbart. Bei der Aufnahme im Juli 1999 wurden eine vergrößerte Gebärmutter, Nervosität und Blutdruckerhöhung vermerkt. Es wurde vereinbart, intraoperativ zu prüfen, ob die Gebärmutter von der Scheide aus gut tiefer ziehbar sei oder nicht, und davon den Operationsweg, vaginal oder abdominal, abhängig zu machen.

Die Patientin unterschrieb den Diomed-Aufklärungsbogen, wobei sie sich mit der Entfernung des Eierstockes bei medizinischer Notwendigkeit einverstanden erklärte. Handschriftlich wurde auf Blutung, Infektion, Thrombose, Verletzung von Nachbarorganen (insbesondere Blase bei Zustand nach zweimaliger Sectio) hingewiesen. Weiters wurde vermerkt, dass die Entfernung der Gebärmutter nach Prüfung der Ziehbarkeit vaginal oder abdominal erfolgen soll.

Im Operationsbericht wurde die Gebärmutter als grenzwertig mobil beschrieben, trotzdem entschied man sich zum vaginalen Vorgehen. Der Operateur erkannte bei der Präparation des Septum supravaginale, dass in diesem Bereich bei Zustand nach zweimaligem Kaiserschnitt narbige Verhältnisse vorlagen. Er führte die Operation jedoch weiter und konnte die Gebärmutter mit der sog. Klemmenmethode skelettieren. Es kam jedoch offensichtlich durch den Druck des Blasenspatels zu einer Verletzung der Blasenhinterwand. Die Gebärmutter konnte schließlich nach medianer Spaltung vaginal entfernt werden. Der beigezogene Urologe fand eine Verletzung im Bereich des Blasenbodens. Nachdem sich die Harnleitermündungen in die Blase auch nach intravenöser Farbstoffgabe zystoskopisch nicht identifizieren ließen, entschloss sich der Urologe zu einem abdominalen Vorgehen. Es wurde ein kleiner Pfannenstiel durchgeführt, die Harnblase eröffnet und die Verletzung am Blasenboden eingestellt.

Da sich die Wundränder extrem nahe an der Einmündung der Harnleiter in die Harnblase befanden, wurden Splints in beide Harnleitermündungen gelegt, die Verletzung der Harnblase neben diesen Kathetern zweischichtig versorgt und die Katheter ausgeleitet. Schließlich wurde noch eine subrapubische Blasenfistel gelegt und die Harnblase wieder zweischichtig verschlossen. Am Ende der urologischen Operation erwies sich die Harnblase nach Füllung mit 150 ml Flüssigkeit als absolut dicht. Die Operation dauerte insgesamt drei Stunden.

Der postoperative Verlauf war komplikationslos; eine Kontrastmittelfüllung der Harnblase ergab, dass diese dicht war. Am 10. und 11. postoperativen Tag konnten alle Katheter entfernt werden. Die Entlassung erfolgte am 17. Tag. Die Patientin wurde noch weitere 15 Tage in einem Sanatorium wegen einer neuerlichen Beinvenenthrombose weiterbehandelt.

Ein halbes Jahr später fand sich bei einer urologischen Kontrolluntersuchung ein Harnwegsinfekt mit *Proteus mirabilis*, welcher antibiotisch behandelt wurde. Weitere Kontrollen fanden an der urologischen Universitätsklinik statt, wo in einer urodynamischen Untersuchung ein hypokontraktiler Detrusor gefunden und eine Heparin-Instillationstherapie in die Harnblase empfohlen wurde.

Die Patientin wandte sich an die Patientenvertretung des Bundeslandes, in dem die OP stattgefunden hatte. Diese beauftragte den Autor mit der Erstellung eines SV-Gutachtens.

6.4.2.2 Beurteilung / Gutachten

Bei der Patientin kam es bei einer vaginalen Uterusexstirpation bei Zustand nach zweimaliger Sectio ohne vaginale Geburt zu einer intraoperativen Blasenläsion. Der Operateur entschloss sich trotz grenzwertiger Mobilität der Gebärmutter zu einem vaginalen Vorgehen.

Bei einem Zustand nach zweimaligen Kaiserschnitten, bei denen die Gebärmutter bekanntlich im unteren Anteil quer eröffnet wird, ist naturgemäß mit Verwachsungen an der Vorderwand desselben zu rechen. Daraus ergibt sich klar, dass insbesondere ein zweimaliger Kaiserschnitt ohne vorausgegangene vaginale Geburt zumindest als relative Kontraindikation für ein vaginales Vorgehen angesehen werden muss. Andererseits kann eine Verletzung der Harnblase bei Zustand nach Kaiserschnitt aufgrund der narbigen Veränderungen im Bereich des unteren Uterinsegments durchaus auch bei abdominalem Zugangsweg vorkommen.

Im vorliegenden Fall wurden sämtliche Kriterien für die Versorgung von intraoperativen Harnblasenverletzungen exakt beachtet und die urologische Operation wurde daher als erfolgreich klassifiziert.

Obwohl Verletzungen der Harnblase signifikant häufiger auftreten als Verletzungen des Harnleiters, sind sie nur selten Gegenstand forensischer Auseinandersetzungen: Sie werden normalerweise sofort intraoperativ erkannt und die technische Versorgung macht in der Regel keine Schwierigkeiten. Daher heilen sie meist komplikationslos aus, ohne dass sich der stationäre Aufenthalt der Patientin verlängert. Lediglich die Liegedauer des Blasenkatheters ist je nach Ausdehnung der Verletzung mit sechs bis zwölf Tagen länger als bei komplikationslosem Eingriff. Selbst wenn im Falle einer Blasenverletzung mit Naht der Harnblase, die der Operateur selbstverständlich der Patientin mitteilen muss, die Patientin der Auffassung ist, das die Verletzung Folge eines

Behandlungsfehlers ist, wird in diesen Fällen spätestens die Besprechung mit einem Rechtsanwalt verdeutlichen, dass Ersatzansprüche nicht abzuleiten sind, weil objektiv kein Schaden entstanden ist (Schwenzer und Beck, 1992).

Nur wenn es infolge der Blasenverletzung trotz intraoperativer Versorgung oder aber ohne erkennbare Verletzung zu einer Fistel kommt, stellen sich forensische Fragen. Der Gutachter muss dann beurteilen, ob der Eingriff selbst oder die Versorgung einer eventuellen Verletzung adäquat vorgenommen wurden. Dabei stützt er sich auf die Aufzeichnungen im Operationsbericht. Entspricht die Versorgung den Bedingungen, wie sie in den einschlägigen Operationsatlanten und Lehrbüchern angegeben werden, ist auch bei Auftreten einer Fistel ein Behandlungsfehler in der Regel zu verneinen. Es ist dabei ohne Belang, ob eine operativ erkannte Verletzung durch den gynäkologischen Operateur selbst oder durch einen Urologen behoben wurde. Ist im Operationsbericht aber nicht hinreichend dargestellt, wie die Verletzung versorgt wurde, geht dieser Dokumentationsmangel zu Lasten des Operateurs. Die Gerichte erkennen regelmäßig auf beweiserleichternde Maßnahmen oder eine Beweislastumkehr.

6.4.2.3 Beantwortung des Fragenkataloges

1. War für die Patientin im Rahmen der medizinischen Behandlung an der Universitätsklinik für Frauenheilkunde ein kausaler Schaden entstanden?
   Nachdem die Blasenverletzung intraoperativ erkannt und vom Urologen entsprechend sämtlichen Kunstregeln erfolgreich versorgt wurde, war der Schaden lediglich als minimal zu bezeichnen. Selbstverständlich war der postoperative Verlauf bedingt durch die Ausweitung der Operation und die Katheter für die Patientin unangenehmer als bei blandem Verlauf. Durch die Eröffnung der Bauchdecke war naturgemäß auch die Rekonvaleszenz etwas verlängert.
2. Welche Schmerzen in welcher Intensität musste die Klägerin erleiden?
   Die komprimierten Schmerzperioden sind in Tab. 6.6 aufgeführt.

Tab. 6.6: Komprimierte Schmerzperioden

Zeitraum	Starke Schmerzen	Mittelstarke Schmerzen	Leichte Schmerzen
5. 7.–20. 7. 1999 Aufenthalt UFK Operation 6. 7. 1999		2 Tage	7 Tage
26. 7.–13. 8. 1999 auswärtiges Krankenhaus			7 Tage
Ungemach durch verlängerte Rekonvaleszenz, Harnwegsinfekte etc.			14 Tage
Gesamt		2 Tage	28 Tage

3. Mit welchen Dauerfolgen musste die Patientin rechnen?
   Prinzipiell konnte man davon ausgehen, dass die Patientin mit keinen Dauerfolgen rechnen musste, da die Blasenverletzung kunstgerecht versorgt wurde und primär verheilte. Nicht auszuschließen war jedoch, dass der bei der urodynamischen Untersuchung gefundene hypokontraktile Detrusor eine Folge der Blasenverletzung war. Dies würde bedeuten, dass sich der Blasenmuskel schlechter zusammenziehen kann, wodurch es zu einer Restharnbildung nach Entleeren der Harnblase kommen könnte. Bei der Untersuchung war dies jedoch nur in minimalem Ausmaß der Fall. Daher konnte man insgesamt davon ausgehen, dass die Patientin mit keinen schwerwiegenden Dauerfolgen rechnen musste. Denkbar wäre jedoch eine gewisse Beeinträchtigung gewesen, z. B. durch Harnwegsinfekte, die jedoch leicht therapiert werden könnten.
4. Wurde die Hysterektomie lege artis durchgeführt, insbesondere im Hinblick darauf, dass es intraoperativ zur Verletzung der Blase kam?
   Die Hysterektomie wurde, wie ausführlich dargelegt, lege artis durchgeführt. Verletzungen der Harnblase bei zweifach voroperierten Patientinnen können auch bei abdominalem Vorgehen vorkommen. Die Patientin war diesbezüglich auch entsprechend aufgeklärt.
5. Hätte die umfangreiche Beschwerdesymptomatik (chronischer Harnwegsinfekt, Inkontinenz, Schmerzen beim Geschlechtsverkehr) demnach vermieden werden können?
   Die aufgezählte Beschwerdesymptomatik hätte bei Nichtdurchführung der Operation möglicherweise vermieden werden können.
6. War die vaginale Hysterektomie bei obiger Patientin überhaupt indiziert, zumal bei ihr bereits zwei Kaiserschnitte durchgeführt worden waren?
   Für eine vaginale Operation bei Zustand nach zwei Kaiserschnitten gab es keine absolute Kontraindikation; man könnte jedoch von einer relativen Kontraindikation sprechen, da auch keine vaginale Geburt vorgelegen hatte.
7. Hätte der Eingriff demnach nicht besser mittels Bauchschnitt vorgenommen werden sollen, wodurch die Blasenläsion vermieden worden wäre?
   Die Wahrscheinlichkeit einer Blasenläsion bei vaginaler Uterusexstirpation nach zwei Kaiserschnitten ohne vaginale Geburt erscheint höher als bei einer abdominalen Hysterektomie, wenngleich Blasenläsionen auch bei abdominalen Operationen vorkommen können.
8. Wurde die postoperative Betreuung lege artis durchgeführt?
   Die postoperative Betreuung wurde lege artis durchgeführt, insbesondere die urologische Betreuung erschien äußerst kompetent.

Zusammenfassend wurde festgehalten, dass Blasen- und Harnleiterverletzungen bei gynäkologischen Eingriffen typische Komplikationen sind und im vorliegenden Fall die Komplikation intraoperativ erkannt und sach- und fachgerecht behandelt wurde.

6.4.2.4 Verfahrensausgang

Der Patientin wurde von der Kommission keinerlei Kompensation gewährt. Sie hatte auch zehn Jahre nach dem Ereignis keinerlei Dauerfolgen.

6.4.2.5 Resümee

Blasen- und Harnleiterläsionen nach gynäkologischen Operationen zählen zu den typischen aufklärungsbedürftigen Komplikationen. Werden Blasenverletzungen intraoperativ erkannt und sofort versorgt, heilen sie meist ohne zusätzliche Morbidität für die Patientin aus. Nicht erkannte Blasenverletzungen hingegen können zu schwersten Komplikationen, wie Urinom, Peritonitis und Urosepsis, führen. Bei der intraoperativen Versorgung von Blasenverletzungen im Trigonum-Bereich ist auf die Harnleitermündungen zu achten. Wenn die Verletzung in diesem Bereich liegt, wie häufig bei vaginaler Hysterektomie, müssen die Harnleitermündungen gestentet werden. Die Patientin muss über die Komplikation aufgeklärt werden. Für die Begutachtung ist auch die Indikation zum vaginalen versus dem abdominalen Vorgehen bedeutsam. Zwei Kaiserschnitte und keine vaginale Geburt sind relative Kontraindikationen für ein vaginales Vorgehen.

Literatur

ACOG, American College of Obstetrician and Gynecologists. Ratschläge für die Praxis, Verletzungen des unteren Harntraktes durch operative Eingriffe. Geburtsh u Frauenheilk 1997; 3: 263–6.

Beck L, Hickl E, Schwenzer Th. Begutachtung von Blasen- und Harnleiterkomplikationen nach gynäkologischen und geburtshilflichen Eingriffen. Gynäkologe 1996; 29: 522–3.

Hohenfellner R, Fisch M, Stöckle M. Versorgung iatrogener Schäden des oberen und des unteren Harntraktes. Urologe B 1996; 34: 16–21.

Schwenzer Th, Beck L. Behandlungsfehler bei gynäkologischen Operationen. Gynäkologe 1995; 27: 239–48.

Schwenzer Th, Beck L. Forensische Aspekte von Blasen- und Harnleiterverletzungen bei gynäkologischen Standardoperationen. Geburtshu Frauenheilk 1992; 52: 632–7.

Strohmayer T, Ackermann R. Intra- und postoperative urologische Komplikationen: diagnostisches und therapeutisches Vorgehen, spezielle Wiederherstellungsoperationen. In: Beck L, Bender HG (Hrsg.). Intra- und postoperative Komplikationen in der Geburtshilfe unter Berücksichtigung urologischer und intestinaler Komplikationen. 2. Auflage. Stuttgart: Thieme, 1996: 236–50.

6.5 Abdominale Operationen

6.5.1 Nachblutung und Darmverschluss nach komplizierter Adhäsiolyse und Uterusexstirpation

6.5.1.1 Sachverhalt / Kasuistik

Bei der 2008 51-jährigen Patientin wurden im Alter von 18 Jahren eine Konisation und Kürettage sowie mit 34 Jahren eine konservative Myomoperation durchgeführt. Dabei wären mehrere Myome aus der Gebärmutter ausgeschält worden. Ein halbes Jahr vor der jetzigen Operation wurden bei der Patientin neuerlich Myome bei verstärkten und verlängerten Regelblutungen diagnostiziert. Es wurden eine Kürettage und Hysteroskopie (Gebärmutterspiegelung) durchgeführt. Der histologische Befund ergab eine einfache Hyperplasie des Endometriums ohne Zellatypien.

Nachdem es vier Wochen später erneut zu einer sehr starken Blutung gekommen war, empfahl die behandelnde Gynäkologin die Entfernung der Gebärmutter und wies die Patientin an einem Freitag in ein Landeskrankenhaus ein. Die Operation wurde vier Tage später von zwei Fachärzten durchgeführt, obwohl die Blutung unmittelbar vor der Operation sistierte.

Bei der Operation zeigte sich ein massiver Verwachsungsbauch, sodass primär das kleine Becken gar nicht eingesehen werden konnte: Der Darm war breitflächig an der Gebärmutter angewachsen, die Eierstöcke und Eileiter durch Verwachsungen an der Gebärmutterhinterwand eingewachsen. Die Gebärmutter selbst war durch mehrere Myome massiv vergrößert. Es wurde eine offensichtlich sehr mühsame Adhäsiolyse, also die Lösung sämtlicher Verwachsungen, durchgeführt, sodass der Darm danach komplett frei war. Dann wurde die Gebärmutter in der üblichen Weise entfernt.

Als die Patientin am nächsten Tag beim Aufstehen kollabierte, stellte der diensthabende Oberarzt fest, dass sich Blut in der Bauchhöhle befand. Bei der sofort durchgeführten Revisionsoperation wurde ein beträchtlicher Hämaskos, also reichlich Blut in der freien Bauchhöhle, mit einer Blutungsquelle im Bereich der Abtragungsstelle des linken Ligamentum ovarii proprium gefunden. Dieses wurde umstochen und eine Drainage gelegt.

Danach ging es der Patientin zunächst zwei Tage besser, bis es zu einem Darmverschluss kam. Die Situation wurde noch in den Nachtstunden durch entsprechende Abdomen-leer-Röntgenaufnahmen, Ultraschalluntersuchungen und Gastrografin-Gabe geklärt und die operative Sanierung am nächsten Morgen mittels einer Median-Laparotomie durchgeführt. Dabei zeigte sich reichlich trüber Aszites in der freien Bauchhöhle, die Dünndarmschlingen typischerweise überbläht, verdickt und mit der Bauchwand fest verwachsen. Auch waren etliche Dünndarmschlingen miteinander verbacken, sodass alle scharf mit der Schere getrennt werden mussten. Im kleinen Becken hatte sich wieder ein Konglomerat von Dünndärmen gebildet, sodass gesondert einzeln Schlinge für Schlinge getrennt werden musste. Auch der Dickdarm, namentlich der Sigmadarm, war siphonartig mehrfach geknickt, im Bereich der Resektionsstelle im kleinen Becken bzw. in der Eingangsebene verwachsen und musste auch hier scharf mit der Schere adhäsiolysiert werden. Außerdem fand sich wieder ein kleiner Blutungsherd im Bereich des Abtragungsrandes der Eierstöcke rechts, welcher koaguliert werden musste. Der Blinddarm war im rechten Unterbauch verwachsen und musste gelöst werden. Es wurde dann der gesamte Dünndarmverlauf vollständig von Verwachsungen gelöst, Drains eingelegt und der Bauch verschlossen.

Während der Aufwachphase nach der Operation wäre es zu einem Erstickungsanfall gekommen, den die Patientin als das Schlimmste an der ganzen Operation bezeichnete.

Nach vier Tagen auf der Intensivstation konnte die Patientin schließlich auf die chirurgische Normalstation übernommen werden, wo sie noch weitere acht Tage verblieb. Eine prolongierte Darmparalyse wurde medikamentös behandelt.

Zwei Monate später fuhr die Patientin drei Wochen zur Rehabilitation. Sie hätte noch zwei Monate stärkere Schmerzen sowie ein Jahr Schmerzen bei bestimmten Bewegungen gehabt.

Die Patientin hatte einen Bekannten, der Rechtanwalt ist. Dieser empfahl ihr, Ansprüche an das Krankenhaus zu stellen, und forderte in einem Schreiben € 5.000,– Schmerzengeld und € 1.036,– für zusätzliche Behandlungskosten. Die Haftpflichtversicherung des Krankenhauses beauftragte den Autor mit dem SV-Gutachten.

6.5.1.2 Beurteilung / Gutachten

Ohne Zweifel kam es in diesem Fall durch eine Verkettung ungünstiger Umstände zu einem dramatischen Verlauf einer Gebärmutterentfernung.

Indikation, Aufklärung und Durchführung der Spiegelung und Ausschabung der Gebärmutter bei massiven klimakterischen Blutungen und Vorliegen von Myomen standen gutachtlich außer Zweifel. Die Indikation zur Entfernung der Gebärmutter wurde von der betreuenden niedergelassenen Gynäkologin wegen therapieresistenter Blutung nach Kürettage gestellt, da eine starke vaginale Blutung bereits drei Stunden bestanden hatte und die Patientin sich schon etwas schwach fühlte. Daher wurde auch eine Infusionstherapie mit Cyclocapron eingeleitet, die zu einer Abnahme der Blutung nach drei Tagen geführt hatte.

Richtig war auch, dass die Indikation zur Entfernung der Gebärmutter auch bei verringerter bzw. sistierender Blutung gegeben war, da natürlich mit einem Wiederauftreten in vier Wochen gerechnet werden musste.

Die Patientin war von ihrer Gynäkologin auf die Entfernung der Gebärmutter vorbereitet und diesbezüglich aufgeklärt worden. Zu kritisieren war, dass sich in den Behandlungsunterlagen nirgends Aufzeichnungen über die Aufklärung zur Hysterektomie fanden.

Aufgrund des Operationsberichtes stand schon deshalb außer Zweifel, dass es sich um eine extrem schwierige Operation gehandelt hatte, da primär von Adhäsiolyse, also zunächst vom Lösen der Verwachsungen, und erst sekundär von der Entfernung der Gebärmutter gesprochen wurde. Zweifelsohne war es durch die Voroperation vor 15 Jahren, nämlich dem Ausschälen mehrere Myome, zu einem massiven Verwachsungsbauch gekommen. Immerhin gelang es gut, diese Adhäsiolyse, also das schrittweise Trennen von Gebärmutter und Darm bzw. Darm von Darm bzw. Darm von Beckenwand, ohne Darmverletzung durchzuführen.

Die postoperative Nachblutung aus dem linken Ligamentum ovarii proprium stand klar in direktem Zusammenhang mit der auffallend schwierigen Präparation und dem Lösen der Verwachsungen nach vorangegangener Myomresektion. Intraabdominale Nachblutungen nach abdominalen Hysterektomien treten laut großen Sammelstatistiken in der Literatur etwa in 0,33 % der Fälle auf.

Die Möglichkeit einer Nachblutung wird auch in sämtlichen gängigen Operationsreversen angeführt und von der Patientin unterzeichnet. Selbstverständlich wird darüber auch im mündlichen Aufklärungsgespräch eingegangen. Ob dies hier auch zutraf, konnte aufgrund des Fehlens des betreffenden Reverses nicht festgestellt werden.

Fest stand jedoch, dass Nachblutungen zum inhärenten Risiko jeglicher Operation gehören und kein Operateur vor solchen gefeit ist. Eine Nachblutung bei derart kompliziertem Verwachsungsbauch wurde daher nicht als Behandlungsfehler klassifiziert, insbesondere da sie rechtzeitig erkannt und operativ versorgt wurde.

Nach Kremling (1991) treten intraabdominelle Blutungen besonders bei Läsionen der Eierstockgefäße, wie im vorliegenden Fall, auf. Ursache von Blutungen in der frühen postoperativen Phase können eine fehlerhafte medikamentöse Therapie, Störungen im Gerinnungssystem sowie technische Mängel bei der intraoperativen Blutstillung sein. Oft sind es aber auch mehrere Faktoren, die zu Blutungen führen. Ob ein Operateur unter Umständen fahrlässig gehandelt hat, lässt sich deshalb nicht immer sicher sagen (Kremling, 1991).

Auch der zehn Tage später auftretende Darmverschluss musste in direktem Zusammenhang mit den nunmehr drei Voroperationen gesehen werden. Ursache hierfür waren die ausgedehnten Wundflächen, welche bei der Lösung der Verwachsungen entstanden. Nachdem diese Verwachsungen laut Operationsbericht praktisch das gesamte kleine Becken umfassten, musste man davon ausgehen, dass praktisch das gesamte kleine Becken und der Bauchraum darüber hinaus als einzige Wundfläche anzusehen waren. Deshalb hieß es auch im chirurgischen Operationsbericht: mechanischer Ileus (Darmverschluss bei postoperativem Adhäsionsbauch). So gesehen wurde auch diese Komplikation als schicksalshaft erklärt, weil sie sich aus den drei Voroperationen ergab.

Laut Sammelstatistiken trat ein Ileus bei abdominalen Hysterektomien in 11 von 1.787 Fällen (0,62 %) auf (Beck und Bender, 1996). Dieselben Autoren beschreiben revisionsbedürftige Blutungen nach abdominalen Hysterektomien in 56 von 1.787 Fällen (3,13 %), also deutlich höher als oben erwähnt.

Die Diagnose und Therapie des vorliegenden Darmverschlusses wurde von den Chirurgen des Landeskrankenhauses äußerst professionell durchgeführt, was der Patientin weitere Komplikationen und weiteres Leid ersparte. Es darf nämlich nicht übersehen werden, dass die Letalität des postoperativen Ileus 10 bis 30 % beträgt. Eine Senkung dieser hohen Rate lässt sich erzielen, wenn die pathophysiologischen Abläufe rechtzeitig erkannt und folgerichtig behandelt werden, wie im vorliegenden Fall. Das Schicksal der Ileus-Kranken hängt wesentlich von der Frühdiagnose und der konsequenten kausalen Therapie ab.

Der mechanische Ileus ist immer operationsbedürftig. Die Prognose verschlechtert sich mit zunehmender Dauer des pathologischen Geschehens. Im Zweifelsfalle ist beim Ileus-Geschehen ein überflüssiger Eingriff unter unsicherer Diagnose eher zu verantworten als ein unterlassener Eingriff mit fatalen Folgen. Als Ursache des vorliegenden postoperativen, mechanischen Ileus waren eindeutig die peritonealen Verklebungen (möglicherweise schon präoperativ bestehend und sich in der postoperativen Atonie stärker auswirkend) zu nennen. Andere mögliche Ursachen, wie Platzbauch, Wunddruptur, Bauchdeckenabszess, lokale abgekapselte Abszessbildungen, Schlingenabszesse, Obstruktion durch entzündlichen Tumor, Volvulus und andere, lagen im gegenständlichen Fall definitiv nicht vor.

Wie immer in solchen Fällen kam die Darmtätigkeit erst unter entsprechender tonisierender, medikamentöser Therapie langsam in Gang, und die Patientin hatte noch zwei Monate stärkere und längere Zeit leichte Beschwerden.

Interessant war, dass sich in der Krankengeschichte eine Kopie eines Dankesschreibens „Danke für die Betreuung" fand, sodass man wohl insgesamt davon ausgehen konnte, dass der unmittelbare Eindruck, trotz der komplikationsträchtigen Behandlung, ein guter war.

6.5.1.3 Beantwortung des Fragenkatalogs

1. Fand eine ausreichende Aufklärung über das Behandlungsrisiko und möglicher Komplikationen statt?
   Diese Frage konnte insofern nicht sicher beantwortet werden, als sich der entsprechende Aufklärungsrevers nicht in der Krankengeschichte fand. Die Patientin gab an, vor der Operation von einer Schwester die üblichen Formulare erhalten und

auch unterzeichnet zu haben. Über Komplikationen wäre sie jedoch nicht entsprechend aufgeklärt worden.

2. Lag ein ärztlicher Kunst- oder Behandlungsfehler vor?
   Ein ärztlicher Kunst- oder Behandlungsfehler lag definitiv nicht vor. Sowohl die Nachblutung als auch der Darmverschluss waren methodenimmanente Komplikationen, welche sich aus den massiven Verwachsungen, bedingt durch die Voroperation vor 15 Jahren, gut erklären ließen.
3. Welche Schmerzen in welcher Intensität musste die Klägerin erleiden?
   Bei einer komplikationslosen Operation wäre die Patientin etwa acht bis zehn Tage später geheilt aus dem Krankenhaus entlassen worden. An zusätzlichen Schmerzen kamen daher dazu: Nachblutung in die Bauchhöhle: 1 Tag starke Schmerzen, Schmerzen nach der 1. Revisionsoperation und dem sich dann anbahnenden Darmverschluss mit konservativer Therapie und 2. Revisionsoperation: 11 Tage mittelstarke Schmerzen, Intensivstation: 3 Tage mittelstarke Schmerzen, Chirurgische Normalstation: 8 Tage leichte Schmerzen. In weiterer Folge zwei Monate leichte Schmerzen, gerafft auf den 24-Stunden-Tag: 20 Tage leichte Schmerzen.
4. Welche kausalen Dauerschäden traten auf?
   An kausalen Dauerschäden war zweifelsohne der Zustand nach chronischem Verwachsungsbauch anzusehen, mit der Möglichkeit weiterer Komplikationen seitens des Darmes. Dies war für die vorliegende Begutachtung insofern nicht relevant, als dieser Zustand zum Zeitpunkt der Hysterektomie bereits vorbestanden hatte und durch die Myomresektion vor 15 Jahren bedingt war. Es wurde gutachtlich davon ausgegangen, dass sich im Bauch der Patientin nach ausgedehnter chirurgischer Adhäsiolyse weniger Verwachsungen befanden als zum Zeitpunkt vor der Hysterektomie.

6.5.1.4 Verfahrensausgang

Nach Vorlage der fehlenden Aufklärungsbögen über die Uterusexstirpation wurde eine Schmerzengeldforderung seitens der Versicherung abgelehnt, da es sich um eine sog. „aufgeklärte Komplikation" handelte. Die wurde von der Patientin akzeptiert.

6.5.1.5 Resümee

Kein Operateur ist vor Nachblutungen völlig gefeit, insbesondere nicht bei derartig komplizierten Operationen wie hier. Somit handelt es sich um methodenimmanente Komplikationen, die in jedem gängigen OP-Revers angeführt sind. Selbiges trifft auch auf den daraus resultierenden Darmverschluss zu, der hier meisterhaft beherrscht wurde. Der Jurist spricht von sog . aufgeklärter Komplikation. Deshalb wurde der Patientin kein Vergleichsangebot seitens der Haftpflichtversicherung gemacht, was sie akzeptierte.

Literatur

Beck L, Bender HG. Intra- und postoperative Komplikationen in der Gynäkologie und Geburtshilfe unter Berücksichtigung urologischer und intestinaler Komplikationen. 2. Auflage. Stuttgart: Thieme, 1996: 94.

Kremling H, Goecke C und Sollbach E. Forensische Gynäkologie. Stuttgart: Thieme, 1991.

6.5.2 Femoralis-Läsion nach wiederholten Pfannenstiel-Operationen

Femoralis-Parese

Laut Literatur handelt es sich bei Femoralis-Lähmungen nach abdominalen Operationen um eine direkte oder indirekte Druckschädigung durch selbsthaltende Bauchdeckenretraktoren. Nach Verwendung manueller Bauchhaken wurde bisher eine Schädigung des Nervus femoralis nicht beschrieben. Im internationalen Schriftum wird seit 1956 immer wieder über ein- oder doppelseitige Femoralis-Lähmungen nach abdominalen Operationen, überwiegend im Gefolge einer Entfernung der Gebärmutter, berichtet. Im Vordergrund der klinischen Beobachtung bei einer Femoralis-Parese fällt die Gehschwäche auf, wenn Patienten erstmals mobilisiert werden oder aus dem Bett aufstehen sollen.

In leichten Fällen ist Gehen mit gestreckten Beinen noch möglich, Treppensteigen jedoch nicht mehr. Es fällt auf, dass die Beugekraft im Hüftgelenk erhalten, aber herabgesetzt ist. Die Streckung im Knie ist nach passiver Beugung nicht möglich. Der Patellarsehnenreflex fehlt, Sensibilitätsstörungen finden sich an der Oberschenkelvorderseite, Knie- und Unterschenkelinnenseite. In der Regel kommt es zu einer völligen Remission innerhalb von Wochen und Monaten.

Bei fehlender Übungsbehandlung kann es zu einer Atrophie des Musculus quadriceps femoris kommen. Aus diesem Grund sind eine frühe neurologische Konsiliaruntersuchung und ein möglichst rascher Therapiebeginn wichtig.

Anatomisch ist die Ausdehnung einer Läsion des Nervus femoralis aus der Lähmung der motorischen und sensiblen Seitenäste ersichtlich. Der Nervus femoralis, der stärkste Ast des Plexus lumbalis, erscheint am Seitenrand des Musculus psoas major, oft von ihm verdeckt, unter der Fascia iliaca, gelangt in der Rinne zwischen Musculus psoas und Musculus iliacus durch die Lacuna musculorum zum Oberschenkel und teilt sich wenige Zentimeter unterhalb des Leistenbandes zur Versorgung der Extensoren am Oberschenkel und in die Hautäste an der Vorderseite des Oberschenkels, des Unterschenkels und des Fußes.

Mit großer Wahrscheinlichkeit kann angenommen werden, dass der Druck zu großer oder zu tiefgreifender Retraktorblätter eines Rahmenhalters entweder direkt auf den Nervus femoralis oder indirekt über den großen Musculus psoas auf den Nervus femoralis schädigend wirkt. In der Regel sitzen die Retraktorblätter lateral der Arteria iliaca der Beckenschaufel auf.

Gemessen an der großen Zahl von Operationen, die mit selbsthaltenden Bauchdeckenretraktoren durchgeführt werden, ist die Zahl der daraus resultierenden Nervenlähmungen verhältnismäßig gering. Folgende Faktoren können dabei begünstigend eine Rolle spielen: Konstitution (schlanke Patientin, dünne Bauchdecken), Schnittführung, Lagerung, Operationssitus und Operationsdauer. Am meisten gefährdet erscheinen untergewichtige, asthenische Patientinnen mit dünner Bauchdecke. Auch eine starke Beckenhochlagerung mit Überstreckung des Nervus femoralis kann zusätzlich traumatisch wirken. Laut Schöndorf (1982) fanden sich bis 1982 in der überwiegenden Zahl Nervenlähmungen bei tiefem Faszienquerschnitt, ohne Bevorzugung einer Seite. Für die Vermeidung von Komplikationen scheinen die Erkennung gefährdeter Patientinnen, die sorgfältige Platzierung der Retraktoren, die Abtastung der Psoasloge, die Vermeidung von zu starker Wandspannung und Vermeidung von Druck durch Armauflegung des Assistenten, bedeutsam. Weiterhin wichtig ist es laut diesen Autoren, die topische Beziehung des seitlichen Retraktorblattes zum Musculus psoas zu überprüfen. Bei besonders gefährdeten asthenischen Patienten ist zu überlegen, generell auf selbsthaltende Retraktoren zu verzichten und manuell gehaltene Bauchhaken zu verwenden. Bei Verwendung eines dritten Blattes über der Symphyse oder zum Bauchnabel hin kann vermieden werden, dass die Bauchdeckenöffnung zu sehr nach lateral eine quer ovale Form annimmt.

Der Gynäkologe muss wissen, dass bei gynäkologischen Laparotomien die Verwendung selbsthaltender Spekula die Gefahr einer Femoralis-Lähmung infolge Druckwirkung auf den Nervus femoralis mit sich bringt. Eine Nervenschädigung soll möglichst frühzeitig, bei der ersten Mobilisation des Patienten, bemerkt werden. Sie haben in aller Regel eine gute Prognose.

Bei einem Vergleich der Schadenshäufigkeit von 4.000 Patientinnen, bei denen selbsthaltende Bauchdeckenretraktoren verwendet wurden, im Vergleich zu einer Gruppe von 3.000 Frauen, bei denen auf dieses Hilfsmittel verzichtet wurde, zeigte sich, dass in der ersten Gruppe eine Häufigkeit von 7,45 % und in der zweiten Gruppe nur bei zwei Frauen, also 0,7 %, Funktionsstörungen des Nervus femoralis beobachtet wurden. In einer weiteren prospektiven Untersuchung fand sich in 17 Fällen (11,6 %) eine femorale Neuropathie, die spontan ausheilte. Dabei wird immer wieder betont, dass für die Entstehung eines Nervenschadens der Pfannenstiel-Querschnitt mit Anwendung von durch einen Rahmen gehaltenen Bauchdeckenhaltern am häufigsten genannt wird. Auch ist die Frage geprüft worden, ob bestimmte Modelle der selbstständigen Bauchdeckenhalter die Schädigungen begünstigen. Nervenschädigungen sind bei allen derzeit bekannten Bauchdeckenhaltern aufgetreten, vorzugsweise jedoch bei Retraktortypen mit schmalen und tiefgreifenden Blättern und bei besonders breiten Halterungen. Die in den prospektiven Untersuchungen festgestellte Schadenshäufigkeit von 11,6 bzw. 7,45 % beinhaltet auch sehr geringe und vorübergehende Beschwerden, die sich zumeist rasch, spätestens in wenigen Wochen, zurückbildeten und zu einer vollen Ausheilung führten. Schwere Nervenlähmungen, wie sie in der Literatur als Einzelfälle berichtet werden, sind sehr selten. Bei der forensischen Beurteilung kommt hinzu, dass bei Bestehen von Erkrankungen wie Polyneuropathien, Diabetes und hereditären Neuropathien die Entstehung einer Drucklähmung peripherer Nerven begünstigt wird.

Zusammenfassend kann zur forensischen Bedeutung gesagt werden, dass in der Literatur eine ganze Reihe von Einzelbeobachtungen publiziert wurde, die erkennen lassen, dass die Lähmung des Nervus femoralis eine bekannte, aber seltene Komplikation darstellt. Ursache sind die selbsthaltenden Bauchdeckenhaken, wobei begünstigende Faktoren eine Rolle spielen. Ob es sich im Einzelfall um eine durch ärztliche Sorgfalt vermeidbare Komplikation, oder aufgrund individueller Umstände um einen nicht vorwerfbaren Behandlungsfehler handelt, muss im Einzelfall geprüft werden.

6.5.2.1 Sachverhalt / Kasuistik

Bei der 47-jährigen Patientin wurde im Jahr 2006 wegen einer Zyste im linken Eierstock in einem Privatkrankenhaus eine Pfannenstiel-Operation durchgeführt. Die Patientin hatte eine lange Vorgeschichte. Neben einer Blinddarmoperation mit Schloffertumor und zwei Kaiserschnitten waren jeweils 1996 und 2001 Pfannenstiel-Operationen wegen Eierstockzysten durchgeführt worden. 2001 wurde auch die Gebärmutter entfernt und 2003 wiederum ein Teil des linken Eierstockes. Ab 2005 wurde sie vom Operateur wegen Schmerzen mit einer Neuraltherapie sowohl vaginal als auch in die Pfannenstiel-Narbe behandelt. 2006 wurde neuerlich im Ultraschall eine Zyste am linken Eierstock mit einer Größe von etwa 65 × 50 mm diagnostiziert und in der Magnetresonanz (MRT) verifiziert. Hier fand sich die Zyste teilseptiert und mit einer mäßigen Wandverdickung im kaudalen und medialen Aspekt. Es gab keinen Hinweis auf freie Flüssigkeit im kleinen Becken und auf vergrößerte oder pathologisch veränderte Lymphknoten inguinal bzw. parailiakal. Somit sprach der Befund für eine sog. einfache, unkomplizierte Eierstockzyste.

Aus dem Operationsbericht ergab sich, dass der gesamte Bereich des linken Eierstockes zu einem Konglomerat verbacken war und erst vom Dünndarm durch vorsichtiges Abpräparieren mit der Schere und elektrischer Koagulation freigelegt werden musste. In der Tiefe zeigte sich die Zyste mit der linken Beckenwand verwachsen. Beim Ausschälen der Zyste platzte diese. Das Präparat wurde über krumme Klemmen und Ausschälen aus der der linken Beckenwand anhaftenden Umgebung abgesetzt. Histologisch handelte es sich um eine einfache, gutartige Ovarialzyste und chronische Salpingitis.

Bereits unmittelbar postoperativ bemerkte die Patientin beim ersten Aufstehen zur Toilette, dass das rechte Bein wegknickte. Nachdem dies auch beim zweiten Mal passierte, wurde ein Neurologe beigezogen, der eine fast komplette periphere Femoralis-Parese diagnostizierte. Eine Physikotherapie wurde eingeleitet, die nach fünf Tagen zu einer geringen Besserung der sensorischen und motorischen Defizite führte. Nach weiteren drei Wochen war die Femoralis-Parese laut Konsiliarbefund deutlich gebessert, es hätte nur mehr eine geringe Restschwäche vorgelegen und eine stationäre Behandlung erschien nicht mehr notwendig. Der postoperative Aufenthalt war darüber hinaus durch eine anaphylaktische Reaktion auf Zithromax, das wegen einer spastischen Bronchitis gegeben wurde, kompliziert.

Die Kommunikation zwischen ihr und ihren Ärzten bzw. den Ärzten untereinander und dem Pflegepersonal bezeichnete die Patientin als äußerst mangelhaft. Sie beschrieb einen Leidensweg, der quasi bis zum Zeitpunkt der Begutachtung angedauert hätte.

Glücklicherweise fand sie nach 14 Tagen einen anderen Neurologen, der sie an seiner eigenen Fachabteilung sofort wieder aufnahm und 14 Tage behandelte. Er konstantierte eine druckbedingte Schädigung des Nervus femoralis rechts mit Schwäche der Hüftbeugung und Kniestreckung sowie der Sensibilität, neben einer Lumbalgie mit Facettengelenksblockade L4/L5. Die Patientin wurde mit MRT des Unterbauches und der Wirbelsäule, der Nervenleitgeschwindigkeit etc. komplett durchuntersucht. Als Mechanismen der Femoralis-Parese wurde im Arztbrief einerseits eine starke Flexion und Abduktion des rechten Beines mit Druck des Nervus femoralis gegen das Leistenband diskutiert, andererseits wurde als zweiter möglicher Mechanismus eine druckbedingte Schädigung bei Verwendung eines Bauchdeckenspreizers erwähnt.

In der Folge unterzog sich die Patientin wegen der Läsion des Nervus femoralis einer zweimonatigen neurologischen Rehabilitation in einem neurologischen Zentrum. Etwa sechs Monate nach Beendigung wurde sie dort wegen eines Diskusprolaps L5/S1 links neuerlich zehn Tage hospitalisiert. Nachdem es sich hier um eine ausschließlich neurologische Problematik handelte, die selbstverständlich ein Fachgutachten aus dem Fachgebiet der Neurologie erforderte, wurde hierauf im gynäkologischen Gutachten nicht näher eingegangen.

Die Patientin wandte sich an die Wiener Pflege-, Patientinnen- und Patientenanwaltschaft und der Autor wurde im Einvernehmen mit der Haftpflichtversicherung des Operateurs zum Gutachter bestellt.

6.5.2.2 Beurteilung / Gutachten

Der Begutachtung wurden die Leitlinien für die Behandlung von einfachen Ovarialzysten, ein Konsensusbericht der AGO und AGE im Auftrag der Österreichischen Gesellschaft für Gynäkologie und Geburtshilfe aus dem Jahr 1998, zugrunde gelegt.

Klar war, dass es sich um eine sog. unkomplizierte, einkämmrige, glattwandige, in eventu zweikämmrige, glattwandige Zyste bei einer 47-jährigen, prämenopausalen Frau gehandelt hatte. Unkomplizierte Zysten sind in aller Regel unverdächtig auf Krebs.

Die Leitlinien sehen bei einem Zystendurchmesser von über 5 cm, wie im vorliegenden Fall, zunächst eine Ultraschallkontrolle nach der nächsten Regelblutung vor. Nachdem bei der Patientin die Gebärmutter bereits entfernt worden war, hätte eine derartige Kontrolle nach ein bis zwei Monaten durchgeführt werden können bzw. sollen. Bei Persistenz oder Größenzunahme sehen die Leitlinien dann eine Operation mit histologischer Abklärung vor. Im vorliegenden Fall sprach auch der negative Tumormarker CA 125 für eine harmlose Zyste.

Aufgrund der Literatur ist in der Prämenopause, wie im vorliegenden Fall, bei einklämmrig glattwandigen Zysten über 3 cm in 0,8 % mit einer Bösartigkeit zu rechnen (Osmers, 1995). Andere Autoren (Ekerhovt, 2001) fanden in einer prospektiven Studie bei 927 prämenopausalen Frauen bei echolosen Zysten ohne solide Anteile ebenso einen Prozentsatz von 0,73 % maligen Zysten. Sie empfahlen daher Serienultraschallkontrollen als Standardprozedur bei unilokolären, echolosen Zysten unter 5 cm Durchmesser. Bei einem Durchmesser über 5 cm könnten papilläre Formationen oder solide Anteile durch die Vaginalsonographie unerkannt bleiben und in diesen Fällen wäre das Risiko einer Malignität drei- bis sechsmal höher.

Klinisch gab die Patientin zwar an, dass sie Symptome im Unterbauch und einen Druck auf die Blase bemerkt hätte, was bei einer sechsfach voroperierten Frau, die wegen ihrer chronischen Unterbauchbeschwerden in Behandlung stand, nur mäßig aussagekräftig war.

Daher konnte man die Indikation zur Operation bestenfalls als eine relative, keinesfalls jedoch als eine absolute bezeichnen. Aszites, also freie Flüssigkeit im Bauchraum, ein weiteres Verdachtsmoment für Malignität, lag ebenfalls nicht vor. Auch ein Größenwachstum der Zyste konnte nicht belegt werden. Für ein abwartendes Verhalten hätte auch die Tatsache gesprochen, dass die Patientin bereits sechsfach im Bauch voroperiert war, sodass durchaus mit schwierigen operativen Verhältnissen gerechnet werden musste.

Nach massiven Polemiken des Operateurs gegen den Gutachter wurde in einem Ergänzungsgutachten nochmals auf die zu erwartende Bösartigkeit eingegangen. Es wurde ausgeführt, dass aufgrund der zitierten internationalen Literatur die Wahrscheinlichkeit einer bösartigen Zyste im Bereich von 2 bis 4 % anzusiedeln gewesen sei.

Primär fand sich kein Aufklärungsbogen in den übersandten Akten, sekundär wurde ein Revers über operative Eingriffe an Eileiter und Eierstöcken bei Verdacht auf gutartige Krankheiten übersandt. Dieser enthielt jedoch keine anamnestischen Hinweise auf die Voroperationen, war vom Operateur nicht unterschrieben und wurde somit als wertlos betrachtet. Es wurde ausgeführt, dass vor Gericht ein einigermaßen zufriedenstellendes Aufklärungsgespräch des Operateurs mit der Patientin aufgrund dieser Unterlagen nicht mit der nötigen Sicherheit zu beweisen gewesen wäre.

Für die Tatsache, dass der Operateur eine Malignität praktisch so gut wie ausgeschlossen hatte, sprach auch die Tatsache, dass er keinen intraoperativen Gefrierschnitt bestellt hatte, obwohl dies heute als Standard gilt.

Gutachtlich wurde daher ausgeführt, dass sowohl rasches Wachstum der Zyste als auch Verdacht auf Bösartigkeit als Indikationen für eine rasche Operation auszuscheiden waren.

Diskutiert wurde auch, warum nicht eine Laparoskopie, in diesem Fall aufgrund der Voroperationen eine offene Laparoskopie, zur Abklärung der Malignität durchgeführt wurde. Prinzipiell werden heute die Laparoskopie (Bauchspiegelung) in Laparotomiebereitschaft und die Laparotomie als gleichwertige Verfahren zu makroskopischen Dignitätsbeurteilung von Eierstockzysten betrachtet.

Insgesamt konnte man sich des Eindrucks nicht verwehren, dass bei einer psychisch sehr labilen Patientin mit einer unkomplizierten Zyste ohne wesentliches Risiko für Bösartigkeit die Indikation zur Operation doch sehr zügig gestellt wurde. Natürlich wurde auch gutachtlich ausgeführt, dass das Komplikationsrisiko bei sechsfach im Bauch Voroperierten aufgrund der Verwachsungen ein vielfach höheres ist und sich im vorliegenden Fall eine derartige, wenn gleich extremst seltene Komplikation verwirklicht hatte.

Bezüglich der Indikationsstellung seitens der Patientin wurde ausgeführt, dass es sonnenklar ist, dass eine Zyste, die Beschwerden verursacht, operiert wird. Hierbei ist vom Arzt bei einfachen, glattwandigen Zysten in erster Linie auf den Leidensdruck der Patientin abzustellen, d. h., dass im Prinzip sie selbst entscheiden kann, wann sie sich einer Operation unterziehen will. Naturgemäß war es nun außergerichtlich nicht mehr eruierbar, ob der Operateur der Patientin die Operation dringend angeraten oder diese die Operation von sich aus gewünscht hatte.

Aus dem Operationsbericht war im vorliegenden Fall zunächst eine Diskrepanz bezüglich des Operateurs auffallend. So stand im Narkoseprotokoll als Operateur ein anderer Professor als der betreuende Gynäkologe. Es stand außer Zweifel, dass dieser die Gesamtverantwortung für die Patientin hatte, die Operation jedoch nicht von ihm durchführt worden war, da er offensichtlich kein geübter Operateur war. Dies könnte selbstverständlich versicherungstechnisch eine Rolle spielen, wenn der tatsächlich operierende Arzt bei einer anderen Versicherung haftpflichtversichert ist. Die Operation selbst erschien laut Operationsbericht regelrecht. Auffällig war, dass sich der Eierstock offensichtlich durch die zahlreichen Voroperationen in einer Hülle von Verwachsungen befand, welche an der Beckenwand fixiert waren.

Fest stand, dass die Femoralis-Parese unmittelbar postoperativ beim ersten Aufstehen bemerkt worden war und damit im direkten, kausalen Zusammenhang zur Operation stand.

Wendet man das Lehrbuchwissen zur Femoralis-Parese auf den vorliegenden Fall an, so besteht durchaus die Möglichkeit, dass es sich hier um eine Retraktorläsion gehandelt hatte. Aufgrund des Operationsberichtes erschien jedoch auch eine direkte Läsion des Nervus femoralis beim beschriebenen Ausschälen der Zyste aus der Adhäsionshülle von der Beckenwand denkbar. Dies könnte sowohl mit der Präparierschere als auch durch elektrischen Strom (Elektrokoagulation) erfolgt sein. Die längere Persistenz der gegenständlichen Femoralis-Lähmung ließ dies auch denkbar erscheinen.

Es wurde ausgeführt, dass für die endgültige Beurteilung ein Gutachten aus dem Fachgebiet der Neurologie unabdingbar sei, einerseits um die persistierenden, neurologischen, motorischen und sensorischen Restdefizite bei der Patientin exakt zu definieren, andererseits um daraus möglicherweise eine Kausalität abzuleiten. Neurologisch war auch zu beurteilen, ob primär sowohl diagnostisch als auch therapeutisch alle Maßnahmen rechtzeitig und kunstgerecht gesetzt wurden.

6.5.2.3 Beantwortung des Fragenkataloges

1. Wurde die Operation lege artis durchgeführt?
   Diese Frage wurde im Prinzip bejaht. Nicht ausgeschlossen wurde jedoch die Möglichkeit einer operativen Schädigung des Nervus femoralis aufgrund des Verwachsungsbauches.
2. Waren die Beschwerden kausal auf die Behandlung durch den betreuenden Arzt bzw. den Operateur zurückzuführen?
   Dies stand völlig außer Frage.
3. Wie waren Verletzungsausmaß und Heilungsverlauf?
   Das Verletzungsausmaß und der Heilungsverlauf konnten naturgemäß nur im Zusammenschau mit einem Gutachter aus dem Fachgebiet der Neurologie bestimmt werden. Fest stand, dass der Heilungsverlauf protrahiert war und zum Zeitpunkt der Begutachtung noch immer ein Restdefizit der Femoralis-Läsion bestand.
4. Wie lange und in welcher Intensität erlitt die Patientin Schmerzen?
   Die globale Zusammenfassung der Dauer und Intensität der erlittenen Schmerzen konnte erst nach Vorliegen des neurologischen Fachgutachtens erfolgen. Fest stand jedoch, dass bereits der stationäre Aufenthalt durch die erlittene Femoralis-Läsion bedeutend verlängert war (28 Tage statt etwa 8 Tage) und sich mehrere weitere Krankenhausaufenthalte im Jahr 2006 anschlossen.
5. Welche Dauerfolgen traten auf?
   Als Dauerfolge war das neurologisch zu bestimmende motorische und sensorische Defizit im Bereich des Nervus femoralis zu bezeichnen. Auswirkungen bei der Erwerbstätigkeit lagen insofern nicht vor, da die Patientin nicht erwerbstätig war, sondern studierte.
   Zweifelsohne lagen jedoch auch für das Privatleben dramatische Dauerfolgen vor. Die Patientin beschrieb, dass sie seither weder Sport betreiben noch Urlaub machen konnte.
6. Welche Spätfolgen waren zu erwarten?
   Dasselbe galt für die Wahrscheinlichkeit, ob und gegebenenfalls mit welchen Spätfolgen gerechnet werden musste, da es sich um ein neurologisches Leiden handelte.
7. Wie lange war die Patienin arbeitsunfähig?
   Die Dauer der Arbeitsunfähigkeit erschien insofern nicht relevant, da die Patientin keiner Erwerbstätigkeit nachging. Ohne Zweifel konnte sie jedoch auch die Verrichtungen des täglichen Lebens und den Haushalt monatelang nicht durchführen.

6.5.2.4 Nervenärztliches Gutachten

Auch im neurologischen Gutachten wurde der kausale Zusammenhang der neurologischen Beschwerden mit der durchgeführten gynäkologischen Operation bejaht. Es handelte sich dabei um eine seltene, grundsätzlich aber bekannte Komplikation, die durch einen mechanischen Druck des nahe dem Operationsbereich verlaufenden Nervus femoralis entstanden war. Dieser Einschätzung wurde auch fachbezogen neurologisch gefolgt, wobei ergänzend festgestellt wurde, dass weder in der Familienanamnese eine erbliche Nervenschädigung bekannt war, noch in der individuellen Anamnese der Patientin vorbestehende neurogene Defizite an den Beinen zu erheben waren.

Zum Ausmaß der Nervenschädigung und zum Heilungsverlauf führte der SV aus, dass nach der Operation eine anfangs hochgradige Schädigung des Nervus femoralis rechts eingetreten war, die durch zahlreiche neurologische Befunde objektiviert wurde. Diese hochgradige Läsion führte zu einer Schwäche für die Beugung der rechten Hüfte und für die Streckung des rechten Kniegelenkes, verbunden mit typischen Gefühlsstörungen an der Vorderseite des rechten Oberschenkels und des rechten Unterschenkels.

Verworfen wurde im neurologischen Gutachten jedoch die lang anhaltende, protrahierte Schädigung des Nerves aufgrund einer elektrophysiologischen Untersuchung sechs Wochen postoperativ, wobei insbesondere der Nervus femoralis beidseids untersucht wurde und sich beidseits ein normaler Befund ergab. Aufgrund dieser objektiven Untersuchung ging der Neurologe davon aus, dass – unabhängig vom klinischen Bild der Beschwerden, welche die Patientin im Laufe der Zeit angab – die ereigniskausale Druckschädigung des Nervus femoralis rechts abgeheilt war. Der Verlauf der Schädigung wurde daher als günstig bezeichnet, wenngleich schon während des primären Aufenthaltes in der Privatklinik erstmals eine psychogene Überlagerung der organischen Schäden beschrieben wurde, wodurch die Beurteilung des weiteren Heilungsverlaufes erschwert war.

Ein derartiger, prinzipiell günstiger Verlauf ist für eine Druckläsion in den meisten Fällen zu erhoffen, weil die mechanische Kompression des Nerves zum Zeitpunkt der Schädigung zumeist nicht vollständig gewesen ist und nur relativ kurze Zeit angehalten hat, sodass eine Regeneration des zumeist organisch weitgehend intakten Nerven in den meisten Fällen zu erwarten ist und eine solche auch im gegenständlichen Fall objektiviert wurde.

Festgestellt wurde jedoch, dass in weiterer Folge bei der Patientin zahlreiche schwere körperliche Erkrankungen eingetreten waren, namentlich ein lumbaler Bandscheibenvorfall mit Sequester, der eine operative Entlastung erforderte, weil auch Lähmungen am linken Bein damit verbunden waren, sowie ein Bandscheibenvorfall im Bereich der Halswirbelsäule und schließlich eine mit großer Wahrscheinlichkeit eingetretene Multiple Sklerose. Alle diese Ereignisse entfalteten auf die Patientin offenbar eine psychisch äußerst belastende Wirkung, woraus ihr Verhalten insbesondere am ersten Termin der Begutachtung beim Neurologen (sie ließ sich hinfallen) erklärt werden konnte. Da sich im Rahmen der neurologischen Begutachtung der Verdacht auf gewisse Einschränkungen der aktiven Beweglichkeit am rechten Oberschenkel ergab, wo auch Gefühlsstörungen berichtet wurden, und somit eine ereigniskausale Spätkomplikation auszuschließen war, wurde für das jetzige Gutachten eine neuerliche elektrophysiologische Untersuchung eingeholt. Diese ergab jedoch einen normalen Befund ohne Hinweise auf eine anhaltende Störung am Nervus femoralis rechts bzw. auf eine in späterer Zeit eingetretene Komplikation in diesem Bereich.

Für die globale Einschätzung der Dauer und Intensität der erlittenen Schmerzen könnten die von der Patientin und ihrem Ehemann angegebenen Beschwerden naturgemäß nur in zweiter Linie berücksichtigt werden, Vielmehr war von der sehr genauen und ausführlichen medizinischen Dokumentation auszugehen, wobei regelmäßige neurologische Kontrollen schon von Anfang an zur Verfügung standen und insbesondere die elektrophysiologische Untersuchung sechs Wochen postoperativ am Nervus femoralis beidseids jeweils normale Befunde erbracht hatte.

Während dieser Zeitspanne, also vom Tag der Operation bis zu jenem Tag, als ein elektrophysiologisch normaler Befund am Nervus femoralis rechts dokumentiert wurde, waren ereigniskausale Schmerzen und insbesondere Unbilden in Folge motorischer Defizite im Bereich der rechten Hüfte und des rechten Kniegelenkes, der Unsicherheiten der Koordination sowie der Gefühlsstörungen am rechten Oberschenkel und am rechten Unterschenkel gegeben, allenfalls noch eine gewisse Zeitspanne später, namentlich von sensiblen Missempfindungen am rechten Bein. Freilich durften die bald nach diesem Ereignis eingetretenen neurologischen Erkrankungen, insbesondere der lumbale Bandscheibenvorfall mit den vorübergehenden Lähmungen am linken Bein, das Zervikalsyndrom mit den Versteifungen der Nackenmuskulatur und den Gefühlsstörungen an den Händen sowie vor allem die Symptomatik der allfällig vorhandenen Multiple Sklerose, für die Ermittlung der Schmerzen nicht herangezogen werden.

Somit waren für die erste Zeit, als am rechten Bein hochgradige motorische Defizite vorlagen und die Patientin überwiegend den Rollstuhl benutzen musste, starke Schmerzen anzurechnen, und zwar insgesamt für die Dauer von fünf Tagen. Anschließend konnte sie sich infolge einer anhaltenden Parese am rechten Bein weiterhin nur eingeschränkt fortbewegen; weil sich die Symptome jedoch allmählich besserten, waren mittelgradige Schmerzen im Ausmaß von 15 Tagen zuzubilligen. Für die folgende Zeit der abnehmenden neurologischen Defizite am rechten Bein bis endlich zur vollständigen Rückbildung der Druckläsion des Nervus femoralis waren leichte Schmerzen für 20 Tage aufgelaufen. Festgehalten wurde, dass in dieses Kalkül auch psychische Unlustgefühle, so auch bezüglich einer allfällig verbleibenden neurologischen Beeinträchtigung am rechten Bein, Schlafstörungen, Koordinationsstörungen und andere Unbilden, namentlich der zeitliche Zusammenhang mit den durch die gynäkologische Operation ohnehin hervorgerufenen Beschwerden unter Verlängerung des erforderlichen Krankenhausaufenthaltes, berücksichtigt waren. Es wurde betont, dass sich die oben angegebene Einschätzung der Schmerzperioden in geraffter bzw. in komprimierter Form verstand.

Allfällige Dauerfolgen und deren Auswirkungen bei der Erwerbstätigkeit und im Privatleben traten nicht ein, da sich bereits sechs Wochen postoperativ bei der elektrophysiologischen Untersuchung ein normaler Befund des Nervus femoralis ergeben hatte. Die psychogenen Mechanismen und die depressive Entwicklung, die bei der Patientin schon in früheren Befunden beschrieben worden war, waren nicht dem gegenständlichen Ereignis anzulasten, sondern vielmehr in den zahlreichen schweren Erkrankungen, die bei der Patientin in relativ kurzer Zeit aufgetreten waren und zu maßgeblichen gesundheitlichen Beeinträchtigungen geführt hatten, begründet.

Mit ereigniskausalen Spätfolgen musste aus den genannten Gründen nicht gerechnet werden.

6.5.2.5 Verfahrensausgang

Aufgrund des gynäkologischen und des nervenärztlichen Gutachtens erhielt die Patientin von der Haftpflichtversicherung des Arztes außergerichtlich € 9.500,–, ein Betrag, der fast ein Drittel über dem Schmerzkatalog liegt.

6.5.2.6 Resümee

Ohne Zweifel war es bei der sechsten Pfannenstiel-Operation zu einer für alle Beteiligten äußerst unangenehmen sog. ereigniskausalen Komplikation in Form einer Femoralisläsion gekommen, deren Genese letztlich nicht völlig geklärt werden konnte. Wahrscheinlich war eine Schädigung durch selbsthaltende Bauchdecken-Retraktoren. Die Schmerzperioden konnten jedoch aufgrund der mehrfach durchgeführten Nervenleitgeschwindigkeiten vom neurologischen SV klar definiert werden.

Literatur

Beck L. Nervenlähmungen nach gynäkologischen Operationen. In: Beck L, Bender HG (Hrsg.). Intra- und postoperative Komplikation in der Gynäkologie und Geburtshilfe unter Berücksichtigung urologischer und interstinaler Komplikationen. 2. Auflage. Stuttgart, New York: Thieme, 1996: 172–5.

Ekerhovd E et al. Preoperative assessment of unilocular adnexal cysts by trans-vaginal ultrasonography: a comparison between ultrasonographic morphologic imaging and histopathologic diagnosis. Am J Obstet Gynecol 2001; 184: 48–54.

Leitlinien für die Behandlungen von einfachen Ovarialzysten, ein Konsensusbericht der AGO und AGE im Auftrag der ÖGGG. Gynäkol Geburtshilfliche Rundschau 1998; 38: 40–2.

Osmers R. Transvaginale Adnexdiagnostik. Gynäkologe 1995; 28: 233–9.

Reinthaller A. Abklärung von Adnexprozessen. Speculum 2005; 23: 12–5.

Schöndorf NK. Zur Vermeidbarkeit von Femoralisparesen nach abdominalen gynäkologischen Operationen. Geburtsh Frauenheilk 1982; 42: 58.

Speiser P. Zystische Ovarialtumore, Vorrang für die Laparoskopie. Österreichische Ärztezeitung 2001; 13/14: 38–40.

6.5.3 Tödliche Vier-Quadranten-Peritonitis nach Dickdarmläsion bei Nephrostomie wegen Blasenscheidenfistel nach Hysterektomie mit Burch-OP

Blasenscheidenfistel

Operationsbedingte Fisteln können entweder als unmittelbare Verletzungsfolge (iatrogene Fisteln) oder als Nekrosefisteln entstehen, wenn es im Bereich von Blase oder Harnleiter präparationsbedingt zu Ernährungsstörungen kommt. Blasenscheidenfisteln treten häufiger als Harnleiterscheidenfisteln auf; die Häufigkeit liegt nach großen Sammelstatistiken in der Größenordnung von etwa 1 % (Schwenzer und Beck, 1996). Naturgemäß ist bei Radikaloperationen wegen Karzinomen häufiger mit Fisteln zu rechnen, weil Blase und Harnleiter dabei wesentlich mehr freipräpariert und damit von ihrer Gefäßversorgung abgetrennt werden.

Urologen sehen Blasenscheidenfisteln offensichtlich häufiger (0,4–1,8 % aller gynäkologischen Operationen; Strohmeyer und Ackermann, 1996). Je nach Lokalisation einer Harnfistel wird von der Patientin ständiger oder zeitweiliger unwillkürlicher Harnabgang bemerkt. Von der Größe der Fistel und ihrer anatomischen Lage ist es abhängig, ob neben dem Urinabgang über die Scheide noch eine normale Harnentleerung möglich ist. Bei kleiner Fistel kann zeitweiliges Harnträufeln, besonders in der postoperativen Phase, zunächst unerkannt bleiben. Verletzungsbedingte Fisteln werden in der Regel innerhalb von 24 bis 48 Stunden postoperativ symptomatisch; Nekrosefisteln können manchmal erst in Intervallen von bis zu vier Wochen nach der Operation manifest werden, selten werden sie früher als acht bis zehn Tage nach der Operation festgestellt. Fisteln nach Strahlentherapie treten häufig erst mehrere Monate bis Jahre nach der Behandlung auf. Die Primärdiagnostik hat zunächst nur das Ziel, den Urinabgang über eine Fistel zu objektivieren. Die Diagnose großer Blasenscheidenfisteln ist leicht, weil hier ständig Urin über die Scheide abgeht und die Blase ihre Speicherfunktion fast vollständig verloren hat. Kleine Fistelöffnungen sind dagegen mitunter schwer aufzufinden und erfordern differenziertere Untersuchungstechniken. Gegebenenfalls muss die Harnblase mit einem Blaufarbstoff (z. B. Methylenblau) aufgefüllt werden. Nach einiger Zeit mit Lagewechsel und anderen intraabdominalen Druckerhöhungen ist dann der Urinabgang über die Scheide objektivierbar.

Die Blasenscheidenfistel muss zystoskopisch lokalisiert werden, um die topographische Lage der Fistelöffnung in Bezug zu den Ureterenmündungen in der Blase bestimmen zu können. Die überwiegende Zahl von Harnfisteln entsteht bei gynäkologischen Standardoperationen, wobei die einfache Entfernung der Gebärmutter, sei es vaginal oder abdominal, dabei weit führend ist. Überwiegend handelt es sich um Operationen, die wegen gutartiger Erkrankungen, wie Uterus myomatosus, Eierstockzysten, dysfunktionellen Gebärmutterblutungen etc., durchgeführt werden.

Bei unklaren intraoperativen Befunden ist es sinnvoll, die Blase aufzufüllen, da bei gefüllter Blase Wanddefekte leicht erkennbar sind.

Blasenverletzungen sollten durch spannungsfreie zwei- oder dreischichtige Gewebeadaption mit feinem resorbierbarem Nahtmaterial versorgt werden. Die Blase wird dann für mindestens sieben Tage mittels eines Katheters drainiert.

Die Therapie von Harnfisteln ist von der Ätiologie der Fistel, dem individuellen Befund und der Lokalisation abhängig. Bei der heute relativen Sicherheit der Versorgung von Harnfisteln gehört die primäre Versorgung in die Hände erfahrener Urologen. Operativ bedingte Fisteln werden verschlossen, wenn der Fistelbereich entzündungsfrei ist, was meist erst nach zwei bis vier Monaten der Fall ist. Hauptgrund für Fistelrezidive sind zu früh durchgeführte Fisteloperationen! Der behandelnde Arzt darf sich nicht durch die Patientin oder Angehörige in Zugzwang setzen lassen, auch wenn dies unter dem Eindruck ständigen Nass-seins gelegentlich schwerfällt (Schwenzer und Beck, 1996).

Bei Blasenscheidenfisteln wird zunächst versucht, durch die Einlage eines Blasenkatheters die Kontinenz zu verbessern. Da eine längerfristige Harnableitung notwendig wird, ist der suprapubischen Ableitung der Vorzug vor dem transurethralen Weg zu geben. Wenn durch die Kathetereinlage keine befriedigende Kontinenz erreicht werden kann, ist zu überlegen, ob überhaupt eine Harnableitung notwendig ist, da durch den Katheter eher negative Einflüsse auf die Ernährung der Blasenwand zu befürchten sind und damit die Heilungschancen unter Umständen reduziert werden.

Blasenscheidenfisteln werden je nach Lokalisation und Größe der Fistel entweder von vaginal oder abdominal her operiert. Typisch für Fisteln nach Hysterektomie ist eine Lokalisation hoch oben in der Scheide (Schwenzer und Beck, 1996).

Burch-Operation

Das Wesen der Burch-Blasenhalsanhebung beruht darauf, dass das Cavum Retzii, also der Raum zwischen der Vorderwand der Harnblase bzw. dem Blasenhals und der Schambeinfuge, freipräpariert und die Scheidenfaszie rechts und links mit zwei Nähten an den sog. Cooper-Ligamenten, das sind derbe Bindegewebsfasern an der Beckenwand, aufgehängt wird. Bei unsorgfältiger Präparation von Blase und Harnröhre können unangenehme Blutungen aus den Venen des Plexus Santorini oder auch Verletzungen von Blase und Harnröhre auftreten. Die gleichen Gefahren bestehen auch bei falscher Platzierung der beidseits der Harnröhre angebrachten Nähte. Die Folgen sind Blutergüsse, blutiger Harn, Harnabgang oberhalb der Symphyse und Fisteln. Allerdings schließen sich diese Blasendefekte häufig spontan. Seltener sind Abszesse im Cavum Retzii, meist infolge infizierter Blutergüsse, und eine Knochenentzündung des Schambeins in etwa 3 % (Käser et al., 1982).

Bei der Präparation des Cavum Retzii werden Gefäße durch Elektrokoagulation verschlossen. Gelegentlich bestehen stärker ausgeweitete Venen und der Zugang zur Scheidenfaszie kann nur durch Gefäßunterbindungen erreicht werden. Sickerblutungen kommen in der Regel gut zum Stillstand, wenn die Anhebung erfolgt und die Faszie vorne fixiert ist. Selten kommt es bei Blasenanhebungsverfahren zu Verletzungen der Harnblase, die mit einer zweischichtigen Naht versorgt werden. In diesen Fällen ist es sinnvoll, eine Blaseneröffnung am Blasenscheitel vorzunehmen und den Verschluss im Bereich der vorderen Blasenwand unter Sicht vorzunehmen.

Üblicherweise wird eine perioperative Antibiotikaprophylaxe bei der Blasenhalsanhebung durchgeführt, da bei einer Durchstechung der Scheidenwand Keime aus der Scheide aufsteigen können und außerdem nicht resorbierbare, langfristig im Körper verbleibende Fäden verwendet werden.

Üblicherweise wird das Cavum Retzii drainiert und die Drains werden entfernt, wenn keine nennenswerten Flüssigkeitsmengen mehr gefördert werden; dies ist in der Regel nach 24 bis 48 Stunden der Fall. Bei einer stärkeren Blutung im Cavum Retzii in den ersten zwölf Stunden nach der Operation sollte operativ revidiert werden, weil Blutergüsse in Verbindung mit dem nicht resorbierbaren Nahtmaterial eine relativ hohe Infektionsgefahr darstellen und sonst zu einer sehr protrahierten Heilung führen können (Schwenzer und Beck, 1996).

6.5.3.1 Sachverhalt / Kasuistik

Bei der 1997 73-jährigen Patientin wurden wegen eines 15 cm messenden Eierstocktumors die Gebärmutter und beide Eierstöcke entfernt. Der Gefrierschnitt war negativ. Wegen Harninkontinenz wurde zusätzlich eine Burch-Kolposuspension in typischer Weise durchgeführt. Vorbestehend waren eine Leberzirrhose, eine Hypertonie und eine Splenomegalie. Die Aufklärung erfolgte nach dem System der Stufenaufklärung nach Weissauer und bezog sich auf Gebärmutter, beide Eierstöcke, Lymphknoten, Appendix und großes Netz sowie eventuelle Darmeingriffe. Nicht erwähnt war die Burch-Kolposuspension. Laut Operationsbericht wurde die Operation von zwei Oberärzten in typischer Weise durchgeführt, der Gefrierschnitt ergab ein gutartiges Ovarialfibrom.

Der postoperative Verlauf war durch verstärkte vaginale Blutungen, Fieber und mangelnde Harnausscheidung gekennzeichnet. Neben den Blutungen praktisch während des gesamten postoperativen Aufenthaltes öffnete sich die Wunde im unteren Bereich, das Fieber stieg auf 38 °C und darüber und es kam zu Schüttelfrösten. Dennoch wurde die Patientin trotz Anämie und Hyperbilirubinämie von 2,2 mg/dl am 14. Tag entlassen.

Eine Wiederaufnahme erfolgte nach weiteren 14 Tagen in reduziertem Allgemeinzustand mit übelriechenden blutigen Abgängen und einer Raumforderung im Anschluss an den Scheidenblindsack. Bei einer Computertomographie wurde eine deutliche Gasmarkierung in der Harnblase als Hinweis auf eine Fistelbildung festgestellt. Bei einer Zystographie wurde der Verdacht auf eine Rektovesikalfistel gestellt, wobei die Verbindung auf den Aufnahmen jedoch nicht eindeutig ersichtlich war. Unter dem Verdacht einer Vesikovaginalfistel (Blasenscheidenfistel) wurde eine weitere Zystographie durchgeführt, ohne sicheren Hinweis für eine Fistel. Radiologisch kam es zu einem Übertritt von Kontrastmittel, welches über einen Katheter in die Harnblase injiziert wurde, in den Vaginalstumpf sowie in den Extraperitonealraum. Ein Dauerkatheter wurde in der Harnblase belassen. Ein neuerliches Zystogramm sechs Tage später ergab keine wesentliche Änderung des Erstbefundes. Man hatte den Eindruck schmaler Fistelgänge, die vom Blasenboden dorsal zum mittleren Abschnitt der Scheide hinüberzogen. In einem Konsil aus Gynäkologen, Urologen und Radiologen wurde beschlossen, zur Entlastung der Vesikovaginalfistel eine Nephrostomie durchzuführen, also eine Harnableitung direkt aus dem Nierenbecken.

Der Allgemeinzustand der Patientin verschlechterte sich in den folgenden Tagen weiter. Zwölf Tage nach Wiederaufnahme wurde unter der Diagnose Vesikovaginalfistel bzw. Vesikoperitonealfistel in Allgemeinnarkose eine Zystoskopie mit retrograder Pyelographie beidseits und Ureteren-Kathetern beidseits durchgeführt. Außerdem wurde beidseits eine perkutane Nephrostomie durchgeführt. Bei der Zystoskopie wurden zwar eine Ausstülpung der Harnblase und zwei kreisförmige gerötete Raumforderungen gefunden, jedoch ließ sich trotz Abtastung mit einem Katheter kein Fistelgang darstellen. Die Patientin wurde auf eine interne Überwachungsstation transferiert, da auch ein Pleuraerguss festgestellt wurde. Sechzehn Tage nach Wiederaufnahme wurde in einer röntgenologischen Fistelfüllung festgestellt, dass nach Kontrastmittelgabe über den Fistelgang in der Bauchdeckennarbe das Kontrastmittel bis in die freie Bauchhöhle abfloss und sich um die Blase herum ansammelte. In einer Computertomographie konnte keine Verbindung zu einer Darmstruktur nachgewiesen werden. Vier Tage nach der perkutanen Nephrostomie trat Stuhl aus der Laparotomiewunde aus.

Unter der Diagnose akutes Abdomen, sterkorale Vier-Quadranten-Peritonitis, zweimalige iatrogene Perforation des Colon ascendens bei Zustand nach beidseitiger Nierenfistelung wurde eine Notoperation durchgeführt. Der Bauch war von Stuhlmassen erfüllt. Ursache hiefür waren zwei punktförmige Läsionen an der Hinterwand des Colon ascendens. Eine Ruptur lag nicht vor. Die Löcher wurden mit Einzelknopfnähten versorgt. Die Peritonitis wurde als einige Tage alt beschreiben.

In der Blasengegend ließ sich über die Nierenfistel ein Loch an der Harnblasenhinterwand im Bereich der Uretermündungen verifizieren, der diensthabende Urologe sah jedoch in der momentanen Situation keine Indikation zur Fistelversorgung. Chirurgischerseits wurde eine Kolostomie im Bereich des rechten Colon ascendens durchgeführt. Während der Operation erhielt die Patientin sieben Erythrozytenkonzentrate und vier Plasmakonserven. Postoperativ gelang es nur durch intensivmedizinische Maßnahmen und maschinelle Beatmung, den Blutdruck stabil zu halten. Es kam zu einem septischen Zustandsbild mit generalisierten Ödemen und massivem Flüssigkeitsverlust über Haut und Darm. Die Prognose wurde von den Intensivmedizinern als äußerst schlecht erachtet.

In den folgenden Tagen kam es zu einer Schocklunge, zu einem Leberversagen und schließlich zu einem multiplen Organversagen. Wegen Blutungen aus der Nierenfistel sowie aus dem Blasenkatheter erhielt die Patientin insgesamt 18 Blutkonserven, eine urologische Revision erschien jedoch nicht mehr indiziert. Auch ein Chirurg hielt eine weitere Intervention für nicht möglich. Es kam zu tachykardem Vorhofflimmern und am 22. Tag zum Vollbild des Leberversagens mit darniederliegender Blutgerinnung und Thrombopenie. Blut trat auch aus dem Anus praeter aus. Am 27. Tag kam es zu einem Platzbauch und am 30. Tag verstarb die Patientin schließlich unter voller Therapie.

Es kam zu einer gerichtsmedizinischen Obduktion. Der gerichtsmedizinische SV beantragte ein gynäkologisches Gutachten und empfahl der Staatsanwaltschaft den Autor als SV.

6.5.3.2 Beurteilung / Gutachten

Wie bereits vom Gerichtsmediziner ausgeführt worden war, konnte gutachtlich kein Zweifel darüber bestehen, dass der Tod der Patientin im ursächlichen Zusammenhang mit den ärztlichen Therapiemaßnahmen stand. Fest stand weiterhin, dass es nach der Totalentfernung des inneren Genitales wegen des Verdachts auf Eierstockkrebs und einer Blasenhalsanhebungsoperation nach Burch zu einer Blasenscheidenfistel gekommen war. Aus dem Operationsbericht waren keinerlei Hinweise über Schwierigkeiten bei der Operation ersichtlich. Die Indikationsstellung war korrekt. Die Patientin war laut Revers über die Operation aufgeklärt und hatte dieser zugestimmt, nicht aber der Burch-Operation, was kritisiert wurde. Die Indikation stimmte jedoch auch. Es war allerdings nicht auszuschließen, dass die Blasenscheidenfistel eine Folge der Burch-Operation war.

Fest stand, dass der postoperative Verlauf durch ständige vaginale Blutungen in unterschiedlicher Stärke, durch Fieber und verminderte Harnausscheidung gekennzeichnet war. Ein Zystofix (direkte Harnleitung über der Schamfüge) musste entfernt werden, da auch daneben Harn herauslief. Auch eine Wundheilungsstörung trat auf. Trotz hohen Fiebers am 11. und 12. postoperativen Tag wurde die Patientin ohne weitere Abklärung zwei Tage später entlassen. Insgesamt war daher davon auszugehen, dass die Operation als primär, d. h. unmittelbar postoperativ, kompliziert zu betrachten war und die Ursachen für das Auftreten der Blasenscheidenfistel hier zu suchen waren. Natürlich ließ sich im Nachhinein nicht mehr klären, ob dies durch die Entfernung der Gebärmutter oder durch die Burch-Operation bedingt war. Es erschien wahrscheinlich, dass sich unmittelbar postoperativ ein Hämatom oberhalb des Scheidenblindsackes oder zwischen Blase und Scheide ausgebildet hatte, da die Patientin dauernd mehr oder weniger stark nach außen blutete. Dieses Hämatom infizierte sich dann offenbar sekundär und es kam zu Fieber über 38 °C und Schüttelfrost. Diese postoperative Infektion im kleinen Becken bewirkte auch den beschriebenen übelriechenden und stinkenden Ausfluss. Aufgrund des zeitlichen Intervalls zwischen der Operation und dem Auftreten der Blasenscheidenfistel wurde vermutet, dass es sich nicht um eine verletzungsbedingte Fistel handelte, welche typischerweise unmittelbar postoperativ bis höchstens innerhalb von zwei Tagen danach auftreten. Nekrosefisteln hingegen, die durch das Absterben von Gewebe entstehen, werden erst nach 10 bis

14 Tagen symptomatisch. Dieser Mechanismus scheint auch im vorliegenden Fall vorgelegen zu haben. Bei Nekrosefisteln ist ein schicksalshafter Verlauf naheliegender als bei unmittelbar postoperativ symptomatischen Fisteln, die eher an eine übersehene Blasenverletzung denken lassen (Schwentzer und Beck, 1992).

In der Literatur besteht Einigkeit darüber, dass der Zeitpunkt der Korrekturoperation einer Blasenscheidenfistel nicht vor sechs Wochen oder länger erfolgen soll, da Fisteln in den ersten Wochen nicht selten spontan heilen. Nach der zehnten Woche sieht man allerdings keinen Sponanverschluss mehr. Die Entscheidung des Ärztekonsiliums, zunächst konservativ mittels Entlastung der Harnblase durch beidseitige Nierenfistelung zu behandeln, war daher als richtig zu beurteilen. Da es sich bei einer Nephrostomie um eine rein fachspezifische urologische Tätigkeit handelt, wurde ein urologisches Fachgutachten angeregt. Offensichtlich war es bei der Nierenfistelung zu einer zweimaligen Perforation des Colon ascendens mit Stuhlaustritt gekommen. Aus gynäkologischer Sicht wurde festgehalten, dass die Patientin letztlich an den Folgen der urologischen Komplikation (Dickdarmperforation bei Nierenfistelung mit nachfolgender Bauchfellentzündung) bedingt durch die gynäkologische Komplikation (Blasenscheidenfistel nach Totaloperation mit Blasenhalsanhebungsoperation) verstarb.

Urologisches Gutachten

Der urologische Gutachter aus Westösterreich befundete zunächst das Zystogramm ebenfalls als Kontrastmittelextravasation in die Scheide bzw. ins benachbarte Wundgebiet extraperitoneal. Die Indikation zum Trockenlegen des Wundgebietes durch eine beidseitige Nierenfistelung nach vorangegangener Blasenspiegelung und Harnleitersondierung bei Verschlechterung der Situation im Unterbauch wurde als korrekt bezeichnet.

Hauptfrage des Gutachtens war naturgemäß die Durchstechung der Hinterwand des Colon ascendens, die bei der Patientin offensichtlich hinter der Niere gelegen war. Die Lage des Dickdarms hinter der Niere ist ungewöhnlich und tritt laut Literatur praktisch nur dann auf, wenn der Dickdarm überbläht ist oder eine chronische Obstipation vorliegt. Man musste annehmen, dass zum Zeitpunkt des Stechens der Nephrostomie eine Unterbauchperitonitis bestand. Dieser Umstand sowie die bei älteren Menschen gerade im Rahmen von stationären Aufenthalten auftretende Obstipation und Blähung des Dickdarms dürften die Ursache für die atypische Lage dieses Dickdarmabschnittes hinter der Niere gewesen sein.

Trotz einer ultraschallgesteuerten Punktion lässt sich ein hinter der Niere liegender Dickdarm kaum erfassen, sodass es trotz entsprechender Sorgfalt zur Perforation dieses Darmabschnittes bei der Punktion kommen konnte. Dieser Dickdarmabschnitt wurde bei der Operation an zwei Stellen perforiert. Die Perforation war im Bereich der Hinterwand des Dickdarms, sodass man mit überwiegender Wahrscheinlichkeit und aufgrund der Erfahrung mit perforierten Divertikeln (Ausstülpungen des Dickdarms) annehmen muss, dass der kotige Inhalt zunächst in das sog. Retroperitoneum, also in den Raum hinter der Bauchhöhle, gelangte und erst von dort sekundär in die Bauchhöhle perforierte. Diese zweizeitige Perforation war mit überwiegender Wahrscheinlichkeit die Ursache dafür, dass man die Perforation erst am vierten Tag nach dem Eingriff erkannte, zu einem Zeitpunkt, als letztlich der kotige Inhalt in die Bauchhöhle gelangte. Mit Auftreten der Symptomatik eines akuten Abdomens wurde rasch die Indikation zur

Laparotomie gestellt. Obwohl die Perforation übernäht und der Darm nach außen abgeleitet wurde, konnte die Operation den weiteren deletären Verlauf nicht verhindern.

Aus Sicht des urologischen Gutachters trafen die beigezogenen Urologen die jeweils notwendigen Maßnahmen. Die letztlich zum Tode führende Perforation durch Anstechen des Dickdarms ist ein äußerst seltenes Ereignis, das unter den genannten Umständen auch bei entsprechender Sorgfalt nicht zu vermeiden war. Nur unter ganz bestimmten Bedingungen gelangt der Dickdarm in die Stichbahn des Operateurs. Ein sofortiges Erkennen, etwa durch die begleitende Sonographie, ist kaum möglich. Die Diagnostik kann bei primärem retroperitonealem Austritt von Darminhalt verzögert sein und erst schlagartig mit der Perforation in die Bauchhöhle auftreten. Aus diesem Grund konnte weder den Urologen noch den nachbehandelnden Ärzten ein Vorwurf bezüglich zu später Diagnostik gemacht werden.

6.5.3.3 Verfahrensausgang

Die Strafsache wegen § 80 StGB (fahrlässige Tötung) wurde nach § 90 StPO aufgrund des exkulpierenden urologischen Gutachtens eingestellt, da die Staatsanwaltschaft keine Veranlassung zu einer weiteren Verfolg sah.

6.5.3.4 Resümee

Bei diesem tragischen, medizinisch jedoch hochinteressanten Fall verstarb die Patientin letztlich an der Komplikation der Komplikation, nämlich nicht an den Folgen der postoperativ aufgetretenen Blasenscheidenfistel, sondern an der bei der Nephrostomie gesetzten Dickdarmperforation. Der Fall gibt in tragischer Weise einen Überblick über die Komplikationsmöglichkeiten der operativen Gynäkologie, Urologie und Chirurgie.

Literatur

Brudenell M. Medicolegal aspects of ureteric damage during abdominal hysterectemy. Brit J Obstet Gynecol 1996; 103: 1180–3.

Hohenfellner R, Fisch M, Stöckle M. Versorgung iatrogener Schäden des oberen und des unteren Harntraktes. Urologe (B) 1996; 36: 16–21.

Käser O, Iklé FA, Hirsch HA. Operationen bei Belastungs- (Streß-)inkontinenz. In: Atlas der gynäkologischen Operationen. Stuttgart: Thieme, 1985: 21.1–21.24.

Schlund GH. Zur Aufklärungsproblematik bei ausländischen Patientinnen vor vaginaler Hysterektomie. Frauenarzt 1997; 38: 802–6.

Schwenzer Th, Beck L. Behandlungsfehler bei gynäkologischen Operationen. Gynäkologe 1994; 27: 239–48.

Schwenzer Th, Beck L. Forensische Aspekte von Blasen- und Harnleiterverletzungen bei gynäkologischen Standardoperationen. Geburtsh u Frauenheilk 1992; 52: 632–7.

Schwenzer Th, Beck L. Harnfisteln aus gynäkologischer Sicht. In: Beck L, Bender HG (Hrsg.). Intra- und postoperative Komplikationen in der Gynäkologie und Geburtshilfe. 2. Auflage. Stuttgart: Thieme, 1996: 167–71.

Schwenzer Th, Beck L. Komplikationen bei Deszensus- und Inkontinenzoperationen. In: Beck L, Bender HG (Hrsg.). Intra- und postoperative Komplikationen in der Gynäkologie und Geburtshilfe. 2. Auflage. Stuttgart: Thieme, 1996: 151–6.

Strohmeyer T, Ackermann R. Intra- und postoperative urologische Komplikationen: diagnostisches und therapeutisches Vorgehen, spezielle Wiederherstellungsoperationen. In: Beck L, Bender HG (Hrsg.). Intra- und postoperative Komplikationen in der Gynäkologie und Geburtshilfe. 2. Auflage. Stuttgart: Thieme, 1996: 232–53.

6.5.4 Beidseitige Harnleiterdurchtrennung bei Wertheim-Radikaloperation

6.5.4.1 Sachverhalt / Kasuistik

Die im Jahr 2005 26-jährige Patientin war seit 1999 bei einem Facharzt in gynäkologischer Betreuung. Im Januar 2005 hätte sie einen Krebsabstrich PAP III gehabt, welcher im Februar 2005 laut ihren eigenen Angaben jedoch „wieder besser geworden wäre". Vier Wochen später traten jedoch Schmerzen im Unterbauch auf. Es wurde eine Pyosalpinx rechts diagnostiziert (vereiterter rechter Eileiter) und dieser im Rahmen einer operativen Bauchspiegelung in einem Krankenhaus entfernt. Etwa einen Monat später wurde die Patientin erneut in das Krankenhaus geschickt, da der Krebsabstrich III oder IV war.

Es wurde eine Gewebsprobe entnommen. Der histologische Befund ergab umfängliche Formationen eines eher kleinzelligen, nicht vorhandenen invasiven Plattenepithelkarzinoms, G 3. Im MRT zeigte sich ein Tumorvolumen von etwa 2 cm^3. Die Rektoskopie war unauffällig. Es wurde dann in diesem Krankenhaus eine Wertheim-Radikaloperation mit Lymphonodektomie durchgeführt. Dem Operationsbericht waren breitflächige Verwachsungen zwischen dem Enddarm und der Gebärmutterhinterwand sowie dem Bauchfell der Blase, der Uterusvorderwand und der linken Eierstockgegend zu entnehmen. Die Entfernung des Lymphfettgewebes wurde aufgrund der vorangegangenen Entzündungen als technisch schwierig beschrieben, und zwar sowohl rechts als auch links. Bei der Operation wurde beim Absetzen der Parametrien bzw. der Parakolpien ein sog. LigaSure-Gerät verwendet.

Laut Angaben der Patientin wäre sie praktisch ab dem zweiten oder dritten postoperativen Tag, sobald sie die Intensivstation verlassen hatte, im Bett immer nass gewesen. Es wurde ihr erklärt, dass dies Lymphflüssigkeit sei und dass ein Muskelgewebe, das mitentfernt wurde, sich erst nach drei bis vier Wochen wieder bilden würde. Tatsächlich war dem Schwesternprotokoll zu entnehmen, dass die Patientin bereits am fünften und sechsten postoperativen Tag ein ganz nasses Bett hatte, voll mit seröser Flüssigkeit, sodass dieses frisch bezogen werden musste. Ab dem dritten postoperativen Tag kam es zu einem Anstieg des CRP auf 27, der jedoch in den folgenden Tagen wieder zurückging und am neunten postoperativen Tag normal war.

Im Entlassungsbefund des Operateurs und Abteilungsvorstandes vom achten postoperativen Tag fand sich der Hinweis auf blutig-seröse, bernsteinfarbene Flüssigkeit, die sich aus dem Scheidengrund tröpfchenweise entleerte. Es hätte sich um Lymphe gehandelt. Die Patientin wurde ohne weitere Abklärung am neunten postoperativen Tag entlassen.

Laut ihren eigenen Angaben war sie dann vier bis fünf Wochen dauernd nass, hatte kein Gefühl, auf die Toilette gehen zu müssen, und ihr Stuhl wäre hart gewesen. Als sie schließlich selbst nicht mehr an eine Besserung glaubte, ging sie zu einem Urologen, welcher eine Nierenleeraufnahme und Sonographie beider Nieren sowie des Unterbauches anfertigen ließ. Das Ergebnis war ein Hämatom rechts parailiakal mit

Hydronephrose Grad II (weit gestelltes Nierenbecken) und bis an das Hämatom verfolgbaren Hydrouretern (Weitstellung des Harnleiters).

Mit diesem Befund ging die Patientin sechs Wochen postoperativ wieder zu dem Operateur. Dort wurde der Verdacht auf eine Harnleiterscheidenfistel bzw. Blasenscheidenfistel gestellt.

Die Computertomographie ergab eine Fistel zwischen Harnleiter und Scheide, wobei die Fistel nicht eindeutig identifizierbar war. Es handelte sich um eine gebogene Verbindung ganz kaudal vom rechten Harnleiter ausgehend. Weiters wurde eine 5,5 cm große Flüssigkeitsansammlung rechts im kleinen Becken, welche den rechten Harnleiter berührte, gefunden, außerdem eine Hydronephrose und ein Hydroureter beidseits. Deshalb wurde die Patientin an der urologischen Abteilung dieses Krankenhauses aufgenommen und es wurde in den rechten Harnleiter ein sog. Double-J, also ein Katheter vom Nierenbecken in die Harnblase, gelegt. Der linke Harnleiter war nicht sondierbar.

In weiterer Folge wurde bei der Patientin eine Ureterostomie rechts nach links, also eine Einpflanzung des rechten Harnleiters in den linken, sowie eine sog. Psoas-Hitch-Operation links etwa fünf Monate postoperativ durchgeführt. Bei der Psoas-Hitch-Operation wird der Harnleiter neu in die Blase eingepflanzt. Sieben Monate später mussten neuerliche Harnleiterkatheter gelegt werden und es kam zu einer schweren postrenalen Transportstörung mit rückwirkender Parenchymschädigung.

In weiterer Folge waren urologischerseits erforderlich:

- mehrmalige Nierenfistelungen beidseits wegen Hydronephrose beidseits
- zahlreiche Harnleitersplintungen beidseits
- auch danach mehrmalige Stentungen des linken Harnleiters wegen Rezidivureterostenose
- weitere temporäre perkutane Nephrostomien beidseits wegen Hydronephrose beidseits
- eine längerdauernde Ballonzystostomie wegen Blasenentleerungsstörungen
- eine Blasenaugmentation mit Ileuminterponat.

Die Patientin wurde krankheitshalber frühpensioniert.

Sowohl die praktische Ärztin der Patientin als auch der urologische Operateur empfahlen ihr, rechtliche Schritte gegen das Krankenhaus zu unternehmen. Primär beauftragte die Haftpflichtversicherung des Krankenhauses einen urologischen SV mit der Gutachtenerstellung. Dieser empfahl den Autor als gynäkologischen SV.

6.5.4.2 Beurteilung / Gutachten

Bei der Patientin wurde bei einem histologisch abgeklärten Gebärmutterhalskrebs im Stadium 1 B 1, also einem auf den Gebärmutterhals beschränkten Stadium, eine Wertheim-Radikaloperation mit Lymphknotenausräumung durchgeführt. Bei dieser technisch anspruchsvollen Operation werden die Gebärmutter und ihre Anhangsgebilde, also das Gewebe zwischen Gebärmutter und Beckenwand rechts und links, die Lymphknoten des kleinen Beckens, die Eileiter und die Eierstöcke entfernt. Das technische Hauptproblem dieser Operation ist primär der Harnleiter, welcher etwa 1 cm rechts und links seitlich von der Gebärmutter in die Blase zieht.

Aufgrund des Operationsberichtes war die Präparation aufgrund einer entzündlichen Vorerkrankung erschwert. Zum Absetzen der Parametrien, also des Gewebes rechts und links der Gebärmutter, von der Beckenwand wurde das sog. LigaSure-System verwendet. Dabei handelt es sich um ein neuartiges Gefäßversiegelungssystem, welches seit einigen Jahren auch in der gynäkologischen Chirurgie und insbesondere auch bei Wertheim-Radikaloperationen angewandt wird. Die größte diesbezügliche Serie umfasst 31 Wertheim-Radikaloperationen aus Österreich und wurde 2005 publiziert. Das Ergebnis war, dass diese Patientinnen bei gleicher Operationszeit weniger Blutkonserven brauchten. Auch in dieser Serie entwickelte eine Patientin in der LigaSure-Gruppe eine Ureterovaginalfistel, welche jedoch durch Stenting (Harnleiterkatheter) geheilt werden konnte.

Fest stand, dass die Harnleiterscheidenfistel unmittelbar postoperativ entstanden sein musste, da die Patientin angab, bereits am zweiten oder dritten postoperativen Tag nass geworden zu sein, was durch die Schwesterndokumentation bestätigt wurde. Auch im Abschlussbericht des Abteilungsleiters war festgehalten, dass sich aus der Scheide blutig-seröse, bernsteinfarbene Flüssigkeit tröpfchenweise entleert hatte. Diese wurde fälschlicherweise als Lymphe bezeichnet.

Gutachtlich nicht nachvollziehbar war, warum bei einem derartigen Befund keine intravenöse Pylographie zur Darstellung der Harnleiter im Röntgen angefertigt wurde. Derartige Röntgenuntersuchungen werden routinemäßig bei radikaloperierten Patientinnen vor der Entlassung durchgeführt, um die Intaktheit der Harnleiter zu dokumentieren. Gutachtlich wurde weiters ausgeführt, dass man die Patientin niemals ohne diesbezügliche Abklärung hätte nach Hause schicken dürfen.

Wenn Harnleiterverletzungen innerhalb von zwei bis drei Tagen erkannt und vom Urologen entsprechend versorgt werden, unterbleibt naturgemäß die Aufstauung des Harnes im Harnleiter und die dann notwendige Nierenfistelung. Der Patientin bleiben weitere Eingriffe erspart.

Aufgrund des unmittelbar postoperativen, frühen Auftretens musste man davon ausgehen, dass es sich um eine verletzungsbedingte Harnleiterscheidenfistel handelte. Eine Nekrosefistel, also eine Fistel, die durch das Zugrundegehen von Gewebe, sei es durch Ernährungsstörung oder durch elektrischen Strom, verursacht wird, tritt üblicherweise erst nach 10 bis 14 Tagen auf.

Aus der Literatur ist bekannt, dass die schnelle Diagnose einer Harnleiterfistel und die rasche Wiederherstellung durch einen Urologen die besten Ergebnisse ergeben. Nicht erkannte Harnleiterfisteln, wie im vorliegenden Fall, verursachen verlängerte Morbidität und schwieriges Management.

In der Literatur werden intraoperative Harnleiterverletzungen in 1 bis 2 % der Fälle angegeben, wobei eine Konzentration der Verletzungen auf fortgeschrittene Karzinomstadien festzustellen ist. Prädilektionsstellen für Harnleiterverletzungen sind die Kreuzung des Harnleiters über die Iliakalgefäße (Vasa iliaca communis), die Kreuzung mit der Arteria uterina, die Verlaufsstrecke durch den Harnleitertunnel und der Übergang in die Harnblase. Letzteres schien im vorliegenden Fall zuzutreffen.

Postoperative Harnleiterscheidenfisteln finden sich in der Literatur etwa im Rahmen von 1 bis 13 % bei einem aktuellen mittleren Häufigkeitsniveau von etwa 3 %. Im Allgemeinen geht man davon aus, dass eine präparatorische Schädigung des Harnleiters der Fistelentstehung zugrunde liegt. Wesentlich ist offenbar die Vermeidung von Läsionen, Traumata und eine Kompromittierung der Blutgefäßversorgung der Harnleiterwand. So kann man auch die Erfahrung interpretieren, dass Harnleiterfisteln im Gefolge der operativen Behandlung ausgedehnterer Tumoren, was für den vorliegenden Fall nicht zutraf, und intensiverer Präparation zur Harnleiterfreilegung (was hier möglicherweise entzündungsbedingt zutraf) wesentlich häufiger auftreten. Die prophylaktischen Maßnahmen umfassen daher eine Schonung des Harnleiters bei der Freiliegung aus dem umgebenden Gewebe, die Vermeidung von traumatisierenden Manipulationen und die Drainage der Harnleiterumgebung zur Vermeidung von Hämatomen und Infektionen.

Kritisiert wurde, dass hier keinerlei Drainagen der paravesikalen und pararektalen Gruben durchgeführt wurden. Im Operationsbericht fand sich lediglich der Vermerk, dass ein T-Drain durch die Scheide eingelegt wurde.

Am Operationsbericht fiel neben den fehlenden Redon-Drainagen auf, dass ein weiterer wesentlicher Operationsschritt, nämlich die Abpräparation des Rektums, also des Mastdarms, von der Gebärmutter nicht beschrieben war.

Die Symptomatik der Harnleiterscheidenfistel geht häufig mit einem Temperaturanstieg und Hinweisen auf einen Harnstau einher. Dabei reicht die Zeitspanne von der unmittelbar postoperativen Phase bis zu zwei Monaten nach dem tatsächlichen Eingriff. Im vorliegenden Fall kam es schon während des Krankenhausaufenthaltes zu Fieber und zu einem Anstieg des Infektionsparameters CRP.

Bei der Begutachtung von Harnleiterfisteln steht in der Literatur fest, dass es keinen Prima-facie-Beweis gibt, d. h., dass allein aus dem Auftreten einer Verletzung nicht direkt auf einen vorwerfbaren Behandlungsfehler zu schließen ist. Es ist im Einzelfall immer zu prüfen, ob konkret gegen die Regeln der ärztlichen Sorgfalt verstoßen wurde. Nur dann existiert ein Schadenersatzanspruch. Natürlich sprach im vorliegenden Fall bereits das Auftreten von beidseitigen Harnleiterfisteln eher für die Annahme eines ärztlichen Behandlungsfehlers.

Diskutiert wurde gutachtlich weiters, welche Erfahrung der Operateur in der Behandlung des Gebärmutterhalskrebses mit der Wertheim-Radikaloperation hatte und wie viele derartige Operationen in diesem Provinzkrankenhaus überhaupt durchgeführt wurden. Selbstverständlich steht die Häufigkeit der Durchführung eines so schwierigen Eingriffes in direktem Zusammenhang mit der Komplikationsrate. Deshalb besteht heute weitgehender Konsens zur Zentralisierung von schwierigen Krebsoperationen in einem Tumorzentrum, wie z. B. den Universitätskliniken. Selbst dort werden nur mehr etwa 15 derartige Operationen von drei Operateuren pro Jahr durchgeführt.

Bezüglich der Aufklärung gab die Patientin an, dass diese nicht vom Operateur, sondern von einem anderen Arzt durchgeführt worden wäre. Fest stand, dass die Patientin den Aufklärungsbogen gyn 12 vor der Operation unterzeichnete, es fehlten hier jedoch die entsprechenden handschriftlichen Vermerke über die Entscheidung zur Einwilligung. Die Patientin gab an, dass sie über die Schwere der tatsächlich eingetretenen Komplikationen keinesfalls aufgeklärt worden war.

Beantwortung des Fragenkatalogs

1. Wurde die Patientin ausreichend über das Behandlungsrisiko und mögliche Komplikationen aufgeklärt?
   Eine ausreichende Aufklärung über das Behandlungsrisiko und mögliche Komplikationen, vor allem in der Schwere, wie sie sich tatsächlich verwirklicht hatten, erschien fragwürdig. Insbesondere fanden sich auf dem Aufklärungsbogen keinerlei

handschriftliche Vermerke und die entsprechenden Ankreuzungen fehlten ebenfalls. Die Tragweite derartiger Komplikationen, an denen die Patientin zu leiden hatte, hätte sie jedenfalls nicht verstanden.

2. Lag ein ärztlicher Behandungsfehler vor? Wenn ja, handelte es sich um einen Behandlungsfehler während der Operation?
   Gutachtlich wurde auch ein ärztlicher Behandlungsfehler bejaht, da die Harnleiterscheidenfistel bereits während des stationären Aufenthaltes, unmittelbar postoperativ, aufgetreten war und auch bei der Abschlussuntersuchung nicht erkannt wurde. Entsprechende weiterführende Untersuchungen zur Abklärung und schnellen Therapieeinleitung wurden verabsäumt.
   Daher war es gutachtlich auch nicht weiter relevant, ob es sich um einen intraoperativen Behandlungsfehler handelte; ein solcher war jedoch durch das Fehlen der entsprechenden Drainageableitungen anzunehmen. Erst dadurch konnte sich rechts ein entsprechendes Hämatom (Bluterguss) bilden, in das der Harnleiter mündete.
3. Was war die Ursache für die Beschwerden der Patientin?
   Die Ursache der Beschwerden der Patientin war eine vermutlich intraoperative, sicher jedoch ganz frühzeitig, während des stationären Aufenthaltes, aufgetretene Harnleiterscheidenfistel.
4. Welche Schmerzen musste die Klägerin erleiden?
   Die gerafften Schmerzperioden konnten naturgemäß nur gemeinsam mit dem urologischen Sachverständigen erarbeitet werden.
5. Waren kausale Dauerschäden zu erwarten?
   Kausale Dauerschäden lagen vor und wurden im urologischen SV-Gutachten abgehandelt.

Urologischer Kommentar (MR Dr. Struhal)

Bedauerlicherweise war der urologische Behandlungsverlauf komplikationsbeladen.

Zum Zeitpunkt der letzten urologischen Begutachtung im März 2009 bestand eine obstruktive Uropathie des oberen Harntraktes mit Hydronephrose beidseits und einer Nierenfunktionseinschränkung (Kreatinin-Clearence 63,5 ml/min, GFR 35,3 ml/min). Die Harnblase konnte nicht restharnfrei entleert werden; wegen Restharnmengen von etwa 200 ml musste die Patientin die Harnblase täglich vier- bis fünfmal mittels intermittierendem Selbstkatheterismus entleeren. Der vom ausgeschaltenen Ileumsegment produzierte Schleim behinderte die Blasenentleerung zusätzlich.

Wesentlich würde vor allem eine Stabilisierung der Nierenfunktionseinschränkung sein – ein Dünndarminterponat für den Bereich der Harnleiterstenosierung stand in Diskussion.

Sollte es zu einer dramatischen Progression der Niereninsuffizienz kommen, würde die Patientin dialysepflichtig, würde eine Nierentransplantation erforderlich werden, wobei sich dann wegen der vorgeschädigten Harnblase die Frage nach der Harnableitung ergeben würde.

6.5.4.3 Verfahrensausgang

Im Juni 2010 war das Verfahren noch in Abwicklung. Zu diesem Zeitpunkt hätte die Antragstellerin bereits € 100.000,– erhalten. Ein Ende war nicht absehbar.

6.5.4.4 Resümee

Wenngleich es das Ziel jedes gynäkologischen Chefarztes und Operateurs ist, Radikaloperationen, insbesondere die in Wien entwickelte Wertheim-Radikaloperation, beim Zervixkarzinom durchzuführen, so steht dem die heutige Empfehlung zur Zentralisierung derartiger Fälle vor allem aufgrund der zu geringen Fallzahl in kleineren Abteilungen entgegen. Die Beurteilung wurde dadurch erleichtert, dass die Nachbehandlung jedenfalls als fehlerhaft einzustufen war. Bedauerlicherweise scheint auch die folgende urologische Rekonstruktion suboptimal gewesen zu sein. Der noch laufende Fall ist zweifelsohne in jeder Hinsicht als Großschaden zu bezeichnen.

Literatur

Beck L, Hickl E, Schwenzer Th. Begutachtung von Blasen- und Harnleiterkomplikationen nach gynäkologischen und geburtshilflichen Eingriffen. Gynäkologe 1996; 29: 522–3.

Bender HG. Komplikationen im Zusammenhang mit der radikalen Hysterektomie. In: Beck L, Bender HG (Hrsg.). Intra- und postoperative Komplikationen in der Gynäkologie und Geburtshilfe unter Berücksichtigung urologischer und intestinaler Komplikationen, 2. Auflage. Stuttgart: Thieme, 1996: 109–16.

DGGG. Operationsbedingte Verletzungen des Harnleiters in der Gynäkologie und Geburtshilfe. In: DGGG (Hrsg.). Leitlinien der Gynäkologie und Geburtshilfe, Band IV. Berlin: Verlag S. Kamarz, 2010: 81–7.

Kremling H, Goeckel C, Solbach G. Forensische Gynäkologie. Stuttgart, New York: Thieme, 1991.

LigaSure-Gefäßversiegelungssystem, Valleylab

Schwenzer Th, Beck L. Behandlungsfehler bei gynäkologischen Operationen. Gynäkologe 1994; 27: 239–48.

Tamussino K. Electrosurgical bipolar vessel sealing for radical abdominal hysterectomy. Gynecol Oncol 2005; 96: 320–2.

6.5.5 Beinahe-Verbluten bei Hysterektomie nach Kaiserschnitt

6.5.5.1 Sachverhalt / Kasuistik

Der Sachverhalt wurde nicht durch direkte Befragung der Klägerin durch den Sachverständigen, sondern erst im laufenden Beweisverfahren aufgenommen. Bei der 28-jährigen Viertgebärenden wurde 1990 wegen pathologischen CTGs an der Universitäts-Frauenklinik ein Kaiserschnitt durchgeführt. Dieser verlief ohne Komplikationen und die Patientin ging nach zehn Tagen nach Hause. Wegen starker Unterleibsblutungen 13 Tage post sectionem wurde eine Kürettage durchgeführt. Der histologische Befund ergab Residua graviditatis (nekrotisches Plazentargewebe bei synzytialer Endometritis).

Zehn Tage später musste die Klägerin neuerlich wegen schwerer Unterleibsblutungen an der Klinik aufgenommen werden und es wurde neuerlich eine Kürettage durchgeführt. Der histologische Befund ergab diesmal entzündliches Granulationsgewebe, obwohl makroskopisch reichlich Plazentargewebe beschrieben war.

Vier Wochen später, also 50 Tage nach der ursprünglichen Schnittentbindung, kam es wieder zur Klinikaufnahme wegen massiver Unterleibsblutungen. Es wurde die Entscheidung getroffen, die Gebärmutter der Klägerin zu entfernen, wobei zunächst eine

Einverständniserklärung des Ehemanns eingeholt wurde. Dieser hätte sich schon früher gegen eine Gebärmutterentfernung ausgesprochen. Bei der Operation wurde eine Dehiszenz mit Nekrose im Bereiche der rechten Uterotomie-Narbe gefunden. Es kam zu einer Verbrauchskoagulopathie mit Transfusion von 55 Blutkonserven und die Klägerin wurde auf die Intensivstation der chirurgischen Klinik gebracht. Dort musste einige Stunden danach wegen massiver profuser Blutung aus dem kleinen Becken bei Zustand nach Hysterektomie von einem Gefäßchirurgen eine Revisionsoperation gemacht werden. Bei der Operation war das kleine Becken von nicht geronnenem Blut ausgefüllt. Infolge der totalen Entgleisung der Gerinnung blutete es aus multiplen kleinsten Öffnungen flächenhaft. Es wurden insgesamt etwa 150 Umstechungen durchgeführt, worauf sich die Situation verbesserte, aber immer noch aus der Tiefe Blut aufstieg. Deshalb wurde die Arteria iliaca interna beidseits bis weit nach peripher präpariert und auf beiden Seiten nach Abgang des zweiten Astes ligiert. Dies führte zu einer Besserung der Blutungssituation. Danach wurden Tabotamp-Streifen beidseits pararektal ins kleine Becken gelegt und Fibrin-Kleber eingesprüht. Zusätzlich wurden noch zwei lange Jodoform-Streifen zur Tamponade des gesamten kleinen Beckens eingelegt. Dies führte zu einem Sistieren der Blutung im Bereich des kleinen Beckens, es blutete allerdings profus aus der Haut und dem Unterhautgewebe. Es wurden ein Honig-Drain ins kleine Becken gelegt und die Tamponade-Streifen lateral beidseits durch die Haut nach außen geführt. Es waren dies verzweifelte Versuche, das Leben der Klägerin zu erhalten, obwohl nach den Schilderungen niemand mehr daran glaubte.

Der histologische Befund ergab Granulationsgewebe im Bereich der Uterotomie sowie einen Defekt von 5 cm nekrotischem Gewebes rechts in der Uterotomiewunde (Abb. 6.6 a–c). Offensichtlich verursachten die Nekrose und Dehiszenz der Uterotomiewunde die massiven Blutungen. Der Klinikchef bezeichnete die synzytiale Endometritis als Ursache hierfür. Diskutiert wurde vom Sachverständigen natürlich

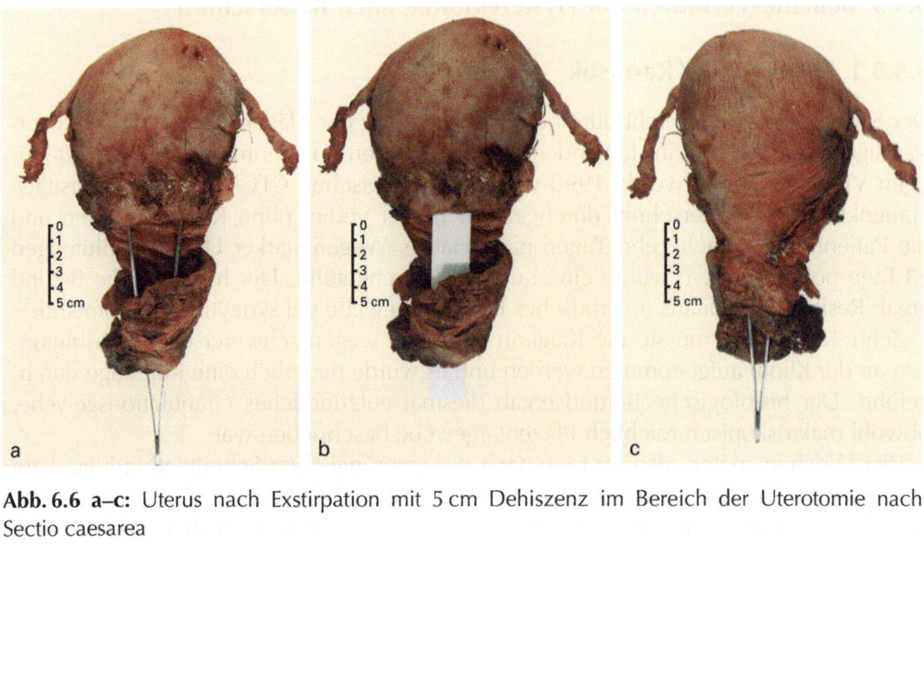

Abb. 6.6 a–c: Uterus nach Exstirpation mit 5 cm Dehiszenz im Bereich der Uterotomie nach Sectio caesarea

auch eine Perforation der Gebärmutter bei den Kürettagen, was jedoch nicht bewiesen war.

Die Klägerin blieb drei Wochen auf der Intensivstation und erholte sich langsam. Der Gefäßchirurg, welcher der Klägerin das Leben gerettet hatte, erzählte dieser irgendwann, dass es sich wohl um einen Kunstfehler gehandelt haben müsse und ihre Gebärmutter bei den Kürettagen perforiert bzw. zerfetzt worden wäre. Dies führte schließlich zur Klage der aus Jugoslawien stammenden Patientin.

6.5.5.2 Beurteilung / Gutachten

Ein endgültiges Gutachten wurde in diesem Fall nicht beauftragt, da es nach mehreren Tagsatzungen zu einem gerichtlichen Vergleich kam. Fest stand, dass es nach Kaiserschnitt zu einer 3 bis 5 cm langen Nekrose und Dehiszenz rechts im Bereich der Uterotomie gekommen war, woher die massiven Blutstürze offensichtlich ihren Ausgang genommen hatten. Zweifelsohne standen die Manipulationen bei den zwei Kürettagen mit der Nekroseentstehung in Zusammenhang.

Nachblutungen treten am häufigsten im Bereich der Bauchdecken und der Uterotomie auf. Eine operative Revision ist in Abhängigkeit vom klinischen Befund und den Laboratoriumsuntersuchungen indiziert. Nachblutungen im Bereich der Uterotomie können entweder in die freie Bauchhöhle erfolgen oder es kann sich ein Hämatom im lockeren perivesikalen und parametralen Bindegewebe oder im Bereich des Ligamentums latum ausbreiten. Zur Differenzialdiagnose kann der Ultraschallbefund weiterhelfen. Bei ausgeprägter Hämatombildung im retroperitonealen Gebiet ist die Blutungsquelle nur schwer zu erkennen. Ist sie nicht sicher auszumachen und blutet es nach Ausräumen des Hämatoms weiter, muss eine Hysterektomie, eventuell mit Adnexexstirpation der vom Hämatom befallenen Seite, mit sicherer Umstechung der Gefäße in Betracht gezogen werden. Für eine gute Drainage des retroperitonealem Gewebes ist Sorge zu tragen.

6.5.5.3 Verfahrensausgang

Bei einer Klagesumme von € 18.168,– kam es schließlich zu einem Vergleich von € 10.174,–.

6.5.5.4 Resümee

Neben Infektionen stellen Blutungen die größte Morbidität nach Kaiserschnitten dar. In diesem Fall kam es zu protrahierten massiven Blutungen nach 14 Tagen. Natürlich vermutet man bei postpartalen Blutungen zunächst immer Plazentaresiduen als Ursache und führt deshalb eine Kürettage durch. Möglicherweise wäre das Problem durch eine frühere Revisionsoperation zu verhindern gewesen. Post sectionem dürfen Plazentareste nicht vorkommen.

Literatur

Beck L. Komplikationen bei der Schnittentbindung. In: Beck L, Bender HG (Hrsg.). Intra- und postoperative Komplikationen in der Gynäkologie und Geburtshilfe, 2. Auflage. Stuttgart, New York: Thieme, 1996: 220–5.

6.6 Laparoskopische Operationen

6.6.1 Trokarverletzung der großen Gefäße bei diagnostischer Laparoskopie

Komplikationen bei der diagnostischen Laparoskopie

Die Bauchspiegelung ist naturgemäß sowohl durch den Blindeinstich mit der Veress-Nadel als auch durch den Einstich mit dem Trokar (Führungsrohr) mit der Gefahr von Nebenverletzungen, z. B. der großen Gefäße, aber auch von Eingeweiden, z. B. Dünn- oder Dickdarm, verbunden. Zum Ausschluss dieser methodenimmanenten Gefahren wurde von den Pionieren der Laparoskopie, Semm und Frangenheim, eine Reihe von sog. Sicherheitstests entwickelt. Von entscheidender Bedeutung für die Bauchspiegelung ist die Anlage des Pneumoperitoneums, also des Auffüllens der Bauchhöhle mit CO_2. In der Phase der primären Blindpunktion mit der Veress-Kanüle sind die meisten Komplikationen zu befürchten. Leichtere und seltenere Komplikationen können infolge der Gaseinblasung auftreten.

Die gefährlichsten Komplikationen stellen heute nach wie vor Blutungen durch die Verletzung größerer Gefäße dar, wobei insbesondere bei schlanken Patientinnen die geringe Distanz zwischen Bauchwand und Aorta und ein nicht ausreichendes Pneumoperitoneum begünstigend wirken. Es kann zu tödlichen Blutungen aus der Bauchschlagader, der gemeinsamen Beckenschlagader und der äußeren Beckenschlagader, der unteren Hohlvene sowie aus Darm- und Netzgefäßen kommen. Während eine akute Blutung sofort bemerkt wird, sind retroperitoneale Blutungen eventuell zunächst okkult und lassen sich erst nach einiger Zeit an der Blaufärbung und Vorwölbung des Bauchfells erkennen. Die Häufigkeit derartiger retroperitonealer Blutungen lässt sich nicht sicher angeben, da diesbezüglich die Dunkelziffer nicht abzuschätzen ist. Oft sind erst aufgrund des Blutdruckabfalls und der Tachykardie von der Anästhesie die ersten Hinweise zu erwarten.

Als häufigste Ursachen der Gefäßverletzungen werden technische Fehler genannt. Bei Verdacht auf eine Gefäßverletzung muss unverzüglich laparotomiert werden. Es wird empfohlen, bei jeder Bauchspiegelung ein Laparotomie-Besteck mit großen Gefäßklemmen bereitzuhalten. Zur Vermeidung von Gefäßverletzungen sind mehrere Vorsichtsmaßnahmen zu beachten, vor allem sollte ausschließlich die Insufflationsnadel nach Veress verwendet werden. Bei der Blindpunktion mit der Veress-Kanüle kann es außerdem zu einer Darmverletzung kommen, wobei die Diagnose manchmal durch den Geruch des ausströmenden Gases oder durch den Injektionsaspirationstest möglich ist. Eine unkontrollierte Gaseinblasung in die Bauchhöhle, d. h. ohne Beachtung des intraabdominalen und des Insufflationsdruckes, kann über verschiedene Mechanismen zu schweren Herz-Kreislauf-Komplikationen führen.

In Deutschland betrug die Häufigkeit schwerer Komplikationen in den Jahren 1978 bis 1982 1,93 ‰. Bei 11,7 ‰ aller Laparoskopien musste aufgrund einer schweren Komplikation die Bauchhöhle eröffnet werden. Die mit 35,8 % häufigste Komplikation ist die Verletzung des Magen-Darm-Traktes, gefolgt von Verletzungen großer Gefäße mit 22,6 %. Bei den Gefäßverletzungen ist in 46 % die Veress-Kanüle, in 54 % der Trokar Ursache der zur Laparotomie führenden Komplikation. In einer Umfrage von Riedl und Semm (1988) fanden sich insgesamt sechs Todesfälle, was einer Rate von 0,029 ‰ entspricht, eine deutliche Verbesserung gegenüber der vorherigen Umfrage mit einer Rate von 0,051 ‰ (1985). Die sechs beschriebenen Todesfälle waren zweimal auf anästhesiologische Komplikationen, zweimal auf eine Bauchfellentzündung nach Darmläsion und zweimal auf Gefäßverletzungen zurückzuführen. Eindeutig ist, dass durch die Kenntnis der möglichen Komplikationen und die Berücksichtigung der vorgeschlagenen Sicherheitstests und Vorsichtsmaßnahmen die Rate sowohl der Komplikationen als auch der Todesfälle noch weiter gesenkt werden kann (Hepp und Meier, 1996).

Ärztlicher Kunstfehler

Ein Kunstfehler liegt dann vor, wenn ein ärztlicher Eingriff nicht indiziert ist, der Arzt nicht lege artis, d. h. nach dem aktuellen Stand der medizinischen Wissenschaft, handelt oder wenn es der Arzt unterlässt, in Bezug auf spezielle Fragen einen Arzt aus den jeweiligen Fachgebieten zu Rate zu ziehen, und nichts unternimmt oder statt dessen Handlungen unternimmt, zu denen er nicht befähigt ist. Der Begriff Kunstfehler wurde in der Literatur mehr und mehr verlassen und durch den Begriff ärztlicher Behandlungsfehler oder überhaupt durch den Begriff ärztliches Fehlverhalten ersetzt. Hierbei unterscheidet man zwischen Diagnose-, Therapie- und Konsultationsfehlern, Verletzung der Aufsichtspflicht bzw. fehlerhafter Apparateüberwachung (Missliwitz, Ellinger, 1992).

Bei einem ärztlichen Eingriff sind zu prüfen:

- die Indikation
- die Aufklärung
- die Einwilligung
- die Durchführung nach den lege artes.

Weiters ist zu prüfen, ob gegen die Sorgfalt verstoßen wurde. Ein sorgfältiger Arzt beachtet die lege artes. § 6 StGB behandelt die Fahrlässigkeit. Man unterscheidet zwischen leichter und grober Fahrlässigkeit. Von leichter Fahrlässigkeit spricht man dann, wenn das Verhalten auf einem Fehler beruht, der gelegentlich auch einem sorgfältigen Menschen unterläuft. Grobe Fahrlässigkeit liegt hingegen vor, wenn die Sorgfaltswidrigkeit so schwer ist, dass sie einem ordentlichen Menschen in dieser Situation keinesfalls unterläuft. Die Sorgfaltspflicht, um die es bei der Fahrlässigkeit geht, ist auch im § 22 Ärztegesetz als Berufspflicht genannt. Die Sorgfalt umfasst drei Aspekte:

- die Verpflichtung (nach den Umständen)
- die Befähigung nach geistigen und körperlichen Verhältnissen
- die Zumutbarkeit.

6.6.1.1 Sachverhalt / Kasuistik

Die im Jahr 1995 24-jährige Patientin wurde an der Universitäts-Frauenklinik wegen chronischer Unterbauchschmerzen bei Zustand nach gonorrhoischer Adnexitis beidseits und Kinderwunsch aufgenommen. Es bestanden ein Nikotinabusus von 30 Zigaretten pro Tag, ein Psychopharmakaabusus von 10 Stück Lexotanil pro Tag und ein Selbstmordversuch zwei Monate vor der Aufnahme. Die Patientin erinnerte sich, dass sie einen Operationsrevers unterschrieben hätte, behauptete jedoch, dass ein ärztliches Aufklärungsgespräch nicht stattgefunden hätte. In der Krankengeschichte befand sich allerdings ein Merkblatt zum Aufklärungsgespräch mit dem Arzt über die Laparoskopie, welches sowohl von der Patientin als auch vom Operateur unterzeichnet war. Nicht angekreuzt war jedoch die eigentliche Einwilligung bzw. die Erweiterung der Operation durch Eröffnung des Abdomens im Falle von Unklarheit bzw. im Fall eines operationsbedürftigen Befundes oder von Verwachsungen.

Bei der Patientin wurde eine diagnostische Laparoskopie mit dem Visiport-Optiktrokar der Firma Auto Suture durchgeführt. Laut Operationsbericht wurde durch die Bauchdecke die Bauchschlagader vom Operateur getastet, danach von einem kleinen Einschnitt im Bereich der unteren Nabelfalte die Veress-Nadel eingeführt. Die Wasserprobe war negativ und es wurde langsam ein halber Liter Kohlensäuregas in die Bauchhöhle eingeleitet sowie die Verteilung des Gases durch Perkussion im Oberbauch überprüft. Danach wurde die Bauchdecke im Bereich des Unterbauches rasch angehoben, wobei es durch den entstehenden Unterdruck zu einem hörbaren Geräusch kam. Anschließend wurden weitere drei Liter Kohlensäuregas in die Bauchhöhle eingeleitet und ein 1 cm langer Einschnitt der Haut im Bereich der unteren Nabelfalte gesetzt. Nachdem mit Adhäsionen gerechnet wurde, wurde primär mit dem Optiktrokar Visiport eingegangen und unter Sicht versucht, die Peritonealhöhle zu erreichen. Nachdem dies nicht gelang, wurde die Optik wieder entfernt und es zeigte sich eine geringe Blutung aus der Trokarhülse. Unter dem Verdacht einer Blutung wurde nunmehr mit einem standardmäßigen Einmalsicherheitstrokar in die freie Bauchhöhle eingegangen und es zeigte sich nach Einbringung der Optik im Bereich des Douglas-Raumes eine geringe Blutung.

Nach Rücksprache mit dem Anästhesisten war die Patientin kreislaufstabil und es wurde zunächst im linken Unterbauch in der Nähe der Schamhaargrenze ein 5 mm Zweittrokar eingeführt, um die Blutungsquelle zu identifizieren und die Blutung aus dem Cavum Douglasi abzusaugen. Daraufhin meldete der Anästhesist eine Veränderung der Kreislaufsituation, sodass unverzüglich innerhalb von zwei Minuten laparotomiert wurde. Das große Netz und der Darm erschienen unauffällig und im Douglas befand sich etwas Blut. Retroperitoneal zeigte sich palpabel ein ca. 4 × 7 cm großes Hämatom, welches sofort händisch mittels Bauchkompressen komprimiert wurde.

Ein Gefäßchirurg erschien innerhalb von zehn Minuten im Operationssaal und identifizierte eine Blutungsquelle im Bereich der Aortenbifurkation. Die Aorta wurde oberhalb der Bifurkation geklemmt, als ein Kreislaufstillstand auftrat, der eine Herzmassage erforderte. Dann wurden sämtliche großen Gefäße dargestellt und angeschlungen. Es fand sich ein nahezu vollständiger Abriss der rechten Arteria iliaca communis kurz nach dem Abgang aus der Aorta sowie eine Verletzung der Vena cava links in Höhe des Abganges der linken Vena iliaca communis. Als sämtliche Gefäße geklemmt waren, ließ sich ein guter Puls in der Aorta abdominalis tasten. Dann wurde mittels Katheter oberhalb der Klemme ein ausreichender zentraler Blutdruck in der Aorta abdominalis festgestellt, sodass die Herzmassage beendet wurde.

Ein leitender Gefäßchirurg übernahm die Operation und führte eine Ligatur der Vena iliaca communis sinistra und Übernähung der Vena cava inferior sowie eine End-zu-End-Anastomose der Arteria iliaca communis dexter nach Resektion der Verletzung, außerdem die Mobilisation der Arteria iliaca communis dextra und Ligatur der Arterie iliaca interna sinistra durch. Die Bauchdecke konnte wegen respiratorischer Beeinträchtigung nicht primär verschlossen werden und die Patientin wurde auf die Intensivstation gebracht.

Trotz geringer Substitution zeigte sich weiterhin eine bestehende Blutung aus dem Laparostoma, sodass die Patientin in der Nacht auf der Station revidiert werden musste. Um die diffuse Blutung zu stillen, wurden zwei Perltücher im Bereich der Aortenbifurkation eingelegt und die Bauchdecke verschlossen. In weiterer Folge gelang eine zunehmende hämodynamische Stabilisierung bei sinkendem Katecholamin-Bedarf. Aufgrund des bestehenden Lungenversagens wurde über einen in die Vena femoralis rechts gelegten Dialyse-Katheter mit der kontinuierlichen venösen Hämofiltration begonnen. Nach drei Tagen konnte die Patientin geplant revidiert werden, die Tamponadetücher wurden entfernt, eine Lavage durchgeführt und Drains gelegt. Postoperativ kam es zu einer weiteren Verbesserung der respiratorischen und hämodynamischen Situation und die Patientin konnte vom Respirator entwöhnt und nach sechs Tagen problemlos extubiert werden. Interkurrent trat ein infiziertes paravesikales Hämatom und ein Subileus auf. Nach 14 Tagen wurde mit einer Markoumartherapie begonnen. Nach insgesamt 27 Tagen konnte die Patientin im guten Allgemeinzustand in häusliche Pflege entlassen werden. Drei Monate postoperativ hatte die Patientin eine positive Reaktion auf Hepatitis C.

Aufgrund der Verletzungsanzeige kam es zu einem Strafverfahren wegen fahrlässiger schwerer Körperverletzung.

6.6.1.2 Beurteilung / Gutachten

Im Strafverfahren wegen § 88/1 und 4, 1. Fall StGB (fahrlässige schwere Körperverletzung unter besonders gefährlichen Umständen) wurde lediglich kursorisch ein Gutachten über das Vorliegen eines allfälligen ärztlichen Kunstfehlers beauftragt.

Trotz Aufforderung wurde seitens des Gerichtes zu dem äußerst komplexen Sachverhalt kein Fragenkatalog übersandt. Daher wurden die Fragen vom SV selbst aufgeworfen und beantwortet.

Wegen des Verdachts von Verwachsungen wurde im vorliegenden Fall primär ein sog. Visiport-Optiktrokar verwendet, der das Setzen des Trokars unter Sicht ermöglicht. Es gelang jedoch damit nicht, einen Einblick in die freie Bauchhöhle zu gewinnen. Deswegen wurde die Optik aus dem Visiport entfernt, wobei sich bereits eine geringe Blutung aus der Trokarhülse zeigte. Daher erschien es wahrscheinlich, dass die vorliegende Gefäßverletzung durch den Visiport entstanden war, da

- der Aspirationstest (Wasserprobe) negativ verlief,
- sich sofort nach Entfernung der Optik eine geringe Blutung aus der Trokarhülse zeigte, welche höchstwahrscheinlich bereits aus der Verletzung eines großen Gefäßes stammte,
- die Gefäßverletzungen derart massiv waren, dass sie viel eher durch den Trokar als durch die dünne Veress-Nadel hervorgerufen worden waren.

Damit hatte sich die gefährlichste Komplikation bei der Laparoskopie, nämlich die intraabdominelle Gefäßverletzung mit dem Trokar, verwirklicht.

Nach Semm (1984) liegt beim Vorliegen einer retroperitonealen Blutung mit an Sicherheit grenzender Wahrscheinlichkeit eine Verletzung eines großen arteriellen oder venösen Stammgefäßes vor.

Nachdem es sich um eine auffallend schlanke Patientin gehandelt hatte, war es sehr wahrscheinlich, dass die Ursache für die Gefäßverletzung bei der Laparoskopie in der veränderten topographischen Beziehung zwischen der Bauchdecke und den großen Bauchgefäßen zu suchen war. Die erschlaffte Bauchdecke fällt, insbesondere bei schlanken Individuen, auf die Gedärme und nähert sich bis auf wenige Zentimeter den großen Gefäßen, was durch die regelrecht eingestellte leichte Schräglage noch begünstigt wird. Zudem optimiert die Hüftgelenksbeugung bei der gynäkologischen Lagerung noch die Bauchdeckenerschlaffung (Abbildung bei Bisler et al., 1980).

Bei dem bei der Operation verwendeten Visiport-Einweg-Optiktrokar der Fa. Auto Suture handelte es sich um einen 10,5 mm Optiktrokar, der damals erst seit zwei Jahren in Österreich eingeführt worden war. Sinn und Zweck des Optiktrokars ist es, unter Sicht einer 10 mm Optik den Trokar (Führungshülse) durch die Bauchwand einführen zu können. Der Visiport-Trokar besteht aus einem Obturator, an dessen distalem Ende sich ein kugelförmiges, durchsichtiges Fenster sowie ein sichelförmiges Skalpell befinden. Wenn der Auslöseknopf gedrückt wird, springt das Skalpell ca. 1 mm hervor und zieht sich sofort wieder zurück. Dieser Vorgang erlaubt eine kontrollierte scharfe Durchtrennung der Gewebsschichten. Der pistolenförmige Handgriff verfügt über einen Auslöseknopf; am proximalen Ende befindet sich eine Öffnung, die ein 10 mm Laparoskop aufnehmen kann. Die 10 mm 0-Grad-Optik ermöglicht eine Sichtkontrolle, wenn der Obturator die Bauchwand durchdringt. In der Gebrauchsanweisung fand sich der Hinweis: „Wenn das mit dem Visiport-Optiktrokar zu durchtrennende Gewebe nicht nach jedem Auslösen identifiziert wird, erhöht sich das Risiko, Gewebsstrukturen in der Nähe des Visiport-Optiktrokars durch zusätzliche stumpfe oder scharfe Durchtrennung zu verletzen. Nicht auf den Auslöseknopf drücken, wenn die Lage des Visiport-Optiktrokars nicht festgestellt worden ist."

Beantwortung des vom SV erstellten Fragenkataloges

1. War die Indikation zur Laparoskopie korrekt?
   Die Indikation zur Laparoskopie war korrekt und von der Patientin selbst gewünscht. Es sollte auch die Eileiterdurchgängigkeit wegen Kinderwunsches geprüft werden.
2. Wurde die Patientin korrekt aufgeklärt?
   Im Akt befand sich ein von Arzt und Patientin unterschriebenes Merkblatt zum Aufklärungsgespräch über die Laparoskopie, welches jedoch unvollständig ausgefüllt war.
3. Lag eine Einwilligung der Patientin zur Operation vor?
   Die Einwilligung zur Operation lag offensichtlich vor, wenngleich am Aufklärungsmerkblatt das Zutreffende nicht angekreuzt wurde.
4. Erfolgte die Durchführung der Bauchspiegelung nach den leges artes?
   Die Durchführung der Bauchspiegelung erfolgte nach den leges artes. Verletzungen der großen Gefäße bei der Bauchspiegelung finden sich in der Literatur in etwa 1–3 ‰ bei einer Mortalität von 0,001, d. h. 1 : 100.000 (Semm, 1984). Die Punktion großer Gefäße nimmt unter den schweren Komplikationen der Laparoskopie einen Anteil von 22,6 % ein. Die Gefäßverletzung entstand höchstwahrscheinlich mit dem Optiktrokar Visiport.
5. Wurde die Sorgfalt verletzt bzw. lag leichte bzw. grobe Fahrlässigkeit vor?
   Zur Sorgfaltspflicht (§ 6 StGB – Fahrlässigkeit) wurde festgestellt, dass es sich bei einer schweren Gefäßverletzung im Rahmen der Bauchspiegelung um leichte Fahr-

lässigkeit handelte. Eine grobe Fahrlässigkeit nach § 6 StGB lag nicht vor. Dagegen sprachen sowohl das einschlägige Schrifttum als auch die persönliche Erfahrung des Gutachters. Es darf auch nicht übersehen werden, dass die Dunkelziffer von Verletzungen bei der Laparoskopie wesentlich höher als in der Literatur angegeben anzusetzen ist. Nach Feststellung der schweren Komplikation wurden sofort alle Maßnahmen zu deren Behebung eingeleitet. Naturgemäß konnte vom gynäkologischen SV die Tätigkeit der drei operierenden Gefäßchirurgien nicht beurteilt werden.

6. Lag ein ärztliches Fehlverhalten vor?
   Ohne Zweifel handelte es sich um einen sog. Therapiefehler. Wie oben abgeleitet, ergab sich jedoch, dass von einem Kunstfehler bzw. von einem ärztlichen Behandlungsfehler oder einem ärztlichen Fehlverhalten nicht gesprochen werden konnte.

6.6.1.3 Verfahrensausgang

Das Verfahren wurde aufgrund des Gutachtens gemäß § 90 StPO (Strafprozessordnung) eingestellt.

6.6.1.4 Resümee

Gefäßverletzungen zählen zu den gefürchtetsten Komplikationen des laparoskopischen Zugangs. Nachdem es sich um eine zwar seltene, aber immer wieder vorkommende methodenimmanente Komplikation handelt, muss jede Patientin sorgfältig darüber aufgeklärt werden. Wenn man das tatsächlich so macht, überlegen sich viele Patientinnen, ob sie ihre mäßig starken Unterbauchbeschwerden tatsächlich sofort abgeklärt haben oder nicht doch noch einige Zeit beobachten wollen. Forensisch kann es sich schon deshalb nicht um grobe Fahrlässigkeit im strafrechtlichen Sinn handeln, da kein Operateur, auch nicht der geübteste, vor dieser schrecklichen Komplikation gänzlich gefeit ist. Die in der Literatur angegeben Sicherheitstests (Semm) sollten eingehalten und dokumentiert werden. Für den gefäßchirurgischen Notfall muss eine entsprechende Instrumententasse vorbereitet sein. Das Literaturverzeichnis wurde auf den neuesten Stand ergänzt.

Literatur

Bisler H, Sinde J, Alemany J. Verletzungen der großen Gefäße bei gynäkologischen Laparoskopien. Geburtsh u Frauenheilk 40; 1980: 553–6.

Brosens J, Gordon A, Campo R, Gordts S. Bowel injury in gynaecological laparoscopy. J Am Assoc Gynecol Laparosc 2003; 10: 9–13.

Chapin JW, Hurlbert BJ, Scheer K. Hemorrhage und cardiac arrest during laparoscopic tubal ligation. Anesthesiology 1980; 53: 342–3.

Eigner G, Emberger H, Fössl-Emberger K. Die Haftung des Arztes, Justiz- und Verwaltungsstrafrecht. Wien: ÖAK, Verlag der österreichischen Ärztekammer, 1991: 92–9.

Gruber IV, Frank V, Wischnewsky M, De Wilde R, Kolwagen K, Neis KJ, Huche J, Mettler L, Wallwiener D, Schmidt EH. Komplikationen der gynäkologischen Endoskopie. Der Gynäkologe 2005; 38: 992–1000.

Harkki-Siren P, Kurki TA. A nationwide analysis of laparoscopie complications. Obstet Gynecol 1997; 89: 108–12.

Henny CP, Hofland J. Laparoscopic surgery. Pitfalls due to anesthesia, positioning and pneumoperitoneum. Surg Endosc 2005; 19: 1163–71.
Hepp H, Meier W. Komplikationen bei der Laparoskopie. In: Beck L, Bender HG (Hrsg.). Intra- und postoperative Komplikationen in der Gynäkologie und Geburtshilfe unter Berücksichtigung urologischer und intestinaler Komplikationen, 2. Auflage. Stuttgart: Thieme, 1996: 56–63.
Jansen FW, Kapiteyn K, Trimbos-Kemper T, Hermens I, Trimbos JB. Complications of laparoscopy: a prospective multicentre observational study. Brit J Obstet Gynecol 1997; 104: 595–600.
Magrina JF. Complications of laparoscopic surgery. Clin Obstet Gynecol 2002; 45: 469–80.
Missliwitz J, Ellinger A. Recht für Ärzte- und Medizinstudenten. Wien: Manz, 1992: 158–63.
Pierre F, Chapron C, de Poncherville L, Harchani Y, Dognon L. French survey on gynaecological major laparoscopic surgery. Complications in unselected population of operators. ISGE Meeting, Birmingham UK, 8.–10. 12. 1997.
Riedel HH, Lehmann-Willenbrock E, Mecke H, Semm K. Die Häufigkeitsverteilung verschiedener pelviskopischer (laparoskopischer) Operationsverfahren und deren Komplikationen. Geburtsh u Frauenheilk 1988; 45: 791–5.
Royal College of Obstetricians and gynaecologist; preventing entry-related gynaecological laproscopic injuries. Green top guideline 49, Mai 2008.
Schollmeyer Th. Vermeidbare Komplikation aus technologischer Sicht. AGE – Sitzung zum Thema Komplikationsmanagement. 58. Kongress der Deutschen Gesellsch. für Gynäkologie und Geburtshilfe. München, 5.–8.10.2010.
Semm K. Operationslehre für endoskopische Abdominal-Chirurgie, Operative Pelviskopie – Operative Laparoskopie. Stuttgart, New York: Schattauer-Verlag, 1984: 60–4, 121–36.
Sutton CJG. Guideline on preventing entry related gynaecological laparoscopy injuries: post-publication reflections of the senior author. Gynecol Surg 2009; 6: 301–10.
Visiport (Auto Suture). Optical Trocar with Premium Surgiport Trocar Sleeve – Bedienungsanleitung.

6.6.2 Darmverletzung bei laparoskopischer Zystenoperation

Darmverletzungen bei gynäkologischen Laparoskopien

Darmverletzungen stellen die häufigsten Verletzungen im Zusammenhang mit endoskopischen Operationen dar (Abb. 6.7–Abb. 6.10). Sie haben im Wesentlichen drei Ursachen:

- Verletzungen beim Einstich der Veress-Nadel oder der Trokare bei mehrfach voroperierten Patientinnen
- Schnittverletzungen mit der Schere, mit den Hochfrequenzgeräten oder mit dem Laser im Zusammenhang mit Darmadhäsiolysen
- Hitzeverletzungen mit gelegentlich sekundär auftretender Sequesterbildung und Perforation, z. B. nach Koagulation von Sickerblutungen im Exzisionsbereich von Endometrioseherden aus der Darmwand.

Durch eine offene Laparoskopie können Verletzungen beim Einführen der Veress-Nadel oder der Trokare vermieden werden.

Bei breitflächigen älteren Verwachsungen zwischen Darm und Peritoneum ist gelegentlich auch bei größter Präparationssorgfalt keine Grenzschicht zu erkennen, sodass der Darm versehentlich eröffnet wird. Ausgehend von den nicht adhärenten Darmanteilen, die in die Adhäsion einmünden, lässt sich die Grenzschicht jedoch vermuten und eine Darmverletzung letztlich doch vermeiden.

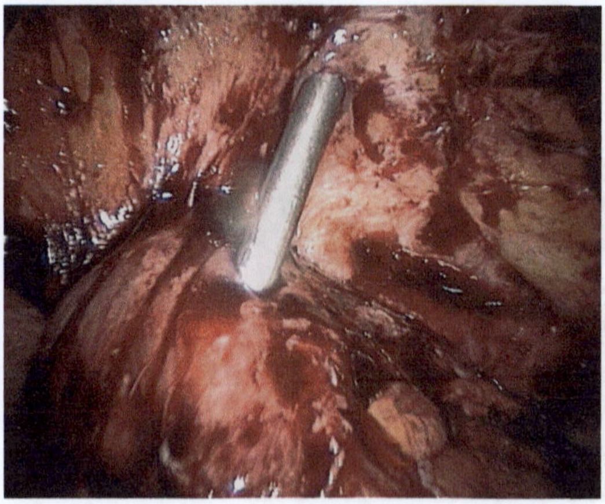

Abb. 6.7: 5 mm Trokarhülse im Dünndarm (mit freundlicher Genehmigung: Dr. Thoralf Schollmeyer, Ufk Kiel)

Die Darmverletzungen durch Hitzeeinwirkung infolge Koagulation kleiner Sickerblutungen lassen sich am einfachsten vermeiden, indem weniger koaguliert wird. Die Blutungen kommen zumeist von selbst zum Stillstand. Man wende sich z. B. bei ausgedehnten Endometrioseresektionen aus der Darmserosa zunächst anderen Operationsteilen zu und beobachte die Blutung nach gehörigem zeitlichem Abstand erneut. Kam es nicht zum Spontanstillstand, so ist eine 4/0-Maxon-Einzelknopf- oder Z-Naht der Serosa der Koagulation vorzuziehen.

Das wichtigste Problem bei der Darmverletzung besteht in ihrer rechtzeitigen Erkennung und Behandlung. Je nach Erfahrung des Operateurs erfolgt die Behandlung endoskopisch oder per laparotomiam in gleicher Sitzung. Die Darmverletzung wird in voller Ausdehnung dargestellt, gegebenenfalls muss vor der Versorgung der Verletzung

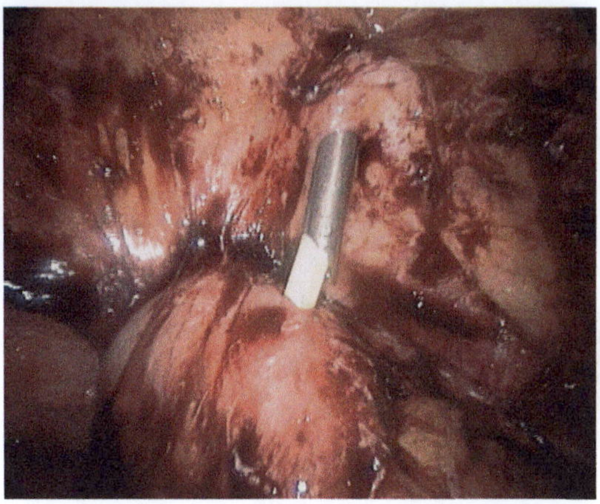

Abb. 6.8: 5 mm Trokarhülse mit in den Dünndarm vorgeschobenem Foley-Katheter zur Markierung (endet in im Darm aufgeblasenem Ballon) (Bild: Dr. Thoralf Schollmeyer, Kiel)

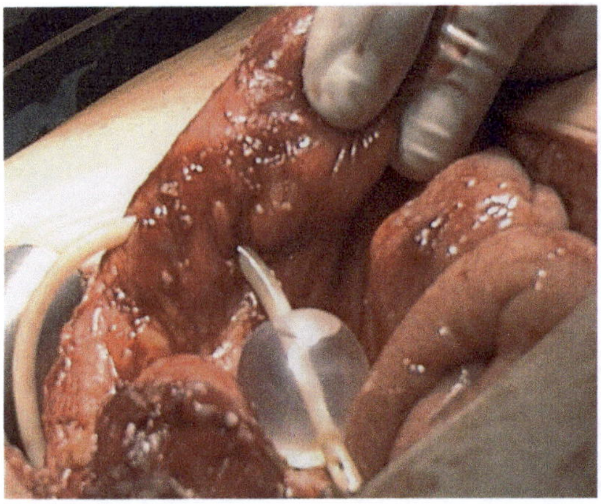

Abb. 6.9: Mediane Unterbauchlaparotomie wegen Darmperforation, Foley-Katheter in fausse route (Bild: Dr. Thoralf Schollmeyer, Kiel)

zunächst die Adhäsiolyse fortgesetzt zu werden, um eine ausreichende Darstellung zu ermöglichen. Der Verschluss erfolgt durch Einzelknopfnähte seromuskulär unter Erhaltung der Schleimhaut. Alternativ wird die fortlaufende Lahodny-Naht eingesetzt. Die Regeln der Darmchirurgie hinsichtlich der Vermeidung von Einengungen der Lichtung gelten auch für die endoskopische Versorgung. Zur Erleichterung der postoperativen Versorgung wird intraoperativ ein Jugularis-Katheter gelegt. In den Bauch wird eine weiche Zwölferdrainage ohne Sog gelegt. Postoperativ erfolgt Nahrungskarenz bis zum spontanen Abführen.

Nach ausgedehnter Endometrioseresektion im kleinen Becken, die häufig das Rektum und den rektosigmoidalen Übergang miteinbezieht, bestehen gelegentlich Zweifel, ob eine Darmverletzung vorliegt oder nicht. In diesen Fällen wird das kleine Becken mit Ringerlösung aufgefüllt und der Enddarm mit CO_2-Gas insuffliert. Nach Art

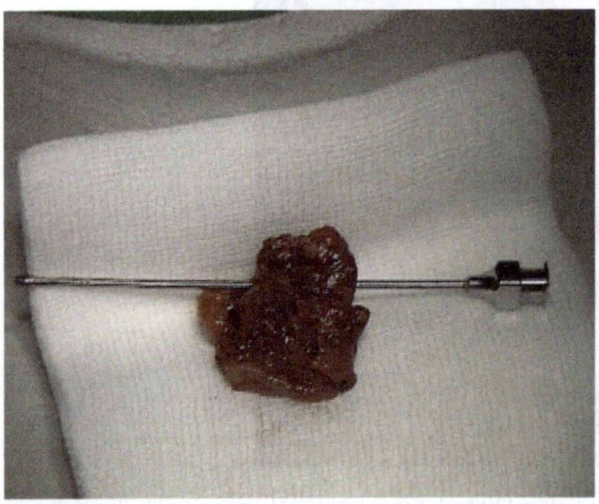

Abb. 6.10: Z.n. Darmresektion. Präparat mit Knopfsonde im Kanal

der Dichteprüfung eines Fahrradschlauches im Wasserbad macht sich ein Defekt durch CO_2-Bläschen bemerkbar (Schmidt und De Wilde, 1996).

Komplikationen nach Laparoskopien werden definiert als diejenigen, die einen Zweiteingriff im Sinne einer Laparotomie oder einer erneuten Laparoskopie notwendig machen. Legt man diesen Maßstab an die Statistik der operativen Laparoskopien der Arbeitsgemeinschaft Gynäkologische Endoskopie an, so sind unter Nichtberücksichtigung des Ovarialkarzinoms und der persistierenden Trophoblastaktivität bei der Eileiterschwangerschaft überwiegend die Läsionen von Blutgefäßen, Darm, Blase und Harnleiter mit Revisionslaparotomien verbunden. Es werden Häufigkeiten von ca. 4,2/1.000 (1988) bzw. 8,6/1.000 (1991) angegeben (Hucke und Campo, 1996).

In Frankreich wurden im Rahmen einer Multicenter-Studie 7.604 Laparoskopien bezüglich der Art und Häufigkeit von Komplikationen analysiert. Die Notwendigkeit einer komplikationsbedingten Laparotomie betrug 2,8/1.000, es kam zu einem Todesfall. Bei der rein diagnostischen Laparoskopie betrug die Laparotomie-Rate 1,7/1.000, für kleinere Eingriffe 0,42/1.000 (ein Fall), für größere laparoskopische Eingriffe 4,5/1.000. Die meisten Komplikationen waren Verletzungen des Darmes (11 von 21 Fällen), wobei diese bei drei Fällen intraoperativ nicht bemerkt wurden. Am zweithäufigsten waren die Gefäßverletzungen mit 8 von 21 Fällen (Chapron et al., 1992).

Die thermische Darmverletzung ist meist dadurch gekennzeichnet, dass sie intraoperativ nicht erkannt wird. Häufig führt die thermische Nekrose erst nach einer Latenzzeit von eventuell mehreren Tagen verzögert zur Perforation mit sich erst dann ausbildender Peritonitissymptomatik. Besonderes Augenmerk muss älteren Patientinnen gelten, da bei ihnen eine Peritonitis oft relativ symptomarm und laborchemisch unauffällig beginnt. Histologisch findet man bei der thermisch bedingten Perforation eine Koagulationsnekrose ohne Kapillareinwachsung und mit Fehlen einer fibromuskulären Regeneration. Eine Infiltration von Leukozyten wird nur am Rand der Läsion beobachtet (Levy et al., 1985).

Zur Behandlung von thermischen Läsionen ist in den meisten Fällen eine Resektion des betroffenen Darmsegmentes mit primärer Anastomosierung vorzuziehen, da die einfache Übernähung oft nicht die Gewähr bietet, das gesamte devitalisierte Areal erfasst zu haben. Bei Verletzungen des Dickdarmes kann die temporäre Anlage eines Stomas notwendig werden.

6.6.2.1 Sachverhalt / Kasuistik

Bei der 1997 58-jährigen Patientin wurde im Herbst 1997 eine rechtsseitige Eierstockzyste diagnostiziert. Bereits 1986 war eine vaginale Hysterektomie durchgeführt worden, wobei es postoperativ offensichtlich zu einer massiven Nachblutung gekommen war, die eine Revisionsoperation durch einen Bauchschnitt erforderlich machte. Im selben Jahr musste sich die Patientin auch noch einer weiteren abdominellen Adhäsiolyse unterziehen.

An der Universitäts-Frauenklinik wurde im Ultraschall eine Zyste von 68 × 52 mm mit Septen, jedoch ohne Neovaskularisation diagnostiziert. Die Tumormarker waren im Normbereich. Es wurde die Operation empfohlen. Vereinbart wurde eine sog. offene Laparoskopie in Laparotomiebereitschaft. Bei der Patientin waren zusätzlich eine alkoholische Leberschädigung, ein Nikotinabusus, eine Hyperurikämie und Hyperlipidämie neben einer Harnwegsinfektion bekannt.

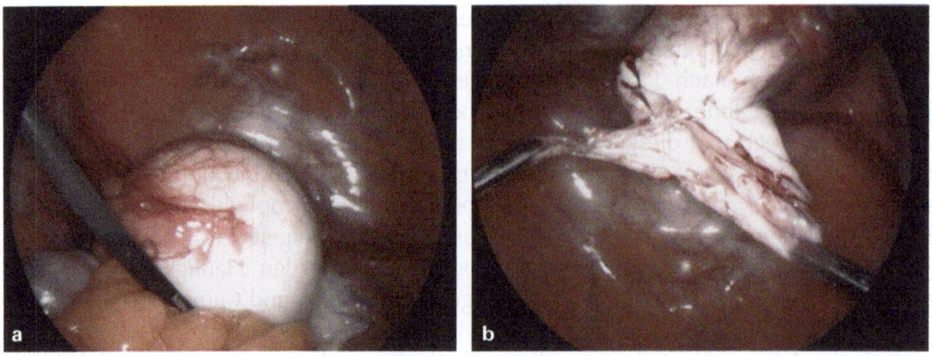

Abb. 6.11 a, b: Laparoskopische Ovarialzystenausschälung

Bei der Operation im Dezember 1997 wurde laparoskopisch eine Adnektomie beidseits durchgeführt. Intraoperativ zeigte sich, dass links das Colon descendens breit mit der linken Beckenwand sowie rechts mit der Ovarialzyste verwachsen war (Abb. 6.11 a, b). Weiters fanden sich Verwachsungen mit dem großen Bauchnetz. Nach deren Freipräparation gelang es, die rechten Adnexe über ein Klammernahtgerät abzusetzen. Eine Gefrierschnittuntersuchung ergab keine Malignität. Die weitere Präparation im linken Unterbauch gestaltete sich schwierig, sodass ein dritter Zusatzeinstich im Unterbauch gesetzt werden musste und die linken Adnexe von retroperitoneal abgesetzt wurden. Dieser Operationsschritt machte auch zeitmäßig den größten Anteil an der Operation aus. Der histologische Befund ergab eine Hydrosalpinx rechts, Eierstockgewebe war nicht nachweisbar. Links wurde eine chronische Salpingitis sowie ein Eierstock mit Einschlusszystchen ohne Hinweis auf Bösartigkeit gefunden.

Am ersten postoperativen Tag war der Bauch stark aufgetrieben und gebläht und die Patientin hatte starke Schmerzen. Am zweiten postoperativen Tag hatte sie Stuhl nach der Gabe von Abführmittel und konnte trotz stechender Schmerzen ins Kaffeehaus gehen; am Nachmittag gegen 16.00 Uhr kam jedoch Stuhl über ein Drain aus der Wunde. Das CRP war am ersten postoperativen Tag auf 13,8, am dritten auf 35,5 erhöht. Ein Darmröntgen ergab Luft und Luftflüssigkeitsspiegel im Dünn- und Dickdarm, ein CT ein massives Weichteilemphysem im Bereich der rechten und linken Bauchwand. Ein Nierenröntgen war unauffällig. Die Patientin wurde unter der Diagnose Darmfistel linker Unterbauch an der chirurgischen Universitätsklinik vorgestellt und es wurde am vierten postoperativen Tag eine Sigmaresektion mit endständigem Anus praeter und einem Dickdarmstumpf nach Hartmann durchgeführt. Das Abdomen wurde gespült, gesäubert und drainiert.

Postoperativ kam es am zweiten Tag, ausgehend von einer Stuhltasche im linken Unterbauch unter der Haut, zu einer Rötung des linken Beines mit starkem Druckschmerz und Fieber. Eine Beinvenenthrombose wurde ausgeschlossen. Als weitere Komplikation trat 15 Tage postoperativ eine Stuhlfistel in einem Drainagekanal des linken Unterbauches auf. Röntgenologisch wurde als Ursprung der Fistel eine Verbindung zum ausgeschalteten Rektumstumpf lokalisiert. Eine Woche später zeigte jedoch eine Röntgenuntersuchung einen unauffälligen Kontrastmitteldurchtritt bis zum künstlichen After. Unter Antibiotikatherapie kam es zum Rückgang der Entzündungszeichen, wobei zwischenzeitlich auch eine Lungenentzündung bestand. Bei der Entlassung bestand noch eine Schleimfistel in Abheilung. Die Patientin konnte nach insgesamt 32 Tagen Krankenhaussaufenthalt nach Hause entlassen werden und wurde von einer mobilen Schwester zweimal pro Woche betreut und verbunden.

Der histologische Befund des Operationspräparates zeigte an einer Stelle zentral einen kleinen Wanddefekt, der einer Perforationsstelle entsprach. Mikroskopisch fand sich eine lokale eitrig-fibrinöse Peritonitis.

Zweieinhalb Monate später wurde an der chirurgischen Universitätsklinik die Rekonstruktion des Darmes durchgeführt und der künstliche Darmausgang wieder zurückoperiert. Vier Monate später musste ein Bauchwandbruch neuerlich operiert werden. Zum Zeitpunkt der Untersuchung durch den SV zehn Monate nach der Erstoperation war die Patientin einigermaßen wiederhergestellt und in gutem Allgemeinzustand. Sie benötigte ein Mieder, konnte naturgemäß nichts heben und hatte leichtes Ziehen im Unterbauch.

Sie wünschte Schmerzengeld und wollte außerdem ihre zusätzlich entstandenen Kosten, wie Selbstbehalt des Krankenhauses und des nachfolgenden Kuraufenthaltes, in Höhe von € 229,– bzw. € 219,– sowie Privatauslagen in Höhe von € 731,– ersetzt haben. Als Schmerzengeld stellte sie sich etwa € 18.275,– vor und warf den Ärzten vor, keinen Bauchschnitt gemacht zu haben und sie nicht über die Gefahren der Bauchspiegelung, insbesonde der Darmverletzung, aufgeklärt zu haben. Die Haftpflichtversicherung des Krankenhauses beauftragte das SV-Gutachten.

6.6.2.2 Beurteilung / Gutachten

Die Begutachtung des Operationsfilmes ergab, dass es sich im vorliegenden Fall um eine äußerst schwierige und mühsame Präparation gehandelt hatte, wobei die anatomischen Verhältnisse durch die Voroperationen sehr stark verändert waren. Die Verletzung des Dickdarms war auf dem Film nicht erkennbar. Die Operationsverhältnisse waren so schwierig, dass die Verletzung zu verschiedenen Zeitpunkten während zahlreicher Operationsschnitte hätte geschehen können. Es konnte kein Zweifel darüber bestehen, dass aufgrund der Schwierigkeit und langwierigen Präparation des Dickdarms im vorliegenden Fall eine Dichtigkeitsprüfung hätte durchgeführt werden sollen. Damit wäre intraoperativ die Läsion des Dickdarms bemerkt worden und es wäre möglich gewesen, diese in einer Sitzung zu versorgen.

Beantwortung des Fragenkatalogs

1. War dem Operateur ein wie immer gearteter Behandlungsfehler unterlaufen?
   Bei einer derart schwierigen Präparation in anatomisch durch Voroperationen völlig verändertem Gewebe hätte eine Dichtigkeitsprüfung des Darmes durchgeführt werden sollen. Im Zweifelsfall hätte man auf die Entfernung der linken Adnexe verzichten können, da die vermeintliche Zyste sich ja rechts befunden hatte.
   Generell wurde diskutiert, ob man diese Operation hätte laparoskopisch durchführen oder nicht besser gleich eine Laparotomie machen sollen, da aufgrund der mehrfachen Voroperationen mit massiven Verwachsungen zu rechnen war. Naturgemäß ist die laparoskopische Präparation viel schwieriger als bei einer Laparotomie, wenngleich eine Darmverletzung natürlich auch bei offenem Operieren vorkommen kann.

Tab. 6.7: Schmerzkatalog

Zeitraum	Starke Schmerzen	Mittelstarke Schmerzen	Leichte Schmerzen
16. 12. 97 (laparoskopische Operation) bis 22. 12. 97 (Notoperation 20. 12. 97)	7 Tage		
23. 12. 97 – 13. 1. 98 (Stuhlfistel linker Unterbauch)	22 Tage		
14.–19. 1. 98 (Entlassung)			6 Tage
20. 1.–30. 3. 98 (Anus praeter):			70 Tage
31. 3.–3. 4. 98 (Darmrekonstruktion)		4 Tage	
4.–10.4.98			7 Tage
11. 4.–4. 8. 98 (116 Tage, gerafft auf ein Drittel)			38 Tage
5.–8. 8. 98 (Operation des Bauchwandbruches):		4 Tage	
9.–14. 8. 98			6 Tage
15. 8.–15. 9. 98 (30 Tage, gerafft auf 10 Tage)			10 Tage
Gesamt	29 Tage	8 Tage	137 Tage

2. Wie waren die Schmerzperioden (Mehrschmerzen) für den Fall eines Behandlungsfehlers zu bewerten?
   Die Schmerzperioden sind in Tab. 6.7 aufgeführt.

6.6.2.3 Verfahrensausgang

Die Antragstellerin erhielt außergerichtlich von der Haftpflichtversicherung der Universitäts-Frauenklinik einen Betrag von € 19.621,– entsprechend dem Schmerzkatalog.

6.6.2.4 Resümee

Darmverletzungen nach gynäkologischen operativen Laparoskopien stellen neben Gefäß-, Blasen- und Harnleiterverletzungen die häufigsten Gründe für Revisionslaparotomien dar. Prinzipiell kann es sich um Verletzungen beim Einstich der Veress-Nadel oder der Trokare, insbesondere bei voroperierten Patientinnen, handeln, um Schnittverletzungen mit der Schere, mit den Hochfrequenzgeräten oder mit dem Laser in Zusammenhang mit Darmadhäsiolysen, wie im vorliegenden Fall, oder um Hitzeverletzungen mit gelegentlich sekundär auftretender Sequesterbildung und Perforation nach Koagulationen. Das wichtigste Problem bei der Darmverletzung besteht in der rechtzeitigen Erkennung und Behandlung, möglichst intraoperativ, da es sonst zu einer lebensbedrohlichen Peritonitis kommt.

Literatur

Chapron C, Querlen D, Mape G, Madelenat P, Dubuisson JB, Andebert A, Erny R, Bruhat MA. Complications de la coeliochirurgie gynecologique etude multicentrique a partir de 7604 coelioscopies. J Gynecol Obstet Reprod Paris 1992; 21: 207.

Hucke J, Campo RL. Komplikationen bei der operativen Laparoskopie. In: Beck L, Bender HG (Hrsg.). Intra- und postoperative Komplikationen in der Gynäkologie und Geburtshilfe unter Berücksichtigung urologischer und intestinaler Komplikationen, 2. Auflage. Stuttgart: Thieme, 1996: 63–70.

Levy BS, Soderstrom RM, Daily DN. Bowel injury during laparoscopy: cross anatomy und histology. J Reprod Med 1985; 34: 282.

Schmidt EH, De Wilde RL. Standardverfahren der minimal invasiven Chirurgie in der Frauenheilkunde. Operationsatlas der Laparoskopie. Stuttgart: Thieme, 1996: 29–30.

6.6.3 Laparoskopische Ovarialzystenpunktion mit Querkolonperforation und Peritonitis

6.6.3.1 Sachverhalt / Kasuistik

Die 47-jährige Patientin wurde im Frühjahr 1999 wegen verkürzter Regelblutung in der Wechselambulanz einer westösterreichischen Universitäts-Frauenklinik mit Climen, einem Östrogen-Gestagen-Präparat, behandelt. Daraufhin folgten drei etwa 14 Tage dauernde Regelblutungen, weswegen Climen wieder abgesetzt wurde. Im November 1999 wurde eine einkämmrige, zystische Raumforderung (Abb. 6.12) im Bereich des rechten Eierstocks mit einem Durchmesser von 37 mm und einer Kapseldicke von 2 mm diagnostiziert. Es wurde der Patientin eine Kürettage mit Hysteroskopie sowie eine Laparoskopie empfohlen, bei der man allenfalls die Eierstockzyste operieren könne. Die Patientin wurde Ende November aufgenommen und unterschrieb sowohl einen Revers für die diagnostische Hysteroskopie als auch für die Laparoskopie (Dio-

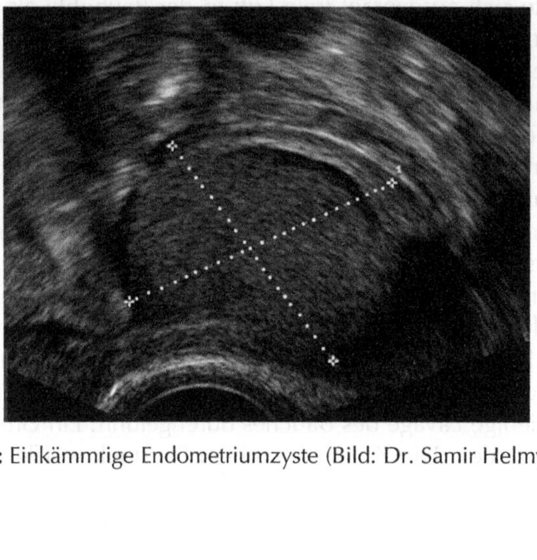

Abb. 6.12: Einkämmrige Endometriumzyste (Bild: Dr. Samir Helmy, Ufk Wien)

med-Aufklärungssystem nach Weißauer, Diagnostische und therapeutische Spiegelung der Bauch- und/oder Beckenhöhle, Laparoskopie, Pelviskopie, Info Gyn4). In dem Dokument waren ausdrücklich als mögliche Komplikationen festgehalten: Verletzung von Darm, Blase, Infektion, Nabelinfektion, Wundheilungsstörung. Weiters wurde die Patientin darüber aufgeklärt, dass in eventu Verwachsungen gelöst werden würden, ein Eingriff am Eierstock, z. B. Entleeren einer Eierstockzyste, Ausschälen gutartiger Zysten oder Geschwulste, unter Erhaltung des gesamten oder eines Teils des Eierstocks, komplette Entfernung eines Eierstocks, Eingriffe am Eileiter sowie die Behandlung von Endometrioseherden durchgeführt werden würden. Ausdrücklich vermerkt wurde, dass eine Sterilisation nicht gewünscht wurde.

Dem Operationsbericht war zu entnehmen, dass die Gebärmutter zunächst gespiegelt wurde, wobei keine Auffälligkeiten zu sehen waren, und bei der nachfolgenden Kürettage reichlich Schleimhaut gewonnen wurde. Bei der dann durchgeführten Bauchspiegelung gab es insoweit Schwierigkeiten, als der Druck im Bauch zunächst etwas erhöht schien und man einen unkorrekten Sitz der Veress-Nadel nicht in der Bauchhöhle, sondern präperitoneal vermutete. Deswegen wurde die Nadel entfernt und von einem zweiten Oberarzt nochmals appliziert. Sodann wurden der Trokar und die Optik eingeführt. Es zeigten sich ein normal großer Uterus und normale Eileiter, ebenso ein normaler linker Eierstock. Auch der rechte Eierstock war von normaler Größe und wies ein größeres Eibläschen mit durchschimmerndem Sekret auf. Dieses Eibläschen wurde punktiert und 3 ml blutig-wässriges Sekret abgesaugt.

Noch am Operationstag kam es bei der Patientin zu akuter Atemnot, Unterbauchschmerzen und Schmerzen in der Magengegend. Es bestand eine schmerzhafte Atemhemmung. Die Bauchdecken waren gespannt und druckschmerzhaft. Ein Internist vermutete sofort ein Problem von der Bauchspiegelung her. Im Ultraschall wurde Luft in der Bauchhöhle gefunden, eine Röntgenaufnahme der Lunge zeigte lediglich einen Zwerchfellhochstand. Am nächsten Tag diagnostizierte ein Chirurg ein akutes Abdomen, das CRP war auf 30 erhöht bei einer Leukozytose von 11.400. In einer Abdomenleeraufnahme zeigten sich vereinzelt kleine stehende Dünndarmschlingen und vereinzelt kleine Flüssigkeitsspiegel sowie ein Pleuraerguss und eine Minderbelüftung der Lunge rechts basal. Der Chirurg veranlasste sofort eine Computertomographie mit Kontrastmitteleinlauf, da die Patientin einer sofortigen Revision nicht zustimmte bzw. abwarten wollte. Im CT zeigte sich ausgeprägt freie Luft in der Bauhöhle als Hinweis für eine Organperforation, wobei jedoch die Perforationsstelle nicht lokalisierbar war. Außerdem fanden sich an beiden Lungenunterlappen Winkelergüsse mit Teilatelektasen, daher wurde die Indikation zu einer Revisionsoperation gestellt. In einem Aufklärungsrevers unterzeichnete die Patientin, dass eventuell eine Darmnaht oder auch eine teilweise Entfernung von Darm mit Wiedervereinigung durchgeführt werde. Außerdem sollte der Eierstock revidiert und eventuell entfernt werden.

Bei der Revisionsoperation wurde reichlich trübe, übelriechende Flüssigkeit im Bauchraum gefunden. Als Ursache des akuten Abdomens zeigte sich eine Perforation des Querkolons genau in der Mitte, an der Hinterwand mit einer Länge von 1,5 cm. Die Ränder waren allseits glatt. Im Mittel- und Oberbauch fanden sich nicht mehr ganz frische Zeichen einer Peritonitis mit ausgedehnten Fibrinbelägen. Das Colon transversum wurde zweireihig einstülpend mit Einzelknopfnähten übernäht und dicht verschlossen sowie eine ausgiebige Lavage des Bauches durchgeführt. Ein Großteil der Fibrinbeläge konnte entfernt werden. Die Zyste am rechten Eierstock wurde von dem gynäkologischen Oberarzt ausgeschält und abgetragen. Die Patientin kam auf die Intensivstation. Der histologische Befund ergab einen Zervixschleimhautpolypen sowie eine alte Follikelzyste am rechten Eierstock.

Der postoperative Verlauf seitens des chirurgischen Eingriffes war in der weiteren Folge zufriedenstellend, es traten jedoch Komplikationen seitens der Lunge bzw. des Rippenfells auf. Drei Tage nach der Revisionsoperation kam es zu einem rechtsseitigen Pleuraerguss und zu einer beidseitigen Lungenentzündung. Die Patientin wurde antibiotisch mit Ciproxin behandelt und erhielt weiters Seropram sowie Psychopax-Tropfen wegen Schlafstörungen und bekannter Depression. Fünf Tage später wurden in einem Kontroll-CT eine Vergrößerung der Pleuraergüsse sowie beidseits Teilatelektasen festgestellt. Aus einem Pleuraerguss rechts wurden 400 ml Flüssigkeit abpunktiert. Von den Pulmologen wurden sowohl eine Tuberkulose als auch ein Pulmonalkarzinom ausgeschlossen. Eine Woche später wurde im CT der Verdacht auf ein Pleuraempyem mit begleitender Kompressionsatelektase des rechten Unterlappens gestellt. Die Infektiologen behandelten die Patientin mit dem Antibiotikum Tavanic und Vancomycin sowie mit Diflucan. Unter Ultraschallsicht wurde rechts nochmals 25 ml leicht blutiges Sekret abpunktiert, worauf es zum Abfiebern kam. Nach einer weiteren Verschlechterung des Pleuraergusses wurde bereits ein thoraxchirurgischer Eingriff diskutiert, welchen die Patientin jedoch ablehnte. In der Folge kam es zu einer weiteren Besserung, sodass die Patientin am Heiligen Abend in häusliche Pflege entlassen werden konnte.

Im Februar 2000 wurde in einem Lungenperfusionsszintigramm eine Pulmonalembolie ausgeschlossen. Eine Pulmologin hielt eine Pulmonalembolie im Zusammenhang des Verlaufes als Ursache als eher unwahrscheinlich. Obwohl eine kleine Schwarte rechts basal und vorne bestand, war dadurch keine respiratorische Einschränkung entstanden.

Die Patientin wandte sich an die zuständige Patientenvertretung des Bundeslandes, von welcher der Autor mit der Erstellung des SV-Gutachtens beauftragt wurde.

6.6.3.2 Beurteilung / Gutachten

Beantwortung des Fragenkatalogs

1. War im Rahmen der medizinischen Behandlung an der Universitätsklinik für Frauenheilkunde ein kausaler Schaden zum Nachteil der Patientin eingetreten?
   Diese Frage war eindeutig zu bejahen und wurde auch vom stellvertretenden Klinikvorstand anerkannt.
2. Bejahendenfalls wurde um Angabe der komprimierten Schmerzperioden in schwer, mittel und leicht ersucht.
   Die komprimierten Schmerzperioden sind in Tab. 6.8 aufgeführt.
3. Mit welchen Dauerfolgen musste die Patientin rechnen?
   Naturgemäß ist als Folge von großen Bauchoperationen mit Dauerfolgen wie der Bildung von Verwachsungen und deren Folgen zu rechnen. Im vorliegenden Fall konnten allerdings auch Komplikationen seitens der Lungen nicht ausgeschlossen werden. Inwieweit die Pleuraschwarte mit Dauerfolgen behaftet sein konnte, war vom gynäkologischen SV nicht zu beurteilen. Aufgrund der Peritonitis war jedoch anzunehmen, dass sich in der Bauchhöhle der Antragstellerin Verwachsungen gebildet hatten.

Tab. 6.8: Komprimierte Schmerzperioden

Zeitraum	Starke Schmerzen	Mittelstarke Schmerzen	Leichte Schmerzen
30. 11.–10. 12. 1999 Laparoskopie mit Revisionsoperation und Intensivstation	11 Tage		
11.–24. 12. 1999 Pleuraergüsse beidseits, Pleuraempyem, Pleurapunktionen bds., Lungenentzündung		13 Tage	
25. 12. 1999–7. 1. 2000 14 Tage Bettruhe zu Hause			14 Tage
8. 1.–1. 3. 2000 Rekonvaleszenz 52 Tage, komprimiert auf ein Viertel			13 Tage
Gesamt	11 Tage	13 Tage	27 Tage

4. War die Laparoskopie zur Entfernung der Adnexzyste bei obiger Patientin überhaupt indiziert, zumal bei ihr eine Uterussenkung vorlag?
   Hierzu wurde ausgeführt, dass man im vorliegenden Fall keineswegs von einer absoluten Indikation zur Entfernung der Eierstockzyste sprechen konnte, da es sich um eine sog. einfache, im Ultraschall völlig harmlos aussehende Zyste gehandelt hatte, die man auch ohne weiteres hätte beobachten können. Es bestand keinerlei diesbezüglicher Zusammenhang mit der Senkung der Gebärmutter.
5. Hätte der Eingriff demnach nicht besser mittels Bauchschnitt vorgenommen werden sollen, wodurch die Kolonperforation, die eine neuerliche Operation notwendig machte, sowie die postoperativ aufgetretene Beschwerdesymptomatik (Peritonitis, Pneumonie, Pleuraergüsse) vermieden worden wären?
   Diese Frage wurde dahingehend beantwortet, dass dies nicht zuletzt eine Frage der Aufklärung in Absprache mit der Patientin war. Kleine Zysten werden heute im Allgemeinen mittels Bauchspiegelung abgeklärt, da bei unkompliziertem Verlauf der postoperative Aufenthalt wesentlich verkürzt wird. Auf der anderen Seite sind die eingriffsimmanenten Gefahren der Bauchspiegelung, bedingt durch das blinde Einstechen der Veress-Nadel und des Trokars, größer als bei einem Bauchschnitt. Im vorliegenden Fall hatte sich das immanente Risiko der Bauchspiegelung verwirklicht.
6. Standen die Pneumonie und die Pleuraergüsse, die zwei Pleurapunktionen erforderlich machten, in kausalem Zusammenhang mit der bei der Laparoskopie aufgetretenen Perforation des Colon transversum sowie der Peritonitis?
   Auch diese Frage war zu bejahen. Aufgrund der räumlichen Nähe der Oberbauchperitonitis zur Lunge bzw. zur Pleura musste man davon ausgehen, dass hier ein Kausalzusammenhang bestand.
7. War die Laparoskopie lege artis durchgeführt worden? Dies besonders auch im Hinblick darauf, dass die Ovarialzyste bei der Laparoskopie offensichtlich nicht

gänzlich entfernt wurde, zumal die Zyste bei der zweiten Operation noch teilweise bestand und die Restzystenabtragung erst bei diesem Eingriff erfolgte.
Zu dieser Frage wurde gutachtlich ausgeführt, dass die primäre Komplikation, also die Verletzung des Colon transversum, offensichtlich durch das Einstechen des Trokars zustande kam.
Zum zweiten Teil der Frage wurde gutachtlich ausgeführt, dass es zutreffend war, dass bei der Bauchspiegelung die Follikelzyste lediglich punktiert und die Punktionsstelle koaguliert wurde. Im Operationsbericht war nicht angegeben, warum die kleine Zyste nicht laparoskopisch ausgeschält bzw. zumindest der Versuch gemacht wurde, dies durchzuführen. Dies erforderte allerdings einen entsprechenden Ausbildungsstand in der operativen Laparoskopie, der hier möglicherweise nicht vorhanden war.

Gutachtlich erschien es überhaupt diskussionswürdig, warum die kleine Zyste operativ angegangen wurde, da sie keinen Krankheitswert besaß. In den 1998 publizierten Leitlinien für die Behandlung von einfachen Ovarialzysten (ÖGGG) werden Punktionen des Eierstocks expressis verbis nicht empfohlen. Bei prämenopausalen Frauen mit einem Zystendurchmesser von unter 5 cm, wie im vorliegenden Fall, werden zunächst postmenstruelle Ultraschalluntersuchungen empfohlen, dann eine dreimonatige Hormontherapie unter laufender Ultraschallkontrolle. Erst bei einer Größe über 5 cm und einer Persistenz über drei Therapiemonate wird eine Operation mit histologischer Abklärung empfohlen.

Daraus ergab sich klar, dass hier keine Indikation für die laparoskopische Abklärung der kleinen Eierstockzyste bestanden hatte. Eine einfache Kürettage wäre absolut ausreichend gewesen und die Gefahren der Bauchspiegelung wären damit vermieden worden.

Diese fehlende Indikation zur Operation relativierte letztlich auch die Frage, ob es sich bei der Querkolonverletzung um einen vorwerfbaren Behandlungsfehler handelte oder nicht. In der neueren Literatur wurde die Verletzung des Querkolons am häufigsten unter den Dickdarmverletzungen (0,1 %) angegeben.

Zur Frage der Aufklärung erklärte die Patientin, dass sie sich zwar einerseits erinnere, eine Sterilisation aus Kostengründen abgelehnt zu haben, sich aber andererseits nicht mehr erinnere, dass sie über die im Revers festgehaltenen Komplikationsmöglichkeiten aufgeklärt worden wäre. Festgehalten wurde, dass die verwendeten Aufklärungsbögen korrekt ausgefüllt waren und dem neuesten Stand entsprachen.

6.6.3.3 Verfahrensausgang

Die Antragstellerin erhielt von der Haftpflichtversicherung der Universitätsklinik für das gesamte Unbill pauschal € 8.772,–.

6.6.3.4 Resümee

Darmverletzungen zählen zu den häufigsten Komplikationen der Laparoskopie. Hier dürfte das Malheur höchstwahrscheinlich gleich beim Einstich passiert sein. Eine Indikation, die kleine Follikelzyste zu punktieren, lag nicht vor. Zur Behandlung von Ovarialzysten gibt es sowohl deutsche als auch österreichische Leitlinien.

Literatur

DGGG. Laparoskopische Operation von Ovarialtumoren. In: DGGG (Hrsg.). Leitlinien der Gynäkologie und Geburtshilfe, Band I. Berlin, Verlag S. Kamarz, 2010: 23–9.

Diomed – Aufklärungssystem nach Weißauer. Diagnostische / Therapeutische Spiegelung der Bauch- und / oder Beckenhöhle, Laparoskopie, Pelviskopie. Info Gyn4.

Hepp H, Meier W. Komplikationen bei der diagnostischen Laparoskopie. In: Beck L, Bender HG (Hrsg.). Intra- und postoperative Komplikationen in der Gynäkologie und Geburtshilfe unter Berücksichtigung urologischer und intestinaler Komplikationen. Stuttgart: Thieme, 1996: 56–61.

Leitlinien für die Behandlung von einfachen Ovarialzysten. Ein Konsensusbericht der AGO und AGE im Auftrag der ÖGGG. Gynäkol Geburtsh Rdsch 1998; 38: 40.

Maleika Rabe A, Ädenitz B, Wittmann G, Bastert G, Wallwiener D. Komplikationen bei gynäkologischen, endoskopischen Operationen – Ein Update. Frauenarzt 1998; 39: 1105–9.

Schmidt EH und De Wilde RL. Standardverfahren der minimal invasiven Chirurgie in der Frauenheilkunde. Operationsatlas der Laparoskopie. Typische Komplikationen und deren Beherrschung – Darmverletzung. Stuttgart: Thieme, 1998: 29–30.

Semm K. Operationslehre für endoskopische Abdominalchirurgie, operative Pelviskopie, operative Laparoskopie. Stuttgart: Schattauer, 1984.

Semm K. Vermeidung möglicher Fehler und Gefahren der operativen Pelviskopie / Laparoskopie. MIC 1991; 1: 4–17.

6.6.4 Thermischer Harnleiterschaden bei laparoskopischer Endometrioseexzision

Harnleiterschaden durch Thermokoagulation

Bei der Thermokoagulation bzw. Endothermie wird eine Sonde, in die ein Widerstandselement eingebaut ist, durch Stromdurchgang bis auf eine bestimmte Temperatur erwärmt. Diese Wärme wird dann direkt auf das berührte Gewebe übertragen, sodass es sich bei der Sonde im Prinzip um ein reines Koagulationsinstrument handelt, welches die entsprechenden Risken der Verletzung bei falscher Applikation mit sich bringt.

Komplikationen in Form von Verletzungen umliegender Organstrukturen beim endoskopischen Einsatz der Elektrochirurgie beruhen fast immer auf direkter Schädigung, entweder aufgrund einer unkontrollierten Berührung mit der aktivierten oder noch erhitzten Elektrode oder aufgrund von Hitzefortleitung vom Einsatzort der Koagulation zu den direkt daneben liegenden Organen, z. B. den Harnleiter. Bereits der Altmeister der Laparoskopie bzw. Pelviskopie, Kurt Semm, wies darauf hin, dass zur Behandlung von Endometrioseherden in den Sakrouterinligamenten der von ihm entworfene Punktkoagulator zur Endokoagulation Anwendung finden sollte, da dessen Wärmewellen nur in einer Tiefe von maximal 1 bis 2 mm zu einer thermobiologischen Nekrose führen. Er empfiehlt nach Punktkoagulation der Endometrioseherde in den Ligamenta sacrouterina die Exzision und den Verschluss der Serosadefekte mittels Endonähten (Semm, 1984).

Auch Schmidt und De Wilde (1998) merken an, dass bei den Ureterverletzungen thermische Schäden weitaus häufiger beobachtet werden als das unbeabsichtigte Durchtrennen oder Anschneiden eines Harnleiters. Ausgedehnte Thermo- oder Elektrokoagulationen sind die häufigste Ursache einer unbeabsichtigten Harnleiterläsion bei endoskopischen Eingriffen, wie Endometriose, bei Verwachsungen, Adnextumoren und Entzündungskonglomeraten im Bereich der Fossae ovaricae. Der Verlauf nach thermischer Schädigung des Harnleiters ist im Vergleich zu einer mechanischen Ureterläsion heimtückischer. Ursächlich für den thermischen Ureterschaden ist die Hitzeentwicklung bei der Koagulation von Endometrioseherden oder Blutungen im Bereich der Fossae ovaricae und Sakrouterinligamente. Im Zweifelsfall muss der Harnleiter dargestellt werden.

Gelegentlich wird trotz Ureterdarstellung die Wärmeentwicklung im Gewebe um die Koagulationsstelle falsch eingeschätzt, sodass es dennoch zu einer Überhitzung des Ureters kommt. Bestehen nach entsprechenden chirurgischen Maßnahmen in Ureternähe Zweifel über eine thermische Schädigung, so darf man sich nicht mit der Darstellung des Harnleiters begnügen, sondern sollte ihn in gleicher Sitzung schienen. Die Schiene wird vier bis sechs Wochen später wieder entfernt. In gehörigen zeitlichen Abstand werden Ultraschallkontrollen des Nierenkelchsystems durchgeführt, sodass gegebenenfalls auch Spätstrikturen erfasst werden können. Keinesfalls darf die Patientin ohne Hinweis auf die stattgehabte Komplikation oder auch den Verdacht darauf entlassen werden. Ebenso ist der nachbehandelnde Arzt über die Notwendigkeit einer Kontrolle des ableitenden Harnsystems zu informieren. Die Autoren beschreiben unter 30.000 Laparoskopien in zwei Fällen entsprechende Strikturen nach vergleichsweise harmlosen Endometriosebehandlungen. In beiden Fällen war – bei ursprünglich minimaler Endometriose – eine Nachoperation mit Resektion des entsprechenden Uretersegments und Rekonstruktion mittels Hörnerblase erforderlich.

6.6.4.1 Sachverhalt / Kasuistik

Die im Jahr 1997 42-jährige Patientin litt nach einem Kaiserschnitt 1991 an Unterbauchschmerzen und war 1995 wegen Verdachtes auf Verwachsungen nach Kaiserschnitt- und Blinddarmoperation im Krankenhaus. Nachdem sich die Beschwerden 1997 verstärkten, wurde sie von ihrem praktischen Arzt in das regionale Krankenhaus zu einer Bauchspiegelung mit operativer Lösung der Verwachsungen eingewiesen. Bei der Aufnahmeuntersuchung wurde die pelviskopische Abklärung unklarer Unterbauchbeschwerden vereinbart. Es wurde der Aufklärungsbogen über diagnostische Bauchspiegelung (Perimed) unterzeichnet, wobei die Patientin ankreuzte, dass sie mit einem Bauchschnitt nicht einverstanden war. Bei der Operation fand der operierende Chefarzt bei Zustand nach Appendektomie massive Darm- und Netzverwachsungen im rechten Mittelbauch bei unauffälligen Eileitern und Eierstöcken, jedoch im Bereich des linken Sakrouterinligaments einige Endometrioseherde (Abb. 6.13 a–c), welche exzidiert und koaguliert wurden. Die Patientin verließ nach drei Tagen das Krankenhaus, gab aber noch ziehende Schmerzen an.

Im histologischen Befund wurde ein 6 mm messender Gewebspartikel beschrieben, der einem fibrösen Fettbindegewebsexzidat entsprach, darin eingelagert fokal zwei tubulär verzweigte Drüsenschläuche, welche von einem ein- bis zweireihig hochprismatischen Epithel ausgekleidet waren. Der Befund lautete: „Befund mit einem Endometrioseherd durchaus vereinbar“. Somit blieb die Frage offen, ob es sich tatsächlich um eine floride Endometriose gehandelt hatte. Auch auf der Zuweisung stand: „Klinische Daten: Endometriose, Corpus-luteum-Zyste, Adhäsion“.

Vier Tage später kam es zu einer sehr heftigen, abdominellen Schmerzattacke, sodass der praktische Arzt nach Verabfolgung einer Spritze die Einweisung in das Krankenhaus veranlasste. Es bestanden Stuhlprobleme seit drei Tagen. Die Aufnahme erfolgte zunächst auf der Internen Abteilung, von wo die Patientin dann auf die gynäkologische Abteilung überstellt wurde. Bei der Ultraschalluntersuchung zeigten sich ausgeweitete Dickdarmschlingen sowohl im auf- als auch im absteigenden Ast, auch die Dünndarmschlingen waren ausgeweitet. Zwischen den Darmschlingen befand sich freie Flüssigkeit. Es wurde ein mäßiggradiger Dickdarmileus bei beginnend ausgeweiteten Dünndarmschlingen und geringgradig freier Flüssigkeit im kleinen Becken diagnostiziert. Bei der gynäkologischen Aufnahmsuntersuchung war der Uterus stark druck- und schiebeschmerzhaft und es fand sich im Vaginalultraschall etwas freie Flüssigkeit im kleinen Becken. Unter der Diagnose „Zustand nach Pelviskopie vor 8 Tagen mit Endometriose-Entfernung, Verdacht auf Endometritis" wurde symptomatisch mit Buscopan therapiert.

Am nächsten Tag wurde nochmals eine Ultraschalluntersuchung durchgeführt, die Zeichen einer reaktiven Darmlähmung mit Aszites im kleinen Becken und im Milzbereich ergab, mit einem Punctum maximum der erweiterten Darmschlingen im linken Unterbauch sowie einen beginnenden Harnstau rechts. Laut Patientin traten an diesem Tag neuerlich stärkste Schmerzen auf und es wäre ein Harnstau links im Ultraschall gefunden worden.

Der diensthabende Gynäkologe verständigte den diensthabenden Chirurgen, der sofort eine Operation indizierte. Es fand sich eine größere Menge infizierter Flüssigkeit

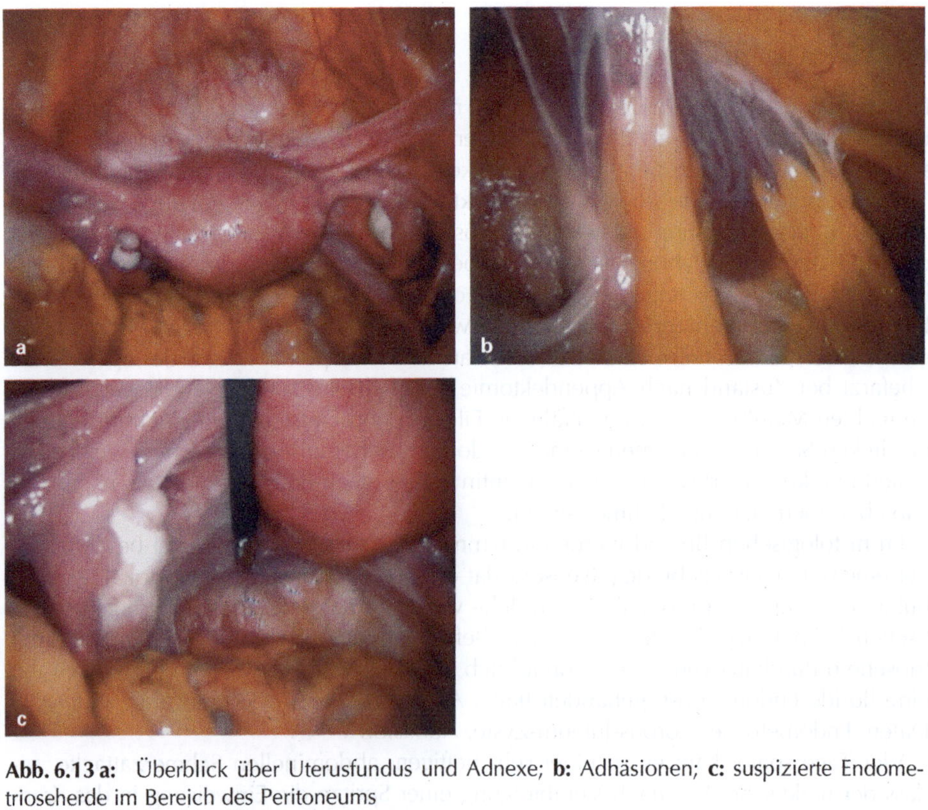

Abb. 6.13 a: Überblick über Uterusfundus und Adnexe; **b:** Adhäsionen; **c:** suspizierte Endometrioseherde im Bereich des Peritoneums

im Bauchraum, das Peritoneum war gerötet, aber ohne Fibrinbeläge, der Dünndarm frei. Im linken Unterbauch zeigte sich ein entzündliches Konglomerat, wobei der Sigmadarm unauffällig war. Als Ursache für die Peritonitis wurde eine abgestorbene und infizierte Appendix epiploica (Fettanhanggebilde des Dickdarms) identifiziert. Diese wurde entfernt, alles lavagiert und die Fibrinbeläge sowohl vom Dickdarm als auch vom Bauchfell der Beckenwand abgeschabt. Intraoperativ wurde eine Darmspiegelung bis 50 cm durchgeführt, welche unauffällig war. Nach ausgiebiger Spülung des gesamten Bauchraums wurden zwei Drainagen in den Douglas-Raum, eine in die linke Abszesshöhle und eine rechts, gelegt.

Der Patientin wurde mitgeteilt, dass bei der Operation nichts Besonderes gefunden worden wäre, außer einem kleinen Abszess am Darm außen. Am nächsten Tag, einem Sonntag, fiel dem diensthabenden Chirurgen beim Wechseln der Drainagen auf, dass sich Harn im Drainagesäckchen befand. Sofort wurden ein Urologe und der chirurgische Abteilungschef verständigt. Der Urologe versuchte einen Ureteren-Katheter zystoskopisch von der Blase in den Harnleiter zu schieben, was jedoch misslang. Die Patientin wurde noch am selben Abend vom Abteilungsvorstand operativ revidiert. Im Operationsbericht wurde eine große Höhle bzw. ein alter Abszess mit einer Koagulationsnekrose im linken Unterbauch beschrieben. Es wurde der Harnleiter nach Mobilisieren des Colon descendens dargestellt und nach unten verfolgt. Der Harnleiter wies vor dem sog. Alcock-Kanal eine umschriebene, eineinhalb Zentimeter lange Nekrose mit einer Perforation auf, aus der sich Harn entleerte. Das Lumen (die Lichtung) war hier komplett desobliteriert. Es wurde dann das abgestorbene Harnleiterstück entfernt und eine typische sog. Boari-Plastik durchgeführt. Dabei wird das entfernte Stück des Harnleiters durch einen tunnelförmigen Zipfel, der aus der Harnblase gebildet wird, ersetzt.

Die Patientin blieb vier Tage auf der Intensivstation. Der weitere Verlauf war weitgehend komplikationslos. Nach 14 Tagen wurde ein Kontrastmittelröntgen durchgeführt, welches unauffällig war. Nach einem 24-tägigen Krankenhausaufenthalt konnte die Patientin das Krankenhaus verlassen. Seitens der Ärzte hätte ihr niemand etwas Genaues erklärt. Die Ärzte hätten lediglich gesagt: „Es ist halt passiert." Erst nach vierwöchigem Krankenstand erklärte der praktische Arzt der Patientin, was passiert war. Zum Zeitpunkt der Begutachtung litt sie noch an Wetterfühligkeit und Ziehen im Unterbauch, nicht mehr jedoch an den stechenden Schmerzen wie vor der ersten Operation. Aufgrund einer Spritze gegen Endometriose hatte sie keine Regelblutungen und massiv Wallungen.

Die Patientin arbeitete bei einem Rechtsanwalt. Sie wünschte Schmerzengeld. Das Krankenhaus wollte zunächst die Krankenunterlagen nicht herausgeben. Deshalb kam es zu einer Klage auf Herausgabe der Krankengeschichte. Der Rechtsanwalt beauftragte den Autor mit der Erstellung eines Privatgutachtens. Schließlich verklagte die Patientin das Krankenhaus.

6.6.4.2 Beurteilung / Gutachten

Zweifellos handelte es sich hier höchstens um eine leichte Endometriose des Stadiums I am linken Sakrouterinligament.

Laut Operateur kam die Thermokoagulation zur Anwendung. Ohne Zweifel kam es dabei zu einer typischen thermischen Schädigung des Harnleiters, der sich im Operationsgebiet befand. Bei der Behandlung der Endometriose im Bereich des Ligamentum sacrouterinum und der seitlichen Beckenwand handelt es sich um eine typische Prädilektionsstelle mit Gefährdung des Harnleiters in der gynäkologischen Chirurgie. Daher sollte bei Eingriffen in diesem Gebiet eine optische Darstellung des Verlaufs des Harnleiters erfolgen. Intraoperativ nicht bemerkte Harnleiterverletzungen werden meist innerhalb von drei bis fünf Tagen symptomatisch, manchmal auch noch später.

Verletzungen des Harnleiters zählen, bedingt durch seine Nähe zu gynäkologischem Gewebe, zu den typischen Komplikationen der gynäkologischen Chirurgie. Nach Schwenzer und Beck (1992) ist daher ein Prima-facie-Beweis eines vorwerfbaren Behandlungsfehlers bei Harnleiterverletzungen nicht statthaft. Die gutachtliche Bewertung muss sich daher auf die Fragestellung konzentrieren, ob konkretisierende Tatbestandsmerkmale für einen Behandlungsfehler erkennbar werden oder nicht. Im vorliegenden Fall hatte der Operateur zwar in einem Gebiet operiert, von dem er wissen musste, dass es zu einer Gefährdung des Harnleiters kommen kann, er hatte dennoch keinerlei Anstalten gemacht, diesen zu visualisieren bzw. sich von seiner Intaktheit zu überzeugen. Selbst als die Patientin nach einer Woche mit einer eindeutigen Beschwerdesymptomatik aufgenommen wurde, wurde die Intaktheit des Harnleiters noch immer nicht durch eine Pyelographie (Röntgen der Niere und der harnableitenden Wege) überprüft. Die reaktive Darmlähmung zählt zu den ganz typischen Komplikationen von Harnleiterverletzungen.

Die postoperative Diagnostik der Komplikation eines thermischen Harnleiterschadens musste daher im vorliegenden Fall sicher als nicht adäquat bezeichnet werden.

Beantwortung des Fragenkatalogs

1. Im Aufklärungsblatt über die diagnostische Laparoskopie sind diverse Verletzungen an Bauchorganen sowie sonstigen Körperteilen angeführt. Kann man an diesem Aufklärungsblatt irgendwo entnehmen, dass es auch zur Verletzung des Harnleiters kommen kann? Gab es irgendeinen Hinweis, dass bei der Patientin außergewöhnliche anatomische Verhältnisse, ausgedehnte Entzündungen und Verwachsungen vorlagen?
   Die Patientin hatte lediglich ein Aufklärungsblatt für diagnostische Laparoskopie und nicht für operative Laparoskopie unterschrieben. In diesem Aufklärungsblatt ist das konkrete Risiko einer Verletzung des Harnleiters nicht erwähnt.
   Aus dem Operationsbericht ließ sich keinerlei Hinweis dafür ableiten, dass bei der Patientin außergewöhnliche anatomische Verhältnisse, ausgedehnte Entzündungen oder Verwachsungen vorlagen.
2. Wurde die Operation (Laparoskopie und Endometrioseexzision) lege artis durchgeführt?
   Die Operation (Laparoskopie und Endometrioseexzision) wurde insoweit nicht lege artis durchgeführt, als sich der Operateur vom Verlauf des Harnleiters nicht überzeugt hatte, obwohl er wissen musste, dass er diesen durch die Operation gefährden kann.
3. Wenn in den Aufklärungsblättern schon angeführt ist, dass es selten auch zu Verletzungen bei Organen und/oder Körperteilen kommen kann, wobei der Harnleiter allerdings im gegenständlichen Fall gar nicht angeführt ist – muss bei Auftreten von Komplikationen auch daran gedacht werden, dass diese Körperteile verletzt worden sein können?

Im gegenständlichen Fall musste bei Auftreten von Komplikationen unbedingt daran gedacht werden, dass der Harnleiter hätte verletzt werden können, da in seiner unmittelbaren Nähe operiert wurde.

4. Die Patientin war bis vor dem Eingriff im August 1997 ohne akute Beschwerden im Abdomenbereich. Die akuten Beschwerden waren erst nach dem ersten operativen Eingriff vom August 1997 bzw. nach Entlassung entstanden. Bei der Wiederaufnahme und sonographischen Kontrolle vier Tage später wurde bereits freie Flüssigkeit im Bauchbereich festgestellt. War eine derartige freie Flüssigkeit bereits als pathologisch zu bewerten?
   Wenngleich die Patientin vor dem Eingriff im August 1997 ohne akute Beschwerden im Abdomenbereich gewesen sein mag, so wurde dennoch festgehalten, dass es sich zumindest um subakute bzw. um chronisch immer wieder auftretende Beschwerden im Abdomenbereich gehandelt haben musste, da diese zur Abklärung und Operation geführt hatten.
   Richtig war jedoch, dass es bei dem ersten operativen Eingriff zu einer typischen thermischen Verletzung des Harnleiters gekommen war. Bei der Wiederaufnahme und der sonographischen Kontrolle vier Tage später wurde bereits freie Flüssigkeit im Bauchbereich festgestellt. Hierzu wurde ausgeführt, dass größere Mengen freier Flüssigkeit bereits als pathologisch zu werten waren.
5. Wäre es im gegenständlichen Fall richtig gewesen, Kontrolluntersuchungen, insbesondere eine röntgenologische Nierendarstellung, zu veranlassen?
   Wie bereits weiter oben ausgeführt, war es im vorliegenden Fall unabdingbar, eine röntgenologische Nierendarstellung durchzuführen.
6. Zum Ileusverdacht: Nach laienhafter Ansicht kann ein Ileus auf zwei Arten entstehen, nämlich durch eine mechanische Obstruktion oder durch eine Darmlähmung. Im gegenständlichen Fall war zumindest der Verdacht einer Darmlähmung gegeben (sonographischer Befund auf reaktive Darmparalyse mit Flüssigkeit im Bauchraum). War diese Darmlähmung darauf zurückzuführen, dass es im Abdomenbereich zu einer Bauchfellentzündung gekommen war und diese Bauchfellentzündung auch bereits vorlag?
   Im gegenständlichen Fall war die Darmlähmung reaktiv auf die Verletzung des Harnleiters zu interpretieren, wobei es ohne Zweifel auch bereits zu einer Bauchfellentzündung gekommen war.
7. Welche Schmerzen (Schmerzperioden) waren insgesamt damit verbunden, dass es zur Verletzung des Harnleiters gekommen war, insbesondere unter Berücksichtigung des Umstandes, dass die erste Operation nicht lege artis durchgeführt wurde?
   Die Schmerzperioden sind in Tab. 6.9 aufgeführt.
8. Wenn die erste Operation (28. 8. 1997) wider Erwarten lege artis durchgeführt worden wäre und die Patientin auch ausreichend aufgeklärt worden wäre, hätte die Komplikation früher erkannt werden können und früher erkannt werden müssen?
   Wie bereits ausgeführt, wurde die Patientin aufgrund der Aktenlage lediglich für eine diagnostische und nicht für eine therapeutische Laparoskopie aufgeklärt. An die Möglichkeit einer Endometriose wurde präoperativ offensichtlich nicht gedacht und auch nicht aufgeklärt. Die Komplikation der Harnleiterverletzung hätte ohne Zweifel bei Durchführung einer intravenösen Pyelographie bereits bei Wiederaufnahme am 4. 9. 1997 erkannt werden können.

Tab. 6.9: Schmerzkatalog

Zeitraum	Starke Schmerzen	Mittelstarke Schmerzen	Leichte Schmerzen
28. 8.–5. 9. 1997 (Bauchspiegelung)		9 Tage	
6. 9. 1997 1. Revisionsoperation 7. 9. 1997 Boari-Plastik, Intensivstation bis 10. 9. 1997	5 Tage		
11.–23. 9. 1997 (Entlassung)			13 Tage
24. 9.–28. 10. 1997 (Rekonvaleszenz)			34 Tage
Gesamt	5 Tage	9 Tage	47 Tage

9. Hätte vor der zweiten Operation (6. 9. 1997) eine Harnleiterverletzung verifiziert werden müssen? In einem gleichgelagerten Fall in einem nahegelegenen Sanatorium wurde eine Harnleiterverletzung sofort erkannt und die Patientin auf die urologische Abteilung der Landeshauptstadt überstellt.
   Zweifelsohne hätte vor der zweiten Operation am 6. 9. 1997 eine Harnleiterverletzung verifiziert werden müssen. Dies hätte der Patientin jedenfalls eine dritte Operation erspart.
10. Auch bei der zweiten Operation bei der Patientin am 6. 9. 1997 wurde keine Harnleiterverletzung erkannt und erst postoperativ Harn im Drain festgestellt. Welche Schmerzperioden waren damit verbunden, dass diese Komplikation allenfalls verspätet erkannt wurde und die Patientin daher ein drittes Mal operiert werden musste?
    An Schmerzperioden war aus diesem Grund ein weiterer Tag starke Schmerzen zu registrieren.
11. Falls es in das Fachgebiet fällt, soll auch dazu Stellung genommen werden, ob die Verletzung des Harnleiters wieder durch einen Chirurgen operiert werden sollte oder eben durch einen Urologen. Sollten weitere Gutachten erforderlich sein, so möge dazu Stellung genommen werden.
    In der Regel wird eine Harnleiterverletzung üblicherweise durch einen versierten Urologen operiert. Es sollte jedoch ausdrücklich festgehalten werden, dass die Patientin mit dem chirurgischen Chefarzt absolutes Glück im Unglück hatte. Offensichtlich war dieser Chirurg nicht nur im Fachgebiet der Chirurgie, sondern auch der Urologie äußerst versiert, wofür der völlig komplikationslose Verlauf der durchgeführten Boari-Plastik (Hörnerblase) sprach. Es musste betont werden, dass auch versierte urologische Operateure derartige Operationen keineswegs häufig durchführen. Zur Klärung des Falles erschienen keine weiteren Gutachten notwendig.

Bezüglich Dauerfolgen wurden die postoperativen Röntgenbilder einem namhaften Urologen in Wien vorgelegt. Dieser stellte ein ideales Operationsergebnis fest, weswegen mit keinen Dauerfolgen zu rechnen war. Es wurde jedoch betont, dass regelmäßige Kontrollen zum Ausschluss von Harnwegsinfekten durchgeführt werden sollten.

6.6.4.3 Verfahrensausgang

Im Jahr 2000 kam es zu einem Zivilgerichtsverfahren am regionalen Bezirksgericht. Der Gerichtsgutachter bestätigte das Gutachten des Autors vollinhaltlich. Er führte aus, dass die Aufklärung und Behandlungsvereinbarung im vorliegenden Fall nicht eingehalten wurde, da die Entfernung von Verwachsungen zwischen dem großen Netz, dem Darm und der seitlichen Bauchwand nach Appendektomie sowie die Exzision und Koagulation des Endometrioseherdes am Ligamentum sacrouterinum als Therapie zu betrachten waren.

Der Klägerin wurden € 8.626,– zugesprochen.

6.6.4.4 Resümee

Harnleiterverletzungen bei gynäkologischen Operationen sind wegen der Nähe des Harnleiters zum Operationsgebiet eine typische Komplikation, über die aufgeklärt werden muss. Thermische Harnleiterschäden bedingt durch die Einwirkung von Hitze sind häufiger als direkte Verletzungen. Im Zweifelsfall ist bei jeder gynäkologischer Operation der Harnleiter darzustellen und der Operateur muss sich von der Unversehrtheit des Harnleiters überzeugen. Die Darmatonie stellt ein typisches Hinweiszeichen für eine Harnleiterkomplikation dar. In diesem Fall sind die ableitenden Harnwege durch eine intravenöse Pyelographie oder andere bildgebende Verfahren darzustellen. Zur Behebung von Harnleiterkomplikationen nach gynäkologischen Eingriffen sollten erfahrene Urologen beigezogen werden.

Bei der Verwendung der Thermokoagulation in der operativen Laparoskopie ist immer auf die Ausbreitung der Hitze bzw. des Stromes auf das umliegende Gewebe zu achten.

Literatur

ACOG – American College of Obstetricans and Gynecologists. Ratschläge für die Praxis – Verletzungen des unteren Harntrakts durch operative Eingriffe. Geburtsh u Frauenheilk 1997; 3: 263–6.

DGGG. Diagnostik und Therapie der Endometriose. In: DGGG (Hrsg.). Leitlinien der Gynäkologie und Geburtshilfe, Band II. Berlin: Verlag S. Kamarz, 2010: 19–47 (116 Literaturzitate).

Hucke J, Campo RL. Komplikationen bei der operativen Laparoskopie. In: Beck L, Bender HG (Hrsg.). Intra- und postoperative Komplikationen in der Gynäkologie und Geburtshilfe unter Berücksichtigung urologischer und intestinaler Komplikationen, 2. Auflage. Stuttgart: Thieme, 1996: 63–8.

Kremling H. Die Pathologie des Harnleiters in gynäkologisch-operativer Sicht – Forensische Fragen. Der Frauenarzt 1994; 35: 574–80.

Kremling H, Solbach G. Rechtsfragen bei gynäkologischen Eingriffen. Der Frauenarzt 1995; 36: 1276–84.

Schlund GH. Zu den Risiken einer Bauchspiegelung – aus juristischer Sicht. Der Frauenarzt 1997; 381: 642–4.

Schmidt EH, De Wilde RL. Standardverfahren der minimal-invasiven Chirurgie in der Frauenheilkunde. Stuttgart: Thieme, 1998: 31.

Schwenzer Th, Beck L. Behandlungsfehler bei gynäkologischen Operationen. Gynäkologe 1994; 27: 239–48.
Schwenzer Th, Beck L. Forensische Aspekte von Blasen- und Harnleiterverletzungen bei gynäkologischen Standardoperationen. Geburtsh u Frauenheilk 1992; 52: 632–7.
Semm K. Operationslehre für endoskopische Abdominal-Chirurgie. Operative Pelviskopie – Operative Laparoskopie. Stuttgart: Schattauer 1984: 146–50.
Strohmeyer T, Ackermann R. Intra- und postoperative urologische Komplikationen: diagnostisches und therapeutisches Vorgehen, spezielle Wiederherstellungsoperationen. In: Beck L, Bender HG (Hrsg.). Intra- und postoperative Komplikationen in der Gynäkologie und Geburtshilfe unter Berücksichtigung urologischer und intestinaler Komplikationen, 2. Auflage. Stuttgart: Thieme, 1996: 232–53.

6.6.5 Laparoskopische Adnektomie: Ureterstenose, Double-J-Katheter und Harnleiterneueinpflanzung (Psoas-Hitch-Operation)

6.6.5.1 Sachverhalt / Kasuistik

Die im Jahr 2001 51-jährige Patientin hatte bereits seit drei Jahren Schmerzen in der rechten Leistengegend in Abhängigkeit von der Beinstellung. Sie suchte deswegen ihren Hausarzt, einen Urologen sowie einen Gynäkologen auf. Anamnestisch waren bei ihr bereits 1995 wegen starker und schmerzhafter Regelblutungen die Gebärmutter und der rechte Eierstock durch einen Unterbauchlängsschnitt in einem Sanatorium entfernt worden.

Der Gynäkologe fand Anfang 1999 eine verdächtige Veränderung am linken Eierstock und wies die Patientin unter der Diagnose „occulte Zyste links, spondylogene Beschwerden rechts“ in ein regionales Krankenhaus ein. Im April 1999 wurde sie an der gynäkologischen Abteilung des konfessionellen Krankenhauses aufgenommen und untersucht. Dabei fand sich eine unauffällige Blutchemie, insbesondere der Tumormarker Ca 125 war unauffällig. Im Ultraschall wurden jedoch mehrere Leberzysten gefunden. Eine Darmspiegelung war ebenfalls unauffällig. Im Oberschenkelhals rechts wurde eine Zyste gefunden und als Erklärung für die Schmerzen betrachtet. Auch auf auswärts durchgeführten Ultraschallbildern wurde im linken Parametrium eine septierte Zyste von 6 cm, ausgehend vom Eierstock, beschrieben.

Im Aufnahmebefund wurde auf der linken Seite eine vergrößerte pathologische Resistenz beschrieben, wobei im Ultraschall links ein Eierstock mit kleinen Follikelzysten zur Darstellung kam, darüber eine geschlängelte Läsion, am ehesten einer Saktosalpinx entsprechend, keine freie Flüssigkeit. Aufnahmediagnose: „Verdacht auf Saktosalpinx links, rezidivierende Unterbauchbeschwerden, ausstrahlend in das rechte Bein, Schmerzen im Bereich des Oberschenkels“. Von der Patientin wurde ein Perimed-Aufklärungsbogen über operative Eingriffe am Eileiter und den Eierstöcken sowohl durch Bauchspiegelung als auch durch Bauchschnitt unterzeichnet, ohne weitere handschriftlichen Vermerke ärztlicherseits. Unter der Diagnose „Zustand nach Entfernung der Gebärmutter und des rechten Eierstockes durch Unterbauchlängsschnitt, Eierstocktumor links, operative Pelviskopie, Darmadhäsiolyse, Adnexektomie links“ wurden im Operationsbericht Adhäsionen im Unterbauch beschrieben, welche zunächst gelöst wurden. Links zeigte sich ein Konglomerattumor aus Darm, Saktosalpinx und Ovar. Eine Darmadhäsiolyse wurde durchgeführt und anschließend der Eierstock freigelegt. Es zeigte sich, dass der linke Harnleiter mitten durch das Konglomerat zog. Der Harnleiter wurde freipräpariert und das Adnex mit bipolarer Koagulation von der Beckenwand abgesetzt. Der Ureter zeigte normale Peristaltik und wies keine Koagulationsspuren oder Nekrosen auf. (Bei der bipolaren Koagulation fließt Strom lediglich zwischen den beiden Armen der Pinzette.)

Der histologische Befund ergab einen Eileiter mit Fibrose der Wand sowie chronische Entzündung (mit Saktosalpinx im Einklang) sowie einen Eierstock mit vereinzelten Einschlusszysten, regressiv veränderter Corpus-luteum-Zyste sowie älterem Corpus luteum, keine Bösartigkeit (Abb. 6.14).

Der postoperative Verlauf war komplikationslos. Am vierten Tag traten jedoch Schmerzen auf, weswegen eine intravenöse Pyelographie angefertigt wurde, welche ohne Befund blieb. Auch ein Harnstreifentest war, abgesehen von Erythrozyten, unauffällig. Am sechsten postoperativen Tag konnte die Patientin entlassen werden.

Zu Hause traten nach vier bis fünf Tagen „fürchterliche Schmerzen in der linken Nierengegend" auf. Der Hausarzt meinte, dies seien Operationsschmerzen, und verordnete Abführmittel, da auch der Stuhl nicht funktionierte. Der Harn wäre zwei bis drei Tage dunkelrot gewesen. Die Patientin wurde schließlich zum Urologen überwiesen, welcher meinte, dass bei der Operation der Harnleiter verletzt worden wäre. Er veranlasste eine Überweisung an das Landeskrankenhaus der Landeshauptstadt, wo der Patientin in der Folge ein Harnleiterkatheter, ein sog. Double-J, eingelegt wurde. Dabei handelt es sich um einen Katheter, dessen oberes Ende im Nierenbecken und dessen unteres Ende in der Harnblase zu liegen kommt. Dieser Katheter verblieb vier Wochen im Harnleiter der Patientin und wurde dann wieder entfernt. Nach einer weiteren Woche traten jedoch erneut starke Schmerzen auf und es wurde eine neuerliche Harnstauung diagnostiziert. Die Patientin wurde neuerlich am Landeskrankenhaus aufgenommen und der dortige Chefarzt führte eine sog. Psoas-Hitch-Operation durch. Dabei wird ein Teil des Beckenharnleiters entfernt, die Blase hochgezogen und mit dem Harnleiter wieder vereinigt. Der postoperative Verlauf war komplikationslos und die Patientin konnte nach 14 Tagen die Abteilung verlassen.

Da die Patientin von guter Konstitution und außerdem selbstständig tätig war, war sie gezwungen, ihre Arbeit nach nur einer Woche zu Hause wieder aufzunehmen.

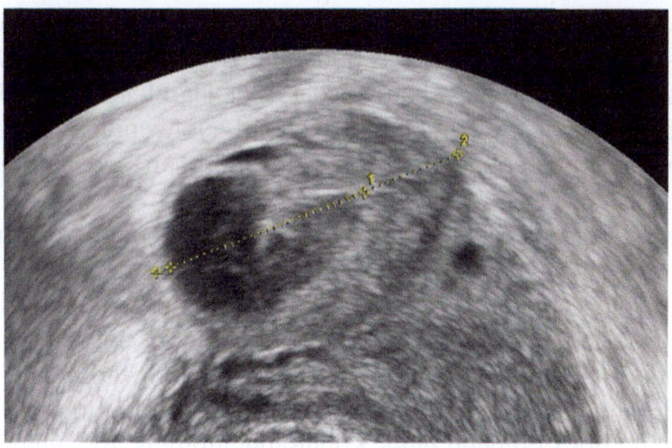

Abb. 6.14: Hämorrhagische Corpus-luteum-Zyste (Bild: Dr. Samir Helmy, Ufk Wien)

Zum Zeitpunkt der Untersuchung litt die Patientin noch unter Narbenschmerzen und Schweißausbrüchen. Die Bauchwunde war teilweise per secundam verheilt.

Es wurde vom Autor ein Privatgutachten für den Rechtsanwalt der Patientin erstellt.

6.6.5.2 Beurteilung / Gutachten

Bei der 51-jährigen Patientin wurde im Zuge einer Durchuntersuchung wegen länger andauernder Schmerzen im rechten Unterbauch ausstrahlend in das rechte Bein eine fragliche Zyste am linken Eierstock diagnostiziert.

Gutachtlich wurde zunächst kritisch hinterfragt, warum eine linksseitige Saktosalpinx Schmerzen im rechten Unterbauch, ausstrahlend in das rechte Bein, verursachen sollte. Auf der anderen Seite wurde es als korrekt beurteilt, fragliche Veränderungen an den Eierstöcken im Alter der Patientin abzuklären, wenngleich man laut Leitlinien der ÖGGG bei monatlicher Ultraschallkontrolle durchaus noch drei Monate hätte abwarten können.

Im Operationsbericht wurde beschrieben, dass der „linke Harnleiter mitten durch das Konglomerat zog" und freipräpariert wurde und der linke Eierstock und Eileiter durch bipolare Koagulation von der Beckenwand abgesetzt wurden.

Gutachtlich wurde davon ausgegangen, dass es bei der Operation durch die Einwirkung von Strom zu einer Verengung des linken Harnleiters gekommen war.

Bekannt ist, dass die bipolare Koagulation, also die Elektrochirurgie, Komplikationen aufweist, die aus einer unkontrollierten Stromausbreitung resultieren. Es gibt Kriechströme, die auch im Tierexperiment gemessen werden konnten, deren Ausbreitung sich nicht vorhersagen lässt. Trotz sorgfältigster elektrochirurgischer Präparation können gerade in der Nähe von elektrolythaltigem Darminhalt Kriechströme und danach auch Fernwirkungen mit Stromschäden auftreten. Obwohl bipolare Pinzetten, wie im vorliegenden Fall, monopolaren Elektroden überlegen sind, sind auch hierbei Komplikationen nicht ausgeschlossen (Maleika-Rabe, 1998). Nach einer Erhebung aus den USA sind Komplikationen beim Arbeiten mit elektrochirurgischen Instrumenten heute in erster Linie auf Bedienungsfehler zurückzuführen. Instandhaltungsfehler oder Gerätefehler machen nur noch einen verschwindend geringen Anteil der Komplikationen aus.

Die Tatsache, dass sich der Operateur bei Vorliegen von derart schwierigen Verhältnissen und der Präparation am Harnleiter während der Operation nicht davon überzeugte, dass der Harnleiter intakt war, wurde als Behandlungsfehler gewertet. Die bloße Beobachtung der Peristaltik und die Feststellung, dass der Harnleiter keine Koagulationsspuren oder Nekrosen aufwies, war nicht ausreichend. Notwendig wäre eine Zystoskopie (Blasenspiegelung) mit Beobachtung des Harnstrahls an der Harnleitermündung in die Blase gewesen.

Ein weiterer schwerer Fehler unterlief den behandelnden Ärzten am vierten postoperativen Tag, nachdem es bei der Patientin zu Schmerzen gekommen war. Es wurde zwar eine intravenöse Pyelographie, also die röntgenologische Darstellung der Niere und der harnableitenden Wege, mittels intravenös verabreichtem Kontrastmittel durchgeführt, diese wurde jedoch erst drei Monate später nach Bekanntwerden der Komplikation der Patientin von einem Urologen begutachtet. In diesem Befund empfahl der Urologe auch völlig richtig bei Vorliegen eines Konglomerattumors im kleinen Becken die Durchführung einer Ultraschalluntersuchung der Niere vor der Operation bzw. bei

Vorliegen einer Stauung ein Nierenröntgen. Dies entspricht forensisch auch den gynäkologischen Standards. Auf keinen Fall hätte man die Patientin nach Hause entlassen dürfen, zumal auch im Harnbefund vor der Entlassung etwa zehn rote Blutkörperchen pro Mikroliter Harn diagnostiziert worden waren.

Offensichtlich war es durch die Operation lediglich zu einer Einengung des Harnleiters im Beckenbereich, aber nicht zum völligen Verschluss desselben gekommen. Daraus erklärte sich die Symptomatik am dritten postoperativen Tag sowie dann einige Tage später zu Hause.

Gutachtlich wurde klar abgeleitet, dass während der Operation versäumt wurde, die Funktion des Harnleiters weiter zu evaluieren bzw. den Harnleiter zu schienen. Ultraschalluntersuchungen zum Ausschluss eines Harnstaus wurden weder vor noch nach der Operation durchgeführt. Das am dritten postoperativen Tag durchgeführte Kontrastmittelröntgen der Niere wurde erst drei Monate später befundet. Die Patientin wurde auch ohne Hinweis auf die stattgehabte Komplikation bzw. auf den Verdacht derselben, entlassen. Der nachbehandelnde Arzt wurde nicht entsprechend über die Notwendigkeit einer Kontrolle des ableitenden Harnsystems informiert.

Bei Einhaltung der genannten Richtlinien des laparoskopischen Operierens, die im Prinzip dieselben sind wie bei offenem Zugang, wäre die Komplikation höchstwahr-

Tab. 6.10: Schmerzkatalog

Zeitraum	Starke Schmerzen	Mittelstarke Schmerzen	Leichte Schmerzen
30. 4.–6. 5. 1999 Krankenhausaufenthalt	2 Tage	2 Tage	2 Tage
10.–21. 5. 1999 „zu Hause fürchterliche Schmerzen“, Harn 2–3 Tage dunkelrot	3 Tage	5 Tage	4 Tage
21. 5. 1999 Harnleiterballondilatation, Harnleiterschienung und retrograde Ureteropyelographie links	1 Tag	1 Tag	
Double-J. ab 21. 5. 1999, 4 Wochen (31 Tage)			31 Tage
12. 7. 1999 retrograde Ureteropyelographie links 13. 7. 1999 Harleiterneueinpflanzung (Hörnerblase links), stationärer Aufenthalt bis 26. 7. 1999	3 Tage Intensivstation	3 Tage	9 Tage
Rekonvaleszenz 6 Wochen mit ambulanten Kontrollen am 9. 8., 23. 8. und 3. 11. 1999			gerafft 30 Tage
Gesamt	9 Tage	11 Tage	76 Tage

scheinlich intraoperativ erkannt worden und der Patientin wären damit die weitere langwierige und mit Schmerzen verbundene Behandlung sowie die Operation erspart geblieben.

Gutachtlich wurde festgehalten, dass der bei der Patientin aufgetretene Schaden, nämlich die linksseitige Harnleiterverengung, ohne Zweifel in kausalem Zusammenhang zur endoskopischen Operation stand. Nachdem der Urologe in seinem Operationsbericht schrieb, dass der Harnleiter etwa 2 cm oberhalb der Kreuzung mit der Arteria uterina in eine derbe Narbenplatte eintrat, wurde dies als Beweis gewertet, dass hier während der Erstoperation offensichtlich massiv koaguliert wurde. Nach Einsicht in die urologischen Aktenunterlagen wurde der Schmerzkatalog in Tab. 6.10 erstellt.

Die postoperativen Kontrollen zeigten in der intravenösen Pyelographie ein sehr gutes Ergebnis nach Psoas-Hitch-Operation, insbesondere eine zeitgerechte Ausscheidung der Nieren und ein unauffälliges Hohlraumsystem. Auch das Miktionszystouretrogramm wies ein homogenes Blasenfüllungsbild mit Psoas-Hitch-Konfiguration links auf. Sowohl während der Auffüllungsphase als auch während des Harnlassens trat kein Hinweis auf einen vesikouretralen Reflux (Rückfluss des Harnes aus der Harnblase in den Harnleiter) auf. Nach dem Urinieren verblieb kein Restharn. Somit wurde gutachtlich festgehalten, dass die Rekonstruktionsoperation durch die urologische Abteilung des Landeskrankenhauses äußerst erfolgreich verlaufen war.

6.6.5.3 Verfahrensausgang

Die Antragstellerin erhielt zunächst außergerichtlich € 7.310,–, einen weiteren Prozess hätte sie jedoch verloren. Ihr Rechtsanwalt, der das Gutachten in Auftrag gegeben hatte, konnte keine Auskunft geben, da er freiwillig emeritierte.

6.6.5.4 Resümee

Auch dieser Fall eines thermischen Harnleiterschadens bei laparoskopischer Adnexektomie zeigt, dass bei Verwendung der bipolaren Koagulation im kleinen Becken äußerste Sorgfalt geboten ist. Bei Elektrokoagulation in unmittelbarer Nähe des Harnleiters wird das Legen eines Harnleiterkatheters empfohlen. Da es bei Harnleiterverletzungen bei gynäkologischen Operationen keinen Prima-facie-Beweis gibt, hat der Gutachter in jedem Einzelfall zu prüfen, ob ein schuldhaft vorwerfbarer Behandlungsfehler vorliegt oder nicht. Die Standards sind jedoch laut Literatur eng.

Literatur

ACOG – American College of Obstetrician and Gynecologists. Ratschläge für die Praxis, Verletzungen des unteren Harntraktes durch operative Eingriffe. Geburtsh u Frauenheilk 1997; 3: 263.

Hucke J, Campro RL. Komplikationen bei der operativen Laparoskopie. In: Beck L, Bender HG (Hrsg.). Intra- und postoperative Komplikationen in der Gynäkologie und Geburtshilfe unter Berücksichtigung urologischer und intestinaler Komplikationen, 2. Auflage. Stuttgart: Thieme, 1996: 63–8.

Kremling H. Die Pathologie des Harnleiters in gynäkologisch-operativer Sicht – forensische Fragen. Der Frauenarzt 1994; 35: 574–80.

Kremling H, Solbach G. Rechtsfragen bei gynäkologischen Eingriffen. Der Frauenarzt 1995; 36: 1276–84.

Leitlinien für die Behandlung von einfachen Ovarialzysten. Ein Konsensusbericht der AG0 und AGE im Auftrag der ÖGGG. Gynäkol Geburtsh Rdsch 1998; 38: 40.

Maleika-Rabe A, Adeniz B, Wittmann G, Bastert G, Wallwiener D. Komplikationen bei gynäkologischen, endoskopischen Operationen – Ein Update. Frauenarzt 1998; 39: 1105–9.

Schlund GH. Zu den Risken einer Bauchspiegelung aus juristischer Sicht. Der Frauenarzt 1997; 381: 642–4.

Schmitt EH, D Wilde RL. Standardverfahren der minimal invasiven Chirurgie in der Frauenheilkunde. Operationsatlas der Laparoskopie. Stuttgart: Thieme 1998: 31–2.

Schwenzer Th, Beck L. Behandlungsfehler bei gynäkologischen Operationen. Gynäkologe 1994; 27: 239–48.

Schwenzer Th, Beck L. Forensische Aspekte von Blasen- und Harnleiterverletzungen bei gynäkologischen Standardoperationen. Geburtsh u Frauenheilk 1992; 52: 632–7.

Semm K. Operationslehre für endoskopische Abdominalchirurgie – operative Pelviskopie – operative Laparoskopie. Stuttgart: Schattauer 1984: 146–50.

Strohmeyr T, Ackermann R. Intra- und postoperative urologische Komplikationen: diagnostisches und therapeutisches Vorgehen, spezielle Wiederherstellungsoperationen. In: Beck L, Bender HG (Hrsg.). Intra- und postoperative Komplikationen in der Gynäkologie und Geburtshilfe unter Berücksichtigung urologischer und intestinaler Komplikationen, 2. Auflage. Stuttgart: Thieme, 1996: 232–53.

6.6.6 Harnleiterligatur bei laparoskopischer Hysterektomie mit Nachblutung und nachfolgender Psoas-Hitch-Operation

CISH-Methode

CISH bedeutet „classic intrafascial serrated edged macro morcellated hysterectomy", zu deutsch „klassische intrafasziale mit Wellenschliff makromorcellierte Hysterektomie". Bei dieser Methode, die von Prof. Semm aus Kiel erfunden und weiterentwickelt wurde, handelt es sich um eine neuartige Form der Gebärmutterentfernung mittels Bauchspiegelung, die in den Medien vielfach auch als Knopflochchirurgie bezeichnet wird. Das Prinzip ist, dass die Bauchhöhle nicht durch einen mehr oder weniger großen Bauchschnitt eröffnet wird, sondern lediglich mehrere bis zu 2 cm im Durchmesser betragende Sonden in die Bauchhöhle eingeführt werden. Die Sicht erfolgt nach Einbringen einer Videokamera durch eine Sonde über einen Fernsehmonitor. Bei dieser Methode wird prinzipiell nicht die gesamte Gebärmutter entfernt, sondern nur der Gebärmutterkörper, der Gebärmutterhals wird belassen. Aus diesem wird ein Gewebszylinder, der die Schleimhaut des Gebärmutterhalses enthält, ausgestanzt. Hiezu wird ein eigenes Instrument verwendet. Die Zugänge zur Bauchhöhle finden sich im Bereich der Nabelgrube sowie im Unterbauch, in der Mitte und auf beiden Seiten im Bereich der Schamhaargrenze. An der Universitäts-Frauenklinik Kiel wurden im Zeitraum vom September 1991 bis Dezember 1993 253 CISH-Operationen durchgeführt.

Komplikationen der Laparoskopie

Wie bei der Entfernung der Gebärmutter auf vaginalem oder abdominalem Wege sind auch bei der Entfernung der Gebärmutter durch Bauchspiegelung die typischen größeren Komplikationen die Läsion der Harnblase oder des Ureters oder die verstärkte intraoperative Blutung. Die bekannt gewordenen Harnleiterverletzungen sind überwiegend auf den Gebrauch endoskopischer Klammernahtinstrumente zurückzuführen. Bei Häufigkeitsangaben derartiger Komplikationen in der Literatur ist bei der Interpretation der Daten immer in Betracht zu ziehen, dass es sich meist um retrospektiv erhobene Daten handelt, die lediglich von einem Teil der endoskopisch Tätigen gemeldet werden. Daher ist davon auszugehen, dass die wahre Zahl der Komplikationen eher höher liegt als in den Publikationen. Komplikationen werden definiert als diejenigen, die einen Zweiteingriff im Sinne einer Laparotomie oder einer erneuten Laparoskopie notwendig machen. Dabei handelt es sich überwiegend um Blutgefäß-, Darm-, Blasen- und Harnleiterläsionen. Es werden dann Häufigkeiten von ca. 2 : 1.000 (1988) bzw. 8,6 : 1.000 (1991) erreicht, in einer französischen Multicenterstudie 2,8 : 1.000; bei rein diagnostischer Laparoskopie 1,7 : 1.000, bei kleineren Eingriffen 0,42 : 1.000 und für größere laparoskopische Eingriffe (wie Hysterektomien) 4,5 : 1.000. Die meisten Komplikationen waren Darmverletzungen (11 von 21 Fällen), am zweithäufigsten Gefäßverletzungen (8 von 21 Fällen).

In einer belgischen Sammelstatistik kam es bei 413 laparoskopisch präparierten Hysterektomien zwölfmal zu einer Umwandlung in eine abdominale Hysterektomie, wobei einmal eine Blasenscheidenfistel, zwei Blasenläsionen, ein Darmverschluss, vier Blutungen und eine Harnleiterquetschung mit dem Stapler (Endogear) beobachtet wurden. In einer ebensolchen Serie publizierten Kuhn und Rath (1993) bei 49 Fällen in Deutschland eine Harnleiterläsion mit dem Endogear.

Die Komplikation der Ureterstenose an sich ist eine für die Hysterektomie ganz typische und kann sowohl bei der Entfernung der Gebärmutter auf abdominalem Weg und erst recht bei laparoskopischem Vorgehen erfolgen. Laut Hucke und Campo (1996) wird die laparoskopische Technik zunehmend ausgedehnt und findet immer größere Verbreitung, wobei zwangsläufig das „Ausprobieren" die geregelte Schulung ersetzt. In dieser Phase des Goldrausches ist die Erweiterung des Indikationsgebietes und einer Zunahme der laparoskopisch tätigen Operateure mit Sicherheit eine negative Beeinflussung der Komplikationsraten zu erwarten. Es ist wichtig, dass durch prospektive Erfassung der Ergebnisse und Komplikationen der Technik die sinnvollen Indikationen für die Zukunft klar abgegrenzt werden können und die Aus- und Weiterbildung in geregelte Bahnen geführt wird. Für den einzelnen Operateur gilt der Appell, seine eigenen Fähigkeiten und Grenzen zum Wohle der ihm anvertrauten Patientin nicht zu überschätzen, damit auch in Zukunft die niedrigen Komplikationsraten der Laparoskopie erhalten bleiben.

Aufklärung

Eine umfassende Aufklärung, die in dieser Form allerdings nicht in allen Fällen möglich ist, sollte beinhalten:

1. Art der Erkrankung (Diagnose = Diagnoseaufklärung)
2. Art des Eingriffes (was wird gemacht?)
3. Gefährlichkeit des Eingriffes (unmittelbares Risiko = Risikoaufklärung)
4. mögliche und spätere Komplikationen und Misserfolge (Verlaufsaufklärung)
5. Dringlichkeit des Eingriffes (ist Abwarten möglich, gibt es alternative Verfahren?)
6. Vorteile des Eingriffes (Heilung, Verbesserung der Lebensqualität usw.)

7. Nachteile, falls der Eingriff unterbleibt (insbesondere, wenn hierdurch Lebensgefahr eintreten kann = Aufklärung über Nichtbehandlung)
8. Ein möglicher Gewinn durch den Eingriff sollte ebenfalls im Aufklärungsgespräch dargestellt werden, damit der Patient den Vorteil gegenüber dem möglichen Nachteil abwägen kann.

Häufige Komplikationen sind mitzuteilen, es gibt aber keinen Konsens, ab welcher Häufigkeit.

Eine schriftliche Bestätigung der Aufklärung (Revers) ist nicht vorgeschrieben, aber empfehlenswert. Sie dient zu Beweiszwecken (Absicherung des Arztes). Ebenfalls dienlich wäre die Anwesenheit eines Zeugen (z. B. einer Krankenschwester) beim Aufklärungsgespräch.

Die Vorlage und Unterschriftsleistung auf einem Revers ohne Gespräch ist keine Aufklärung. Der behandelnde Arzt ist zur Aufklärung verpflichtet, eine Aufklärung ist ohne Aufforderung zu geben; sie kann jedoch auch auf einen anderen Arzt delegiert werden. Es ist aber notwendig, dass der Aufklärende über die erforderlichen Sachkenntnisse verfügt. Die Grenze der Aufklärungspflicht ist der Schaden des Patienten (Missliwetz und Ellinger, 1992).

6.6.6.1 Sachverhalt / Kasuistik

Die im Jahr 1994 42-jährige Patientin suchte ihren Frauenarzt wegen verstärkter und unregelmäßiger Menstruationsblutungen auf. Dieser diagnostizierte ein Myom und vermerkte in seiner Kartei: „Uterus faustgroß, kugelig". Im Ultraschall fand sich ein Myom von 3,5 cm Durchmesser. Primär wurde ein abwartendes Verhalten vereinbart, in der Kartei fand sich jedoch der Vermerk: „bei Wiederholung eventuell CISH". Bei der Kontrolluntersuchung sieben Monate später war der Befund gleich, die Blutungsdauer betrug acht bis zehn Tage. Der Patientin wurde gesagt, das Myom müsse bis zum Herbst entfernt werden. Nachdem sie für Juli eine Reise gebucht hatte und der Gynäkologe im August und im September in Urlaub fahren wollte, beschloss sie, die Operation sofort durchführen zu lassen. Dies nicht zuletzt auch deshalb, da ihr der Arzt sagte, „dies wäre ein Klacks, sie wäre nach drei bis vier Tagen wieder zu Hause, er hätte diese Operation hunderte Male gemacht und sie würde nur eine kleine Narbe im Bauchnabel und im Unterbauch haben". Bei der Aufnahme in dem regionalen Bezirkskrankenhaus wurde die Klägerin nicht mehr gynäkologisch untersucht und es fand sich auch in der Krankengeschichte kein diesbezüglicher Aufnahmebefund oder Ultraschallbefund bzw. Ultraschallbilder, da der Gynäkologe dort Chefarzt war.

Die Patientin unterschrieb im Krankenhaus eine dreizeilige Operationseinwilligung: „Ich erkläre mich mit der vorgeschlagenen Operation einverstanden. Ich wurde ausreichend durch den Operateur aufgeklärt." Dieses Dokument war auch von einem Arzt unterschrieben. Die Patientin war im Nachhinein nicht einmal sicher, ob der Vermerk „Gebärmutterentfernung mittels Bauchspiegelung, eventuell Bauchschnitt" zum Zeitpunkt der Unterschrift bereits angebracht war. Ein schriftlicher Aufklärungsbogen wurde nicht verwendet. Ein diesbezüglicher Anästhesierevers befand sich allerdings im Akt.

Im Operationsbericht fand sich als Ausgangsdiagnose: „faustgroßer Uterus myomatosus", wobei von einem 3,5 cm im Durchmesser betragenden Myom am Fundus nicht mehr die Rede war. Es hieß dann weiter: „Absetzen des Adnexbündels beidseits mit blauem und links mit weißem Magazin mit einem endoskopischen Klammer-Nahtinstrument. Danach gelang es problemlos, nach Aquadissektion der Blase die Blase abzupräparieren. Danach Sicherung der aufsteigenden Äste der Arteria uterina beidseits mit dem Endogear-Gerät weißes Magazin und Legen eines Endoloops über den Uterus und mediane Ausstanzung des Uterus mit dem Seratoredge-Gerät. Danach Anlegen von zwei weiteren Endoloops und suprapubisches Absetzen des Uterus mit der Hakenschere. Dabei wurde eine Ligatur durchschnitten und durch eine andere ersetzt. Es fand sich eine mäßig leichte Blutung aus dem rechten Stumpfeck, welche nach längerer Beobachtung stand, daher Morcellement des Uterus aus dem Bauchraum mit dem Semm-Gerät. Danach Reinigung der Peritonealhöhle, Kleben des Blasenperitoneums über dem Stumpf mit Fibrinkleber und Einlage eines Redondrains. Bei Beendigung der Operation das Operationsgebiet weitgehend bluttrocken.

Postoperativ zeigte sich aber, dass doch vermehrt Blut aus dem Redondrain gefördert wurde. Da der Blutdruck abfiel und sich auch das Blutbild verschlechterte, wurde in Annahme einer Nachblutung aus dem Stumpf zunächst die vaginale Entfernung des Stumpfes durchgeführt, was problemlos gelang. Allerdings zeigte sich, dass die Blutung nicht vom Stumpfrand, sondern von weiter oben kam und eine Umstechung von unten nicht möglich war. Daher entschloss man sich doch noch zur Laparotomie. Hierbei zeigte sich, dass im Bereich des aufsteigenden Astes der Arteria uterina die Klammermaschine nicht gegriffen hatte und dass eine Blutung aus diesem Ast der Arteria uterina rechts bestand. Diese wurde umstochen, ebenso erfolgte eine exakte Umstechung des gesamten Peritonealstumpfgebietes beidseits. Danach bluttrockene Verhältnisse. Peritonealisierung des Wundgebietes bis hin zum Ovar und Einlegung eines Redondrains und schichtweiser Bauchdeckenverschluss, Katheterharn klar" (Abb. 6.15, Abb. 6.16).

Laut Anästhesieprotokoll hatte die erste Operation von 8.00 bis 10.45 Uhr gedauert und die zweite von 13.30 bis 16.00 Uhr, Letztere wurde allerdings im selben Operationsbericht diktiert. Die Patientin erhielt insgesamt fünf Erythrozytenkonzentrate sowie Fresh-Frozen-Plasma zur Kreislaufstabilisierung. Der Blutdruck zu Beginn der Zweitoperation betrug lediglich 85/40 bzw. 90/50 mm Hg.

Vom Ende der ersten Operation vergingen bis zum Beginn der zweiten Operation somit fast drei Stunden, in denen die Patientin offensichtlich aus dem rechten Gebär-

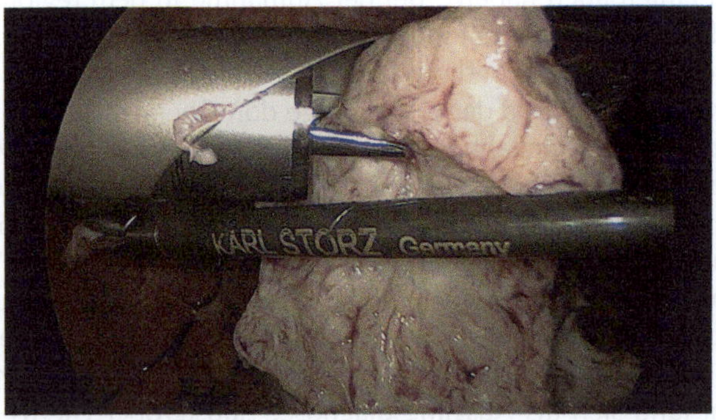

Abb. 6.15: Instrumentenläsion mit ROTOCUT-Morcellator (Bild: Dr. Thoralf Schollmeyer, Ufk Kiel)

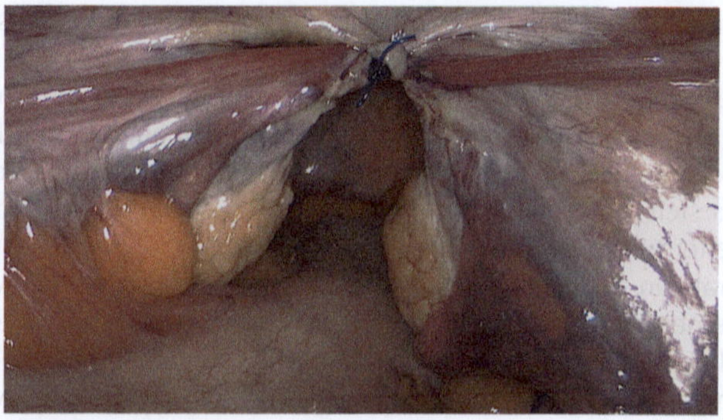

Abb. 6.16: Peritonealisierung bei Z. n. laparoskopischer Hysterektomie (Bild: Dr. Thoralf Schollmeyer, Ufk Kiel)

mutterhalsstumpf blutete. Das Blutbild war zu diesem Zeitpunkt bereits hochpathologisch.

Der histologische Befund lautete: deformierter 11 × 7 × 6 cm großer myomatöser Uterus, Sondenlänge 8 cm, Beurteilung: Uterus myomatosus, Benignität.

Die Patientin klagte unmittelbar postoperativ über Rückenschmerzen und Schmerzen in der rechten Flanke (Abb. 6.17), welche mit Dipidolor und Buscopan behandelt wurden. Anamnestisch waren Nierenkoliken bekannt. Am zweiten postoperativen Tag traten starke Nierenschmerzen mit Erbrechen sowohl am Nachmittag als auch um 4.00 Uhr früh auf. Auch am zweiten postoperativen Tag hatte die Patientin wieder kolikartige Schmerzen und keinen Stuhl. Einem Befund der Oberbauchsonographie war zu entnehmen: „rezidivierende Nierenkoliken, St.p. Nephrolithiasis: Nierenbecken rechts vergrößert, Ureterabgang 1 cm, susp. Nephrolithiasis beidseits, gering freie, subhepatische Flüssigkeit“. Auf einem weiteren Befund stand: „erweiterter Ureter rechts, erbitte neuerliche Nierensonographie-Kontrolle“. Am dritten postoperativen Tag schließlich: „rechts weiterhin Harnstau nachweisbar, Ureter am Abgang mit 1,2 bzw. 1,4 cm ausmessbar, 3 bis 4 cm tiefer hat der Ureter eine Weite von 0,5 cm. Vereinzelt

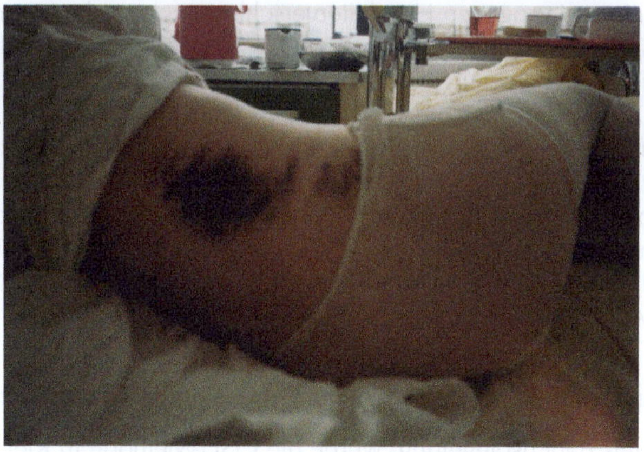

Abb. 6.17: Rechte Nierengegend, postoperativ aufgenommen

echodichte Strukturen im Bereich beider Pyelon, die einer Nephrolithiasis entsprechen könnten."

Die intravenöse Pyelographie am dritten postoperativen Tag zeigte eine massivste Darmgasüberlagerung; dementsprechend waren die Nieren nicht abgrenzbar. Die Ausscheidung links erfolgte prompt. Das linke Hohlsystem und der linke Harnleiter waren unauffällig. Rechts ließ sich kein ausreichend kontrastiertes Nierenbecken darstellen, auch der rechte Harnleiter wurde nicht ausreichend kontrastiert.

Am vierten postoperativen Tag wurde die Patientin schließlich unter der Annahme einer Nierenkolik an einen urologischen Facharzt auswärts überwiesen. Dieser fand sonographisch ebenfalls rechts eine Stauungsniere mit einem Durchmesser von gut 2,5 cm bei Koliken und wies die Patientin umgehend in eine urologische Abteilung ein. Eine weitere intravenöse Pyelographie ergab in einer Spätaufnahme nach fünf bis sechs Stunden, dass sich das rechte Nierenbeckenkelchsystem und der rechte Harnleiter mäßig ausgeweitet bis in Höhe sakral IV darstellten. Beim Stopp fand sich eine röntgendichte Naht, die weitere Passage des Kontrastharnes war nicht möglich. Unter dem Verdacht auf akzidentelle Harnleiterobstruktion rechts bei Zustand nach Hysterektomie wurde daher sechs Tage nach der ursprünglichen Operation eine perkutane Nephrostomie (Nierenfistelung) durchgeführt. Fünf Tage später konnte die Patientin die urologische Abteilung wieder verlassen.

Etwa sechs Wochen später wurde bei der Patientin in Spinalanästhesie über die Nephrostomie eine Ureterschienung versucht, was misslang. Am nächsten Tag wurde daher in Allgemeinnarkose die Ureterneuimplantation nach Psoas-Hitch durchgeführt. Postoperativ kam es zu einem Absinken des Blutbilds bis zu einem Hämoglobin von 7,5 g/%. 14 Tage später konnte der Ureterenkatheter entfernt werden. Eine intravenöse Pyelographie zeigte eine zeitgerechte Kontrastmittelausscheidung beidseits.

Drei Jahre später trat bei der Klägerin ein Bridenileus auf, welcher im selben Krankenhaus laparoskopisch behandelt werden konnte.

Die Patientin verklagte den Krankenhausträger wegen € 21.802,–.

6.6.6.2 Beurteilung / Gutachten

Ohne Zweifel war es bei der Klägerin bei der laparoskopischen Hysterektomie nach der CISH-Methode zu einem iatrogenen Harnleiterverschluss rechts gekommen.

Laut Aussage der Klägerin war sie nicht sicher, ob der Vermerk „Gebärmutterentfernung mittels Bauchspiegelung, eventuell Bauchschnitt" auf der dreizeiligen Operationseinwilligung zum Zeitpunkt der Unterschrift bereits enthalten war. Dies war im vorliegenden Fall insofern relevant, da bei der Aufklärung auch hätte erwähnt werden müssen, dass es sich um eine völlig neue Operationsmethode handelte, bei der sich die Gefahren und Komplikationsmöglichkeiten der Gebärmutterentfernung sowie die der Bauchspiegelung addierten. Ohne Zweifel handelte es sich um eine elektive, d. h. geplante Operation, die keineswegs dringlich war. Daher mussten gewisse Mindestanforderungen an die Aufklärung gestellt werden (Basisaufklärung).

Angewandte Operationsmethode im Vergleich zur Originalmethode von Semm

Pelviskopisch, also mittels Bauchspiegelung, wurde die CISH-Methode in Kiel, wo diese Methode entwickelt worden war, im Berichtszeitraum 152-mal eingesetzt, eine Publikation erfolgte 1995. Bereits daraus ergab sich, dass zum Zeitpunkt der Operation im Juni 1994 die Methode mit Sicherheit nicht als Standardmethode bezeichnet werden konnte. Dies galt insbesondere für ein kleines Bezirkskrankenhaus. Auch war davon auszugehen, dass der Operateur zu diesem Zeitpunkt – entgegen seiner Aussage – keinesfalls über Erfahrungen an einer größeren Fallzahl von CISH-Operationen verfügen konnte.

Beim Vergleich der Originalmethode von Semm mit dem Operationsbericht wurde festgestellt, dass eine Reihe von Operationsschritten gar nicht, einige andere in veränderter Art und Weise durchgeführt worden waren. Außerdem fiel auf, dass eine „Sicherung der aufsteigenden Äste der Arteria uterina beidseits mit dem Endogear-Gerät weißes Magazin" in der Originalmethode nicht angegeben ist. Dies war für die Begutachtung insofern relevant, da nicht ausgeschlossen werden konnte, dass die Blockierung des rechten Harnleiters bereits bei diesem Operationsschritt mit dem Endogear-Gerät entstanden war. Ob die Harnleiterläsion hier tatsächlich bereits primär im laparoskopischen Operationsschritt gesetzt wurde, oder, wie der Operateur meinte, erst sekundär im Rahmen der Laparotomie, konnte mit der nötigen Sicherheit nicht mehr festgestellt werden.

Der Fall konnte schließlich im Oktober 1996 anlässlich des deutschen Gynäkologenkongresses in Dresden noch mit Prof. Kurt Semm persönlich eingehend besprochen werden. Auch der Erfinder der Methode war der Meinung, dass die Verwendung des Klammernahtgerätes als Ursache für eine Harnleiterläsion durchaus infrage komme. Derartige Berichte finden sich auch in der Literatur (Kadar und Lemmerling, 1994, sowie Woodland, 1992).

Revisionsoperation

Der verbliebene Zervixstumpf (Gebärmutterhals) wurde bei der Revisionsoperation primär vaginal entfernt. Es wurde festgehalten, dass dies bei einer seit drei Stunden blutenden Patientin mit einem Blutdruck von 80/40 ein völlig unübliches Vorgehen darstellte. Offensichtlich wollte der Operateur der Patientin trotz eingetretener Blutungskomplikation einen Bauchschnitt ersparen, da er hoffte, das Blutungsproblem durch die Entfernung des Zervixstumpfes von vaginal her in den Griff zu bekommen. Es gelang ihm auch problemlos, den Stumpf zu entfernen, nicht jedoch die Blutung zu stillen, da diese von weiter oben kam. Daher wurde erst recht eine Laparotomie notwendig.

Weiterhin wurde festgehalten, dass bei der laparoskopischen Chirurgie nach übereinstimmender Meinung beim Auftreten von Komplikationen stets auf den herkömmlichen Operationsweg, also auf eine Laparotomie (Eröffnung der Bauchhöhle durch Bauchschnitt), überzugehen ist. Jeder erfahrene Operateur weiß, dass ein sog. „Umdrehen" bei gynäkologischen Operationen, worunter man die Vornahme einer Bauchoperation nach erfolgloser vaginaler Operation versteht, oft äußerst schwierig, kompliziert und unübersichtlich ist, da bei der Operation von vaginal her die Gebärmutter mit ihren Anhangsgebilden stark nach unten gezogen wird, wodurch sich die anatomische Situation stark verändert. Naturgemäß sind derartige Operationen deshalb mit einem höheren Risiko für Nebenverletzungen wie z. B. Harnleiterkomplikationen behaftet.

Daher konnte kein Zweifel darüber bestehen, dass bei einer Blutung die Entfernung des Zervixstumpfes von vaginal her eine deutliche Risikoerhöhung darstellte. Wahrscheinlich hätten sich nahezu alle laparoskopischen Operateure für die sofortige Laparotomie entschlossen. Die anatomische Situation wäre dann nicht verändert und die Blutung leichter stillbar gewesen und auch die gleichzeitige Unterbindung des Harnleiters wäre vermutlich unterblieben. Gutachtlich wurde daher festgehalten, dass hier die grundlegende Regel der endoskopischen Chirurgie, bei Komplikationen auf die Laparotomie umzusteigen, nicht eingehalten wurde.

Harnleiterunterbindung

Naturgemäß war es im Nachhinein nicht mehr möglich, mit der nötigen Sicherheit festzustellen, mit welcher der zahlreichen Umstechungsligaturen der Harnleiter unterbunden wurde. Faktum war, dass der Harnleiter in seinem blasennahen Abschnitt im Bereich der Kreuzungsstelle mit der rechten Arteria uterina unterbunden wurde. Aufgrund der Schwierigkeit nach vaginaler Zervixstumpf-Entfernung würde die Harnleiterunterbindung an sich isoliert betrachtet keinen Behandlungsfehler darstellen. Dies würde auch für den Fall zutreffen, dass die Harnleiterunterbindung bereits am Anfang der Operation durch das endoskopische Klammernahtinstrument gesetzt wurde. Prinzipiell ist jede Patientin präoperativ aufzuklären, dass Ureterverletzungen möglich sind, auch dann, wenn sie sehr selten sind und bei kunstgerechtem Operieren eigentlich nicht eintreten dürften.

Harnleiterkomplikationen bei gynäkologischen Operationen sind „eingriffsspezifisch", d. h. mit einem bestimmten Eingriff typischerweise verbunden (Beck, Hickl und Schwenzer, 1996). Laut urologischem Operationsbericht fanden sich am Harnleiter der Klägerin etwa 4 bis 5 cm vor Einmündung in die Harnblase ausgedehnte Verwachsungen und eine komplette Obstruktion (Verlegung) durch eine Naht. Dies erforderte das Absetzen des Harnleiters und Überbrückung durch Hinaufziehen der Blase rechts. Folgte man diesem Operationsbericht, so wäre die Harnleiterunterbindung wahrscheinlich durch eine Umstechungsnaht im Rahmen der Blutstillung bei der Drittoperation gesetzt worden.

Prinzipiell empfiehlt man heute, vor Entfernung der Gebärmutter die Nieren und die harnableitenden Wege durch eine präoperative Ultraschalluntersuchung abzuklären und zu dokumentieren. Nur bei krankhaften Veränderungen sollte noch eine intravenöse Urographie erfolgen. Derartige Untersuchungen wurden bei der Klägerin offensichtlich nicht durchgeführt, obwohl aus der Vorgeschichte eine Steinoperation links bekannt war. Dies hätte die Diagnostik nach der Operation wesentlich erleichtert.

Fest stand, dass die Unterbindung des Harnleiters intraoperativ nicht erkannt wurde und es zu einem Urinaufstau in den Harnleiter bzw. in die rechte Niere kam. Die Läsion wurde auch in den folgenden 48 Stunden nicht erkannt und es wurde fälschlicherweise ein Harnleiterstein als Ursache für die rasenden Schmerzen angenommen. Durch einen sofortigen Zweiteingriff, der in der Regel von einem erfahrenen Urologen durchgeführt wird, wäre die Komplikation möglicherweise noch erfolgreich zu behandeln gewesen. Nachdem jedoch bis zur Transferierung an die urologische Abteilung vier Tage vergingen, war es aufgrund des sekundären Harnaufstaues zunächst notwendig, die rechte Niere zu entlasten und eine temporäre Harnableitung durchzuführen. Gutachtlich nicht nachvollziehbar war auch die Tatsache, dass die offensichtlich unmittelbar postoperativ einsetzenden Nierenbeschwerden der Klägerin als Harnleitersteine fehlinterpretiert wurden, obwohl bereits am zweiten postoperativen Tag im Ultraschall ein deutlich erweitertes Nierenbecken diagnostiziert wurde. Möglicherweise waren die behandelnden Ärzte durch technisch schlechte Röntgenbilder auf die falsche Fährte eines Nieren- bzw. Harnleitersteines geführt worden.

Klar ist, dass man nach gynäkologischen Operationen, insbesondere nach Blutungskomplikationen, wie im vorliegenden Fall, differenzialdiagnostisch immer an eine Harnleiterstenose denken muss. Daher wäre bei Auftreten von Nierenschmerzen sofort ein Urologe hinzuzuziehen gewesen. Dadurch wäre die richtige Diagnose wahrscheinlich viel früher gestellt und die notwendige Therapie eingeleitet worden. Die Frage, ob die Harnleiterkomplikation bei der Klägerin rechtzeitig erkannt wurde, musste daher eindeutig verneint werden.

Beantwortung des Fragenkatalogs

1. Was war die Indikation zur Operation?
   Die Indikation zur Hysterektomie erfolgte hier lediglich wegen verstärkter und unregelmäßiger Menstruationsblutungen seit kürzerer Zeit bei einer Gebärmuttergröße an der oberen Normgrenze. Histologisch lagen jedoch mehrere bis zu 2 cm große Myomknoten vor. Nachdem vor der Hysterektomie keine weiteren therapeutischen Schritte gesetzt wurden, wurde dieser Befund an sich nicht als Indikation für eine Hysterektomie gewertet. Festgehalten wurde jedoch, dass sich die Klägerin selbst spontan zur Operation entschlossen hatte, allerdings ohne eine Zweitmeinung einzuholen.
2. Erfolgte eine angemessene Aufklärung?
   Die Aufklärung war aufgrund der Aktenlage als mangelhaft zu bezeichnen. Beanstandet wurde das Nichtvorliegen eines schriftlichen Aufklärungsbogens.
3. Was ergab der Vergleich des OP-Berichtes mit der publizierten Originalmethode von Semm (1995)?
   Kritisiert wurde, dass nur ein Operationsbericht für eigentlich drei, zumindest jedoch für zwei Operationen vorlag. Üblich ist, den Operationsbericht unmittelbar nach Beendigung der Operation zu diktieren. Die Ursache der Komplikationen im gegenständlichen Fall war, wie meistens bei Misserfolgen in der Medizin, vielschichtig. Diskutiert wurden mangelnde Ausbildung, Erfahrung und Routine mit einer damals völlig neuen Operationsmethode. Naturgemäß ist es so, dass Komplikationen am Beginn einer neuen Operationsmethode häufiger auftreten als nach Erreichung einer bestimmten Routine (learning curve). Unbekannt blieb, wie oft der Operateur diese Operationsmethode vorher durchgeführt hatte. Bei der Operation selbst wurde das blutstillende und gefäßkontrahierende Präparat POR-8 nicht eingesetzt. Dies könnte einer der Gründe für die Sickerblutung gewesen sein.
   Die beschriebene Sicherung der aufsteigenden Äste der Arteria uterina beidseits mit dem Klammernahtinstrument entsprach nicht der Originalmethode von Semm, wenngleich sie nicht falsch war. Nicht verwendet wurde das von Semm angegebene CISH-Nadelset zur Anhebung des Blasenbauchfelles, womit das Legen der Roeder-Schlingen um den Gebärmutterhals erleichtert wird. Tatsächlich wurde beim Absetzen der Gebärmutter eine Schlinge durchschnitten und durch eine andere ersetzt. Trotzdem kam es zu einer Blutung aus dem rechten Stumpfeck. Nicht nachvollziehbar war, warum in dieser Situation nicht eine weitere Sicherheitsschlinge nach Semm um den Zervixstumpf gelegt wurde, wie in der Originalmethode beschrieben. Höchstwahrscheinlich wäre dadurch die Komplikation der Blutung vermieden worden.

4. Gehören Nachblutungen zu den Komplikationen, mit denen man üblicherweise rechnen muss?
   Nachblutungen stellen bekanntermaßen gefürchtete Komplikationen jeder Operation, so auch der Hysterektomie und insbesonders der laparoskopischen, dar. Auch in der von Semm publizierten Serie kam es in der Entwicklungsphase zu zwei Nachblutungen, welche durch das Legen von nicht adäquaten Roeder-Schlingen aus monophilem Kunststoffmaterial und durch eine unvollständige Verschorfung des Gebärmutterhalses erklärt wurden. Eine Nachblutung an sich stellt daher noch keinen Behandlungsfehler dar, sofern sie nicht aus Fahrlässigkeit resultiert. Zweifelsohne ist das Risiko bei einer neuen Operationsmethode größer.
5. Warum erfolgte keine sofortige Laparotomie?
   Nicht nachvollziehbar war für den Gutachter, warum nach Diagnose der Blutungskomplikation nicht sofort die Laparotomie erfolgte und die Blutung unter Sicht gestillt wurde. Es ist ein ungeschriebenes Gesetz in der laparoskopischen Chirurgie, bei Komplikationen sofort auf die Standardmethode überzugehen. Die vaginale Entfernung des Zervixstumpfes hatte mit hoher Wahrscheinlichkeit durch den dabei erfolgenden Zug die anatomische Situation weiter verändert und die nachfolgende Operation unnötig erschwert. Ein derartiges Vorgehen bei einer Blutungskomplikation stellt mit Sicherheit nicht das Mittel der ersten Wahl dar, sondern führt zu einer beträchtlichen Risikoerhöhung. Höchstwahrscheinlich war dies auch die Ursache für die daraus resultierende Komplikation, nämlich der Unterbindung des rechten Harnleiters.
   Die Umstechung eines seit Stunden blutenden Gefäßes nach vorangegangener vaginaler Zervixstumpf-Exstirpation gehört mit Sicherheit zu den schwierigen gynäkologischen Eingriffen. Die daraus resultierende Harnleiterkomplikation stellt daher per se keinen Behandlungsfehler dar. Jeder erfahrene gynäkologische Operateur kennt derartig schwierige Fälle. In dieser Situation muss schnell gehandelt werden, da Schock und Verblutungstod der Patientin drohen. Naturgemäß kann deshalb auch nur bedingt auf die vorgegebenen anatomischen Strukturen Rücksicht genommen werden und es ist z. B. auch nicht möglich, den Harnleiter in seiner ganzen Länge freizulegen und darzustellen. Dies würde eine weitere Gefährdung der Patientin bedeuten. Im vorliegenden Fall war die Situation jedoch anders zu bewerten, da versucht wurde, die Blutung primär von vaginal und erst sekundär durch die Laparotomie zu stillen.
6. Hätte die Diagnose der Harnleiterkomplikation früher erfolgen können?
   Dasselbe galt auch für das nicht rechtzeitige Erkennen der Harnleiterkomplikation. Wenngleich die Gynäkologen durch röntgenologische Fehlbeurteilungen zu der falschen Annahme eines Harnleitersteines kamen, war festzuhalten, dass die Ureterligatur erst nach vier Tagen durch den beigezogenen Urologen erkannt wurde. Das Zeitintervall bis zur operativen Rekonstruktion des rechten Harnleiters betrug zwei Monate und eine Woche.

6.6.6.3 Verfahrensausgang

Das Zivilgerichtsverfahren wegen € 21.802,– vor dem Landesgericht endete mit einem gerichtlichen Vergleich. Die beklagte Partei verpflichtete sich, der Klägerin € 17.030,– zu bezahlen.

6.6.6.4 Resümee

Laparoskopische Operationen, insbesondere die Hysterektomie, waren besonders in ihrer Anfangsphase komplikationsträchtig (learning curve). Nachblutungen zählen zu den Komplikationen jeder Operation, Harnleiterläsionen zu den eingriffsspezifischen Komplikationen von Hysterektomien. Daher muss über beide immer aufgeklärt werden. Beim Auftreten einer Komplikation nach laparoskopischer Chirurgie sollte immer auf die Laparotomie als Standardmethode umgestiegen werden. Das vaginale Vorgehen stellte eine weitere Risikoerhöhung dar. Bei Nierenschmerzen nach Hysterektomien ist differenzialdiagnostisch immer an eine Harnleiterkomplikation zu denken und ein Urologe beizuziehen. Wenn Harnleiterobstruktionen sofort erkannt werden, unterbleibt ein Harnaufstau im Nierenhohlraumsystem, der eine Nierenfistelung erfordert. Gelingt es nicht, eine Harnleiterstenose aufzudehnen, wird eine Rekonstruktion mittels Psoas-Hitch-Operation (Hörnerblase) erforderlich.

Literatur

Beck L, Hickl E, Schwenzer Th. Begutachtung von Blasen- und Harnleiterkomplikationen nach gynäkologischen und geburtshilflichen Eingriffen. Gynäkologe 1996; 29: 522–3.

DGGG. Die laparoskopische suprazervikale Hysterektomie. In: DGGG (Hrsg.). Leitlinien der Gynäkologie und Geburtshilfe. Band I. Berlin: Verlag S. Kramarz, 2010: 13–20

DGGG. Operationsbedingte Verletzungen des Ureters in der Gynäkologie und Geburtshilfe In: DGGG (Hrsg.). Leitlinien der Gynäkologie und Geburtshilfe. Band IV. Berlin: Verlag S. Kramarz, 2010: 81–7.

Hucke J, Campo. Komplikationen bei der operativen Laparoskopie. In: Beck L, Bender HG (Hrsg.). Intra- und postoperative Komplikationen in der Gynäkologie und Geburtshilfe unter Berücksichtigung urologischer und intestinaler Komplikationen. 1. Auflage. Stuttgart: Thieme, 1996: 70–4.

Kadar N, Lemmerling L. Urinary tract injuries during laparoscopically assisted hysterectomy: Causes and prevention. Am J Obstet Gynecol 1994; 170: 47–8.

Kuhn W, Rath W. Laparoskopische Hysterektomie. Gynäkologe 1993; 26: 366–71.

Mecke H, Heuchmer R, Lehmann-Willenbrock E. Komplikationen bei 5000 Pelviskopien an der Universitäts-Frauenklinik Kiel. Geburtsh u Frauenheilk 1996; 56: 449–52.

Mettler L, Semm K. Neue Wege zur Hysterektomie, CISH per pelviskopiam, per laparotomiam, per vaginam oder nur funktionell als T.U.M. A. Der Mediziner 1995; 3: 44–56.

Missliwetz J, Ellinger A. Recht für Ärzte und Medizinstudenten. Wien: Manz 1992: 138–44.

Ratzel R. Rechtliche Rahmenbedingungen für endoskopische Operatonen. Der Frauenarzt 1995; 36: 882–3.

Rempen A. Experience with laparoscopic assistance in vaginal hysterectomy. Europ J Obstet Gynecol Reprod Biol 1996; 65: 215–20.

Rempen A. Laparoscopic assistance at vaginal hysterectomy: a literature review. Arch Gynecol Obstet 1996; 258: 55–64.

Riedel HH, Brosche T, Fielitz J, Lehmann-Willenbrock E, Semm K. Die Entwicklung der gynäkologischen Endoskopie in Deutschland – eine statistische Erhebung der Jahre 1989 bis 1993. Zentralbl Gynaekol 1995; 117: 402–12.

Riedel HH, Lürmann K, Wecke WD. Pelviskopie-Erhebung für das Jahr 1994 innerhalb der fünf neuen Bundesländer. Endoskopie heute 1996; 2: 178–85.

Schwenzer Th, Beck L. Behandlungsfehler bei gynäkologischen Operationen. Gynäkologe 1994; 27: 239–48.

Ulsenheimer K. Juristische Untersuchungen bei der Durchführung endoskopischer Untersuchungen. VI. Fortbildungstagung für praxisorientierte Therapie in Geburtshilfe und Gynäkologie. Zürs. 18.–25. 3. 1995. Milupa Vortragsband: 3–5.

Woodland MB. Ureter injury during laparoscopy-assisted vaginal hysterectomy with the endoscopic linear stapler. Am J Obstet Gynecol 1992; 167: 756–7.

6.6.7 Laparoskopisch assistierte vaginale Hysterektomie (LAVH) mit Trokarblutung und -hernie führt zu Sepsis und Multiorganversagen

6.6.7.1 Sachverhalt / Kasuistik

Die im Jahr 2002 69-jährige Patientin wurde von ihrem niedergelassenen Gynäkologen in eine westösterreichische Universitätsklinik eingewiesen. Grund war eine im Vaginalultraschall verdickte Gebärmutterschleimhaut. Im Juni 2002 wurde eine fraktionierte Kürettage und Hysteroskopie (Gebärmutterspiegelung) durchgeführt. Ein Operationsrevers wurde von der Patientin unterzeichnet. Hierin war die Perforation der Gebärmutter auch ausdrücklich handschriftlich vermerkt.

Der histologische Befund ergab Uteruspolypen ohne Anhalt für Bösartigkeit. Bei einer Kontrolle sechs Wochen später wurde die Uterusschleimhaut wiederum als kleinzystisch im Ultraschall befundet und der Verdacht auf einen persistierenden Gebärmutterschleimhautpolypen gestellt. Es wurde eine neuerliche Kürettage und Hysteroskopie veranlasst, wobei es beim Aufdehnen des Gebärmutterhaltes mit Hegar-Stiften zu einer Perforation im Bereich des Gebärmutterfundus kam. Bei der sofort durchgeführten operativen Laparoskopie zeigte sich die beschriebene Perforationsstelle ohne wesentliche Blutung. Aufgrund des bestehenden Schleimhautpolypen wurde die Indikation zur Uterusexstirpation gestellt, wobei man sich für die laparoskopisch assistierte vaginale Hysterektomie (LAVH) entschied. Der Uterus wurde von den Adnexen mittels bipolarer Koagulation abgesetzt und die Gebärmutter durch die Scheide entfernt.

Postoperativ zeigte sich bei der Patientin im Bereich der Bauchdecke ein großer, unter der Haut liegender Bluterguss und sie wurde diesbezüglich mit Schmerzmitteln behandelt. Nachdem der weitere Verlauf, abgesehen von dem großen Bauchdeckenhämatom, unauffällig war, wurde die Patientin nach sieben Tagen auf eigenen Wunsch entlassen und Ultraschallkontrollen wurden vereinbart. Der histologische Befund ergab einen 5,5 cm langen Uterus mit zarter Portio, das Myometrium 0,9 cm dick, das Endometrium niedrig, im Cavum ein 1,5 cm langer Polyp. Diagnose: Korpusschleimhautpolyp mit zystisch ausgeweiteten Drüsen. Keine Atypien, kein Hinweis auf Malignität.

In der Folge behandelte die Patientin das Bauchdeckenhämatom mit Voltaren-Salbe und ging nach 14 Tagen zu einer diesbezüglichen Kontrolle. In der Ambulanzkarte hieß es: „Subkutanes Hämatom nach laparoskopisch assistierter vaginaler Hysterektomie, Kontrolle 5 Wochen". Zu diesem Zeitpunkt war der Befund zwar etwas besser, das Hämatom bestand jedoch weiter und es wurde eine weitere Kontrolle in zwei Monaten vereinbart. Im Dezember 2002 fand sich der Vermerk eines anderen Arztes: „Hämatom intraperitoneal nach LAVH im August. Indikation zur Operation?".

Die Patientin wurde dann im Dezember 2002 unter der Diagnose „Verdacht auf subkutanes Hämatom nach LAVH, Differenzialdiagnose Narbenbruch" aufgenommen und einem Chirurgen vorgestellt. Dieser diagnostizierte eine große Trokarhernie im rechten Mittelbauch und stellte die Indikation zu einer weiteren laparoskopischen Operation mit Implantation eines Netzes. Die Patientin unterzeichnete einen Operationsrevers zur Versorgung von Narbenbrüchen, in dem es auch handschriftlich heißt, dass mittels Laparoskopie begonnen werde, falls jedoch zu starke Verwachsungen von der Voroperation oder technische Schwierigkeiten aufträten, eine normale Eröffnung der Bauchhöhle erfolge. Ebenfalls vermerkt waren die Verletzung von Strukturen wie Darm, Gefäßen und Nerven, Infektionen sowie ein Wiederauftreten des Narbenbruches. Die Patientin wurde schließlich von einem Chirurgen nach ausführlicher Besprechung laparoskopisch operiert. Im Operationsbericht wurde eine direkt unterhalb des Nabels nach rechts ziehende 5 cm große Bruchlücke mit Bruchinhalt von einer Dünndarmschlinge und einer Dickdarmschlinge vermerkt, die vorerst nicht spontan reponiert werden konnten, sondern im Bruch selbst verwachsen waren. Die Bruchlücke konnte mit einem beschichteten großen Netz gut abgedeckt werden.

Am dritten postoperativen Tag zeigte sich das Bild einer massiven Unterbauchperitonitis mit massivem CRP-Anstieg. Es wurde sofort die Indikation zur Revisionslaparotomie gestellt, wobei sich eine massive Peritonitis mit frischen Fibrinbelägen an mehreren Dünndarmschlingen zeigte, als deren Ursache eine iatrogene Perforation am Dünndarm diagnostiziert wurde. Im Operationsbericht hieß es: „Offenbar ist im Bereich der Porteintrittsstelle im linken Mittelbauch bei einem Verschluss des Bauchfells eine Dünndarmschlinge mitgestochen worden und nun ist diese ausgerissen."

Der postoperative Verlauf war gekennzeichnet durch eine schwere Sepsis mit Nierenversagen, sodass die Patientin mehrere Tage hämodialysiert, intubiert und beatmet werden musste. Sie lag von Mitte Dezember 2002 drei Wochen auf der chirurgischen Intensivstation, wobei die Diagnosen lauteten: „akutes Abdomen mit 4-Quadranten-Peritonitis, septischer Schock mit folgendem Multiorganversagen von Lunge, Kreislauf und Leber, Patientin war beatmungspflichtig und erhielt eine Tracheotomie". Ein Pneumothorax musste durch eine Bülau-Drainage entlastet werden. Das akute Leberversagen manifestierte sich durch ein substitutionspflichtiges Gerinnungsversagen. Ende Dezember trat außerdem eine Critical-ill-Polyneuropathie auf. Es kam zu einer Per-secundam-Heilung des Unterbauchlängsschnittes, welcher offen, mittels des sogenannten VAC-Systems, behandelt wurde. Mitte Januar wurde deshalb eine Sekundärnaht ausgeführt, bei der jedoch nur Haut und Subcutis adaptiert werden konnten. Aufgrund des langen Aufenthaltes auf der Intensivstation war die Patientin noch sehr geschwächt und wurde daher in ein auswärtiges Krankenhaus zur Mobilisation transferiert. Das Abdomen wurde mit einem Bauchmieder versorgt, da im Bereich der alten Bruchlücke noch keine stabilen Stützverhältnisse vorlagen.

Der histologische Befund ergab tatsächlich im Bereich des 7 cm langen entfernten Dünndarmabschnittes eine bis zu ein Zentimeter große Wandlücke. Diagnose: „fibrinös eitrige Peritonitis, im Gesunden entfernt". Die Patientin blieb einen weiteren Monat in dem auswärtigen Krankenhaus. Im Arztbrief hieß es, dass sie nach Dünndarmperforation mit Vier-Quadranten-Peritonitis, anschließender Sepsis und Multiorganversagen in deutlich geschwächtem Allgemeinzustand zur weiteren internistischen Betreuung aufgenommen wurde. Sie erhielt Physiotherapie, Querbettsitzen, Training, Kräftigungsübungen der oberen und unteren Extremitäten, Mobilisierung mit zwei Hilfen mit Gehbock und Stützkrücken. Am Ende des vierwöchigen stationären Aufenthaltes benötigte sie fast keine Unterstützung mehr, die Unterbauchwunde verheilte schließlich per primam, der Zentralvenenkatheter wurde entfernt und vorsichtig ein Kostaufbau fortgeführt. Die Patientin klagte jedoch weiter über Bauchschmerzen, ein Röntgen ergab jedoch keinen Hinweis für einen Ileus. Unter entsprechender Therapie kam es zu regelmäßigem Stuhlgang, die depressive Belastungsreaktion wurde entsprechend behandelt und der Dauerharnkatheter konnte entfernt werden.

Im März 2003 wurde die Patientin wegen rezidivierenden Erbrechens und diffusen Bauchschmerzen nochmals an der chirurgischen Universitätsklinik aufgenommen, ein Ileus ausgeschlossen und eine chronische Gastritis diagnostiziert.

Laut Angaben der Antragstellerin wurde sie vom Krankenhaus mit dem Rollstuhl in ihre Wohnung gebracht und konnte erst im Mai 2003 wieder auf Krücken gehen. Sie hätte etwa 10 kg abgenommen und wäre nur sehr langsam zu Kräften gekommen.

Die Patientin wandte sich an die Patientenvertretung des Bundeslandes wegen Schadenersatz. 2004 erfolgte eine Begutachtung bei einem Chefarzt eines benachbarten westlichen Bundeslandes. Daraufhin wurden von der Haftpflichtversicherung der Universitätsklinik € 1.700,– zugesagt. Dieser Betrag erschien der Leiterin der Patientenvertretung als inakzeptabel. Deshalb wurde der Fall an die Schiedsstelle für Arzthaftpflichtfragen der Ärztekammer dieses Bundeslandes übergeben. Der vorsitzende Richter beauftragte den Autor mit der Erstellung eines SV-Gutachtens.

6.6.7.2 Beurteilung / Gutachten

Gynäkologisches Gutachten

Unzweifelhaft war die Indikation zur Kürettage bei verbreitetem Endometrium in der Postmenopause. Zu diskutieren war allerdings die zweite Kürettage nach sechs Wochen, da der histologische Befund unauffällig war. Bei der dabei aufgetretenen Perforation der Gebärmutter handelte es sich um eine typische Komplikation, die methodenimmanent ist und keinen Behandlungsfehler darstellt, wenn sie rechtzeitig erkannt wird. Völlig richtig wurde hier sogleich eine Laparoskopie durchgeführt und eine nichtblutende Perforation festgestellt. Warum sich der Operateur dann allerdings zur sofortigen Entfernung der Gebärmutter entschloss, wurde wiederum kritisch hinterfragt, da eine nichtblutende Perforation keinesfalls eine absolute Indikation für die Entfernung der Gebärmutter darstellt. Die Alternativbehandlung hätte in einer Übernähung der Perforation bestanden. Üblicherweise heilen derartige Perforationen, insbesonders bei älteren Patientinnen, problemlos aus.

In der gynäkologischen Literatur findet sich eine Rate von ca. 0,1 % Perforationen der Gebärmutter bei der diagnostischen Hysteroskopie. Blutungskomplikationen bei Anwendung moderner Hysteroskope mit 14 mm Schaftdurchmesser sind jedoch nicht zu erwarten. Es genügt auch eine vermehrte postoperative Observation der Patientin bezüglich der Kreislaufparameter. Nach operativen Hysteroskopien treten Perforation in etwa 1 % auf.

Gutachtlich wurde die Indikation zur Entfernung der Gebärmutter bei Vorliegen eines gutartigen Polypen jedoch nicht als grober Behandlungsfehler gewertet.

Das Auftreten einer Trokarhernie war wiederum eine zwar seltene, aber typische Komplikation der Laparoskopie. Diese Trokarhernie wurde allerdings über drei Monate als Hämatom fehlgedeutet.

Trokarhernien, also Bauchwandbrüche im Bereich der Trokareinstichstellen, haben ihre Ursache laut Literatur durch zu frühes Narkoseende, d. h., die Patientin presst das Netz oder Dünndarmschlingen in den Sog des herauszunehmenden Trokars oder zu große Einstichöffnungen für die seitlichen Trokare im Bereich der schwächeren Faszienanteile des Unterbauches. Trokarhernien kommen in weniger als 0,1 % der Fälle vor. Sie sind dann eher Folge einer Wundinfektion als Folge inadäquaten Verschlusses der Faszie. Es wird allerdings empfohlen, 10 bis 12 mm große Trokarlücken zu verschließen. In einer anderen Publikation finden sich bei Gebrauch eines 12-mm-Trokars in 3,1 % Trokarhernien. Hier dürfte wohl die Blutung die auslösende Ursache für die nachfolgende Bauchwandbruchbildung gewesen sein.

Gutachtlich wurde weder die Nachblutung noch die sich daraus entwickelte Trokarhernie als non lege artis betrachtet. Die Nachkontrollen des Hämatoms an der Universitätsklinik wurden als sorgfältig gewertet, wenngleich die Latenzzeit bis zur richtigen Diagnose durch frühere Vorstellung bei einem Abdominalchirurgen hätte verkürzt werden können. Dies erschien jedoch im Gesamtkontext von untergeordneter Bedeutung.

Es wurde ausdrücklich festgehalten, dass der eigentliche Leidensweg der Patientin erst mit dem abdominalchirurgischen Eingriff begann. Man musste hier also streng zwischen gynäkologischen Komplikationen, nämlich der Uterusperforation bei Kürettage und der Trokarblutung mit daraus resultierender Trokarhernie bei der operativen Laparoskopie, einerseits und den chirurgischen Folgeschäden, nämlich Dünndarmverletzung bei der Hernienoperation mit daraus resultierender eitriger Peritonitis, septischem Schock und Multiorganversagen, unterscheiden. Selbstverständlich steht die Begutachtung der abdominalchirurgischen Eingriffe keinesfalls einem SV aus dem Fachgebiet der Frauenheilkunde zu. Der Autor subsumierte hier jedoch die gynäkologischen Komplikationen im Vergleich zu den chirurgischen als eher leichte Behandlungsfehler. Für eine außergerichtliche Schlichtung, wie hier, hätte dies überhaupt nur dann eine Rolle gespielt, wenn die gynäkologische und die chirurgische Universitätsklinik bei anderen Versicherungsgesellschaften versichert gewesen wären.

Die Frage, ob die Antragstellerin lege artis behandelt wurde, insbesondere ob alle diagnostischen und therapeutischen Schritte zeitgerecht und im erforderlichen Umfang durchgeführt wurden, wurde insgesamt eindeutig verneint. Aufgrund der geschilderten Chronologie des Leidensweges der Patientin wurden insgesamt 25 Tage starke Schmerzen, 30 Tage mittelstarke Schmerzen sowie 200 Tage leichte Schmerzen (gerafft) angesprochen. Es wurde betont, dass hier eine völlig gesunde Frau iatrogen beinahe zu Tode gekommen war.

Selbstverständlich wurde ein SV-Gutachten aus dem Fachgebiet der Chirurgie beantragt.

Chirurgisches Gutachten

Auch der chirurgische Gutachter stellte bezüglich der Trokarhernie fest, dass spätestens nach zwei bis drei Wochen hätte klar sein müssen, dass es sich bei der von der Patientin beklagten Vorwölbung an der ehemaligen Port-Insertionsstelle nicht um ein Hämatom, sondern mittlerweile um einen Bauchwandbruch handelte. Tatsächlich wurde dieser jedoch erst vier Monate nach der Operation festgestellt. Diese Latenzzeit wurde als zu lang bezeichnet. Auch der chirurgische Gutachter hielt diesen Umstand jedoch im Gesamtkontext von untergeordneter Bedeutung.

Die Indikation zur Durchführung eines laparoskopischen Bruchpfortenverschlusses war richtig, die Operation laut Operationsbericht lege artis. Das Mitfassen einer Dünndarmschlinge bei einem Faszienverschluss an einer ehemaligen Trokar-Insertionsstelle stellte eine seltene Komplikation dar, die aber auch dem erfahrenen Operateur unter Wahrung der nötigen Sorgfalt unterlaufen kann.

Die Indikation zur operativen Revision wegen klinischer Verschlechterung und Anstieg des CRP war korrekt und im postoperativen Verlauf war kein Mangel an Sorgfalt festzustellen. Die ersten Zeichen für das Auftreten einer Komplikation wurden richtig gedeutet und es wurde sofort richtig gehandelt. Die Revisionsoperation mit Dünndarmresektion mit End-zu-End-Anastomose, Lavage und Drainage der Bauchhöhle sowie Entfernung des Kunststoffnetzes war korrekt und lege artis durchgeführt worden.

Aus gutachterlicher Sicht wurde festgehalten, dass das Setzen einer iatrogenen Dünndarmläsion ohne Zweifel nicht dem gewünschten Behandlungsergebnis entsprach und der Patientin ein beträchtlicher Schaden entstand. Dennoch wurde festgehalten, dass eine solche iatrogene Dünndarmverletzung auch dem erfahrenen Operateur unter Wahrung der nötigen Sorgfalt unterlaufen kann.

Das chirurgische Gutachten ermittelte Schmerzperioden von 292 Tagen leichter Schmerzen, entsprechend € 14.350,00, 24 Tagen mittelstarker Schmerzen, entsprechend € 4.800,00, und 25 Tagen schwerer Schmerzen, entsprechend € 7.500,00, insgesamt eine Summe von € 26.650,00.

An Folgeschäden und Spätfolgen führte der chirurgische Gutachter aus: Bei der Patientin bestünde jetzt ein ausgeprägter Narbenbruch im Unterbauch. Dieser Narbenbruch sei nicht nur kosmetisch störend, sondern beeinträchtige insgesamt die Stabilität der Bauchdecke und somit auch die gesamte Stabilität des Rumpfes und führe so zu einer beträchtlichen Beeinträchtigung des Bewegungsumfanges und mit an Sicherheit grenzender Wahrscheinlichkeit auch zu Folgeschmerzzuständen von Seiten der Wirbelsäule.

Ausmaß und Relevanz dieser Dauerschäden seien im vollen Ausmaß objektiv nicht bewertbar und bezifferbar. Aus gutachterlicher Sicht erscheine es sinnvoll, auf eine pauschale Abgeltung hinzuarbeiten. Aufgrund der eigenen Erfahrung würde der chirurgische Gutachter einen Betrag von nicht unter € 5.000,00 bis € 10.000,00 für die Folgeschäden und Spätfolgen als für durchaus angemessen erachten. In diesem Betrag sollte auch eine mögliche Folgeoperation (Korrektur der Narbenhernie) inkludiert sein.

In einem Kommentar schrieb der Chirurg: „Ohne Zweifel hat die Patientin im Rahmen ihrer medizinischen Behandlung mehrere schwere Komplikationen erdulden müssen: Uterusperforation, Hämatom der Bauchdecke, in weiterer Folge Narbenbruch, in weiterer Folge Dünndarmverletzung im Rahmen eines laparoskopischen Bruchpfortenverschlusses und in weiterer Folge Multiorganversagen im Rahmen einer Bauchfellentzündung bedingt durch die Dünndarmperforation. Als Spät- und Dauerfolge besteht ein ausgedehnter Narbenbruch mit einer sicherlich signifikanten Beeinträchtigung der Patientin. Es ist leicht nachzuvollziehen, dass die Patientin nach diesen Schadensereignissen nach einer entsprechenden Entschädigung strebt. Aus gutachterlicher Sicht ist allerdings festzuhalten, dass es sich bei allen Ereignissen um bedauerliche Komplikationen handelt, die auch einem erfahrenen Arzt unter Wahrung der nötigen Sorgfalt passieren können. Aus gutachterlicher Sicht liegt kein schuldhaftes oder fahrlässiges Verhalten vor."

6.6.7.3 Verfahrensausgang

Im Rahmen einer Kommissionssitzung der Schiedsstelle für Arzthaftpflichtfragen kam es im Januar 2006 zu einem Vergleich, bei dem sich die Haftpflichtversicherung der Universitätskliniken verpflichtete, der Antragstellerin € 7.000,– zur Abdeckung des

Ungemachs zu bezahlen. Damit waren sämtliche Forderungen aus dem gegenständlichen Vorfall ausgeglichen.

Anmerkung des gynäkologischen Gutachters: Offensichtlich führte der letzte Satz des chirurgischen Gutachtens zur weitgehenden Ablehnung der Ansprüche seitens der Versicherung. Bei der Zahlung von € 7.000,– handelte es sich um eine Zahlung aus Kulanzgründen. Der chirurgische Gutachter war mit Sicherheit davon ausgegangen, dass die Antragstellerin eine Entschädigung entsprechend seinem Schmerzkatalog erhalten würde.

6.6.7.4 Resümee

Zweimalige Kürettage mit Hysteroskopie, dabei Uterusperforation, deswegen LAVH mit Trokarblutung und -hernie, dann laparoskopische Netzimplantation, dabei Dünndarmperforation, Vier-Quadranten-Peritonitis, Sepsis, Multiorganversagen – monatelange Rehabilitation. Das ist der Leidensweg einer bis dahin nie kranken 69-Jährigen mit einem gutartigen Uteruspolypen. Eine Komplikation bedingt die nächste – jeder erfahrene Operateur kennt dieses Phänomen. Die Patientin verdankt ihr Überleben ohne Zweifel der hervorragenden Leistung der Intensivmedizin, bleibt aber für den Rest ihres Lebens gezeichnet. Deswegen ist es so wichtig, die Indikation zu jedem Eingriff ebenso kritisch zu hinterfragen wie auch den Zugangsweg. Die außergerichtliche Kompensation folgte hier weder dem gynäkologischen noch dem chirurgischen Gutachten und muss – höflich formuliert – als dürftig bezeichnet werden. In Ostösterreich hätte sie ein Vielfaches betragen.

Literatur

Beck L, Bender HG. Intra- und postoperative Komplikationen in der Gynäkologie und Geburtshilfe unter Berücksichtigung urologischer und intestinaler Komplikationen. 2. Auflage. Stuttgart, New York: Thieme 1996.

Schmidt EH, De Wilde RL. Standardverfahren in der minimal-invasiven Chirurgie in der Frauenheilkunde, Operationsatlas. Stuttgart: Thieme 1998.

Tonouchi H, Ohmori Y, Kobayashi M, Kusunoki M. Trocar site hernia. Arch Surg 2004; 139: 1248–56.

Zucker KA. Surgical laparoscopy. St. Louis: Quality Medical Publishing, 1991.

7 Arbeits- und Sozialrecht

7.1 Arbeitsrecht: Kündigung bei Schwangerschaftseintritt

7.1.1 Sachverhalt / Kasuistik

Die im Jahre 2006 25-jährige Klägerin befand sich zum Untersuchungszeitpunkt in Grav SSW 31 (30/4). Laut Mutter-Kind-Pass und Angaben der Klägerin war die letzte normale Regel am 20. 5. 2006. Daraus ergab sich ein errechneter Geburtstermin nach Nägele am 27. 2. 2007. Ultraschalluntersuchungen an einer Frauenklinik (Nackenfalte und Organscreening) wiesen jeweils ein im Vergleich zum rechnerischen Schwangerschaftsalter um eine Woche kürzeres Schwangerschaftsalter aus. Zwei Ultraschalluntersuchungen beim betreuenden Frauenarzt entsprachen jeweils dem errechneten Schwangerschaftsalter. Auch die gerichtsärztliche Untersuchung ergab ein Gestationsalter, welches dem rechnerischen Schwangerschaftsalter entsprach.

Am 16. 5. 2006 informierte der Arbeitgeber, die beklagte Partei, den Betriebsrat über die beabsichtigte Kündigung der Klägerin. Mit Schreiben vom 24. 5. 2006 kündigte er das Dienstverhältnis zur Klägerin per 31. 7. 2006. Die Klägerin erhielt dieses Schreiben am 31.5.2006. Zu diesem Zeitpunkt war die Klägerin noch nicht schwanger im Sinne einer Konzeption. Am 28. 6. 2006 erfuhr die Klägerin bei einer gynäkologischen Untersuchung von ihrer Schwangerschaft. Am darauf folgenden Tag, dem 29. 6. 2006, setzte sie den Geschäftsführer der beklagten Partei unter Vorlage der ärztlichen Bescheinigung davon in Kenntnis. Dieser wies die Klägerin an, diese Bestätigung der Personalabteilung zu übermitteln. Bei einem Beratungsgespräch in der Arbeiterkammer wurde der Klägerin geraten, der beklagten Partei die Schwangerschaft nochmals schriftlich mitzuteilen, was am 11. 7. 2006 erfolgte.

Die Klägerin begehrte die Feststellung, dass ihr Dienstverhältnis zur beklagten Partei über den 31. 7. 2006 hinaus weiterbestehe, und brachte im Wesentlichen vor, die Beendigung des Dienstverhältnisses sei nicht wirksam gewesen, da sie zum Zeitpunkt des Ausspruchs der Kündigung schwanger gewesen sei und diesen Umstand auch unverzüglich nach Kenntniserlangung dem Dienstgeber mitgeteilt habe. Die beklagte Partei bestritt das Klagebegehren, beantragte Klageabweisung und brachte vor, dass die Klägerin zum Zeitpunkt der Kündigung nicht schwanger gewesen sei. Sie habe erst mit Schreiben vom 11. 7. 2006 der beklagten Partei unter Vorlage einer ärztlichen Bescheinigung mitgeteilt, dass sie schwanger sei.

7.1.2 Beurteilung / Gutachten

Es waren Befund und Gutachten über den Zeitpunkt der Schwangerschaft zu erstellen und dabei die Frage zu beantworten, ob vom Eintritt der Schwangerschaft bereits vor dem 31. 5. 2006 ausgegangen werden konnte.

Es wurde ausgeführt, dass man bei einer letzten normalen Regel vom 20.5.2006 bei gut übereinstimmenden Ultraschalluntersuchungen davon ausgehen konnte, dass der errechnete Geburtstermin der 27.2.2007 sein werde. Bei einem regelmäßigen Zyklus erfolgt etwa am 14. Zyklustag ein Eisprung. In der Folge dauert die Einnistung der befruchteten Eizelle in die Gebärmutter mehrere Tage bis zu einer Woche. Der Eintritt der Schwangerschaft ist definiert durch die Einnistung der befruchteten Eizelle in die Gebärmutter. Daraus ergab sich, dass man mit dem Eintritt der Schwangerschaft etwa ab dem 3. bis 10.6.2006 rechnen konnte. Die Klägerin befand sich am 31.5.2006 am 11. Zyklustag. Die Frage des Gerichtes, ob von einem Eintritt der Schwangerschaft bereits vor dem 31.5.2006 ausgegangen werden konnte, war also klar zu verneinen.

7.1.3 Verfahrensausgang

Das Klagebegehren wegen Feststellung des aufrechten Dienstverhältnisses, das heißt, es möge festgestellt werden, dass das Dienstverhältnis der Klägerin zur beklagten Partei über den 31.7.2006 hinaus weiterbestehe, wurde abgewiesen. Die Klägerin war schuldig, der beklagten Partei die Prozesskosten von € 1.823,– binnen 14 Tagen zu ersetzen.

Aus dem Urteil

Im Beweisverfahren war im Wesentlichen zu klären, ob die Klägerin zum Zeitpunkt des Zuganges der Dienstgeberkündigung am 31.5.2006 bereits schwanger war. Zu dieser Frage wurde das SV-Gutachten aus dem Fachgebiet der Gynäkologie eingeholt. Der SV kam zum Ergebnis, dass die Klägerin mit an Sicherheit grenzender Wahrscheinlichkeit zum Kündigungszeitpunkt noch nicht schwanger war. In der Erörterung des Gutachtens in der mündlichen Verhandlung wurden die Gründe für die gutachterliche Einschätzung nochmals offengelegt: Im Mutter-Kind-Pass war ein errechneter Geburtstermin mit 24.2.2007 festgehalten. Das Kind war jedoch erst am 4.3.2007, somit genau eine Woche nach dem errechneten Geburtstermin, geboren. Wenn man vom tatsächlichen Geburtsdatum nach der Methode von Nägele 280 Tage zurückrechnet, könne der Eisprung der Klägerin frühestens am 3.6.2006 gewesen sein. Es sei aber wahrscheinlich, dass dieser eine Woche später stattgefunden habe. Aufgrund der Tatsache, dass die Geburt am 4.3.2007 stattgefunden habe, sei anzunehmen, dass auch die Empfängnis eine Woche später stattgefunden habe, etwa um den 10.6.2006. Hätte die Klägerin eine Woche früher entbunden, wäre es möglich, dass die Klägerin auch vor dem 31.5.2006 bereits konzipiert hätte. Aus diesem Grund sei es viel wahrscheinlicher, dass die Klägerin am 31.5.2006 noch nicht schwanger war. Dies wäre erst der 11. Zyklustag gewesen. Bei regelmäßigem Zyklus sei erst ab dem 14. Tag mit einer Konzeption zu rechnen. Es sei zwar auch denkbar, dass eine Konzeption bereits am 11. Zyklustag erfolgt, aber aus der Ex-post-Betrachtung extrem unwahrscheinlich. Auch das Geburtsgewicht des Kindes sprach für einen regelrechten Schwangerschaftsverlauf von normaler Dauer. Die Nackenfaltenuntersuchung des Kindes vom 24.8.2006 hätte bereits dafür gesprochen, dass der Geburtstermin eine Woche später sein würde als ursprünglich errechnet. Die Ultraschalluntersuchungen in der 20. und 30. SSW und die Ultraschalluntersuchung im Zuge der Befundaufnahme durch den SV seien ebenfalls mit der zu erwartenden Entwicklung des Kindes in Einklang zu bringen. Für Unregelmäßigkeiten würden keine Anhaltspunkte vorliegen. Aufgrund dieser Erwägung können mit an Sicherheit grenzender Wahrscheinlichkeit davon ausgegangen werden, dass die Klägerin am 31. 5. 2006 noch nicht schwanger war.

Der Senat schloss sich den Ausführungen des SV vollinhaltlich an.

7.1.4 Resümee

Während in der Medizin die Schwangerschaft mit der Nidation (Einnistung des befruchteten Eis in der Gebärmutter) beginnt, beginnt nach der Judikatur des Obersten Gerichtshofes (OGH) (9 ObA 23/95) die Schwangerschaft – im Bereich des MSchG – mit der Empfängnis. Im Anwendungsbereich des MSchG ist daher von einem Schwangerschaftsbeginn „post conceptionem" auszugehen.

Nach den Feststellungen war die Klägerin zum Zeitpunkt des Zuganges der Kündigungserklärung noch nicht schwanger.

Die Beweislast für das Vorliegen einer Schwangerschaft zum Kündigungszeitpunkt liegt bei der Klägerin (9 ObA 8/96). Die Arbeitnehmerin muss das Vorliegen der Schwangerschaft zum Kündigungszeitpunkt nachweisen, wenn sie die Unwirksamkeit einer Kündigung wegen Schwangerschaft einwendet. Dieser Beweis ist der Klägerin nicht gelungen. Die Klägerin genießt daher keinen Kündigungsschutz gemäß § 10 MSchG. Die Kündigung erfolgte rechtswirksam und beendete das Dienstverhältnis. Die Klage war daher abzuweisen.

7.2 Arbeitsrecht: Sind Arbeiten im Kühlhaus für Frauen mit Kinderwunsch zumutbar?

7.2.1 Sachverhalt / Kasuistik

Die im Jahr 2003 25-jährige Klägerin hatte seit drei Jahren Kinderwunsch. Sie war deshalb seit etwa einem Jahr in der Sterilitätsambulanz eines Krankenhauses in Behandlung. Eine auswärts durchgeführte Hysterosalpingographie (röntgenologische Eileiterdurchgängigkeitsprüfung) ergab den Verdacht auf einen Schleimhautpolypen im linken Tubenwinkel, der sich jedoch bei einer Minihysteroskopie nicht verifizieren ließ. Der Gatte wies ein schlechtes Spermiogramm mit 80 % pathologischen Formen auf. Deswegen wurde der Klägerin eine Insemination oder eine In-vitro-Fertilisierung empfohlen. Seit Dezember 2002 war jedoch keine entsprechende Therapie mehr durchgeführt worden.

Die Patientin wollte wegen ihres Kinderwunsches nicht mehr im Kühlhaus einer Fleischwaren-Firma arbeiten. Sie ließ sich zwei ärztliche Bestätigungen ausstellen, dass Arbeiten im Kühlhaus wegen des Kinderwunsches für sie unzumutbar wären. Objektive Befunde wie eine Laparoskopie waren jedoch noch nicht erhoben worden. Sie trat wegen Gesundheitsgefährdung im Juni 2002 vorzeitig aus der Firma aus mit dem Argument, sie habe aufgrund der Arbeitsbedingungen im Kühlbereich nicht schwanger werden können, und klagte die restliche Weihnachtsgratifikation von € 535,–, Abfertigung von € 4.282,– und Urlaubsersatzleistung von € 137,– beim Arbeits- und Sozialgericht ein.

7.2.2 Beurteilung / Gutachten

Beantwortung des Fragenkatalogs

1. War die Klägerin im Juli 2002 arbeitsfähig und waren/sind ihr Arbeiten in Nässe, Kälte (Kühlhaus) und Zugluft zumutbar?
   Zunächst wurde auf die Unvollständigkeit der medizinischen Unterlagen hingewiesen, da es sich bei den vorgelegten ärztlichen Bestätigungen auf Eierstockentzündungen der Klägerin lediglich um Mutmaßungen handelte. Das vorgelegte Eileiterröntgen ohne Narkose ergab schon deshalb keine sicheren Anhaltspunkte, da bei der Hysteroskopie der vermutete Tubenwinkelpolyp nicht nachgewiesen werden konnte. Aussagekräftige Befunde, wie eine Bauchspiegelung oder eine Hysterosalpingographie in Narkose, lagen nicht vor. Daher konnte nicht mit der nötigen Sicherheit gesagt werden, ob der Klägerin Arbeiten in Nässe, Kälte und Zugluft zumutbar waren oder nicht. Es wurde empfohlen, zumindest eine Hysterosalpingographie in Narkose durchführen zu lassen, da bei dieser ungefährlichen Untersuchung ein Tubenverschluss leicht nachweisbar wäre. Es wurde ausgeführt, dass in diesem Falle die Klägerin mit Sicherheit massive Entzündungen eines oder beider Eileiter durchgemacht haben musste und daher in diesem Falle Arbeiten im Kühlhaus kontraindiziert wären. Als Goldstandard zur Abklärung des Tubenfaktors wurde jedoch eine Bauchspiegelung empfohlen, da sich die Klägerin ohnedies in einer Kinderwunschbehandlung befand. Es ist nicht möglich, lediglich aus den Symptomen eine Eierstockentzündung abzuleiten, da 50% aller als Eierstockentzündung diagnostizierten Erkrankungen eine andere Ursache, z. B. Endometriose, haben. Etwa 15 bis 20% aller Sterilitätsursachen liegen in den Eileitern.
2. Wie lange kann die Klägerin im Kühlhaus ohne Beeinträchtigung der Gesundheit oder der Empfängnisfähigkeit verweilen?
   Laut Klägerin hätte sie sich im Kühlhaus selbst über den Tag verteilt etwa eine halbe Stunde an einem starken Tag und eine Viertelstunde an einem schwachen Tag aufgehalten. Vom Arzt hätte sie dann erfahren, dass sie nicht im Kühlhaus arbeiten sollte. Zeugen sagten aus, dass die Klägerin nur zweimal pro Woche zwei- bis dreimal für jeweils nur eine Minute in den Kühlraum gehen musste, um etwas herauszunehmen oder hineinzulegen. Die Temperatur im Kühlraum hätte 2–4 °C betragen, was gesetzlich so vorgeschrieben war. Die Klägerin hätte dort regelmäßig Schutzjacken, welche vom Arbeitsinspektorat vorgeschrieben wurden, getragen. Ein anderer Zeuge sagte aus, dass die Klägerin 30- bis 40-mal pro Tag in das Kühlhaus hineingehen musste und dies ohne Schutzkleidung, weil diese nur für die Fleischhauer zur Verfügung gestanden hätte. Wenn man sich kurz im Kühlhaus aufhielte, wären dies 10 bis 15 Minuten, wenn man lange drinnen sei, etwa 45 Minuten. Unter dem Arbeitsmantel hätte man nur seine Privatkleidung getragen.
   Eine Zeugin, die wie die Klägerin als Verpackerin arbeitete, führte aus, dass man etwa 15-mal am Tag für etwa 10 Minuten in das Kühlhaus gehen müsse und es keine Schutzkleidung gegeben hätte.
   Somit waren die Zeugenaussagen über den Aufenthalt im Kühlhaus und das Tragen von Schutzkleidung völlig divergierend.

In einem Schriftsatz des Beklagtenvertreters wurde schließlich ausgeführt, dass niemals festgestellt wurde, dass im Unterleib der Klägerin tatsächlich eine Entzündung vorhanden war, und andererseits massive hormonelle Probleme bestünden, die das Zustandekommen einer Schwangerschaft erschwerten (unregelmäßiger Zyklus, Anovulation und vermehrte Produktion des Hormons Prolaktin). Außerdem würde die schlechte Samenqualität des Ehemannes eine Schwangerschaft der Klägerin verhindern. Ausgeführt wurde, dass eine Eileiterentzündung auf eine bakterielle Infektion vorwiegend mit Chlamydien oder Gonokokken und anderen Keimen zurückzuführen sei.

Der Beklagtenvertreter führte aus, dass eine kurzfristige Kälteexposition am Arbeitsplatz der Klägerin keinen eindeutigen Eileiterverschluss verursachen und nicht die Ursache der Unfruchtbarkeit sein könne. Außerdem komme man nicht durch Kälte zu einer Erkältung bzw. durch kalte Füße zu einem Schnupfen, sondern dazu bedürfe es auch eines Keimes.

Gutachtlich wurde ausgeführt, dass man aufgrund des Eileiterröntgens vom Juni 2002 mit Sicherheit davon ausgehen konnte, dass zum damaligen Zeitpunkt der rechte Eileiter frei durchgängig war. Die Hysteroskopie war unauffällig, ein Spermiogramm war jedoch mit 80% pathologischer Formen hochpathologisch. Deshalb wurden eine dreimalige intrauterine Insemination und danach eine In-vitro-Fertilisierung mittels ICSI geplant.

7.2.3 Verfahrensausgang

Der Klägerin wurden in erster Instanz €4.955,– (restliches Weihnachtsgeld, Abfertigung und Urlaubsersatzleistung) zugesprochen.

Aus dem Urteil

Die Klägerin hatte in ihrem Kündigungsschreiben angeführt, dass sie aus gesundheitlichen Gründen laut ärztlicher Untersuchung im Kühlbereich nicht mehr arbeiten durfte. Es wurde festgestellt, dass der rechte Eileiter der Klägerin mit an Sicherheit grenzender Wahrscheinlichkeit keine Entzündung durchgemacht hatte. Eine kurzzeitige Kälteexposition verursacht keinen Eileiterverschluss und ist auch nicht die Ursache für Unfruchtbarkeit. Die Unfruchtbarkeit der Klägerin hatte mit größter Wahrscheinlichkeit andere Ursachen als ihre zeitweise Arbeit im Kühlbereich, nämlich vor allem die Spermienqualität des Ehemannes, den unregelmäßigen Zyklus der Klägerin bzw. den fehlenden Eisprung, was beides hormonell und nicht durch Kälte beeinflusst wurde.

Die von der Klägerin bei der beklagten Partei ausgeübten Arbeiten waren ihr somit ohne Beeinträchtigung der Gesundheit und der Empfängnisfähigkeit zumutbar. Die Klägerin war auch zwischenzeitig auf natürlichem Weg schwanger geworden.

Dass der Klägerin dennoch nahegelegt wurde, ihren Arbeitsplatz aus gesundheitlichen Gründen aufzugeben, ergab sich aus den ärztlichen Bestätigungen und der glaubhaften Aussage des vernommenen Gynäkologen. Letztlich war auch der Arbeitsmediziner der beklagten Partei davon ausgegangen, dass ein Aufenthalt im Kühlhaus auch kurzzeitig nicht möglich wäre.

Rechtlich gebührt einem Angestellten gem. § 23 Abs. 1 AngG eine Abfertigung, wenn das Dienstverhältnis ununterbrochen drei Jahre gedauert hat. Der Anspruch auf Abfertigung entfällt jedoch gem. § 23 Abs. 7 AngG, wenn das Dienstverhältnis durch unberechtigten vorzeitigen Austritt des Dienstnehmers geendet hat. Ein wichtiger Grund für einen vorzeitigen Austritt ist gem. § 26 Z 1 AngG, wenn der Angestellte seine Dienstleistung ohne Schaden für seine Gesundheit nicht fortsetzen kann. Sterilität stellt eine Gesundheitsschädigung dar. Nach der Judikatur hat der Arbeitnehmer den Beweis zu erbringen, dass er seine bisherige Tätigkeit beim Arbeitgeber nicht ohne Schaden für seine Gesundheit fortsetzen kann (RdW 197, 297). Dieser Beweis war der Klägerin nicht gelungen, weil nicht objektiviert werden konnte, dass die Arbeiten im Kühlbereich sich negativ auf die Fruchtbarkeit der Klägerin auswirkten. Es wurde jedoch berücksichtigt, dass die Klägerin zum Zeitpunkt ihres Austritts subjektiv aufgrund einer Auskunft ihres behandelnden Arztes davon ausging, dass dies der Fall war. Nach Arb 10.004 kann ein Arbeitnehmer auf die Richtigkeit einer ausgestellten ärztlichen Bescheinigung vertrauen. Der Klägerin wurde der gute Glaube an die Gesundheitsgefährdung an ihrem Arbeitsplatz zugebilligt, weil ihr Gynäkologe als behandelnder Arzt damals zu dieser – im Nachhinein nicht richtigen – Einschätzung gelangte. Auch die Tatsache, dass der Klägerin eine andere Tätigkeit, nämlich diejenige einer Kassiererin, allerdings nicht bei der beklagten Partei selbst, sondern bei deren Muttergesellschaft, angeboten worden war, wurde nicht als taugliche Alternative gewertet.

Der Austritt der Klägerin wurde daher insgesamt als gerechtfertigt angesehen und daher war ihr das restliche Weihnachtsgeld und Urlaubsersatzleistungen zuzusprechen.

Das Oberlandesgericht Wien gab der Berufung der beklagten Partei Folge und hob das Urteil auf. Das Berufungsgericht teilte die Auffassung des Erstgerichtes nicht, dass schon der gute Glaube des Dienstnehmers an die Richtigkeit einer – in Wahrheit allerdings objektiv unrichtigen – ärztlichen Bestätigung über das Bestehen einer Gesundheitsgefährdung den vorzeitigen Austritt gem. § 26 Z 1 AngG rechtfertige.

Dass ein Austrittsgrund vorliegt, hat grundsätzlich der Dienstnehmer nachzuweisen (RS 0107226, 0101809). Dies gilt in vollem Umfang auch für den beschriebenen Austrittsgrund der Gesundheitsgefährdung. Daher trägt der Dienstnehmer das Risiko des Austrittes. Gelingt dem Dienstnehmer im Fall des Austrittes der Beweis des Vorliegens des behaupteten Austrittsgrundes nicht, geht dies im Sinn der dargelegten Beweislastverteilung zu seinen Lasten.

Gegenständlich stand unbestritten fest, dass der Klägerin die bei der Beklagten ausgeübten Arbeiten ohne Beeinträchtigung der Gesundheit und Empfängnisfähigkeit zumutbar waren. Auf dieser Grundlage musste vom Vorliegen eines ungerechtfertigten Austritts ausgegangen werden.

Gem. § 23 Abs. 7 AngG besteht der Anspruch auf Abfertigung nicht, wenn der Angestellte ohne wichtigen Grund vorzeitig austritt. Gem. § 10 Abs. 2 UrlG gebührt eine Urlaubsersatzleistung für das Jahr, in dem das Dienstverhältnis endet, dann nicht, wenn der Dienstnehmer ohne wichtigen Grund vorzeitig austritt. Ein Anspruch auf restliches Weihnachtsgeld 2002 bestand ebenfalls nicht. Somit war in Abänderung der angefochtenen Entscheidung mit gänzlicher Klageabweisung vorzugehen. Die Revision wurde mangels Vorliegen einer erheblichen Rechtsfrage nicht zugelassen.

7.2.4 Resümee

Der Goldstandard zur Beurteilung des sog. Tubenfaktors, also der Durchgängigkeit der Eileiter, ist die Laparoskopie mit Chromopertubation (Bauchspiegelung mit Farbstoffinjektion). Dabei handelt es sich allerdings um eine invasive, nicht ganz ungefährliche Methode, die aus rein forensischen Gründen nicht zumutbar ist. Eine Alternative stellt die Hysterosalpingographie (Eileiterröntgen) in Narkose dar. Mit beiden Untersuchungen können Aussagen über mögliche vorangegangene Entzündungen der Eileiter gemacht werden.

7.3 Anfechtung einer Kündigung wegen dauernder, bis zu viermonatiger Krankenstände bedingt durch Kopfschmerzen nach Hormonpräparaten

7.3.1 Sachverhalt /Kasuistik

Die im Jahr 1998 33-jährige Flugbegleiterin hatte anamnestisch einen Kaiserschnitt und erzählte, dass sie bereits einen Mutterschaftsprozess verloren hatte, wobei es um die Frage ging, ob sie zum Zeitpunkt der Kündigung schwanger gewesen war. Darüber hinaus hatte die Klägerin eine Konisation durchgemacht. Fest stand, dass sie zwischen Mai 1991 und Oktober 1992 insgesamt 10-mal im Krankenstand war, wobei die Krankenstandsdauer meist nur wenige Tage betrug, z. B. wegen starker Regelblutungen. Herausragend war jedoch ein fast viermonatiger Krankenstand zwischen Juli und Oktober 1992 wegen Migräne und Zervikalsyndrom.

Ein 15-tägiger Krankenstand 1991 erfolgte wegen stationärer Konisation im Krankenhaus bei PAP IV. Der viermonatige Krankenstand 1992 wäre durch starke Kopfschmerzen nach Einnahme diverser Hormonpräparate ausgelöst worden. Die Klägerin erhielt im April 1992 wegen sechswöchiger Amenorrhoe eine Ampulle Östrolut intramuskulär, um eine Blutung auszulösen. Dieses Hormongemisch eines natürlichen Östrogens und eines Gestagens (Gelbkörperhormon) wurde nach drei Wochen nochmals verabreicht, möglicherweise, da sich noch keine Menstruationsblutung eingestellt hatte. Dabei wurde auch ein Rezept für Clomifen und Progynon-C-Tabletten ausgestellt. Der Kopfschmerz der Klägerin wurde bei einer stationären Aufnahme in einem Landeskrankenhaus im August 1992 als brennend, im Nacken beginnend über den Hinterkopf bis zur Stirn austragend beschrieben. Die Durchuntersuchung ergab jedoch kein pathologisches Substrat, daher wurde ein Zervikalsyndrom (Spannungskopfschmerz) vermutet.

Anfang 1993 wurde die Klägerin wieder schwanger und gebar im September 1993 einen reifen Knaben.

Der Flugbegleiterin wurde wegen der häufigen und langdauernden Krankenstände von der Österreichischen Luftverkehrs AG im Dezember 1992 gekündigt. Der Betriebsrat vertrat sie sodann wegen € 526,– vor dem Arbeits- und Sozialgericht und focht die Kündigung an.

7.3.2 Beurteilung / Gutachten

Das Arbeits- und Sozialgericht beauftragte Befund und Gutachten über die Krankenstandsprognose der durch den Betriebsrat vertretenen Klägerin, wobei auf den Zeitpunkt Dezember 1992 abzustellen war und die bis zu diesem Zeitpunkt konsumierten Krankenstände zu berücksichtigen waren. Gutachtlich wurde zunächst angemerkt, dass eine starke Regelblutung erfahrungsgemäß in den seltensten Fällen zu einem Krankenstand führt, insbesondere dann nicht, wenn keinerlei Medikamente eingenommen wurden und keine Ausschabung der Gebärmutter durchgeführt worden war.

Der Krankenstand bei der Konisation 1991 war aus gynäkologischer Sicht berechtigt.

Zu dem viermonatigen Krankenstand wegen starker Kopfschmerzen nach Hormonpräparaten wurde Folgendes ausgeführt:

Bei Clomifen handelt es sich um ein Präparat mit östrogenagonistischen und antagonistischen Eigenschaften, das zur Auslösung eines Eisprunges dient. Bei den zusätzlich verordneten Progynon-C-Tabletten handelt es sich um ein Östrogenpräparat. Im Computerausdruck der behandelnden Ärztin fand sich im Juni 1992 der Vermerk „Cephalea, Clomid und Progynon C ex.". Kopfschmerzen stehen an letzter Stelle unter den weiteren, seltenen Nebenwirkungen von Clomifen. Die Elimination des Wirkstoffs erfolgt bei einer biologischen Halbwertszeit von fünf Tagen hauptsächlich über den Stuhl. Das bedeutet, dass das Präparat zum größten Teil innerhalb weniger Tage aus dem Körper ausgeschieden wird und daher nicht die Ursache für einen monatelangen Kopfschmerz darstellen kann.

Progynon-C-Tabletten enthalten 0,02 mg Ethinylestradiol, ein synthetisches Östrogen. Kopfschmerzen stellen eine bekannte Nebenwirkung des Medikaments dar und daher ist beim erstmaligen Auftreten migräneartiger oder ungewohnt starker Kopfschmerzen das Präparat abzusetzen. Ethinylestradiol wird je nach Stoffwechsel etwa zur Hälfte der Dosis mit Harn und Stuhl (Halbwertszeit 24 Stunden) ausgeschieden. Bei täglicher wiederholter Einnahme kommt es zu keiner weiteren Kumulation des Wirkstoffes oder seiner Stoffwechselprodukte. Geht man davon aus, dass das Präparat spätestens im Juni 1992 auf Anraten der Frauenärztin abgesetzt wurde, so sind Kopfschmerzen als Nebenwirkung von Progynon-C-Tabletten über einen Zeitraum von vier Monaten medizinisch nicht nachvollziehbar.

Östrolut-Ampullen waren schon 1998 aus dem Handel genommen. Sie beinhalteten 250 mg Proluton-Depot, ein Abkömmling des Progesterons, also des natürlich vorkommenden Gelbkörperhormons, sowie 10 mg Östradiolbenzoat, ein natürliches Östrogen-Präparat. Die Behandlung mit diesem Östrogen-Gestagen-Gemisch soll innerhalb von acht bis zwölf Tagen zu einer menstruationsähnlichen Entzugsblutung führen. Nach der Injektion von Östrolut werden beide Wirkstoffe aus dem öligen Depot langsam und gleichmäßig freigegeben. Östradiolbenzoat wird durch Abspalten der Fettsäure in das natürliche Estradiol umgewandelt. Hydroxyprogesteroncaproat ist sofort wirksam. Im Bereich von ein bis drei Tagen können maximale Plasmaspiegel erwartet werden. Für das Östrogen wurde eine Halbwertszeit von sechs bis zehn Tagen, für das Gestagen von drei bis vier Tagen ermittelt. Nach drei bis vier Wochen sind beide Steroide als Metaboliten fast ausschließlich eliminiert, zu 80% mit dem Harn, zu 20% über die Leber. Unter den Nebenwirkungen finden sich keine Kopfschmerzen.

Gutachtlich erschien aufgrund der Art und Qualität des von der Klägerin geschilderten Kopfschmerzes ein Zusammenhang mit den verwendeten Hormonpräparaten äußerst unwahrscheinlich, insbesondere eine Persistenz über vier Monate. Es war daher nicht nachvollziehbar, warum die behandelnden Ärzte im Jahr 1992 diese Annahme der Schmerzentstehung durch Hormonpräparate immer wieder übernommen hatten. Insgesamt erschien auch ein fast viermonatiger Krankenstand durch die vorgelegten Befunde keineswegs belegt. Ein neurologisches Gutachten wurde angeregt. Wenn man davon ausging, dass es sich bei den Kopfschmerzen der Klägerin um ein funktionelles, psychovegetativ überlagertes Geschehen gehandelt hatte, ohne pathologisch anatomisches Substrat, so war zum Zeitpunkt Dezember 1992 daher davon auszugehen, dass diese Beschwerden keinesfalls mit großer Wahrscheinlichkeit abrupt enden, sondern eher immer wiederkehren würden. Dies war auch aufgrund der bis zu diesem Zeitpunkt konsumierten Krankenstände aus anderen, nicht gynäkologischen Indikationen, wie grippalen Infekten, Stirnhöhlenentzündungen und Magen-Darm-Verstimmungen, sehr wahrscheinlich.

7.3.3 Verfahrensausgang

Die vom Betriebsrat gegen die staatliche Flugverkehrsgesellschaft geführte Klage (Kündigungsanfechtung) wegen € 523,– wurde verglichen. Die Klägerin erhielt € 14.534,– zugesprochen.

7.3.4 Resümee

Kündigungsanfechtungen vor dem Arbeitsgericht sind häufig. Offensichtlich folgte das Gericht den Argumenten der Klägerin und es kam zu diesem beachtlichen gerichtlichen Vergleich.

Literatur

Austria Codex 1990/1991. Fachinformation Clomid-Tabletten, Östrolut-Ampullen und Progynon-C-Tabletten. Wien: Apotheker-Verlagsges. m. b. H., 1990.

Benson MD, Rebar RW. Relationship of migraine headache and stroke to oral contraceptive use. J Reprod Med 1986; 31: 1082–8.

Edelson RN. Menstrual migraine and other hormonal aspects of migraine. Headache 1985; 25: 376–9.

Genazzani AR, Petraglia F, Volpe A, Facchinetti F. Estrogen changes as a critical factor in modulation of central opioid tonus: possible correlations with postmenopausal migraine. Cephalalgia Suppl 1985; 2: 211–4.

Hanington E, Jones RJ, Amess JAL. Platelet aggregation in response to 5-HT in migraine patients taking oral contraceptives. The Lancet 1982; 319: 967–8.

Kaiser HJ, Meienberg O. Deterioration or onset of migraine under oestrogen replacement therapy in the menopause. J Neurol 1993; 240: 195–7.

Mattson RH, Rebar RW. Contraceptive methods for women with neurologic disorders. Am J Obstet Gynaecol 1993; 186: 2027–32.

Silberstein SD, Merriam GR. Sex hormones and headache. J Pain Symptom Manage 1993; 8: 98–114.

7.4 Ist eine alternativmedizinische Therapie mit dem Factor AF 2 bei Brustkrebs erstattungspflichtig?

Factor AF 2

Beim Factor AF 2 handelt es sich um niedermolekulare Extrakte aus Leber und Milz von embryonalen Schafen, also xenogene Produkte. Diese in das Gebiet der Komplementär- oder Alternativmedizin fallende Immuntherapie ist seit den 1950er-Jahren bekannt und soll auf einer unspezifischen Immunstimulation basieren. Als Wirkmechanismen werden Reaktionen mit dem Immunsystem sowie tumorhemmende Effekte diskutiert. Zusätzlich würde das Wachstum im Gewebe (Regeneration) unterstützt. Die Entwicklung und Teilung von Krebszellen würde unterdrückt und die Zahl der Fresszellen erhöht, was wiederum weitere Immunreaktionen anstoßen würde. Die Folge wäre eine Verbesserung der Immunitätslage und eine Verbesserung der subjektiven Tumorbeschwerden, gerade auch während einer Chemo- und Strahlentherapie.

Laut Fachinformation der Herstellerfirma Biosyn ist der Factor AF 2 ein hoch gereinigtes Peptidpräparat. Der Wirkstoff Leber-Milz-Extrakt wird hergestellt, indem nach Zerkleinerung der Organe die Zellen durch Homogenisation aufgeschlossen werden. Nach einer enzymatischen Behandlung mit einem Hitzeschritt werden Zelltrümmer und hochmolekulare Proteine durch eine Serie verschiedener Reinigungsschritte abgetrennt, an deren Ende eine Ultrafiltration mit der Trenngrenze von 10.000 Dalton steht. Es entsteht eine konzentriere, wässrige Peptidlösung, aus der das fertige Arzneimittel hergestellt wird. Die Firma legt Wert auf die Feststellung, dass es sich nicht um ein Zellularpräparat bzw. Organhydrolysat handelt, das praktisch keine Reinigungsschritte durchlaufen hat, sondern sämtliche Qualitätsanforderungen gemäß einschlägiger Richtlinien des deutschen Bundesinstitutes für Arzneimittel und Medizinmittel sowie der zuständigen Organe der EU für generelle risikosenkende Maßnahmen, insbesondere zur Verminderung des Risikos der Übertragung von Erregern spongiformer Enzephalopathien, erfüllen würde.

Die niedermolekulare Zusammensetzung von Factor AF 2 erlaubt eine problemlose intravenöse Gabe als Zusatz zu Infusionen. Selbst in hohen Dosen erzeugt Factor AF 2 weder lokal noch systemisch histopathologische Befunde oder Autoimmunitätserscheinungen.

7.4.1 Sachverhalt / Kasuistik

Die im Jahr 2007 66-jährige Klägerin litt seit 1999 an Brustkrebs. Es waren beide Brüste sowie die Achsellymphknoten entfernt worden. Histologisch handelte es sich um ein multizentrisches, teils lobuläres, teils invasiv duktales Karzinom beidseits G2. Im Zeitraum Juni bis Oktober 1999 wurden sechs Zyklen Chemotherapie mit Taxol und Epirubicin verabfolgt. Weiters erhielt die Klägerin fünf Jahre lang das Antiöstrogenpräparat Tamoxifen. Im Dezember 1999 wurde in Westösterreich beidseits simultan ein Brustaufbau mittels eines Latissimus-dorsi-Lappens durchgeführt. Anfang 2000 erfolgte eine Brustwarzen- und Warzenhofrekonstruktion in Wien.

Bedauerlicherweise war es im März 2003 zunächst zu einem Rezidiv im linken Brustaufbau gekommen, weswegen eine Exzision mit Entfernung des Implantates durchgeführt werden musste. Es folgte eine Nachbestrahlung. Im Februar 2004 trat auch rechts ein Rezidiv auf, welches ebenfalls operiert wurde. Danach erhielt die Klägerin sechs weitere Chemotherapie-Zyklen. Im März und im Oktober 2005 traten jeweils Hautmetastasen im Bereich der linken Brust auf, welche operativ entfernt und nachbestrahlt wurden. Weitere Hautmetastasen traten im März und November 2006 auf und wurden ebenso behandelt.

Die Klägerin erhielt darüber hinaus von ihrer praktischen Ärztin als Alternativtherapie laut ihren eigenen Angaben jeweils vier Ampullen Factor AF 2 zu 10 ml in Ringerlösung für zehn Tage im Monat in der Praxis verabreicht. Weiters erhielt sie zwölf Ampullen pro Woche Isorel M60 intramuskulär, jeweils montags, mittwochs und freitags in ansteigender Dosierung zu 2, 4 und 6 ml, gefolgt von abfallender Dosierung

6, 4 und 2 ml. Darüber hinaus verordnete die praktische Ärztin jeweils einen Monat oral Vitamin A, 45.000 Einheiten pro Tag, mit einem Monat Pause, und Vitamin E, 800 mg pro Tag, oral als Dauertherapie.

Die Patientin, selbst Rechtsanwältin, verklagte die Gebietskrankenkasse auf € 2.100,– als Kostenerstattung und Kostenersatz.

7.4.2 Beurteilung / Gutachten

Beurteilung der klinischen Wirksamkeit von Factor AF 2 in der vorgelegten Literatur

Zunächst wurde festgehalten, dass die vorgelegten wissenschaftlichen Arbeiten zur Behandlung von Brustkrebs von Lange aus dem Jahr 1987, von Ost aus dem Jahr 1989 und von Kindler aus dem Jahr 1997 stammten und schlicht und einfach als überholt bezeichnet werden müssten, da heute ganz andere Medikamente zur Verfügung stünden.

Der wesentliche Fortschritt in der Chemotherapie der letzten 20 Jahre besteht nicht zuletzt in der sogenannten supportiven Therapie, das heißt, es wurden hocheffektive Medikamente gefunden, die das Erbrechen bei Chemotherapie weitgehend verhindern sowie den Abfall der weißen und auch der roten Blutkörperchen schnell wieder abfangen können.

Ost konnte in seiner Studie an lediglich 37 Mammakarzinom-Patientinnen keinen statistisch signifikanten Unterschied zwischen der Factor-AF2-Gruppe und der unbehandelten Gruppe nachweisen.

In der Arbeit von Kindler wurde vorwiegend auf die antiemetische Wirkung und die knochenmarkschützende Wirkung des Factors AF 2 eingegangen. Der Factor AF 2 würde zu einem geringeren Abfall der Leukozyten und zu einer Verbesserung der Lebensqualität gemessen am Verbrauch von Antiemetika führen.

Die Arbeit von Papadopoulus 1989 bezog sich auf das Prostatakarzinom, die Arbeit von Krege (2002) auf das fortgeschrittene Urothelkarzinom. Bedauerlicherweise konnte auch in diesen Studien kein Unterschied in der Ansprechrate auf die Zytostatika sowie auf das mediane Überleben gefunden werden. Die Autoren folgerten als Fazit für die Praxis, dass randomisierte Studien durchgeführt werden sollten, wobei hier in erster Linie Chemotherapiekombinationen gewählt werden sollten, die aufgrund ihrer Knochenmarkstoxizität den Einsatz von supportiven Substanzen wahrscheinlich machen, um signifikante Unterschiede zwischen den rekombinanten hämatopoetischen Wachstumsfaktoren und den Alternativtherapeutika zu verifizieren.

Gutachtlich war nach Durchsicht der zitierten Arbeiten ohne jeden Zweifel festzuhalten, dass für die Wirksamkeit des Factors AF 2 nach heutigen Kriterien keine wissenschaftliche Evidenz vorlag. Dies hätte bedeutet, dass es zumindest eine prospektiv randomisierte Doppelblindstudie mit einer ausreichenden Patientenanzahl gäbe, in der methodisch einwandfrei der Nutzen dieser Komplementärtherapie zum Beispiel auf das Überleben der Patienten nachgewiesen worden wäre. Festgehalten wurde, dass hier einfach die Studien fehlten, welche für eine Behandlung nach den Kriterien der heute geforderten evidenzbasierten Medizin gelten.

Selbstverständlich wurde seitens des SV der Krankheitsverlauf der Klägerin mit deren behandelnden gynäkologischen und internistischen Onkologen, namhaften Universitätsprofessoren sowie der praktischen Ärztin besprochen. Letztere erklärte, dass sie die Alternativtherapie bei der Klägerin jahrelang in derartig hoher Dosierung über lange Zeit nicht auf Basis wissenschaftlicher Grundlagen, sondern lediglich aufgrund der eigenen Erfahrung einer kleinen Privatpraxis durchgeführt hätte. Die hohen Therapiekosten bei der Klägerin entstanden durch die hohe Dosierung des Factors AF 2. Die praktische Ärztin meinte, dass die Klägerin aufgrund der prolongierten Therapiedauer wieder arbeitsfähig geworden wäre und sich einfach wohler fühlen würde.

Laut Angaben der Herstellerfirma Biosyn würden die Therapiekosten für den Factor AF 2 mit ca. € 20,– pro Woche, also € 86,– pro Monat, im Rahmen der Tumornachsorge zu den preisgünstigsten Peptidpräparaten im Indikationsbereich der supportiven Tumortherapie in Deutschland rangieren. Laut Fachinformation würde die Dosierung von Factor AF 2 über mehrere Tage intrakutan, subkutan, intramuskulär oder intravenös als Zusatz zu Infusionen oder intrapleural in ansteigenden Dosen von 1 bis 4 ml pro Tag gegeben, in besonderen Fällen bis zu 4 × 10 ml. Supportiv zur Chemotherapie würden mindestens 2 × 10 ml Factor AF 2 täglich verabreicht. Bei besonders aggressiven Chemotherapieprotokollen sollte die Dosis auf 4 × 10 ml täglich erhöht werden. In der Erhaltungstherapie zur Remission und zur Erhaltung in der Tumornachsorge würde Factor AF 2 in einer Dosierung von 2 ml subkutan i. m. oder i. v. ein- bis zweimal pro Woche verabreicht.

Demgegenüber erhielt die Klägerin jedoch an 10 Tagen pro Monat die Höchstdosis von vier Ampullen à 10 ml, woraus sich die hohen Medikamentenkosten erklärten. Über die Gesamtkosten, also insbesondere über die jahrelang anfallenden Arzthonorare bei der praktischen Ärztin, wollte die Klägerin keine Auskunft erteilen. Die Infusionsbestecke und Nadeln hätte sie jedoch selbst gekauft und bereitgestellt.

Weder der internistische noch der gynäkologische Onkologe der Klägerin wussten, dass ihre Patientin zusätzlich zur Chemotherapie auch den Factor AF 2 bekommen hatte. Der internistische Onkologe bezeichnete diese Therapie quasi als Psychotherapie und meinte, dass es im Zuge der heutigen evidenzbasierten Medizin unvertretbar sei, ein Präparat ohne nachgewiesenen Nutzen, wie den Factor AF 2, zu verwenden. Nach seiner Meinung war auch kein Nutzen für den Krankheitsverlauf der Klägerin im Einzelfall zu ersehen, da es ja immer wieder zu Rezidiven gekommen war, welche letztlich als Beweis für die Wirkungslosigkeit des Präparates angesehen werden könnten.

Ein Spezialist für Komplementärtherapie der Universitäts-Frauenklinik meinte, er selbst würde das Präparat Factor AF 2 in der Dosierung von 3 × 2 ml Ampullen pro Woche subkutan ein bis zwei Tage vor und nach einer Chemotherapie verwenden. Das Präparat würde in Österreich nicht vertrieben, sondern wäre nur über Deutschland zu bestellen. Auch nach seiner Meinung entspräche das Präparat klar nicht den Kriterien der evidenzbasierten Medizin.

Beantwortung des Fragenkatalogs

1. Hat das klagegegenständliche Präparat Factor AF 2 einen wissenschaftlich nachgewiesenen Nutzen bei Krebstherapien, sodass sich der Zustand des Patienten verbessert oder zumindest eine Verschlechterung verlangsamt oder verhindert werden kann?
   Diese Frage war aufgrund der von der Firma Biosyn vorgelegten wissenschaftlichen Evidenz klar zu verneinen. Im Klartext hieß das, dass für das Präparat Factor AF 2

keinerlei prospektiv randomisierte Doppelblindstudien an einer ausreichenden Fallzahl von Patientinnen mit Brustkrebs vorlagen, welche den heutigen Regeln der evidenzbasierten Medizin entsprächen.

2. Kann dieser Nutzen auch durch ein im Erstattungskodex enthaltenes Präparat erreicht werden?
   Diese Frage wurde ebenfalls verneint. Ein Nutzen des Präparates war schon deshalb nicht zu ersehen, da bei der Klägerin immer wieder neue Rezidive auftraten. Darüber hinaus erhielt die Klägerin zusätzlich ein zweites alternativmedizinisches Präparat, nämlich die Misteltherapie in Form des Präparates Isorel.
3. Wenn kein wissenschaftlich nachgewiesener Nutzen des Präparates vorliegt, wäre dann im Einzelfall der Klägerin ein Nutzen eingetreten, der durch ein im Erstattungskodex enthaltenes Präparat nicht erzielbar gewesen wäre?
   Aufgrund der Literatur war kein wissenschaftlich nachgewiesener Nutzen des Präparates nachweisbar. Auch im Einzelfall der Klägerin war ein Nutzen insofern nicht eingetreten, als trotz Gabe des Factors AF 2 und Isorel laufend Rezidive auftraten.

Addendum

Zum Zeitpunkt der Endredigierung dieses Gutachtens Mitte 2007 fand in Österreich eine medial groß angelegte Diskussion zum Thema Immuntherapie bei Krebs statt und es wurde eine Presseaussendung der Österreichischen Gesellschaft für Gynäkologie und Geburtshilfe publiziert. Es ging dabei um die Zelltherapie mit dendritischen Zellen, wobei es sich ebenfalls um eine Immuntherapie handelte. Es hieß hier: „Die Immuntherapie mit dendritischen Zellen ist eine experimentelle Behandlung, für die keine Ergebnisse von prospektiv randomisierten Studien bezüglich gynäkologischer Krebserkrankungen und Brustkrebs vorliegen, die Rückschlüsse auf die klinische Praxis erlauben. Die Wirksamkeit, die Wirkmechanismen und die Nebenwirkungen sind nicht restlos geklärt. Es gibt bisher keinen wissenschaftlichen Beleg dafür, dass diese Methode zur Behandlung von gynäkologischen Krebserkrankungen sinnvoll ist. [...] Das österreichische Gesundheitssystem finanziert alle Behandlungen, deren Wirksamkeit und Sinnhaftigkeit belegt sind, ungeachtet ihrer Kosten [...] Experimentelle Behandlungen, deren Wirksamkeit nicht gesichert ist, sollten ausschließlich in großen gynäkologisch-onkologischen Zentren im Rahmen von prospektiv-randomisierten Studien durchgeführt werden."

Gutachtlich wurde festgehalten, dass sämtliche genannten Feststellungen auch für dieses Verfahren galten.

7.4.3 Verfahrensausgang

Nach Erstattung des Gutachtens kam es zweimal zu An- und Abberaumungen von Tagsatzungen und schließlich zum Ruhen des Verfahrens.

7.4.4 Resümee

Beim Factor AF 2 handelt es um eine Injektionslösung aus tierischem Leber-Milz-Extrakt. Dieser wurde hier in stark überhöhter Dosierung angewandt. Nach Durchsicht der gesamten vorgelegten Literatur war klar, dass es für die Wirksamkeit dieses alternativmedizinischen Präparates keine wissenschaftliche Evidenz nach den heute üblichen Kriterien gibt.

Literatur

Kindler M. Factor AF 2 als Begleitmaßnahme zur Chemotherapie – myeloprotektive und antiemetische Wirkungen. Z Onkol 1997; 29: 7–10.

Krege S, Hinke A, Otto T, Rüben H. Bewertung des Komplementärtherapeutikums Factor AF 2 als Supportivum in der Behandlung des fortgeschrittenen Urothelkarzinoms. Prospektiv randomisierte Multicenterstudie. Urologie A 2002; 41: 164–86.

Lange OF. Supportive Therapie mit xenogenen Peptiden bei Patienten mit metastasiertem Mammakarzinom unter aggressiver Chemotherapie (modifiziertes AC-Schema): Eine prospektive randomisierte Doppelblindstudie. Z Onkol 1987; 10: 40–3.

Ost B. Remissionserhalten nicht-metastasierter Mammakarzinome unter Factor AF 2. Onkologie 1989; 21: 102–4.

Papadopoulos I, Wand H. Reduzierung der Nebenwirkungen aggressiver Chemotherapie (Cisplatin und Epirubicin) mit xenogenen Peptiden (Factor AF 2) bei Patienten mit hormonrefraktärem, progredientem Prostatakarzinom. Z Onkol 1989; 12: 26–31.

7.5 Ist die beidseitige Tubektomie bei Hydrosalpingen eine medizinisch indizierte Krankenbehandlung vor In-vitro-Fertilisierung (IVF)?

7.5.1 Sachverhalt / Kasuistik

Bei der im Jahr 2005 32-jährigen Patientin bestand Kinderwunsch und sie stand in Behandlung der Hormonambulanz der Universitätsklinik für Frauenheilkunde. Sie hatte im Alter von fünf Jahren einen Blinddarmdurchbruch durchgemacht. Eine Hysterosalpingographie (röntgenologische Eileiterdurchgängigkeitsprüfung) 2003 ergab, dass der linke Eileiter frei durchgängig war, rechts jedoch ein verzögerter Kontrastmitteldurchtritt bestand. Der Postkoitaltest war zweimal abnormal, das Spermiogramm des Ehegatten normal. Im April 2004 wurde unter der Diagnose primäre Sterilität, Cyst. ov. bil. eine Laparoskopie durchgeführt. Dabei wurde eine ausgedehnte Adhäsiolyse, eine Chromopertubation beidseits sowie eine Zysteninzision vorgenommen. Eine mandarinengroße, seröse, glatte Paraovarialzyste rechts wurde inzidiert und es entleerte sich bernsteinfarbene Flüssigkeit. Rechts war ein regulärer Fimbrientrichter, links wurden fächerförmige Adhäsionen gelöst, nachdem das Mesosigma abpräpariert worden war. Ebenfalls links wurde eine einfache gutartige Zyste inzidiert und eine Exzision des Zystenbalgs für die Histologie entnommen. Die Chromopertubation zeigte einen extrem stark verzögerten Blauaustritt über den linken Fimbrientrichter, rechts füllte sich die Tube bis knapp an den Fimbrientrichter, jedoch fand kein Blauaustritt statt. Eine Fimbrienplastik wurde als nicht zielführend betrachtet. Wegen Tubenverschlusses rechts und partieller Sactosalpinx links wurde als Prozedere die In-vitro-Fertilisierung empfohlen.

Der Patientin wurde von mehreren Ärzten empfohlen, beide Eileiter entfernen zu lassen, da die Gefahr einer Eileiterschwangerschaft bestünde. Die Operation wurde schließlich im September 2004 durchgeführt. Im Operationsbericht hieß es: „primäre Sterilität, Adhäsionen und Hydrosalpinx beidseits. Laparoskopie, Adhäsiolyse und auf

Wunsch der Patientin Tubektomie beidseits vor geplanter IVF". Beim Rundumblick zeigten sich zahlreiche subphrenische und subhepatische Adhäsionsstränge bei fraglichem Zustand nach Chlamydieninfektion. Die linke Tube war in den beiden distalen Dritteln rötlich verdickt, geschlängelt und am linken Ovar adhärent, die rechte Tube ebenfalls außen deutlich verdickt, geschlängelt und am rechten Ovar adhärent. Es erfolgte eine ausgiebige Adhäsiolyse und das Absetzen beider Tuben. Die Histologie ergab eine geringgradige chronische Salpingitis. Der postoperative Verlauf war komplikationslos.

Im Dezember 2004 erhielt die Patientin eine Rechnung des Allgemeinen Krankenhauses über € 4.206,– mit der Begründung, die Operation wäre von der Krankenkasse nicht bewilligt worden. Niemand hatte der Patientin gesagt oder sie darauf hingewiesen, dass sie die Operation selbst zahlen oder eine Genehmigung der Gebietskrankenkasse eingeholt werden müsse.

Die Patientin verklagte die Gebietskrankenkasse auf Kosterstattung und Kostenersatz.

7.5.2 Beurteilung / Gutachten

Beauftragt war, Befund und Gutachten über die Leiden der klagenden Partei und die sich daraus ergebende notwendige und zweckmäßige Heilbehandlung, durch welche die Gesundheit, Arbeitsfähigkeit oder Fähigkeit, für die Befriedigung lebenswichtiger persönlicher Bedürfnisse zu sorgen, nach Möglichkeit wiederhergestellt, gefestigt und gebessert werden kann, zu erstellen. Insbesondere war zu beurteilen, ob die von der Klägerin durchgeführte Tubektomie eine medizinisch indizierte Krankenbehandlung darstellte.

Ohne Zweifel lag bei der Klägerin eine primäre Sterilität vor, wobei das Problem offensichtlich am Tubenfaktor lag, da durch eine Bauchspiegelung festgestellt worden war, dass der rechte Eileiter vollständig verschlossen war und der linke Eileiter lediglich eine extrem verzögerte Blauprobe zeigte. Daher wurde der Klägerin nach dem Stand des Wissens eine In-vitro-Fertilisierung, also eine Befruchtung außerhalb des Körpers, empfohlen.

Weiters wurde ihr empfohlen, vor der IVF beide entzündlich geschädigten Eileiter entfernen zu lassen, da sonst eine Eileiterschwangerschaft möglich wäre. Daher folgte die Klägerin dem Rat der Ärzte. Der histologische Befund ergab tatsächlich eine geringgradige, chronische Entzündung beider Eileiter. Gutachtlich wurde die Frage, ob die Tubektomie bei der Klägerin eine medizinisch indizierte Krankenbehandlung darstellte, prinzipiell bejaht, dies insbesondere bei Vorliegen entsprechender Unterbauchbeschwerden. Offensichtlich wurde jedoch versäumt, die Klägerin darauf hinzuweisen, dass vor der Operation eine Kostenübernahme der Gebietskrankenkasse einzuholen war. Offensichtlich war das Problem aufgrund der Diktion im Operationsbericht „auf Wunsch der Patientin Tubektomie beidseits vor geplanter IVF" entstanden. Gutachtlich wurde festgehalten, dass die Entfernung chronisch entzündlich veränderter Eileiter, insbesondere beim Vorliegen von Beschwerden, prinzipiell eine medizinisch indizierte Krankenbehandlung darstellt. Ob dies auch in zeitlichem Zusammenhang vor einer geplanten IVF zutrifft, schien keine Sachverständigen-, sondern eine Rechtsfrage zu sein.

7.5.3 Verfahrensausgang

Die Sozialrechtssache wegen Kostenerstattung und Kostenersatz (in Leistung) vor dem Arbeits- und Sozialgericht endete mit einem Vergleich zugunsten der klagenden Partei: Die beklagte Partei verpflichtete sich zur Abgabe einer Versicherungszuständigkeitserklärung gegenüber dem Allgemeinen Krankenhaus bezüglich des stationäres Aufenthaltes in der allgemeinen Gebührenklasse.

7.5.4 Resümee

Die In-vitro-Fertilisierung (IVF) stellt seit vielen Jahren das Mittel der Wahl bei verschlossenen Eileitern dar. Es wird empfohlen, entzündlich veränderte Eileiter vor der IVF zu entfernen. In Österreich wird die IVF jedoch nicht von den Gebietskrankenkassen bezahlt.

Literatur

American Society for Reproductive Medicine. Salpingectomy for hydrosalpinx prior to invitro fertilization. Fertil Steril 2004; 82 (Suppl 1): 117–9.

Hammadieh N, Afnan M, Evans J, Sharif K, Amso N, Olufowabi O. A postal survey of hydrosalpinx management prior to IVF in the United Kingdom. Hum Reprod 2004; 19: 1009–12.

8 Missbrauch und Vergewaltigung

8.1 Missbrauchsverdacht bei Kleinkind bei angeborener Fehlbildung des Dammes

8.1.1 Sachverhalt / Kasuistik

Das 3-jährige Mädchen wurde Anfang 2001 erstmals wegen eines etwa 2 cm langen und ca. 3 mm tiefen, relativ frisch wirkenden Einrisses am Damm, von der hinteren Scheidenkommissur ausgehend bis zum After, an einem Kinderspital aufgenommen. Die stationäre Pflege war in die Wege geleitet worden, da dieser Schleimhautriss nach mütterlicher Aussage bereits seit vier Monaten bestand, nachdem im Kindergarten bemerkt wurde, dass das Kind im Dammbereich blutete. Nach Vorstellung in einem Krankenhaus erfolgte eine Anzeige bei der Polizei unter dem Verdacht auf sexuellen Missbrauch. Das Kind wurde wöchentlich von einer Sozialpädagogin besucht. Eine Dermatologin beschrieb eine etwas ältere genitale Verletzung.

Während des zweiwöchigen Krankenhausaufenthaltes konnte zwar eine Besserung, aber keine Heilung der Wunde erreicht werden. In einer weiteren stationären Aufnahme zwei Monate später wurde eine Miktionszystourethrographie zum Ausschluss einer Fehlbildung des urogenitalen Systems durchgeführt. Eine solche konnte ausgeschlossen werden. Das Kind erhielt kontinuierliche Lasertherapie. Zwei Monate später wurde das Kind neuerlich im Kinderspital über Intervention der Kriminalpolizei aufgenommen, da erneut über einen nicht näher bekannten sozialen Hilfsdienst der Verdacht des Missbrauches geäußert wurde. Von der Kriminalpolizei wurde sogar

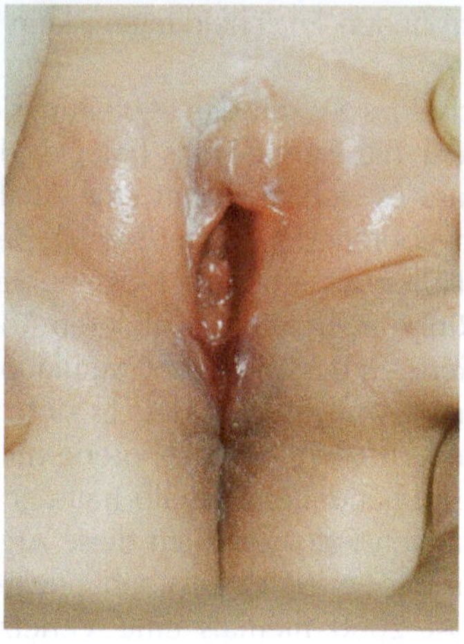

Abb. 8.1: Kongenitale perineale Rinne bei 3-jährigem Mädchen, Missbrauchsverdacht (mit freundlicher Genehmigung von Univ.-Professor Horcher, Kinderchirurgische Universitätsklinik Wien)

versucht, ein Ausfolgeverbot zu erreichen. Die Begutachtung der Wunde am Damm zeigte diesmal einen kleinen Bluterguss und reichte etwas mehr zum After als vorher. Nach drei Tagen entwichen Mutter und Kind jedoch wortlos aus dem Kinderspital und wurden an der Universitätsklinik für Kinderchirurgie noch am selben Tag aufgenommen. Unter der Diagnose kongenitale perineale Rinne (Abb. 8.1) wurde operativ ein fissurartiges Gebilde entfernt, wobei dieser Einschnitt bis an die Linea dentata des Rektums heranreichte. Nach komplikationslosem Verlauf konnte das Kind nach zwölf Tagen an passagere Pflegeeltern im Beisein von Vertretern des Amtes für Jugend und Familie entlassen werden. Der histologische Befund ergab Haut- und Schleimhautanteile mit chronischer Entzündung und Fibrose, wobei nicht eindeutig zu sagen war, ob das Epithel schnittbedingt eingesenkt war oder ob ein echter Fistelgang bzw. eine Rinne vorlag.

In einem Brief an den Gerichtshof schrieben die Ärzte, dass die Maßnahme des Ausfolgeverbotes an die Kindesmutter bzw. der Antrag auf Entzug des Sorgerechtes im Hinblick auf die völlig neue Situation nicht mehr gerechtfertigt wären, zumal nach Wegfall des auslösenden Anzeigegrundes keine Gefahr in Verzug mehr bestünde.

8.1.2 Beurteilung / Gutachten

Bei der Untersuchung des schreienden und wild um sich schlagenden Kindes konnte ohne Narkose lediglich festgestellt werden, dass am Damm eine Operation durchgeführt worden war. Der Vorstand des erstbetreuenden Kinderspitals hielt im Hinblick auf den unklaren histologischen Befund in einem Schreiben zusammenfassend fest, dass für ihn weiterhin der schwerwiegende Verdacht bestand, dass es sich bei dem Kind zumindest im weiteren Sinn um eine Form von „Kindesmisshandlung" handelte, sei es auch nur durch „Vernachlässigung" und eventuell auch zusätzlich „durch sexuellen Missbrauch". In beiden Fällen wäre jedoch Handlungsbedarf gegeben. Bei der beschriebenen und dokumentierten Vorgeschichte müssten jedoch sämtliche Zweifel ausgeräumt und der somatische und psychische Zustand des Kindes so stabilisiert sein, dass dem Kind, durch welche auch immer getroffenen Entscheidungen, kein weiterer Schaden zugefügt werden kann.

Aufgrund des Schreibens fand eine Aussprache des SV mit dem Abteilungsleiter der Universitätsklinik für Kinderchirurgie statt, in der dieser mit Fotos belegte, dass eine angeborene Fehlbildung vorläge. Er meinte, dass es sich nicht um eine Analfistel im üblichen Sinne, sondern um eine perineale, angeborene Spalte im Bereich der Mittellinienraphe handelte, welche in den meisten Fällen als eine geschlossene Fistel ausgebildet sei, in diesem Fall jedoch als offene Rinne zwischen der hinteren Kommissur der großen Schamlippen und dem After imponiere. Es bestand kein Granulationsgewebe, sondern es war Epithel vorhanden. Das Hymen war intakt, sodass es sich nicht um eine Form der Traumatisierung von außen, sondern um eine angeborene milde Anomalie im Rahmen des Komplexes der Analatresie handelte. Deshalb hatte er sich zur Operation entschlossen. Aufgrund der präoperativen Fotos erschien diese Argumentation durchaus plausibel. Aufgrund der Aussagen des Leiters des erstbehandelnden Kinderspitals, dass bei dem Kind vor dem Herbst 2000 niemals eine Verletzung am Damm beschrieben war, schienen bei der beschriebenen und dokumentierten Vorgeschichte jedoch weitere begleitende Kontrollen durchaus indiziert.

8.1.3 Verfahrensausgang

Das Strafverfahren wegen § 207 StGB (sexueller Missbrauch) wurde gem. § 90 (1) StPO eingestellt.

8.1.4 Resümee

Der Fall zeigt, wie vorsichtig Ärzte bei Verdacht auf sexuellen Missbrauch aufgrund der weit reichenden Folgen vorgehen müssen. Die Begutachtung sollte durch ausgewiesene Spezialisten, in diesem Fall auch Kindergynäkologen bzw. Kinderchirurgen, erfolgen.

Literatur

DGGG. Stellungnahme zu Rechtsfragen bei der Behandlung Minderjähriger. In: DGGG (Hrsg.). Leitlinien der Geburtshilfe und Gynäkologie BandIV. Berlin: Verlag S. Kramarz, 2010: 7–20.

DGGG. Weibliche genitale Fehlbildungen. In: DGGG (Hrsg.). Leitlinien der Gynäkologie und Geburtshilfe, Band I. Berlin: Verlag S. Kramarz, 2010: 31–58.

8.2 Zweimal wöchentlicher Beischlaf mit 10-jähriger Unmündiger (§ 206 Abs. 1 StGB, Beischlaf mit Unmündigen)

8.2.1 Sachverhalt / Kasuistik

Das im Jahr 1988 10-jährige Mädchen lebte im gemeinsamen Haus mit ihrer nachweislich schwachsinnigen Mutter und dem 49-jährigen Angeklagten. Über Schule und Jugendamt kam es zur Anzeige, dass der gelernte Koch mit dem bereits geschlechtsreifen, dem Entwicklungsstand eines 13- bis 14-jährigen Mädchens entsprechenden Kind, dessen Alter er jedoch kannte, etwa zweimal wöchentlich außerehelichen Beischlaf ausübte. Mit angeklagt war die an hereditärer Debilität leidende Mutter des Mädchens.

Das 1990 zwölfjährige Kind gab an, seit etwa seinem neuneinhalbten Lebensjahr mit dem Angeklagten zweimal pro Woche Geschlechtsverkehr gehabt zu haben, wobei jedoch der Samenerguss immer außerhalb der Scheide erfolgt wäre. Sie hätte beim ersten Geschlechtsverkehr zwar Schmerzen, jedoch keine Blutung gehabt und bisher ausschließlich mit dem Angeklagten Geschlechtsverkehr gepflogen. Früher hätte sie den Angeklagten auch sehr gerne gemocht, zum Zeitpunkt der Untersuchung jedoch nicht mehr, da sie wegen ihm in ein Kinderheim gekommen sei.

Über Anzeige des Jugendamtes kam es zu einem Strafverfahren gegen den Koch und die Mutter des Mädchens wegen § 206 Abs. 1 StGB (Beischlaf mit Unmündigen).

8.2.2 Beurteilung / Gutachten

Das Gericht ersuchte in der Strafsache um ein Gutachten über den Zustand des Hymens der Unmündigen mit der Frage, ob der behauptete Geschlechtsverkehr von zweimal wöchentlich durch zwei Jahre hindurch aus medizinischer Sicht stattgefunden haben könnte.

Bei der 12-Jährigen handelte es sich um eine adipöse, 163 cm große und 79 kg schwere, voll entwickelte Frau. Die Brüste waren voll entwickelt, wobei die Brustdrüsenentwicklung seit dem 9. Lebensjahr erfolgt wäre. Ebenso war die Schambehaarung seit dem 10. Lebensjahr voll entwickelt.

Die Inspektion des Hymens zeigte ein sog. Hymen annulare, welches bei 4 bis 5 und bei 7 bis 8 Uhr Einsenkungen zeigte, welche jedoch nicht bis an die Basis reichten. Für die Beurteilung der zwei Einrisse des Hymens, die nur dessen Randzone mehr oder weniger weit erfassten bzw. unmittelbar vor dem Ansatz des Hymens am Scheidenrohr endeten und durch das Einführen des männliches Gliedes, aber auch durch digitale Manipulation des Täters entstehen können, haben nach Schaller (1988) nur frische Blutungen oder Blutkoagula im unmittelbaren Bereich dieser Kontinuitätstrennungen einigermaßen Beweiskraft. Gerade in solchen Fällen wirkt sich die Verschleppungszeit, das ist das Intervall zwischen dem Zeitpunkt des Sexualdeliktes und der kindergynäkologischen Untersuchung, auf die Befundung nachteilig aus.

Daher war der Befund, dass der behauptete Geschlechtsverkehr von zweimal wöchentlich durch zwei Jahre aus medizinischer Sicht durchaus möglich war. Mit hoher Wahrscheinlichkeit liegt eine Defloration jedoch nur dann vor, wenn sich die verletzungsbedingte Kontinuitätstrennung über das Hymen hinaus in dessen Ansatz an der Scheide bzw. in das Scheidenrohr selbst fortsetzt. Die danach im Ansatzbereich des Hymens am Scheidenrohr zurückbleibende Narbe scheint beim Aufdrücken eines Glasspatels weißlich durch (Ponsold 1957). Als weiteres sehr sicheres Zeichen der Defloration gilt eine Unterbrechung der Hymenalstruktur am Grunde der Kerbe (Haberda 1919). Derartig sichere oder höchstwahrscheinliche Deflorationszeichen konnten bei dem Mädchen jedoch nicht nachgewiesen werden. Es ist aber eine bekannte Tatsache, dass das Vorliegen einer Defloration in vielen Fällen nur mit Wahrscheinlichkeit, nicht jedoch mit Sicherheit abgeleitet werden kann.

8.2.3 Verfahrensausgang

Der Angeklagte wurde nach einem Beweisverfahren für schuldig erkannt, das Verbrechen des Beischlafs mit Unmündigen (§ 206 Abs. 1 StGB) begangen zu haben, und wurde zu einer Freiheitsstrafe von 20 Monaten verurteilt, wobei 14 Monate unter Bestimmung der Bewährungszeit von drei Jahren bedingt nachgesehen wurden. Die mitangeklagte schwachsinnige Mutter wurde von dem Vorwurf, sie habe zur Ausführung der strafbaren Handlungen beigetragen, freigesprochen, da es erhebliche Zweifel gab, dass sie imstande war, das Unrechtmäßige ihres Verhaltens einzusehen, und es ihr aufgrund ihres Schwachsinns nicht möglich war, einer derartigen Einsicht gemäß zu handeln (Zurechnungsfähigkeit, § 11 StGB).

8.2.4 Resümee

Die gynäkologische Untersuchung, also die Untersuchung des Hymens, konnte in diesem Fall, wie häufig, wenig zur Wahrheitsfindung beitragen, da der Befund nicht eindeutig war. In der Regel wird von dem am Hymen erhobenen Befund die Beantwortung der Frage nach der vollzogenen Kohabitation erwartet. Einrisse des Hymens entstehen entweder durch das Glied oder durch die Finger des Täters. Ein als intakt befundetes Hymen bedeutet jedoch nicht, dass ein Koitus nicht doch vollzogen wurde. Bekanntlich ist es für den Vollzug der Kohabitation aus legistischer Sicht ausreichend, dass das Glied in den Scheidenvorhof gelangt ist.

Die Lehre von den vielen unterschiedlichen Hymenformen, vor allem aber von den möglichen Deflorationszeichen, ist zweifellos eine Domäne der forensischen Medizin.

Die praktische Umsetzung dieses umfangreichen Wissensgebietes bleibt jedoch sehr oft dem kindergynäkologisch versierten Frauenarzt vorbehalten.

Literatur

Arbeitsgemeinschaft der wissenschaftlichen medizinischen Fachgesellschaften (AWMF) online, Leitlinien der Deutschen Gesellschaft der Gynäkologie und Geburtshilfe (DGGG), Arbeitsgemeinschaft Medizinrecht (AGMedR). Leitlinienregister 015068: Ärztliche Gesprächsführung, Untersuchung und Nachbetreuung von Frauen nach mutmaßlicher sexueller Gewaltanwendung. 2009.

DGGG. Ärztliche Gesprächsführung, Untersuchung und Nachbetreung von Frauen nach mutmaßlicher sexueller Gewaltanwendung. In: DGGG (Hrsg.). Leitlinien der Gynäkologie und Geburtshilfe Band IV. Berlin: Verlag S. Kramarz, 2010: 61–9.

Leithoff H. Rechtsmedizinische Probleme. In: Huber A, Hiersche HD (Hrsg.). Praxis der Gynäkologie in Kindes- und Jugendalter, 2. Auflage. Stuttgart, New York: Thieme, 1987: 258–65.

Rauch E, Weissenrieder N, Peschers U. Sexualdelikte – Diagnostik und Befundinterpretation. Dtsch Ärztebl 2004; 101: 2682–88, 2257–63; 2165

Schaller A, Endler M. Sexualdelikte an unmündigen Mädchen, kindergynäkologisches Management. Wien Klein Wschr 1988; 100: 288–94.

8.3 Fünf Monate Haft wegen fraglicher Vergewaltigung (§ 201 StGB) mit 5 cm Scheidenriss

8.3.1 Sachverhalt / Kasuistik

Die im Jahr 1995 21-jährige muslimische Kosovarin kannte den angezeigten, verheirateten Landsmann bereits sieben Jahre aus dem ehemaligen Jugoslawien und war mit ihm seit zwei Jahren befreundet. Geschlechtsverkehr hätte allerdings noch nicht stattgefunden, da dies die muslimische Religion so vorschreibe. Die Kosovarin wollte auch keine Anzeige erstatten, sondern ihren Landsmann heiraten, obwohl dieser schon verheiratet war, da es sich offensichtlich um eine Scheinehe zur Erlangung der Aufenthaltsgenehmigung gehandelt hatte.

Im März 1995 kam es in der Wohnung eines Freundes erstmals zu einem Geschlechtsverkehr, was die Kosovarin zwar prinzipiell wollte, da sie den Mann liebte, nicht jedoch an jenem Tag, da sie Grippe hatte. Sie wäre sehr müde gewesen, hätte Kaffee getrunken, sei schließlich eingeschlafen und wisse nicht mehr, was passiert war. Als sie aufgewacht wäre, seien beide nackt gewesen und aus ihrer Scheide sei Blut über die Oberschenkel geronnen. Sie hätte große Angst vor ihrem Freund und ihrer Familie gehabt, da man im Kosovo nicht mit einem Mann vor der Ehe schlafen dürfe. Der Angezeigte sagte, das sei normal und das ginge so. Sie wäre dann nach Hause ins nördliche Niederösterreich gefahren und zu Hause kollabiert, sodass sie mit dem Notarztwagen in das örtliche Krankenhaus gebracht werden musste. Sie gab an, sie hätte von ihrem Freund Kaffee mit vermeintlichem Schlafpulver erhalten und daraufhin geschlafen; vorher wäre sie noch Jungfrau gewesen, obwohl sie gegenüber dem SV später angab, bereits vorher zweimal Verkehr gehabt zu haben.

Im Krankenhaus wurde ein ca. 5 cm langer Scheidenriss bei ca. 5.00 Uhr knapp hinter der Portio beginnend, schräg nach rechts verlaufend, bis auf 1,5 cm breit klaffend gefunden. Der Riss ging nicht über die Vaginalfaszie hinaus und blutete zum Teil noch leicht. Außerdem fand sich eine 2 × 1 cm große Prellmarke im Bereich des Sternoklavikulargelenkes rechts, sonst gab es keine Verletzungszeichen. Der Riss wurde in Allgemeinnarkose operativ versorgt. Ferner bestand eine Hypermenorrhoe. Die Patientin konnte nach drei Tagen das Krankenhaus wieder verlassen.

Aufgrund der Verletzungsanzeige des Krankenhauses wurde der Kosovare sofort in Haft genommen und ein Strafverfahren wegen § 201 StGB eingeleitet.

8.3.2 Beurteilung / Gutachten

Es sollten Art, Schwere und mögliche Entstehungsgeschichte der Verletzung beurteilt werden, insbesondere, ob eine derartige Verletzung überhaupt bei einem Geschlechtsverkehr denkbar sei und ob bei Entstehen einer solchen Verletzung nicht sofort dermaßige Schmerzen eintreten müssten, dass die Frau eine für den Mann sofort erkennbare Reaktion zeigt.

Der Verletzungsgrad war noch als leicht zu bezeichnen, da lediglich die Vaginalhaut und kein größeres Gefäß des kleinen Beckens oder die Bauchhöhle eröffnet waren. Eine Gesundheitsschädigung über 24 Tage lag nicht vor, schwere Dauerfolgen waren nicht anzunehmen. Eine psychische Beeinträchtigung konnte nicht ausgeschlossen werden. Ein derartiger Scheidenriss erschien durchaus als Folge eines Geschlechtsverkehrs denkbar, zumal die Patientin behauptete, zum Zeitpunkt des Geschlechtsverkehrs geschlafen zu haben. Die Frage, ob bei einer solchen Verletzung nicht sofort so starke Schmerzen eintreten müssten, dass die Frau eine sofort erkennbare Reaktion zeigt, wurde dahingehend beantwortet, dass dies möglicherweise infolge des Tiefschlafes unterblieb.

Bei der Untersuchung war der Scheidenriss nahezu narbenlos verheilt. Aufgrund der Verletzungsanzeige wurde der Mann sofort in Haft genommen.

8.3.3 Verfahrensausgang

Bei der vier Monate später stattfindenden Hauptverhandlung räumte die Frau ein, das Mittel Rohypnol nicht zu kennen und auch nicht genommen zu haben. Sie wollte auch keine Anzeige erstatten, sondern liebte ihren Freund und wollte ihn heiraten. Sie wäre damals sehr verärgert gewesen, weil er sich im Krankenhaus nicht gemeldet und ihrer Mutter gesagt hatte, er hätte keine Zeit und sie interessiere ihn nicht mehr.

Die Zeugin wollte dann nicht weiter aussagen. Nach Vorhalt von § 152 Abs. 1 Z 1 StPO bzw. § 153 Abs. 2 StPO des Staatsanwaltes gab sie zu: „Es ist nicht wahr, was ich gesagt habe, und ich möchte nicht mehr antworten." Nach nochmaligem Vorhalt wurde eine Protokollabschrift an die Staatsanwaltschaft wegen Verdacht nach § 297 StGB (falsche Beweisaussage) übermittelt. Die Mutter der Zeugin sagte aus, dass die Tochter mit dem Angeklagten bereits zwei Jahre zusammen gewesen wäre. Die Tochter hätte große Angst vor ihrem Vater gehabt. Bei der Blutung hätte sie sofort gesehen, dass es keine normale Menstruation, sondern eine Entjungferung war. Nachdem die Tochter den ganzen Tag nichts gegessen und einen niedrigen Blutdruck gehabt hätte, hätte die jüngere Tochter die Rettung verständigt. Über Antrag der Verteidigung wurde der Angeklagte sofort entlassen.

Fünf Wochen später teilte der gerichtsmedizinische Sachverständige mit, dass im Blut der Patientin kein Rohypnol festgestellt werden konnte, worauf das Verfahren gegen den Angeklagten wegen Vergewaltigung (§ 201 StGB gem. § 227 Abs. 1 StPO) eingestellt wurde.

8.3.4 Resümee

Bei dem Strafverfahren, das dem Angeklagten immerhin eine fünfmonatige Untersuchungshaft eingetragen hatte, handelte es sich offensichtlich um ein kosovarisches Beziehungsdrama. Es zeigt, wie vorsichtig Ärzte mit den anamnestischen Angaben in diesem Bereich umgehen müssen. Die Kernfrage, wie diese Verletzung bei einem Geschlechtsverkehr entstehen konnte, blieb letztlich offen.

8.4 Vergewaltigung unter Drogen: 15 cm langer Scheidenriss und multiple andere Verletzungen nach Misshandlung

8.4.1 Sachverhalt / Kasuistik

Das 1993 35-jährige Opfer war zweifache Mutter und über Antrag der Fürsorge sterilisiert. Sie war arbeits- und wohnungslos. Die Frau kannte den Beschuldigten seit etwa einem Jahr oberflächlich und traf ihn am Tatabend in bereits leicht betrunkenem Zustand im 3. Bezirk in Wien. Dort überredete sie der Beschuldigte, mit ihm in ein Hotel zu fahren. Dort hätte er ihr unter Morddrohungen und Würgen eine Handvoll weiße Tabletten in den Mund gesteckt und Wein nachgeschüttet. Das Opfer wurde bewusstlos, hatte kein weiteres Erinnerungsvermögen mehr und erfuhr erst im Nachhinein, was mit ihr passiert war. Sie erwachte nach drei Tagen auf der Intensivstation und erfuhr, dass sie Schnittverletzungen in der Scheide davongetragen hatte.

Mit der Rettung wurde die Frau an die Universitäts-Frauenklinik gebracht. Sie wies deutliche Spuren von Misshandlungen auf: Würgemale am Hals, zahlreiche Abschürfungen und Blutunterlaufungen sowie Prellmarken im Gesicht. Oberhalb beider Brustwarzen sowie an der rechten Schulter, im Gesicht und an den Extremitäten fanden sich kleinflächige Verbrennungen, offensichtlich von Zigaretten herrührend. Nach Reinigung von Kot und Blut fand sich in der Scheide eine etwa 15 cm lange Schnitt- bzw. Stichwunde vom hinteren Scheidengewölbe nach vorne bis zum Scheideneingang rechts, welche mit Einzelknopfnähten versorgt wurde. Der Mastdarm war nicht verletzt. Intraoperativ erschien die Bauchhöhle im hinteren Scheidengewölbe nicht eröffnet, in der Computertomographie fand sich jedoch Luft perivesikulär, perirektal sowie retroperitoneal bis 3 cm oberhalb der Aortenbifurkation. Daher muss es offensichtlich doch zu einer Eröffnung der Peritonealhöhle im Bereich des Douglas-Raumes gekommen sein. Dadurch war der Verletzungsgrad der Schnittwunde als schwer zu bezeichnen.

Im Serum des Opfers wurden Benzodiazepine nachgewiesen. Auf der unfallchirurgischen Universitätsklinik erhielt das Opfer drei Erythrozytenkonzentrate. Weitere Verletzungen, insbesondere Knochenbrüche und Schädelverletzungen, wurden ausgeschlossen. Nach acht Tagen konnte die Patientin die Klinik verlassen.

Aufgrund der Verletzungsanzeige der Universitätsklinik wurde zunächst wegen § 15,75 StGB (versuchter Mord) ermittelt.

8.4.2 Beurteilung / Gutachten

Bei der Untersuchung fand sich eine Narbe in der Scheide, welche von der Mitte des hinteren Scheidengewölbes schräg nach vorne rechts bis zum Scheideneingang verlief. Die Wunde war *per primam* verheilt. Des Weiteren fanden sich an den Brustwarzen beidseits sowie an der rechten Schulter etwa 1 cm im Durchmesser haltende Narben nach Verbrennungen mit Zigaretten.

Beantwortung des Fragenkatalogs

1. Wie schwer waren die Verletzungen des Opfers?
   Die Verletzungen des Opfers waren aufgrund der Eröffnung einer großen Körperhöhle als schwer zu bezeichnen.
2. Wie kamen die Verletzungen zustande, insbesondere im Hinblick auf die Verantwortung des Beschuldigten (Einführen der Faust in die Scheide)?
   Es erschien durchaus vorstellbar, dass die 15 cm lange Schnitt- bzw. Stichverletzung von einem abgebrochenen Glas bzw. von einer Glasscherbe herrührte, da offensichtlich beträchtliche Gewalt ausgeübt wurde.
3. Welche Angaben zur Beeinträchtigung des Allgemeinzustands, zu Berufsunfähigkeit sowie zu Dauerfolgen können gemacht werden?
   Die Gesundheitsschädigung im Sinne einer erheblichen Beeinträchtigung des Allgemeinzustandes hatte das Ausmaß von 24 Tagen nicht überschritten. Eine Berufsunfähigkeit war nicht eingetreten. Schwere Dauerfolgen im Sinne des StGB waren nicht eingetreten, wenngleich zweifelsohne eine beträchtliche psychische Beeinträchtigung als Folge anzunehmen war.

8.4.3 Verfahrensausgang

Der Beschuldigte wurde von einem Geschworenengericht wegen des Verbrechens der Vergewaltigung nach § 201 Abs. 1 u. 3, 1., 2. und 3. Fall StGB zu einer 14-jährigen Haftstrafe verurteilt. Es wurde zu Recht erkannt, dass der Beschuldigte eine Person mit schwerer, gegen sie gerichteter Gewalt und durch gegen sie gerichtete Drohung mit gegenwärtiger schwerer Gewalt für Leib und Leben zur Vornahme bzw. Duldung des Beischlafes bzw. einer dem Beischlaf gleichzusetzenden Handlung genötigt hatte, und zwar das Opfer zur Einnahme von Medikamenten mit der Folge der Bewusstlosigkeit, durch Würgen, Versetzen von Schlägen, Zufügen von Brandverletzungen oberhalb der Brustwarzen und einer 10 bis 15 cm langen Schnittwunde in der Scheide mit Eröffnung der Bauchhöhle (hervorgerufen durch mehrfaches Einführen der Faust in die Scheide), wobei die Tat eine schwere Körperverletzung (§ 84 Abs. 1) zur Folge hatte und die vergewaltigte Person durch die Tat längere Zeit hindurch in einen qualvollen Zustand versetzt wurde. Strafmildernd wurden das Tatsachengeständnis sowie eine gewisse Beeinträchtigung durch Alkohol und Medikamente, erschwerend das getrübte Vorleben sowie die äußerste Brutalität, mit der der Angeklagte vorgegangen war, gewertet.

8.4.4 Resümee

Die gynäkologische Untersuchung von Opfern nach Vergewaltigung stellt eine äußerst verantwortungsvolle Tätigkeit dar, die heute weitgehend in entsprechenden Zentren durchgeführt werden sollte. Der Untersuchungsgang sollte standardisiert und entsprechende Reagenzien-Kits müssen vorrätig sein.

Literatur

AWMF online, Leitlinien der DGGG und der AGMedR. Leitlinienregister 015068: Ärztliche Gesprächsführung, Untersuchung und Nachbetreuung von Frauen nach mutmaßlicher sexueller Gewaltanwendung. 2009.

9 Verkehrsunfälle

9.1 Ovarialzysten als Dauerfolge nach traumatischer Magenruptur?

9.1.1 Sachverhalt / Kasuistik

Das 1978 8-jährige Kind wurde als Fußgängerin von einem Kastenwagen niedergestoßen und erlitt neben einer Gehirnerschütterung und Rissquetschwunden am Kopf einen großen Mageneinriss an der vorderen Kurvatur, einen Längsriss am Zwölffingerdarm und die Verletzung eines Blutgefäßes im Leber-Zwölffingerdarm-Band. In dem eingesehenen Operationsbericht hieß es, dass der Magen an seiner ganzen Vorderwand von der kleinen zur großen Kurvatur, bis auf die Hinterwand reichend, durchgerissen war. Es fand sich eine volle Reis-Fleisch-Mahlzeit zum geringsten Teil im Magen, zum größten Teil in beiden Hypochondrien, an der Unterseite der Leber, im Douglas, bei den Adnexen, beim Sigma und im Netz so eingesprengt, dass der Reis aus diesem nicht entfernt werden konnte. Nach Reinigung des Magens und Einführen einer Magensonde erfolgte die Naht der durchgerissenen Magenvorderwand.

1990, also im Alter von 20 Jahren, traten bei der Patientin Zysten an beiden Eierstöcken auf und im Juni 1990 wurde an einem konfessionellen Krankenhaus unter der Diagnose „Tu ov. dext., Adhäsionen post Peritonitis, Status post schweres Abdominaltrauma" eine Pfannenstiel-Laparotomie mit Adhäsiolyse und Exstirpatio adnex dext. durchgeführt. Im Operationsbericht war vermerkt, dass das gesamte kleine Becken breitflächigst von Dünndarmschlingen abgedeckt war. Zwischen den Dünndarmschlingen fanden sich zwei größere Peritonealzysten, welche mit einem bernsteinfarbigen Sekret gefüllt waren. Diese Peritonealhöhlen wurden eröffnet und das Sekret abgesaugt.

Dann wurde äußerst subtil der Darm vom inneren Genitale freipräpariert. Das rechte Ovar war ca. mandarinengroß, teils zystisch, großteils jedoch solid vergrößert und die gesamte Tube an diesem Tumor breitflächigst adhärent. Die gesamten rechten Adnexe waren mit vielen Adhäsionen an der rechten Beckenwand adhärent. Diese wurden teils stumpf, größtenteils jedoch scharf abgelöst und dann die rechte Adnexe über mehrere krumme Klemmen abgetragen. Danach erfolge die Freipräparation des Douglas-Raumes von Adhäsionen zwischen Uterushinterwand und Darm und die Freipräparation der linken Adnexe, welche ebenfalls durch peritoneale Schlieren der linken Beckenwand angewachsen waren. Das linke Ovar war unauffällig. An der linken Beckenwand musste ein Spongostanschwämmchen zur Blutstillung eingelegt werden. Palpatorisch fand sich noch eine Adhäsion vom Darm zum Nabelbereich hin, ein hinzugezogener Chirurg nahm jedoch von einer weiteren chirurgischen Intervention Abstand. Der histologische Befund ergab ein polyzystisches Ovar (PCO), Rindenfibrose und auffallend reichlich Sekundärfollikel, wie bei Stein-Leventhal-Syndrom.

1993 trat eine große, fast bis zum Nabel reichende Zyste mit einem Durchmesser von über 10 cm auf, die unter vaginalsonographischer Sicht punktiert und entleert wurde. Insgesamt wurden 800 ml Flüssigkeit abpunktiert, die Zytologie war PAP II, negativ. Nach drei Monaten füllte sich die Zyste jedoch wieder und es wurde eine Laparoskopie versucht, die misslang. Daher wurde eine Re-Pfannenstiel-Laparotomie durchgeführt, bei der sich neuerlich massive Verwachsungen am Darm zeigten. Um den linken Eierstock herum zeigte sich eine Adhäsionszyste, welche eröffnet und die Flüssigkeit abgesaugt wurde. So gut es möglich war, wurden die restlichen Verwachsungen gelöst.

Trotz Therapie mit Duphaston (Gelbkörperhormon) kam es ein Jahr später neuerlich zu einer Zyste am linken Eierstock und einer großen Pseudozyste im Douglas-Bereich. In einem anderen Krankenhaus wurden mittels Re-Re-Pfannenstiel-Laparotomie eine Zystenausschälung links, die Entfernung der Pseudozyste im Douglas und eine Adhäsiolyse durchgeführt. Im Operationsbericht stand: „Alle Darmschlingen miteinander verbacken und adhärent. Es wurden die Adhäsionen im Darmbereich teilweise gelöst, ebenso die Adhäsionen zwischen Darm und Bauchperitoneum. Erst dann gelang es, einen Blick ins kleine Becken zu werfen. Der Uterus war mit der Blasenwand stark adhärent. Im Douglas fand sich eine faustgroße Pseudozyste, welche eröffnet und die Flüssigkeit abgesaugt wurde. Die Adhäsionen in diesem Bereich wurden gelöst. Vom linken Ovar ausgehend zeigte sich eine gänseeigroße Zyste, die ebenfalls an der Bauchdeckenwand und am Sigma adhärent war. Diese Adhäsionen wurden freipräpariert und die Zyste links unter Belassung eines Ovarialrestes ausgeschält.“ Ein wiederum hinzugezogener Chirurg meinte, die weiteren Darmadhäsionen sollten nicht gelöst werden, da die Patientin keine diesbezügliche Symptomatik hatte.

Der histologische Befund ergab eine Follikelzyste des linken Ovars.

Die Antragstellerin behauptete, dass ihre Erkrankungen bzw. Beschwerden seitens ihrer Eierstöcke unfallkausal waren, daher sollte ein Gutachten Art, Kausalität und Umfang der behaupteten Spätfolgen des gegenständlichen Verkehrsunfalls klären. Die Kfz-Haftpflichtversicherung des Unfallverursachers beauftragte den Autor mit der Erstellung des SV-Gutachtens.

9.1.2 Beurteilung / Gutachten

Gutachtlich wurde ausgeführt, dass bei der Antragstellerin gynäkologisch zweifelsohne zwei voneinander völlig unabhängige, different zu betrachtende Krankheitsbilder vorlagen:

- Erstens fanden sich ausgeprägte Verwachsungen im Bereich des kleinen Beckens, beider Eierstöcke, der Gebärmutter, der Blase und des Sigmas, wodurch es zur Bildung von Pseudozysten mit bernsteinfarbigem Flüssigkeitsinhalt gekommen war. Diese Verwachsungen und die daraus resultierende Pseudozystenbildung sind mit an Sicherheit grenzender Wahrscheinlichkeit als Folge des Verkehrsunfalls entstanden, bei dem der Mageninhalt in die gesamte Bauchhöhle ausgetreten war, wie im Operationsbericht gut dokumentiert war. Offensichtlich neigte die Patientin zu einer besonders starken Bildung von Verwachsungen, die jedem chirurgisch Tätigen wohl bekannt sind. Allerdings ist nicht zu übersehen, dass jede weitere Operation neuerliche Verwachsungen hervorruft, z. B. die Einlage eines Spongostanschwämmchens zur Blutstillung an der linken Beckenwand.
- Zweitens hatten sich hiervon völlig unabhängig am rechten und am linken Eierstock Zysten gebildet. Bei der 1990 operierten Zyste am rechten Eierstock handelte es sich histologisch um ein sog. polyzystisches Ovar, früher als Stein-Leventhal-Syndrom

bezeichnet. Dabei handelt es sich um eine Funktionsstörung des Eierstocks mit fehlendem Eisprung, endokrinologischer Symptomatik und typischen morphologischen Veränderungen der Eierstöcke. Diese sind zumeist auf das Zwei- bis Fünffache vergrößert und mit zahlreichen kirschkerngroßen Zysten durchsetzt, die im Ultraschall bzw. makroskopisch als mikropolyzystische Eierstöcke zu erkennen sind. Durch die Kapselfibrose der Tunica albuginia ist der Vorgang des Eisprungs erheblich erschwert oder unmöglich. Dadurch kommt es zur Sterilität. Mikroskopisch zeigt sich eine fibröse Verbreiterung der Eierstockrinde, die zystischen Follikel sind von einer luteinisierten Theca interna umgeben. Klinisch besteht ein typischer Symptomenkomplex, der aus Zyklusstörungen, wie Ausbleiben der Regel oder zu seltener Regel, Sterilität, Adipositas und Androgenisierungserscheinungen, wie Hirsutismus (vermehrte Behaarung), Alopecia diffusa (diffuser Haarausfall), Akne und Seborrhoe, besteht. Die Diagnose wird durch Hormonuntersuchungen (LH, FSH, Testosteron) sowie durch eine Tastuntersuchung (Vergrößerung der Eierstöcke), eine Ultraschalluntersuchung, eine Bauchspiegelung bzw. schließlich der histologische Nachweis durch Biopsie gestellt.

In guter Korrelation zur histologischen Diagnose fanden sich bei der Patientin Amenorrhoe und Zyklusstörungen, die mit Duphaston behandelt worden waren. Auch zeigte sich eine Akne. Bei der Zyste am linken Eierstock wurde eine sog. Follikelzyste diagnostiziert. Dabei handelt es sich definitionsgemäß um die zystische Umwandlung eines nicht gesprungenen, persistierenden Graaf-Follikels. Ursächlich ist ein fehlender Eisprung. Klinisch äußert sich die Follikelzyste in einem kurzfristigen Ausbleiben der Regel und einseitigen leichten Unterbauchbeschwerden durch Kapselspannung. Die Diagnose wird einerseits durch die Tastuntersuchung (prall elastische Resistenz im Bereich des Eierstockes bis zu 6 cm), mittels Basaltemperaturkurve (monophasisch, d. h. ohne Temperaturanstieg in der Zyklusmitte) sowie im Ultraschall gestellt. Die Therapie ist abwartend, da sich die Zysten in der Regel nach zwei bis drei Zyklen zurückbilden.

Die große Pseudozyste im Douglas, die ebenfalls bei der Operation 1994 entfernt wurde, war hingegen von der Kausalität her mit größter Wahrscheinlichkeit auf die Bauchfellentzündung nach dem Verkehrsunfall 1978 zurückzuführen.

Bei der Antragstellerin bestanden somit zwei Kausalketten:

1. die histologisch nachgewiesenen funktionellen Störungen der Eierstöcke, die sich in einem polyzystischen Ovar 1990 bzw. in einer Follikelzyste 1994 manifestierten, und
2. die Verwachsungen und Pseudozystenbildung, die als Folge der Bauchfellentzündung nach dem Verkehrsunfall 1978 entstanden waren.

Fest stand jedoch, dass die Operation 1990 wegen des mandarinengroßen Eierstocks, histologisch PCO, durchgeführt wurde. Die Verwachsungen und Pseudozysten stellten dabei einen Nebenbefund dar, der die Operation allerdings erheblich erschwert hatte.

Beantwortung des Fragenkatalogs

1. Welche Schmerzperioden gingen mit den Erkrankungen / Eingriffen einher, falls eine Kausalität zwischen den Verwachsungen und Pseudozysten und der Bauchfellentzündung nach dem Verkehrsunfall vorliegen sollte?

Trotz der eindeutigen Kausalität zwischen den Verwachsungen und Pseudozysten und der Bauchfellentzündung nach dem Verkehrsunfall entstehen durch die Eingriffe selbst keine zusätzlichen Schmerzperioden, da die Lösung von Verwachsungen im Zuge einer Laparotomie im Allgemeinen keine zusätzlichen Schmerzen bereitet.
2. Wie war die Dauer der damit verbundenen Arbeitsunfähigkeit?
Es ergibt sich auch keine damit verbundene zusätzliche Arbeitsunfähigkeit.
3. Wie groß waren Dauer und Ausmaß einer allfälligen Pflegebedürftigkeit?
Das Ausmaß der Pflegebedürftigkeit ist durch die operative Lösung von Verwachsungen ebenfalls nicht erhöht.
4. Welche etwaige Spät- und Dauerfolgen waren zu erwarten?
Spät- und Dauerfolgen sind zweifelsohne durch die Verwachsungen, die nach dem Verkehrsunfall entstanden sind, möglich.

Dies leitet zu dem zweiten Fragenkomplex über:

5. Sollte die Kausalität verneint werden: Hatten die Verwachsungen, die als Folge der beim Unfall erlittenen Verletzungen aufgetreten waren, die an der Antragstellerin vorgenommenen Eingriffe erschwert und wenn ja, in welchem Ausmaß?
Ohne Zweifel wurden die bei der Antragstellerin vorgenommenen Eingriffe durch die Verwachsungsbildung deutlich erschwert.
6. Hatten sich gegenüber einem nicht erschwerten Eingriff Abweichungen hinsichtlich des oben angeführten Fragenkatalogs (Schmerzperiodik, Pflegebedürftigkeit, Arbeitsunfähigkeit, Spät-/Dauerfolgen) ergeben?
Wie bereits dargelegt, ergab sich im Allgemeinen durch die operative Lösung von Verwachsungen keine Abweichung bezüglich Schmerzperiodik, Pflegebedürftigkeit und Arbeitsunfähigkeit. Wie bereits im unfallchirurgischen Gutachten 1980 dargelegt wurde, waren durch die Verwachsungen Spät- und Dauerfolgen infolge von Darmlähmungen bzw. Adhäsionsbeschwerden denkbar und es ist durchaus möglich, dass auch in Zukunft eine weitere operative Behandlung notwendig sein kann. Zum Untersuchungszeitpunkt lagen jedoch im kleinen Becken keine Pseudozysten vor und die Antragstellerin war weitgehend symptom- und beschwerdefrei. Naturgemäß ergab sich gynäkologisch durch die Verwachsungen als Spätfolge auch eine eingeschränkte Fertilität, welche jedoch wiederum durch die Duplizität der Erkrankungen nur zu maximal 50 % als unfallkausal anzusehen wäre.

9.1.3 Verfahrensausgang

Aufgrund des Gutachtens kam es seitens der Haftpflichtversicherung des Kfz-Lenkers zu einer vergleichsweisen außergerichtlichen Regulierung der Ersatzansprüche.

9.1.4 Resümee

In diesem Fall gab es neben der traumatischen Magenruptur mit den Adhäsionen als Folge eine zweite Pathologie, nämlich Veränderungen der Eierstöcke im Sinne von PCO und Follikelzyste. Für den Gutachter ist es immer prioritär, verschiedene Kausalketten sauber auseinanderzuhalten.

Literatur

Rabe T. Gynäkologie und Geburtshilfe, Lehrbuch. Weinheim: VCH Edition Medizin, 1990: 237.

9.2 „Sexuelle Unlust“ nach Schädel-Hirn-Trauma

9.2.1 Sachverhalt / Kasuistik

Die im Jahr 1996 27-jährige Klägerin hatte 1993 bei einem Verkehrsunfall als Radfahrerin eine linksparietale Schädelfraktur mit einem epi- und subduralen Hämatom rechts sowie einem bifrontalen Hämatom und einer Okulomotoriusparese links erlitten. Sie wurde deshalb zweimal im Allgemeinen Krankenhaus operiert und es erfolgte eine sechswöchige Neurorehabilitation. Nach dem Unfall wäre es auch zu einer viermonatigen Amenorrhoe gekommen. Die Klägerin erzählte, dass ihre vierjährige Partnerschaft mit Verlobung infolge des Unfalls zerbrochen wäre. Im selben Jahr sei auch eine Schwangerschaft geplant gewesen.

Nachdem die Klägerin nach der plastischen Deckung des rechtstemporalen Knochendefektes im März 1994 erstmals wieder sexuelle Beziehungen aufgenommen hatte, hätte sich sofort ein großes Unlustgefühl eingestellt. Sie wäre daraufhin im nächsten Jahr eine neue Beziehung eingegangen, ohne dass es jedoch zu einer sexuellen Beziehung gekommen wäre. Sie könne sich keine normale Beziehung zu einem Mann vorstellen. Auch glaubte die Klägerin, psychisch nicht in der Lage zu sein, eine Schwangerschaft durchstehen zu können. Sie hätte jetzt auch eine Abneigung gegen Kinder, die vorher nicht bestanden hätte. Deshalb würde sie eine gewisse Distanz zu allen Menschen bevorzugen. Sie wäre ein Jahr in psychotherapeutischer Behandlung gewesen und würde jetzt eine neue berufliche Herausforderung im Sozialbereich suchen.

Die Radfahrerin verklagte die Unfallverursacher bzw. deren Kfz-Haftpflichtversicherung auf € 42.860,– Schmerzengeld.

9.2.2 Beurteilung / Gutachten

Beantwortung des Fragenkatalogs

1. Gab es unfallkausale Verletzungen des Genitales oder der Brust?
   Die Frage nach unfallkausalen Verletzungen war zu verneinen, da organisch-gynäkologisch keine solchen im Bereich des Genitales bzw. der Brust vorlagen.
2. Wenn ja, welche Schmerzdauer und –intensität waren damit verbunden?
   Die Frage nach der damit verbundenen, inklusive zukünftigen Schmerzdauer und Schmerzintensität war ebenfalls zu verneinen, da streng unfallkausal keine Schmerzdauer bedingt war.
3. Welche unfallkausalen Spät- und Dauerfolgen waren aufgetreten?
   Hierzu würde im weitesten Sinne die Beendigung der 3,5 Jahre dauernden Partnerschaft (angeblich mit Verlobung) nach dem Unfall zählen, zumal gerade im Unfalljahr eine Schwangerschaft geplant gewesen war. Es wurde ausgeführt, dass von der Klägerin sexuelle Unlustgefühle angegeben wurden, wofür es organisch gutachtlich keine Ursache gab. Auch die angegebene Abneigung gegen Kinder könnte im weitesten Sinne als unfallkausal interpretiert werden. Es wurde diesbezüglich eine psychiatrische Begutachtung angeregt.

Zum größten Erstaunen des Gutachters fanden sich in dem bei der Untersuchung abgenommenen Krebsabstrich massenhaft Spermien. Daher konnte gutachtlich kein Zweifel darüber bestehen, dass die Klägerin unmittelbar vor der gynäkologischen Untersuchung entgegen ihren Aussagen Geschlechtsverkehr gehabt haben musste. Dies relativierte natürlich ihre sonstigen Angaben.

9.2.3 Verfahrensausgang

Das Zivilgerichtsverfahren wegen € 41.860,– (Schaden aus Verkehrsunfall) kam zum Ruhen.

9.2.4 Resümee

Sexuelle Unlust wird heute nach Traumen vielfach angegeben, um Schmerzengeldforderungen zu erhöhen. In der Judikatur hatte dies gelegentlich schon Erfolg. Der vorliegende Fall zeigt jedoch, wie plump manchmal falsche Behauptungen vor Gericht vorgetragen werden, um im Prozess zu obsiegen. Als der SV dies dem Richter telefonisch mitteilte, meinte dieser nur lakonisch, dass er dauernd angelogen werden würde und dass sich auch die Ärzte daran gewöhnen müssten. Fest steht, dass sexuelle Unlust nach diversen Traumata heute zwar häufig behauptet wird, jedoch schwer zu objektivieren ist.

Danksagung

Mein Dank gilt allen Institutionen (Gerichten, Patientenanwaltschaften, Schiedsstellen, Haftpflichtversicherungen und Rechtsanwälten), die mich in den letzten 20 Jahren mit hochinteressanten Gutachten beauftragt haben, welche die Basis für dieses Buch darstellen. Mein besonderer Dank aber gilt dort jenen Verantwortlichen, die meinem Ersuchen um Übermittlung der Verfahrensergebnisse (Urteile) nachkamen, was insbesondere bei länger zurückliegenden Verfahren manchmal sicherlich sehr mühsam war. Ohne sie wäre dieses Buch jedoch nicht zustande gekommen.

Gutachterliche Tätigkeit erfordert, wie jede andere auch, Qualitätskontrolle. Unabdingbare Voraussetzung hierfür ist die Kenntnis des Verfahrensausganges. Umso unverständlicher ist es, dass dieser dem Sachverständigen manchmal vorenthalten wird. Man kann sich manchmal des Eindrucks nicht verwehren, dass gewisse Institutionen an einer wissenschaftlichen Aufarbeitung der Gutachten und damit an mehr Transparenz für kommende Verfahren gar nicht interessiert sind.

Ich widme diese Buch meinem eben im Alter von 97 Jahren verstorbenen Vater, MR Dr. Karl Gerstner, selbst Internist und bis zu seinem 80. Lebensjahr Sachverständiger, der mich schon in sehr jungen Jahren zur Gutachtertätigkeit animierte.

Frau Pamela Fohrafellner vom Arbeits- und Sozialgericht Wien schrieb das Buch mit bemerkenswerter Umsicht und großem Fleiß. Herr Peter Lang assistierte mir bei ständigen Problemen mit dem Computer.

Register

Printed and bound by CPI Group (UK) Ltd, Croydon, CR0 4YY
30/09/2026
14973064-0002